U0295290

常用藏药材理化鉴定

Changyong Zangyaocai Lihua Jianding

主 审	蔡少青		
主 编	谭 睿		
副主编	顾 健		
编 委	次仁欧珠	时晓媞	谭 颖
	倪 龙	邓 赟	彭福全
	高增杰	毛智远	Christopher David Wang
	谢博文	李金圣	梁 晨
	谢元昊	张 欣	曹雨虹

西南交通大学出版社

·成都·

图书在版编目（CIP）数据

常用藏药材理化鉴定／谭睿主编. —成都：西南
交通大学出版社，2018.5
ISBN 978-7-5643-5984-3

Ⅰ. ①常… Ⅱ. ①谭… Ⅲ. ①藏医 – 中药材 – 中药鉴
定学 Ⅳ. ①R291.4

中国版本图书馆 CIP 数据核字（2017）第 317330 号

常用藏药材理化鉴定	主编	谭睿	责任编辑　牛　君
			封面设计　墨创文化

印张：18.75　　字数：437千　　　　出版发行：西南交通大学出版社

成品尺寸：210 mm×285 mm　　　　网址：http://www.xnjdcbs.com

版次：2018年5月第1版　　　　　　地址：四川省成都市二环路北一段111号
　　　　　　　　　　　　　　　　　　　　　西南交通大学创新大厦21楼

印次：2018年5月第1次　　　　　　邮政编码：610031

印刷：成都勤德印务有限公司　　　发行部电话：028-87600564　　028-87600533

书号：ISBN 978-7-5643-5984-3　　定价：88.00元

课件咨询电话：028-87600533

前　言

　　藏医药是我国传统医药的重要组成部分，在其发展过程中呈现出和而不同的特点。藏药材由于其特殊的自然生长环境，具有了独特的疗效，成为我国传统医药学宝库中的瑰宝。藏医药至今有上千年的历史，是藏族人民长期与恶劣自然环境和疾病斗争的过程中积累下来的，并融合各族医药学的精华，自成一家，独具特色，形成了系统的理论体系，并经过了历代致力于藏医药学发展的贤能之士的继承和发展。藏药是在藏医药理论体系指导下使用的药物，其药材种类仅次于中药，居于我国四大民族药之首。

　　近年来，藏药产业发展迅速，成为具有相当活力的新兴产业。藏药的使用规范和质量控制逐渐引起了专家学者的广泛关注。据有关资料统计，目前我国有藏药 3000 多种，常用藏药有 360 多种。由于历史原因，藏区各地的用药差异以及药材名称不同，在常用藏药中，多品种、多来源、同名异物、同物异名的现象比较普遍。因此，藏药中多基源品种入药情况十分普遍，这就导致藏药品种混杂、来源混乱，严重影响了藏药的质量控制和评价以及临床用药安全。虽然，我国目前在藏药质量控制方面已取得不少成果，但整体控制水平较低而且品种覆盖不完善。《中国药典》（2010 年版）一部仅收载藏药材 16 种，《中华人民共和国卫生部药品标准》（藏药第一册）（1995 年版）仅收载藏药 136 种。由此可见，拥有国家标准的藏药材仅有145 种，常用藏药材大多数缺乏严格的使用规范和质量控制标准，不仅造成藏药使用的安全性隐患而且制约了藏药打入国际市场。因此藏药的标准化提高研究是目前亟待解决的关键性工作。明确藏药基源，建立科学、合理、可靠的质控方法，完善藏药标准，才能进一步推动藏药产业的发展，保障人民健康。

建立准确可靠的理化鉴别和有效成分的含量测定方法无疑是质量标准研究中十分关键的一步，而这些都是建立在化学成分研究的基础上。近几年来，藏药的研究方面取得了很多成果，但较为零散杂乱，导致查阅困难。因此我们系统地收集和整理了 259 种常用藏药的化学成分、理化鉴别和含量测定方面的研究成果，收录了包括研究论文以及国家标准、地方标准等内容，编写了这部《常用藏药材理化鉴定》。这是对藏药研究目前取得的成果的一次总结，期待可以为研究工作者提供参考。

值得一提的是，本书得到国家科技重大专项"重大新药创制"：中药新药安全性检测技术与标准研究（2014ZX09304-307-001-019）的资助。另外，感谢晏卫力教授对本书的大力支持！

由于编者水平有限，加之时间仓促，书中存在许多遗误不全面之处，请各位专家学者多多批评指正。

编　者

2017 年 8 月

དཀར་ཆག 目 录

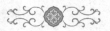

◆ 草 果

ཀ་ཀོ་ལ།（噶果拉）

TSAOKO FRUCTUS

本品为姜科植物草果（*Amomum tsao-ko* Crevost et Lemaire）的干燥成熟果实。秋季果实成熟时采收，除去杂质，晒干或低温干燥[1]。

【化学成分】

草果果实含挥发油，主要有 1, 8-桉叶素，反-S-十一烯醛，柠檬醛 A, B，香叶醇，草果醇，癸醇，α-松油醇，对伞花素，α-蒎烯，β-蒎烯，芳樟醇，樟脑，壬醛，枞牛儿苗醇。此外，还含油脂、淀粉[2]。

【理化鉴别】

取"【含量测定】（1）"项下的挥发油，加乙醇制成 1 ml 含 50 μl 的溶液，作为供试品溶液。另取桉油精对照品，加乙醇制成 1 ml 含 20 μl 的溶液，作为对照品溶液。按照薄层色谱法（2015 年版《中国药典》通则 0502）试验，量取上述两种溶液各 1 μl，分别点于同一硅胶 G 薄层板上，以正己烷-乙酸乙酯（17：3）为展开剂展开，取出，晾干，喷以 5%香草醛硫酸溶液，在 105 ℃加热至斑点显色清晰。供试品色谱中，在与对照品色谱相应的位置上，显相同的蓝色斑点[1]。

【含量测定】

（1）按照挥发油测定法（2015 年版《中国药典》通则 2204）测定

本品种子团含挥发油不得少于 1.4%（ml/g）[1]。

（2）气相色谱法

❶色谱条件：毛细管柱 Agilent 19091 N-213 HP-INNOWAX Polywthlene Glycol（柱长为 30.0 m，内径为 320 μm，膜厚度为 0.50 μm），FID 检测器；进样口温度 200 ℃；检测器温度 250 ℃；柱温为程序升温：以 60 ℃ 为起始温度，保持 4 min，以 5 ℃/min 的速率升至 180 ℃；不分流，进样量 1 μl。

α-蒎烯、桉油精和香叶醇色谱峰的保留时间分别是 5.77, 10.45, 25.63 min。

❷对照品溶液的制备：精密称取 α-蒎烯、桉油精和香叶醇对照品适量，用正己烷制成 1 ml 含 α-蒎烯 7.58 mg、桉油精 38.1 mg 和香叶醇 15.3 mg 的溶液，作为对照品溶液。

❸供试品溶液的制备：取临用前粉碎过 40 目筛的供试品粉末 100 g，精密称定，按 2015 年版《中国药典》通则 2204[1]甲法提取各供试品的挥发油，加适量无水硫酸钠脱水，振摇，静置过夜。精密量取脱水后的供试品 50 μl，置于 5 ml 容量瓶中，加正己烷定容至刻线，摇匀，即得。

❹测定法：供试品溶液依法进样测定，用外标法计算 α-蒎烯、桉油精和香叶醇的含量[3]。

（3）GC-MS 法

❶供试品的制备：称取草果药材粗粉 50 g，照 2015 年版《中国药典》通则 2204[1]甲法提取挥发油。收集挥发油，精密量取 20 μl，置于 2 ml 容量瓶中，用乙酸乙酯定容至刻线，以无水 Na₂SO₄ 干燥，即得。

❷气相色谱条件：HP-5MS UI 弹性石英毛细管色谱柱（0.25 μm×0.25 mm×30 mm）；柱温为程序升温：初始温度为 80 ℃，保持 3 min，以 6 ℃/min 的速率升温至 180 ℃，保持 2 min；分流进样，分流比为 50：1；进样口温度 250 ℃，汽化温度

250 ℃，载气 He 流量：1.0 ml/min；溶剂延迟 3.0 min；进样量 0.2 μl。

❸质谱条件：电离方式 EI（70 eV）；离子源温度 230 ℃；四级杆温度 150 ℃；检测器温度 280 ℃；倍增电压 1471 V；发射电流 34.6 μA；接口温度 250 ℃；质量扫描范围 50~550 amu。

❹测定法：供试品经 GC-MS 联用分析，得到总离子流图，所得各组分的质谱数据用 NIST08 等数据库进行检索，并结合相关文献进行图谱分析，确定挥发油成分；用峰面积归一法测定各化学成分在挥发油中的含量[4]。

参考文献

[1] 国家药典委员会. 中华人民共和国药典[S]. 北京：中国医药科技出版社，2015：239.

[2] 罗达尚，等. 中华藏本草[M]. 北京：民族出版社，1997：289.

[3] 沈勇，等. GC 法测定草果挥发油中 α-蒎烯、桉油精和香叶醇的含量[J]. 中国药师，2014，17（8）：1426-1428.

[4] 何俏明，等. 草果果仁及果壳挥发油化学成分的 GC-MS 分析[J]. 中国实验方剂学杂志，2013，19（14）：112-117.

◆ 悬钩木

ཀ་ཀ་རེ་ གཟེ་ཀ་རེ་（甘扎嘎日）

MEDULLA RUBI

本品为蔷薇科植物石生悬钩子（*Rubus saxatilis* L.）、粉刺莓（*Rubus biflorus* Buch.-Ham. ex Smith）或青海悬钩子（*Rubus kokoricus* Hao.）等干燥去皮及髓的茎部。于秋季割取枝条，刮去外皮，去掉髓部，阴干[1]。

参考文献

[1] 西藏、青海、四川、甘肃、云南、新疆卫生局. 藏药标准[S]. 西宁：青海人民出版社，1979：93.

◆ 葫 芦

ཀ་པད་འབྲས་བུ（嘎贝哲布）

SEMEN LAGENARIAE SICERARIAE

本品为葫芦科植物葫芦[*Lagenaria siceraria*（Molina）Standl.]的干燥种子。立冬前后摘下果实，取出种子，晒干[1]。

【化学成分】

种子含蛋白质（protein）38.27%、油 48.6%、糖 5.2%。组成蛋白质的氨基酸有 18 种，包括所有必需氨基酸。棕榈酸（palmitic acid）、棕榈油酸（palmitoleic acid）、硬脂酸（stearlc acid）、油酸（olcic acid）及亚油酸（linoleic acid）为组成油的主要脂肪酸。糖主要有鼠李糖（rhamnose）、果糖（fructose）、半乳糖（salactose）、蔗糖（sucrose）、棉子糖（raffinose）及水苏糖（stachyose）。还含胰蛋白酶抑制剂（trypsminhibitor）LLTI-Ⅰ、Ⅱ、Ⅲ。

葫芦杂交种果实含 22-脱氧葫芦苦素 D（22-deoxocucurbitacin D）及少量 22-脱氧异葫芦苦素 D（22-deoxoisocucurbitacin D）[2]。

【理化鉴别】

取本品 1 g，研碎，加甲醇 15 ml，超声处理 20 min，过滤，滤液蒸干，残渣加甲醇 1 ml 使溶解，作为供试品溶液。另取葫芦子对照药材 1 g，同法制成药材对照溶液。按照薄层色谱法（2015 版《中国药典》通则 0502）试验，量取上述两种溶液各 2 μl，分别点于同一硅胶 G 薄层板上，以甲苯-乙酸乙酯-甲酸（8∶2∶1）为展开剂展开，取出，晾干，喷以 3%三氯化铝乙醇溶液，置紫外光灯（365 nm）下检视。供试品色谱中，在与对照药材色谱相应的位置上显相同颜色的斑点[3]。

参考文献

[1] 卫生部药典委员会. 中华人民共和国卫生部药品标准　藏药（第一册）[S]. 1995：101.

[2] 国家中医药管理局《中华本草》编委会. 中华本草（维吾尔药卷）[M]. 上海：上海科学技术出版社，2005：356.

[3] 董刚，等. 伊孜黑儿降糖片成型工艺与薄层鉴别研究[J]. 新疆中医药，2009（5）：25-27.

◆ 马钱子

ཀོ་བྱི་ལ།（果齐拉）

SEMEN STRYCHNI

本品为马钱科植物马钱（*Strychos nux-vomica* L.）的干燥成熟种子。冬季采收成熟果实，取出种子，晒干[1]。

【化学成分】

本品含生物碱 1.5%~5%，主要为番木鳖碱（strychnine，士的宁）和马钱子碱（brucine），并含有少量可鲁勃林、16-羟基可鲁勃林、伪番木鳖碱、番木鳖次碱等[2, 3]。

【理化鉴别】

薄层色谱法：

（1）称取本品粉末 2 g，置于 100 ml 具塞三角瓶中，加入乙醚-$CHCl_3$（3∶1）混合液 40 ml，加入氨水 1 ml，密塞振摇 0.5 h，静止，过滤，滤液挥发至 10 ml，作为供试品溶液。另取马钱子碱和硝酸士的宁对照品，加入乙醇溶解，制成 5 mg/ml 的溶液，作为对照品溶液。量取以上溶液各 10 μl，分别点于硅胶 G 板上，以环己烷-二乙胺（6∶4）作为展开剂展开，取出，晾干，喷以碘化铋钾试液。供试品和对照品在相应的位置上，显同样的橙红色斑点[2]。

（2）称取本品粉末 0.5 g，置于具塞锥形瓶中，加入 80%乙醇 20 ml，超声处理 2 次，每次 15 min，合并两次滤液，浓缩至干。用适量甲醇溶解，并转移至 5 ml 容量瓶中，加入甲醇至刻线，摇匀，过滤，作为供试品溶液。取士的宁对照品、马钱子碱对照品，加 $CHCl_3$ 制成 1 ml 各含 0.2 mg 的混合溶液，即得对照品溶液。量取上述溶液各 10 μl，点于硅胶 G 板上，以含有 3%醋酸铵的无水乙醇作为展开剂展开，取出，晾干，喷以碘化铋钾试液。供试品和对照品在相应的位置上，显同样的橙红色斑点[3]。

（3）取本品粉末 0.5 g，加入 $CHCl_3$-甲醇（10∶1）混合溶液 5 ml 与浓氨试液 0.5 ml，密塞，振摇 5 min，放置 2 h，过滤，取滤液作为供试品溶液。另取士的宁对照品、马钱子碱对照品，加 CHCl₃ 制成 1 ml 各含 2 mg 的混合溶液，作为对照品溶液。量取上述两种溶液各 10 μl，分别点于同一硅胶 G 薄层板上，以甲苯-丙酮-乙醇-浓氨试液（4：5：0.6：0.4）为展开剂展开，取出，晾干，喷以稀碘化铋钾试液。供试品色谱中，在与对照品色谱相应的位置上，显相同颜色的斑点。

（4）取本品粉末 1 g，加乙醇 15 ml 冷浸 2 h，振荡，过滤，滤液浓缩至干，残渣加入 2 ml 稀盐酸溶解，移至分液漏斗中，用氨水调节 pH 至 10，用 CHCl₃ 萃取 2 次，浓缩至 1 ml，作为供试品溶液。另取士的宁对照品、马钱子碱对照品，加 CHCl₃ 制成 1 ml 各含 2 mg 的混合溶液，作为对照品溶液。量取上述三种溶液点于同一硅胶 G 板上，以乙酸乙酯-异丙醇-浓氨水（6：3：1）作为展开剂展开，取出，晾干，喷以改良碘化铋钾试液。供试品色谱中，在与对照品色谱相应的位置上，显相同颜色的斑点。

【含量测定】

（1）液相色谱法一

❶色谱条件：流动相采用乙腈-水（38：62），每 1 000 ml 流动相加入 3.4 g 磷酸二氢钾和 1.7 g SDS。检测波长 260 nm。

❷对照品的制备：精密称取士的宁、马钱子碱各 5 mg，置于 5 ml 容量瓶中，甲醇稀释至刻线，置于 4 ℃ 下冷藏。临用时分别量取 2 ml，置于 10 ml 容量瓶中，用甲醇稀释至刻线，摇匀，作为对照品混合液[4]。

❸供试品的制备：称取马钱子粉末 0.2 g，置于具塞锥形瓶中，加入氢氧化钠 1 ml，混匀，放置 30 min。量取 10 ml CHCl₃，密塞，在 75~80 ℃ 水浴中回流提取 2 h，用铺有无水硫酸钠的滤纸过

滤，滤液水浴蒸干。残渣加甲醇溶解，转移至 25 ml 容量瓶中，用甲醇稀释至刻线，量取 1 ml 于 5 ml 容量瓶中，用甲醇稀释至刻线。用 0.45 μm 滤膜过滤即得。

（2）液相色谱法二

❶色谱条件：以十八烷基硅烷键合硅胶为填充剂，以乙腈-0.01 mol/L 庚烷磺酸钠和 0.02 mol/L 磷酸二氢钾等量混合溶液（用 10%磷酸调节 pH 值至 2.8）（21：79）为流动相，检测波长 260 nm，理论板数按士的宁计算不低于 5 000。

❷对照品的制备：称取士的宁对照品 6 mg、马钱子碱对照品 5 mg，精密称定，分别置于 10 ml 容量瓶中，加 CHCl₃ 适量使之溶解并稀释至刻线，摇匀。分别精密量取 2 ml，置同一 10 ml 容量瓶中，用甲醇稀释至刻线，摇匀，即得（1 ml 含士的宁 0.12 mg、马钱子碱 0.1 mg）。

❸供试品的制备：取本品粉末（过 3 号筛）0.6 g，精密称定，置于具塞锥形瓶中，加入氢氧化钠溶液 3 ml，混匀，放置 30 min，精密加入 20 ml CHCl₃，密塞称重①，置水浴中回流提取 2 h，放冷称重，用 CHCl₃ 补足减少的质量。分取 CHCl₃ 液，用铺有无水硫酸钠的滤纸过滤，量取滤液 3 ml 于 10 ml 容量瓶中，用甲醇稀释至刻线，摇匀。进样量 10 μl[9]。

本品按干燥品计算，含士的宁（$C_{21}H_{22}N_2O_2$）应为 1.20%~2.20%，马钱子碱（$C_{23}H_{26}N_2O_4$）不得少于 0.8%[1]。

参考文献

[1] 国家药典委员会. 中华人民共和国药典：一

注：①实为质量，包括后文的重量、恒重等。在现阶段的农林、医药等行业的生产实践和科研中一直沿用，为使读者了解、熟悉行业实际，本书予以保留。——编者注

部[S]. 北京：中国医药科技出版社, 2015：50.

[2] 金永清. 中药材马钱子的薄层层析鉴别及马钱子中士的宁含量测定[J]. 齐鲁药事, 1983, 04：19-21.

[3] 李鹏, 蔡宝昌, 姚仲青, 等. 马钱子的薄层色谱法改进研究[J]. 中国药品标准, 2013 (1)：29-32.

[4] 刘学湘, 潘扬. 反相离子对 HPLC 同时测定制马钱子中 4 种生物碱的含量[J]. 中国药学杂志, 2010 (9)：698-702.

◆ 草豆蔻

ཀོ་ལ་དམར་པ། （果拉曼巴）

ALPINIAE KATSUMADAI SEMEN

本品为姜科植物草豆蔻（*Alpinia katsumadai* Hayata）的干燥近成熟种子。夏、秋两季采收，晒至九成干(或用水略烫，晒至半干)，除去果皮，取出种子团，晒干[1]。

【化学成分】

主要成分包括萜类化合物、芳香族化合物、脂肪族化合物等。几种主要组分为棕榈酸、3, 7, 11-三甲基-2, 6, 10-十二碳三烯-1-醇、桉油精、1-甲基-2-（1-甲基乙基）苯、3-苯基-2-丁酮等[2]。

【理化鉴别】

取本品粉末 1 g，加甲醇 5 ml，置水浴中加热振摇 5 min，过滤，取滤液作为供试品溶液。另取山姜素对照品、小豆蔻明对照品，加甲醇制成 1 ml 各含 2 mg 的混合溶液，作为对照品溶液。按照薄层色谱法（2015 年版《中国药典》通则 0502）试验，量取上述两种溶液各 5 μl，分别点于同一硅胶 G 薄层板上，以甲苯-乙酸乙酯-甲醇（15：4：1）为展开剂展开，取出，晾干，在 100 ℃ 加热至斑点显色清晰，置紫外光灯（365 nm）下检视。供试品色谱中，在与山姜素对照品色谱相应的位置上，显相同的浅蓝色荧光斑点；喷以 5%三氯化铁乙醇溶液，供试品色谱中，在与小豆蔻明对照品色谱相应的位置上，显相同的褐色斑点[1]。

【含量测定】

（1）挥发油

按照挥发油测定法(2015 年版《中国药典》通则 2204）测定[1]。

本品含挥发油不得少于 1.0%（ml/g）。

（2）山姜素、乔松素、小豆蔻明与桤木酮

按照高效液相色谱法（2015 年版《中国药典》通则 0512）测定[1]。

❶色谱条件与系统适用性试验：以十八烷基硅烷键合硅胶为填充剂；以甲醇为流动相 A，以水为流动相 B，按表 1 中的规定进行梯度洗脱，检测波长为 300 nm。理论板数按小豆蔻明峰计算应不低于 5000。

表 1　测定草豆蔻中山姜素、乔松素、小豆蔻明、桤木酮含量色谱法梯度洗脱设置

时间/min	流动相 A 含量/%	流动相 B 含量/%
0~20	60	40
20~21	60→74	40→26
21~31	74	26
31~32	74→80	26→20
32~42	80	20
42~45	80→95	20→5

❷对照品溶液的制备：取山姜素对照品、乔松素对照品、小豆蔻明对照品、桤木酮对照品适量，精密称定，加甲醇分别制成 1 ml 含山姜素、乔松素、小豆蔻明各 40 μg，桤木酮 80 μg 的溶液，即得。

❸供试品溶液的制备：取本品粉末（过三号筛）约 0.5 g，精密称定，置具塞锥形瓶中，精密加入甲醇 50 ml，称定质量，超声处理 30 min，放冷，称定质量，用甲醇补足减失的质量，摇匀，过滤，取续滤液，即得。

❹测定法：分别精密量取对照品溶液与供试品溶液各 5 μl，注入液相色谱仪，测定，即得。

本品按干燥品计算，含山姜素（$C_{16}H_{14}O_4$）、乔松素（$C_{15}H_{12}O_4$）和小豆蔻明（$C_{16}H_{14}O_4$）的总量不得少于 1.35%，桤木酮（$C_{19}H_{18}O$）不得少于 0.50%[1]。

参考文献

[1] 国家药典委员会. 中华人民共和国药典：一部[S]. 北京：中国医药科技出版社，2015：238.

[2] 张力，包玉敏，杨利青，等. 草豆蔻化学成分的 GC/MS 研究[J]. 内蒙古民族大学学报自然科学版，2006，21（5）：502-504.

◆ 秦 艽

ཀྱི་ལྕེ་དཀར་པོ།（吉解裁布、吉解嘎布）

GENTIANAE MACROPHYLLAE RADIX

本品为龙胆科植物秦艽（*Gentiana macrophylla* Pall.）、麻花秦艽（*Gentiana straminea* Maxim.）、粗茎秦艽（*Gentiana crasicaulis* Duthie ex Burk.）或小秦艽（*Gentiana dahurica* Fisch.）的干燥根。前三种按性状不同分别习称"秦艽"和"麻花艽"，后一种习称"小秦艽"。春秋两季采挖，除去泥沙，秦艽和麻花艽晒软，堆置"发汗"至表面呈红黄色或灰黄色时，摊开晒干，或不经"发汗"直接晒干；小秦艽趁鲜时搓去黑皮，晒干[1]。

【化学成分】

秦艽中含有马钱苷酸、龙胆苦苷（gentiopicroside）、当药苦苷（swerta marin）、当药苷（sweroside）、龙胆碱、褐煤酸、褐煤酸甲酯、α-香树醛、栎瘿酸（roburicacid）、β-谷甾醇-β-D-葡萄糖苷、β-谷甾醇、秦艽苷 A、哈巴苷以及 2 个甾醇苷、胡萝卜苷和谷甾醇-3-O-龙胆糖苷、落干酸、异荭草苷、3，4-二羟基-8-甲基-1H-吡喃、吡啶-1-醇、苯甲酰胺和谷甾醇。秦艽根中还含有挥发油、糖类、异荭草素（homoorientin）等[3]。5-羧基-3，4-二氢-1H-2-苯并吡喃-1-酮（5-carboxyl-3，4-dihy-drogen-1H-2-benzopyran-1-one）、红白金花内酯（erythrocentaurin）、齐墩果酸（oleanolicacid）、龙胆苦苷（gentiopicroside）、獐牙菜苦苷（swertiamarine），獐牙菜苷（sweroside）、6'-O-β-D-葡萄糖基龙胆苦苷（6'-O-β-D-glu-co-sylgentiopicroside）、红白金花酸、番木鳖酸[4]。

【理化鉴别】

（1）取本品粉末 0.5 g，加甲醇 10 ml，超声处理 15 min，过滤，取滤液作为供试品溶液。另取龙胆苦苷对照品，加甲醇制成 1 ml 含 1 mg 的溶液，作为对照品溶液。按照薄层色谱法（2015 年版《中国药典》通则 0502）试验，量取供试品溶液 5 μl、对照品溶液 1 μl，分别点于同一硅胶

GF$_{254}$薄层板上,以乙酸乙酯-甲醇-水(10∶2∶1)为展开剂展开,取出,晾干,置紫外光灯(254 nm)下检视。供试品色谱中,在与对照品色谱相应的位置上,显相同颜色的斑点[1]。

(2)取栎瘿酸对照品,加 CHCl$_3$ 制成 1 ml 含 0.5 mg 栎瘿酸的溶液,作为对照品溶液。按照薄层色谱法(2015 年版《中国药典》通则 0502)试验,量取【理化鉴别】(1)项下的供试品溶液 5 μl 和上述对照品溶液 1 μl,分别点于同一硅胶 G 薄层板上,以 CHCl$_3$-甲醇-甲酸(50∶1∶0.5)为展开剂展开,取出,晾干,喷以 10%硫酸乙醇溶液,在 105 ℃ 加热至斑点显色清晰。供试品色谱中,在与对照品色谱相应的位置上,显相同颜色的斑点[1]。

(3)取秦艽对照品粉末 2 g,加 CHCl$_3$-甲醇-浓氨水(15∶5∶1)混合溶液 30 ml,超声提取 10 min,过滤。滤液置水浴上浓缩到约 1 ml,加 1 mol/L 盐酸 2 ml,继续蒸去 CHCl$_3$,放冷,过滤。滤液分置 2 支试管中,取 1 管滴入碘化汞钾试液 2 滴,即生成白色沉淀;另一管滴入碘化铋钾试液 2 滴,即生成棕红色沉淀[5]。

【含量测定】

(1)龙胆苦苷和马钱苷酸的含量测定

按照高效液相色谱法(2015 年版《中国药典》通则 0512)测定。

❶色谱条件与系统适用性试验:以十八烷基硅烷键合硅胶为填充剂;以乙腈-0.1%醋酸溶液(9∶91)为流动相;检测波长为 254 nm。理论板数按龙胆苦苷峰计算应不低于 3000。

❷对照品溶液的制备:取龙胆苦苷对照品、马钱苷酸对照品适量,精密称定,加甲醇分别制成 1 ml 含龙胆苦苷 0.5 mg、马钱苷酸 0.3 mg 的溶液,即得。

❸供试品溶液的制备:取本品粉末(过三号筛)约 0.5 g,精密称定,置具塞锥形瓶中,精密加入甲醇 20 ml,超声处理 30 min,放冷,称定重量,用甲醇补足减失的重量,摇匀,过滤,取续滤液,即得。

❹测定法:分别精密量取两种对照品溶液与供试品溶液各 5~10 μl,注入液相色谱仪,测定,即得。

本品按干燥品计算,含龙胆苦苷(C$_{16}$H$_{20}$O$_9$)和马钱苷酸(C$_{16}$H$_{24}$O$_{10}$)的总量不得少于 2.5%[1]。

(2)气相色谱-质谱联用分析挥发油的相对含量

色谱条件:AgilentDB-5MS(50 m×0.25 mm×0.25 μm);色谱柱程序升温条件:起始温度 40 ℃,以 3 ℃/min 的速率升温至 260 ℃ 并保温 10 min;载气 He;分流比 10∶1,分流流量:9.9 ml/min,省气流量:20.0 ml/min,进样量 1.0 μl。质谱条件:离子源电压 70 eV;质量分析器温度 150 ℃,离子源温度 230 ℃;离子扫描范围 30~550 amu。

取 SFE-CO$_2$ 法得到的秦艽、龙胆挥发油进行 GC-MS 检测,解析质谱,用面积归一化法确定各成分的相对含量[2]。

参考文献

[1] 国家药典委员会. 中华人民共和国药典:一部[S]. 北京:中国医药科技出版社,2015:270.

[2] 何希瑞,等. 秦艽与龙胆挥发油的化学成分及抗炎活性研究[J]. 药学实践杂志,2011,29(4):275.

[3] 芦启琴,等. 秦艽化学成分及药理作用研究进展[J]. 安徽农业科学,2007,35(29):9299.

[4] 徐泽红. 中药秦艽的研究进展[J]. 中国医药

导报, 2008, 5（6）：29.

[5] 余志萍, 等. 几种常见中药饮片鉴别要点[J]. 中国医院药学杂志, 2003, 23（5）：317.

◆ 藏党参

གྲུ་བདུད་རྡོ་རྗེ།（鲁堆多吉）

HERBA CODONOPSIS MOLLIS

本品为桔梗科植物长花党参（*Codonopsis mollis* Chipp.）的全草。7~9 月采集, 除去杂质泥沙, 切断, 晒干[1]。

【化学成分】

本品含有皂苷、多糖、挥发油、甾醇、三萜类等。三萜类包括蒲公英萜醇乙酸酯、木栓酮、蒲公英萜酮等。植物甾醇有 β-谷甾醇、β-豆甾烯醇等。此外还含有 17 种氨基酸和 14 种无机元素[2]。

【理化鉴别】

（1）皂苷的检测

取本品粉末 0.5 g, 加水 10 ml, 放入水浴加热 10 min, 冷却至室温。取上清液, 置于具塞试管中, 用力振摇, 可以观测到持久性的蜂窝状泡沫。

（2）植物甾醇的检测

取本品粉末 1 g, 置于具塞三角瓶中。加入乙醚 10 ml, 振摇数分钟, 冷浸 1 h, 过滤。滤液置于蒸发皿中, 挥干乙醚。残渣加入 1 ml 乙酸酐溶解, 转移到干燥试管中。小心沿着管壁加入硫酸 1 ml, 两液面交界处出现棕色环, 上层由蓝色变为绿色。

【含量测定】

（1）糖含量的测定

精确称取 105 ℃ 干燥至恒重的葡萄糖对照品 25 mg, 置于 25 ml 容量瓶中, 加水溶解并定容, 制成 1 mg/ml 的标准葡萄糖溶液。分别量取 10, 20, 40, 60, 80 μl, 置于干燥试管中, 加入蒸馏水 2 ml, 加入 5%苯酚 1 ml, 摇匀。滴加浓硫酸 5 ml, 室温放置 25 min, 测定 490 nm 下的吸光度, 并绘制标准曲线。

精确称取药材粉末 0.2 g, 置于圆底烧瓶中, 加入 80%乙醇 150 ml, 80 ℃ 水浴回流提取 1 h。趁热过滤, 残渣用 80%乙醇洗涤。然后向残渣中加入蒸馏水 150 ml, 80 ℃ 水浴提取 1 h, 趁热过滤, 滤液置于 250 ml 容量瓶中, 用蒸馏水稀释至刻线。精密量取 0.2 ml 供试品溶液, 按照和对照品相同的方法测定吸光度, 按照标准曲线计算葡萄糖的含量[3]。

（2）总黄酮含量的测定

将芦丁对照品置于 120 ℃ 减压干燥至恒重, 精密称取 11 mg, 置于 100 ml 容量瓶中, 加 80%乙醇溶解并稀释至刻线, 得到对照品储备液。分别量取储备液 0, 1, 2, 3, 4 ml, 加入 80%乙醇 3 ml、5%亚硝酸钠 0.4 ml, 摇匀, 放置 6 min。加入 4%氢氧化钠 4 ml, 置于 10 ml 容量瓶中, 用蒸馏水定容至刻线, 放置 15 min。以 510 nm 为最大吸收波长, 进行紫外分光光度测定, 并绘制标准曲线。

精密称取本品粉末 6 g, 用 100 ml 80%乙醇回流提取 2 次, 每次 50 ml, 合并置于 200 ml 容量瓶中, 加水定容至刻线, 即为供试品溶液。将供试品溶液按照上述方法进行紫外分光光度测定, 按照标准曲线计算总黄酮含量[3]。

参考文献

[1] 卫生部药典委员会. 中华人民共和国卫生部药品标准 藏药第一册[S]. 1995：130.

[2] 罗达尚，等. 中华藏本草[M]. 北京：民族出版社，1997：235.

[3] 王丽蕃，郑娟，徐斯凡，等. 藏党参和潞党参中活性成分含量的对比研究[J]. 时珍国医国药，2008，19（12）：2928-2930.

◆ 人 参

དཀར་པོ་ཆིག་ཐུབ།（嘎保齐图）

GINSENG RADIX ET RHIZOMA

本品为五加科植物人参（*Panax ginseng* C.A.Mey.）的干燥根和根茎。多于秋季采挖，洗净经晒干或烘干。栽培的俗称"园参"；播种在山林野生状态下自然生长的称"林下山参"，习称"籽海"[1]。

【化学成分】

（1）三萜皂苷类 人参皂苷（ginsenoside）多数为达玛烷型四环三萜皂苷，如人参皂苷 Ra$_1$、Ra$_2$、Ra$_3$、Rb$_1$、Rb$_2$、Rb$_3$、Rc、Rd、Re、Rf、Rg$_1$、Rg$_2$、Rg$_3$、Rh$_1$、Rh$_2$ 及 20-葡萄糖基-人参皂苷 Rf 等，由于苷元不同，达玛烷型皂苷又分为 20（*S*）-原人参二醇（protopanaxadiol）型皂苷（A型）和 20（*S*）-原人参三醇（protopanaxatriol）型皂苷（B型），以前者为多；少数为齐墩果烷型（C型）五环三萜皂苷，如人参皂苷 Ro。皂苷中糖有葡萄糖、鼠李糖、木糖、阿拉伯呋喃糖、阿拉伯吡喃糖等。A型和B型人参皂苷经酸水解后，由于 C$_{20}$ 上的甲基与羟基发生差向异构并与支链上双键环合，分别得到人参二醇（panaxadiol）和人参三醇（panaxatriol），而不能得到真正的皂苷元。鲜人参根中还含丙二酰基人参皂苷 Rb$_1$、Rb$_2$、Rc、Rd 等，这些人参皂苷不稳定，在人参加工过程中易被水解掉丙二酰基而生成相应的人参皂苷 Rb$_1$、Rb$_2$、Rc、Rd 等。上述丙二酰基人参皂苷在生晒参中含量极微。

（2）挥发性成分 生晒参含挥发油，油中含 γ-榄香烯、β-金合欢烯、α-愈创木烯、蛇麻烯、艾里莫欢烯、β-广藿香烯、2,6-二叔丁基-4-甲基苯酚、十七烷醇-1 等 20 余种成分。还含人参炔醇（panaxynol）、人参环氧炔醇（panaxydol）等。

（3）多糖 人参多糖由人参淀粉和人参果胶两部分组成，具显著生理活性的主要是人参果胶。人参果胶中有两种酸性杂多糖 SA 与 SB，SA 以 β-（1→3）D-半乳糖基为主链，SB 以 α-（1→4）半乳糖醛酸为主链[2]。

【理化鉴别】

取本品粉末 1 g，加 CHCl$_3$ 40 ml，加热回流 1 h，弃去 CHCl$_3$ 液，药渣挥干溶剂，加水 0.5 ml 搅拌湿润，加水饱和的正丁醇 10 ml，超声处理 30 min，取上清液，加 3 倍量氨试液，摇匀，放置分层，取上层液蒸干，残渣加甲醇 1 ml 使溶解，作为供试品溶液。另取人参对照药材 1 g，同法制成对照药材溶液。取人参皂苷 Rb$_1$ 对照品、人参皂苷 Re 对照品、人参皂苷 Rf 对照品及人参皂苷 Rg$_1$ 对照品，加甲醇制成 1 ml 各含 2 mg 的混合溶液，作为对照品溶液。按照薄层色谱法（2015 年版《中国药典》通则 0502）试验，量取上述三种溶液各 1~2 μl，分别点于同一硅胶 G 薄层板上，以 CHCl$_3$-

乙酸乙酯-甲醇-水（15：40：22：10）在 10 ℃ 以下放置的下层溶液为展开剂展开，取出，晾干，喷以 10%硫酸乙醇溶液，在 105 ℃ 加热至斑点显色清晰，分别置日光和紫外光灯（365 nm）下检视。供试品色谱中，在与对照药材色谱和对照品色谱相应位置上，分别显相同颜色的斑点或荧光斑点[1]。

【含量测定】

按照高效液相色谱法(2015 年版《中国药典》通则 0512）测定。

（1）色谱条件与系统适用性试验：以十八烷基硅烷键合硅胶为填充剂；以乙腈为流动相 A，以水为流动相 B，按表 2 中的规定进行梯度洗脱；检测波长为 203 nm。理论板数按人参皂苷 Rg1 峰计算应不低于 6 000。

表 2　测定人参中人参皂苷含量色谱法梯度洗脱设置

时间/min	流动相 A 含量/%	流动相 B 含量/%
0~35	19	81
35~55	19→29	81→71
55~70	29	71
70~100	29→40	71→60

（2）对照品溶液的制备：精密称取人参皂苷 Rg1 对照品、人参皂苷 Re 对照品及人参皂苷 Rb1 对照品，加甲醇制成 1 ml 各含 0.2 mg 的混合溶液，摇匀，即得。

（3）供试品溶液的制备：取本品粉末（过四号筛）约 1 g，精密称定，置索氏提取器中，加 $CHCl_3$ 加热回流 3 h，弃去 $CHCl_3$ 液，药渣挥干溶剂，连同滤纸筒移入 100 ml 锥形瓶中，精密加水饱和的正丁醇 50 ml，密塞，放置过夜，超声处理 30 min，过滤，弃去初滤液，精密量取续滤液 25 ml，

置蒸发皿中蒸干，残渣加甲醇溶解并转移至 5 ml 容量瓶中，加甲醇稀释至刻线，摇匀，过滤，取续滤液，即得。

（4）测定法：分别精密量取对照品溶液 10 μl 与供试品溶液 10~20 μl，注入液相色谱仪，测定，即得。

本品按干燥品计算，含人参皂苷 Rg1（$C_{42}H_{72}O_{14}$）和人参皂苷 Re（$C_{48}H_{82}O_{18}$）的总量不得少于 0.30%，人参皂苷 Rb1（$C_{54}H_{92}O_{23}$）不得少于 0.20%[1]。

参考文献

[1] 国家药典委员会. 中华人民共和国药典：一部[S]. 北京：中国医药科技出版社，2015：8.

[2] 李萍, 等. 生药学[M]. 北京：中国医药科技出版社，2010：278.

◆ 余甘子

 རྒྱུ་རུ་ར།（居如拉）

PHYLLANTHI FRUCTUS

本品是藏族习用药材，为大戟科植物余甘子（*Phyllanthus emblica* L.）的干燥成熟果实。冬季至次年春季果实成熟时采收，除去杂质，干燥。

【化学成分】

（1）酚类化合物

余甘子果实中含诃尼酸（chebulinic acid）、鞣花酸（ellagic acid）、3-乙基没食子酸（3-ethoxy-gallicacid）、诃子酸（chebulagic acid）、

没食子酸（gallicacid）、L-苹果酸 2-O-没食子酸酯（L-malic acid 2-O-gallate）、黏酸 2-O-没食子酸酯（mucic acid 2-O-gallate）、黏酸 1,4-内酯 2-O-没食子酸酯（mucicacid 1,4-lactone 2-O-gallate）、5-O-没食子酸酯（5-O-gallate）和 3-O-没食子酸酯（3-O-gallate）、phyllanemblinins A-F、elaeocarpusin 和双没食子酸（digallic acid）等[1]。

（2）黄酮类化合物

余甘子的叶子和枝条中含有（S）-eriodictyol 7-O-（6″-O-trans-p-coumaroyl）-β-D-glucopyranoside、（S）-eriodictyol 7-O-（6″-O-gall-oyl）-β-Dglucopyranoside[1]。

（3）倍半萜类化合物

余甘子根中含 phyllaemblic acid、phyllaemblic acid B、phyllaemblic acid C、phyllaemblicin D、phyllaemblicins A~C 等[1]。

（4）挥发油类

余甘子果实中挥发油类成分主要有 β-波旁烯（β-bourbonene）、二十四醇（tetracosanol）、二十四烷（tetracosane）、丁香油酚（eugenol）、β-丁香烯（β-caryophyllene），分别占总含量的 30.15 %、14.42 %、9.67 %、8.25 %和 8.56 %[1]。

（5）其他成分

余甘果中蛋白质，维生素 B_1、B_2、C 及微量元素 K、Zn、Mn 含量丰富。余甘子籽油中含有 16 种脂肪酸，主要为油酸、亚油酸、亚麻酸和花生四烯酸等不饱和脂肪酸，占总含量的 91.3 %[1]。

【理化鉴别】

取本品粉末 0.5 g，加乙醇 20 ml，超声处理 20 min，过滤，滤液蒸干，残渣加水 20 ml 使溶解，加乙酸乙酯 30 ml，振摇提取，取乙酸乙酯液，蒸干，残渣加甲醇 1 ml 使溶解，作为供试品溶液。另取余甘子对照药材 0.5 g，同法制成对照药材溶液。按照薄层色谱法（2015 年版《中国药典》通则 0502）试验，量取上述两种溶液各 2~4 μl，分别点于同一硅胶 G 薄层板上，以 $CHCl_3$-乙酸乙酯-甲醇-甲酸（9:9:3:0.2）为展开剂，展开，取出，晾干，喷以 10%硫酸乙醇溶液，热风吹至斑点显色清晰，置紫外光灯（365 nm）下检视。供试品色谱中，在与对照药材色谱相应的位置上，显相同颜色的荧光斑点[1]。

【含量测定】

（1）没食子酸的含量测定

按照高效液相色谱法（2015 年版《中国药典》通则 0512）测定。

❶色谱条件与系统适用性试验：以十八烷基硅烷键合硅胶为填充剂；以甲醇-0.2%磷酸溶液（5:95）为流动相；检测波长为 273 nm。理论板数按没食子酸峰计算应不低于 2000。

❷对照品溶液的制备：取没食子酸对照品适量，精密称定，加 50%甲醇制成 1 ml 含 25 μg 的溶液，即得。

❸供试品溶液的制备：取本品粉末（过三号筛）约 0.1 g，精密称定，置具塞锥形瓶中，精密加入 50%甲醇 50 ml，称定重量，加热回流 1 h，放冷，称定重量，用 50%甲醇补足减失的重量，摇匀，过滤，取续滤液，即得。

❹测定法：分别精密量取对照品溶液 10 μl 与供试品溶液 5~10 μl，注入液相色谱仪，测定，即得。

本品按干燥品计算，含没食子酸（$C_7H_6O_5$）不得少于 1.2%[1]。

（2）余甘子果汁干粉中多糖的含量测定

❶对照品溶液制备：称取 105 ℃下干燥至恒重的无水葡萄糖 0.3775 g，置 500 ml 容量瓶中，

加水溶解并定容至刻线，摇匀，得质量浓度为 0.775 mg/ml 的葡萄糖对照品储备溶液；精密量取此溶液 10 ml，置于 100 ml 容量瓶中，加蒸馏水定容至刻线，得质量浓度为 77.5 μg/ml 的葡萄糖对照品溶液。

❷标准曲线的绘制：称取苯酚溶液约 102 g，倒入三接口圆底烧瓶中，加入铝片 0.100 g、碳酸氢钠 0.0499 g，中间接口插入温度计，在可控电炉上直火加热，控制温度在 182 ℃，收集此温度下的馏出液，备用。精密量取重蒸苯酚 12.5 ml，置 250 ml 棕色瓶中，加适量蒸馏水溶解后，定容至刻线，得 5% 的重蒸苯酚溶液。精密量取 77.5 μg/ml 的葡萄糖对照品溶液 0，0.3，0.6，0.9，1.2，1.5，1.8，2.0 ml，分别置于 25 ml 的比色管中标号，体积不足 2 ml 的用水补足至 2 ml，分别精密量取 1 ml 5% 的重蒸苯酚溶液、5 ml 浓硫酸加入比色管中，摇匀后，置沸水浴中加热 15 min 后取出，冷却至室温，以不加葡萄糖的 1 号管为空白，于 490 nm 波长处测定其吸光度。以吸光度（A）为纵坐标、质量浓度（C）为横坐标绘制标准曲线。

❸供试品测定：按对照品溶液制备方法制备供试品溶液，按照标准曲线项下的测试条件操作，对供试品的多糖含量进行测定[3]。

（3）槲皮素的含量测定

❶色谱条件：Phenomenex-ODS（250 mm×4.0 mm，5 μm）色谱柱，流动相：甲醇-0.4%磷酸溶液（55：45），流速 1.0 ml/min；柱箱温度 35 ℃，紫外检测波长 373 nm。在上述条件下，供试品中槲皮素与其他峰分离度大于 2.0，理论塔板数达 10 000 以上，槲皮素峰拖尾因子在 1.05~1.18，且供试品中其他组分对槲皮素色谱峰无干扰。

❷对照品溶液的制备：精密称取槲皮素对照品 0.025 05 g，用甲醇溶解，转移至 25 ml 容量瓶中，甲醇定容，摇匀，制成含槲皮素 1.00 mg/ml 的储备液。精密量取对照品溶液 2 ml，置于 100 ml 容量瓶中，加甲醇定容至刻线，摇匀，过 0.45 μm 滤膜，取续滤液，即得浓度为 0.002 004 mg/ml 对照品溶液。

❸供试品溶液的制备：取余甘子鲜果适量，去核，榨汁机粉碎 1 min，取榨汁机粉碎后的果肉约 3 g，精密称定，置圆底烧瓶中，加入 70%乙醇 25 ml，回流提取 30 min，抽滤，取滤液，滤渣用 70%乙醇多次洗涤，合并滤液和洗涤液，旋转蒸发仪浓缩至干；精密加入甲醇-5%盐酸（4：1）的混合液 25 ml，称定重量，加热回流 30 min，放冷，称定重量，用甲醇补足减失的重量，摇匀，过滤，过 0.45 μm 滤膜，取续滤液，即得。

❹标准曲线的绘制：分别精密量取槲皮素对照品溶液（0.002 004 mg/ml）5，10，15，20，25 μl，注入液相色谱仪，按上述色谱条件测定，记录峰面积，以峰面积为横坐标、进样质量（μg）为纵坐标，绘制标准曲线，得回归方程。

❺供试品的测定：精密称取余甘子供试品，按照上述方法制备供试品溶液，精密量取供试品溶液 20 μl，注入液相色谱仪，按上述色谱条件测定，记录峰面积，计算槲皮素含量[4]。

参考文献

[1] 国家药典委员会. 中华人民共和国药典：一部[S]. 北京：中国医药科技出版社，2015：179.

[2] 王辉. 余甘子的化学成分和药理作用研究进展[J]. 中国现代中药，2011，13（11）：52.

[3] 陈晓兰，等. 不同产地的余甘子果汁干粉中多糖的含量分析[J]. 中国药业，2007，16（12）：

31-32.

[4] 刘鹏, 张敏敏, 邓鲲鹏, 等. HPLC 测定余甘子鲜果及余甘子果酒中槲皮素的含量[J]. 求医问药：下半月刊, 2012, 10 (3)：192-193.

灯下观察。在供试品色谱中，与对照药材色谱的相应位置，显相同的黄色荧光斑点；与对照品色谱相应的位置，显相同的黄色荧光斑点[2, 3]。

◆ 小檗皮

ཨེར་ཤུག (杰星)

CORTEX BERBERI

本品为小檗科植物甘肃小檗（*Berberis kansuensis* Schneid.）及同属多种植物的干燥皮[1]。

【化学成分】

本品含有多种生物碱，有阿朴啡类生物碱、小檗碱、双苄基异喹啉类生物碱、小檗胺、小檗宁、氧化小檗碱、木兰花碱、掌叶防己碱、花根碱等[2]。

【理化鉴别】

取本品粉末 5.0 g，加入 30 ml 乙醇，加热回流 1 h。放置冷却，过滤。蒸干滤液，残渣加入 15 ml 氨水使其溶解，用 10 ml CHCl₃ 萃取。分取 CHCl₃ 层，挥发干，残渣加入 1 ml 乙醇使其溶解，溶液作为供试品溶液。取 0.5 g 小檗皮对照药材，加入 20 ml 乙醇，加热回流 1 h，冷却，过滤，滤液作为对照药材溶液。取盐酸小檗碱对照品适量，加入乙醇制成 0.2 mg/ml 的小檗碱对照品溶液。分别量取上述 3 种溶液各 2 μl，分别点样于同一块硅胶 G 薄层板上。用正丁醇-36%乙酸-水（6：2：0.25）作为展开剂展开。取出，晾干，在 365 nm 的紫外光

【含量测定】

高效液相色谱法测定小檗皮中小檗碱的含量。

❶ 色谱条件与系统适应性：色谱柱：C₁₈。流动相：甲醇-水-三乙胺（43：57：0.2，用 6 mol/L 盐酸调节 pH 至 4.0）。检测波长 265 nm。流速 1 ml/min。柱温为 25 ℃。

❷ 对照品溶液的制备：精密称取盐酸小檗碱对照品 23.0 mg，置于 100 ml 容量瓶中，加甲醇稀释至刻线，作为对照品溶液。

❸ 供试品溶液的制备：取供试品约 50 mg，精密称定，放入 150 ml 具塞三角瓶中，加入 50 ml 甲醇，称重。超声提取 30 min，冷却到室温并静置片刻，称重，用甲醇补足减失的重量。混匀，过滤。滤液经过 0.45 μm 的滤膜，即得供试品溶液。

❹ 测定法：分别精密量取对照品和供试品溶液 10 μl，注入液相色谱仪，测定，即得[4]。

参考文献

[1] 卫生部药典委员会. 中华人民共和国卫生部药品标准　藏药（第一册）[S]. 1995：340.

[2] 杨文献, 张琦, 董林, 等. 藏成药八味小檗皮散的药材鉴别和小檗碱的测定[J]. 华西药学杂志, 2007, 22 (5)：572-574.

[3] 青海省药品检验所, 等. 中国藏药（第三卷）[M]. 上海：上海科学技术出版社, 1996：28.

[4] 子巴. HPLC 法测定不同产地藏药小檗皮中盐酸小檗碱含量比较[J]. 四川中医, 2011, 29 (9)：45-46.

◆ 西红花

ཁ་ཆེ་གུར་གུམ།（卡奇苦空）

STIGMA CROCI

本品为鸢尾科植物番红花（*Crocus sativus* L.）的干燥柱头[1]。

【化学成分】

本品含有萜类、黄酮类、蒽醌类、多取代单苯环类、环己烷和环己烯衍生物、氨基酸及生物碱类、呋喃类[2]。

【理化鉴别】

（1）取本品少量，置白瓷板上，加硫酸1滴，显蓝色经紫色缓缓变为红褐色或棕色。

（2）取吸光度项下的溶液，按照紫外-可见分光光度法（2015年版《中国药典》通则0401），在458 nm波长处测定吸光度（458 nm与432 nm波长处的吸光度的比值应为0.85~0.90）。

（3）取本品粉末20 mg，加甲醇1 ml，超声处理10 min，放置使澄清，取上清液作为供试品溶液。另取西红花对照药材20 mg，同法制成对照药材溶液。按照薄层色谱法（2015年版《中国药典》通则0502）试验，量取上述两种溶液各3~5 μl，分别点于同一硅胶G薄层板上，以乙酸乙酯-甲醇-水（100∶16.5∶13.5）为展开剂展开，取出，晾干，分别置日光和紫外光灯（365 nm）下检视。供试品色谱中，在与对照药材色谱相应的位置上，显相同颜色的斑点或荧光斑点（避光操作）[1]。

【含量测定】

（1）高效液相色谱法一

避光操作。按照高效液相色谱法（2015年版《中国药典》通则0512）测定。

❶色谱条件与系统适用性试验：以十八烷基硅烷键合硅胶为填充剂；以甲醇-水（45∶55）为流动相；检测波长为440 nm。理论板数按西红花苷Ⅰ峰计算应不低于3500。

❷对照品溶液的制备：取西红花苷Ⅰ对照品、西红花苷Ⅱ对照品适量，精密称定，加稀乙醇分别制成1 ml含30 μg西红花苷Ⅰ和12 μg西红花苷Ⅱ的溶液，即得。

❸供试品溶液的制备：取本品粉末（过三号筛）约10 mg，精密称定，置50 ml棕色容量瓶中，加稀乙醇适量，置冰浴中超声处理20 min，放至室温，加稀乙醇稀释至刻线，摇匀，过滤，取续滤液，即得。

❹测定法：分别精密量取对照品溶液与供试品溶液各10 μl，注入液相色谱仪，测定，即得。

本品按干燥品计算，含西红花苷Ⅰ（$C_{44}H_{64}O_{24}$）和西红花苷Ⅱ（$C_{38}H_{54}O_{19}$）的总量不得少于10.0%[1]。

（2）高效液相色谱法二

❶色谱条件：Agilent ZORBAX StableBond SB-Aq（416 mm×250 mm，5 μm）色谱柱；流动相：0.01%甲酸（A）和乙腈（B）；梯度洗脱：0~8 min（75%~70%A），8~10 min（70%~60%A），10~25 min（60%~30%A）；流速：110 ml/min；柱温：30 ℃；检测波长：440 nm；进样量：5 μl。在此色谱条件下，两峰理论塔板数均大于4000，分离度>1.5。

❷供试品溶液的制备：取本品粉末（过三号筛）约0.1 g，精密称定，置于锥形瓶中，精密加入50%

甲醇 20 ml，超声处理 30 min，放冷，过滤，滤渣用 50%甲醇多次洗涤，合并滤液至 50 ml 容量瓶中，用 50%甲醇定容至刻线，摇匀。用 0.45 μm 微孔滤膜过滤，滤液作为供试品溶液，备用。

❸对照品溶液制备：分别精密称取西红花苷Ⅰ和西红花苷Ⅱ对照品适量，用 50%甲醇分别制成 2 mg/ml 的对照品储备液，存于 4 ℃ 冰箱备用。混合对照品溶液由西红花苷Ⅰ和西红花苷Ⅱ对照品储备液混合后加入 50%甲醇稀释而成，混合液浓度为含西红花苷Ⅰ和西红花苷Ⅱ各 1 mg/ml[3]。

❹测定法：分别精密量取对照品溶液与供试品溶液各 10 μl，注入液相色谱仪，测定，即得。

参考文献

[1] 国家药典委员会. 中华人民共和国药典[S]. 北京：中国医药科技出版社，2015：129.

[2] 王平，等. 西红花的化学成分和药理活性研究进展[J]. 中草药，2014, 45 (20)：3015-3028.

[3] 李顺旭，杨大坚，李荣东，等. 高效液相色谱梯度洗脱法测定不同中国产西红花药材中西红花苷Ⅰ、Ⅱ的含量[J]. 中南药学，2010, 12：886-889.

◆ 紫硇砂

ཁ་རུ་ཚ།（卡如察）

PURPUREA HALITIUM

本品为卤化物类石盐族石盐。自盐湖中取出，晒干[1]。

【化学成分】

主要成分为 NaCl、单质硫与多硫化合物[2]。

【理化鉴别】

紫硇砂溶于水，配成饱和溶液 5 ml，过滤，滤液（黄色）置于离心管中，加浓盐酸 5 滴（加醋酸也可以），在管口放一小块醋酸铅试纸，在沸水中加热 10 min，冷后用电动离心机离心分离，弃去清液，洗涤沉淀，离心分离。在沉淀中加入 7 ml 蒸馏水和约 30 mg 亚硫酸钠固体，在沸水中加热至沉淀完全溶解成无色透明溶液。在所得溶液中加入 0.1 mol/L 硝酸银 4 滴，出现白色沉淀，然后变黄再变棕最后变黑。根据这一现象及醋酸铅试纸变黑，可判断试品中含有多硫化物[1]。

【含量测定】

（1）NaCl 的含量测定

精密称取紫硇砂生品 6 份，每份约 0.12 g，置于小烧杯中，加水 20 ml 使溶解，过滤，滤液置于锥形瓶中，滤纸及烧杯加水洗涤 3 次，每次 10 ml，合并滤液与洗液，加入糊精溶液（1→50）5 ml 和荧光黄指示液 8 滴，摇匀，用 0.1 mol/L 硝酸银滴定液滴定（硝酸银滴定液 1 ml 含氯化钠 5.844 mg）。计算 NaCl 的含量[3]。

（2）单质硫的含量测定

❶供试品溶液的制备：精密称取供试品粉末 4 g（醋制品取 8 g），经干燥漏斗倒入 50 ml 容量瓶中，加入环己烷 20 ml，置水浴恒温超声器内，于 70~80 ℃（保持溶剂微沸状态）超声 0.5 h，取出后冷却至室温，用定量滤纸过滤至 25 ml 容量瓶中，加环己烷定容，摇匀，即得。

❷对照品溶液的制备：精密称取硫 0.1 g，置

于 100 ml 容量瓶中，加环己烷约 60 ml，置水浴恒温超声器内于 70~80 °C 超声 15 min 使溶解完全，取出后冷却至室温，加环己烷定容，摇匀。精密量取该溶液 5 ml，置于 50 ml 容量瓶中，加环己烷定容至刻线，摇匀，得 100 mg/L 对照品溶液。

❸标准曲线的建立：精密量取对照品溶液 0.5，1，1.5，2，2.5，3 ml，分别置于 10 ml 容量瓶中，加环己烷定容至刻线，摇匀，得系列对照品溶液。以环己烷为参比，于 276 nm 处测定 A，以质量浓度（C）为横坐标、A 为纵坐标绘制标准曲线，计算得回归方程。

❹供试品测定：取紫硇砂供试品，按上述方法制备供试品溶液，以环己烷为参比，于 276 nm 处测定 A，带入标准曲线计算含硫量[3]。

（3）硫化物的含量测定

❶对照品溶液的制备：取 1 g 结晶状硫化钠（$Na_2S \cdot 9H_2O$）置于布氏漏斗中，用水淋洗去除表面杂质，加去离子水冲洗，用滤纸吸去水分，溶于少量水中，移入 100 ml 棕色容量瓶中，加水定容至刻线，摇匀。量取该溶液 16.3 ml 置于 500 ml 棕色容量瓶中，加水稀释至刻线，即得，标定其浓度。将配制好的储备液置于聚四氟乙烯瓶中，4 °C 暗处保存。

❷标准曲线的绘制：取 100 ml 具塞比色管 7 支，各加入乙酸锌、乙酸钠溶液 20 ml，分别精密加入 0.0，0.5，1.0，1.5，2.0，2.5，3.0 ml 硫化钠对照品溶液，加水至约 30 ml，沿比色管壁加入 N,N-二甲基对苯二胺溶液 10 ml，立即密塞并缓慢倒转 1 次，加入硫酸铁铵溶液 1 ml，立即密塞并充分摇匀，放置 10 min，加水稀释至刻线，摇匀。使用 1 cm 比色皿，以水为参比，于 665 nm 处测定

A，同时做空白对照。以 A 为纵坐标、硫离子质量为横坐标绘制标准曲线，计算得回归方程。

❸供试品测定：称取紫硇砂供试品约 1 g，置于 100 ml 容量瓶中，加水定容至刻线，得供试品溶液。量取乙酸锌-乙酸钠溶液 20 ml 于吸收显色管中，精密量取供试品溶液 2 ml 置于反应瓶中，加入抗氧化剂溶液 5 ml。加水定容至总体积约 200 ml，重装加酸通氮管，接通氮气，以 200~300 ml/min 的速度预吹气 2~3 min，关闭气源。关闭加酸通氮管活塞，取下顶部接管，向加酸通氮管内加入磷酸溶液 10 ml，重接顶部接管，混匀。缓慢旋开加酸通氮管活塞，接通氮气，以 200 ml/min 的速度连续吹气 30 min，取下吸收显色管，关闭气源，夹紧管上端的两节乳胶管，在显色管内加水至约 30 ml，提起通气管路部分，沿显色管壁缓慢加入 N,N-二甲基对苯二胺溶液 10 ml，立即密塞并将溶液缓慢倒转 1 次，加入硫酸铁铵溶液 1 ml，立即密塞并振荡充分，放置 10 min，去掉乳胶管，从进气管口用吸球吸显色管内溶液 2~3 次，将溶液移至 100 ml 具塞比色管中，用水冲洗吸收显色管，将冲洗液并入比色管，加水稀释至刻线，摇匀，比色。计算含量[3]。

参考文献

[1] 国家药典委员会. 中华人民共和国药典：一部[S]. 北京：中国医药科技出版社，2010：108.

[2] 李轩贞. 紫硇砂中单质硫和多硫化物的化学鉴别[J]. 中药材，1988（6）：27.

[3] 季德，等. 紫硇砂醋制前后化学成分变化[J]. 中国实验方剂学杂志，2014，20（15）：44-48.

◆ 家 鸡

ཕྱིས་བྱ། （庆木夏）

本品为雉科动物家鸡（*Gallzis gallus domesticus* Brisson），以肉、脑、鸡冠血、胆汁、肝、翎、后趾、粪、鸡卵、鸡卵内膜等入药。四季均可以宰杀。宰后，取家鸡血、脑、胆汁、肝，鲜用或晾干，研细。收集翎、后趾、粪晾干备用。鸡卵内膜（即中药的凤凰衣）春秋采收，将孵出小鸡后的蛋壳敲碎，剥取内膜，洗净阴干，鸡卵鲜用[1]。

【化学成分】

（1）鸡肉：每 100 g 含水分 74 g、蛋白质 23.3 g、脂肪 1.2 g、灰分 1.1 g、钙 11 mg、铁 1.5 mg、磷 190 mg、硫胺素 0.03 mg、核黄素 0.09 mg、尼克酸 8 mg。还含维生素 A、C 及 E（即生育酚 tocopherol，2.5 mg/g）（前者小鸡肉中含量多）。灰分含氧化钙 0.015%、氧化铁 0.013%、氧化镁 0.061%、钾 0.56%、钠 0.128%、全磷酸 0.58%、氯 0.06%、硫 0.29%。还含有胆甾醇 60~90 mg/g 及 3-甲基组氨酸。经过烤炙的鸡肉，其所含脂肪中含有高度不饱和脂肪酸及 $C_{18:2}$ 脂肪酸（即脂肪酸有 18 个碳原子及 2 个双键）。胸肌肉及大腿肉与皮肤及腹部相比较，前者脂肪中所含的 $C_{18:2}$、$C_{18:3}$、$C_{18:4}$ 脂肪酸较多，而 $C_{18:0}$、$C_{18:1}$ 脂肪酸较少[1]。

（2）鸡脑：一般成分，与其他动物的脑相似，含有游离组氨酸 0.4 g/10 kg，鹅肌肽（anserine）0.4 g/10 kg；还含有天冬氨酸、谷氨酸、丝氨酸、苏氨酸、脯氨酸、甘氨酸、丙氨酸、β-丙氨酸、γ-氨基丁酸、缬氨酸、苯丙氨酸、酪氨酸、赖氨酸、精氨酸[1]。

（3）鸡血：每 100 ml 血含血红蛋白 10.3 g。红细胞每克干物质含维生素 K 8 Dam-Glavind 单位，血浆每克干物质含维生素 K 20 Dam-Glavind 单位。

（4）鸡胆：含鹅胆酸、异石胆酸、胆酸、3α-羟基-7-酮胆烷酸、3-酮胆-4,6-二烯酸、四羟基降固醇胆烷酸。

（5）鸡卵：卵壳含碳酸钙 91.96%~95.76%、有机物 3.55%~6.45%，还含有磷酸钙、碳酸镁及胶质等。壳的色素有卟啉（porphyrin）。卵内膜（凤凰衣）的主要成分为角蛋白（keratin），并有少量黏蛋白纤维。卵白约分三层，中层约占卵白的 65%，较黏稠，因其中含有约 0.3%的纤维状黏蛋白；内外两层含量较少，故比较稀薄。每 100 g 卵白含蛋白质 10 g、脂肪 0.1 g、灰分 0.6 g、碳水化合物 1 g、铁 0.3 mg、钙 19 mg、磷 16 mg、核黄素 0.26 mg、尼克酸 0.1 mg、泛酸少于 1 μg/g、硫胺素 0.216 μg/g、对氨基苯甲酸（干卵白）0.055 μg/g。按水分和固形物所占的比重计算，则含水分 87%、固形物 13%；固形物中蛋白质约占 90%，其中卵白蛋白 75%、卵类黏蛋白 15%、卵黏蛋白 7%、伴白蛋白 3%。卵白蛋白是一种含磷蛋白质，含 1.7%的甘露糖。卵类黏蛋白含 9.2%的混合糖类（由 3 份甘露糖与 1 份半乳糖组成）。卵黏蛋白含 14.9%的混合糖类（其中甘露糖与半乳糖含量相等）。伴白蛋白含 2.8%的混合糖类（其中甘露糖 3 份、半乳糖 1 份）。全卵白还含大约 0.4%的游离葡萄糖。卵类黏蛋白为混合物，其中含有卵蛋白酶抑制物、溶酶菌、卵类黏蛋白、卵糖蛋白、卵黄素蛋白。卵白不含维生素 A 及维生素 C。卵黄每 100 g 含蛋白质 13.6 g、脂类 30 g、碳水化合物 1 g、灰分 1.6 g、铁 7 mg、钙 134 mg、磷 532 mg、维生素 A 3500 国际单位、硫胺素 0.27 mg、核黄素 0.35 mg、尼克酸微量、对氨基苯甲酸（干燥卵黄）0.8 μg/g。蛋白质有卵黄磷蛋白、卵黄球蛋白，其含量之比约为 3.6：1；还含有有至少 5 种唾液酸糖蛋白（sialoglycoprotein）。脂类中磷脂约占 10%（以卵磷脂为主）。脂肪酸中的油酸占 46.706%、亚油酸占 19%、亚麻酸占 2.9%、饱和酸占 31.4%。卵黄还含胆甾醇约 1.3%、葡萄糖约 0.3%、叶黄素及其多种异构物，不超过 0.02 mg/100 g 的胡萝卜素。

（6）鸡肝：每 100 g 含水分 75 g、蛋白质 18.2 g、脂肪 3.4 g、碳水化合物 2 g、灰分 1.4 g、钙 21 mg、磷 260 mg、铁 8.2 mg、维生素 A 50900 国际单位、硫胺素 0.38 mg、核黄素 1.63 mg、尼克酸 10.4 mg、抗坏血酸 7 mg（有报道每克含抗坏血酸总量 0.28 mg，其中还原型为 0.21 mg）、胆碱 340 mg。

（7）鸡肉冠：从鸡肉冠中可提取一种叫透明质酸的抗炎药物。

【理化鉴别】

取本品碎块 40 g，用甲醇 50 ml 冷浸过夜，过滤，滤液浓缩至 5 ml，供点样用。吸附剂：硅胶 G；展开剂：正丁醇 - 乙醇 - 冰醋酸 - 水（4：1：1：2）；展距：15 cm；显色剂：0.3% 茚三酮正丁醇液，喷雾，110 ℃ 加热至斑点清晰[2]。

参考文献

[1] 青海省药品检验所，等. 中国藏药（第一卷）[M]. 上海：上海科学技术出版社，1996：11.

[2] 中国医学科学院药用植物所. 中药志（第六册）[M]. 北京：人民卫生出版社，1998：27.

◆ 钩 藤

ཁྱུང་སྡེར། （穷代尔）

UNCARIAE RAMULUS CUM UNCIS

本品为茜草科植物钩藤[*Uncaria rhynchophylla* (Miq.) Miq.ex Havil.]、大叶钩藤（*Uncaria macrophylla* Wall.）、毛钩藤（*Uncaria hirsuta* Havil.）、华钩藤[*Uncaria sinensis* (Oliv.) Havil.]或无柄果钩藤（*Uncaria sessilifructus* Roxb.）的干燥带钩茎枝。秋、冬两季采收，去叶，切段，晒干[1]。

【化学成分】

钩藤钩茎、叶含 2-氧代吲哚类生物碱：异去氢钩藤碱（isocorynoxeine）、异钩藤碱（isorhynchophylline）、去氢钩藤碱（corynoxeine）、钩藤碱（rhynchophylline），吲哚类生物碱：去氢硬毛钩藤碱（hirsuteine）、硬毛钩藤碱（hirsutine）、柯楠因碱（corynantheine）、二氢柯楠因碱（dihydrocorynantheine）及痕量阿枯米京碱（akuammigine）[1, 2]。叶含吲哚类生物碱、酚性化合物：左旋表儿茶酸（epicathechin）、金丝桃苷（hyperin）、三叶豆苷（trifolin）[4]。华钩藤茎含 2-氧代吲哚类生物酸：异翅柄钩藤酸（isopteropodic acid）、翅柄钩藤酸（pteropodic acid）、帽柱木酸（mitraphyllic acid）、异钩藤酸（isorhynehophyllic acid）、钩藤酸（rhynchophyllic acid）[5]，吲哚类生物碱：四氢鸭脚木碱（tetrahydroalstomine）、异翅柄钩藤碱（isopteropodine）、异钩藤碱、翅柄钩藤碱（pteropodine）等[6]。

【理化鉴别】

（1）薄层色谱法

取本品粉末 2 g，加入浓氨试液 2 ml，浸泡 30 min，加入 CHCl₃ 50 ml，加热回流 2 h，放冷，过滤，取滤液 10 ml，挥干，残渣加甲醇 1 ml 使溶解，作为供试品溶液。另取异钩藤碱对照品，加甲醇制成 1 ml 含 0.5 mg 的溶液，作为对照品溶液。按照薄层色谱法（2015 年版《中国药典》通则 0502）试验，用毛细管吸取供试品溶液 10~20 μl、对照品溶液 5 μl，分别点于同一硅胶 G 薄层板上，以石油醚（60~90 ℃）-丙酮（6∶4）为展开剂展开，取出，晾干，喷以改良碘化铋钾试液。供试品色谱中，在与对照品色谱相应的位置上，显相同颜色的斑点[1]。

（2）化学法

取本品粉末约 5 g，加 80%乙醇 300 ml，加热回流 20 min，过滤，滤液置水浴上蒸去乙醇，残留物加 1%盐酸 10 ml 溶解，过滤。取滤液 1 ml，加碘化汞钾试液 1 滴，生成淡黄色沉淀[7]。

【含量测定】

高效液相色谱法测定钩藤碱、异钩藤碱的含量。

（1）色谱条件：色谱柱：C₁₈（150 cm×4.6 cm，5 μm）；流动相：甲醇-水（55∶45）；流速：1.0 ml/min；紫外检测波长：254 nm；柱温：28 ℃；进样量：20 μl。

（2）对照品溶液的制备：精密称取钩藤碱和异钩藤碱对照品各 5 mg，置于 5 ml 容量瓶中，加甲醇定容至刻线，得钩藤碱和异钩藤碱混合对照品储备液。分别量取 20，40，80 μl 储备液，加甲醇分别定容至 2 ml，得到浓度分别为 10，20，40 μg/ml 的钩藤碱和异钩藤碱混合对照品溶液。

（3）供试品溶液的制备：精密称取钩藤药材粉末 2 g，加入 200 ml 甲醇，浸泡 24 h，超声 30 min，过滤，得供试品溶液。

（4）测定法：分别精密量取对照品溶液与供试品溶液各 10 μl，注入液相色谱仪，测定，即得。

参考文献

[1] 国家药典委员会. 中华人民共和国药典：一部[S]. 北京：中国医药科技出版社，2015：257.

[2] 萩庭文寿，等. 药学杂志[日]，1973，93（4）：448.

[3] 山中悦二，等. 药学杂志[日]，1983，103（10）：1028.

[4] AIMI N, et al. Chem Pharrn Bul1, 1982, 30（11）：4046.

[5] Met 1H, et al. Phytochemistry, 1993, 33（3）：707.

[6] 刘虹梅，等. 中草药，1993，24（2）：61.

[7] 卫生部药典委员会. 中华人民共和国卫生部药品标准　藏药（第一册）[S]. 1995：106.

[8] 赵晓丽，等. HPLC 法测定钩藤中钩藤碱和异钩藤碱含量[J]. 药品鉴定，2013，3（13）：97-98.

◆ 大籽蒿

ཁ་ཝན་པ།（坎甲）

HERBA ARTEMISIAE

本品为菊科植物大籽蒿（*Artemisia sieversiana*

Willd) 或冷蒿（*Artemisia frigida* Wild.）的干燥地上部分。秋季采收，除去老茎枯叶，切断，晒干。

【化学成分】

本品含有黄酮类化合物：马栗树皮素、猫眼草黄素、芸香苷、异槲皮苷、艾黄素等，木质素类化合物，倍半萜类化合物，挥发油类化合物：桉油精、丁酸香叶酯、龙脑、樟脑、吉玛烯、石竹烯、月桂烯等，还含有 β-谷甾醇、豆甾醇、二羟基香豆素、胡萝卜苷等其他成分[1]。

【理化鉴别】

取本品 1 g，加入无水乙醇 50 ml，超声处理 30 min，过滤。滤液蒸干，残渣加水 20 ml 溶解，用石油醚 20 ml 提取。倒掉石油醚液，取水液用乙酸乙酯 20 ml 提取。弃去水液，将乙酸乙酯液蒸干。残渣加入无水乙醇 2 ml 溶解，作为对照品溶液。另取大籽蒿对照药材 1 g，按照与上述相同的方法制成对照药材溶液。量取上述两种溶液各 5 ml，分别点样于同一块硅胶 G 薄层板上。以环己烷-丙酮（5：6）作为展开剂展开，取出，晾干，喷洒三氯化铝试液。105 °C 烘干，置于 365 nm 紫外光灯下观察。在供试品色谱中，与对照药材色谱相应的位置上，显示相同颜色的荧光斑点[2]。

参考文献

[1] 卫生部药典委员会. 中华人民共和国卫生部药品标准　藏药（第一册）[S]. 1995：2.

[2] 桑吉, 土旦卓玛, 徐福春, 等. 藏药大籽蒿化学成分的研究现状[J]. 西藏科技, 2012（12）：77-78.

[3] 郝忻伟, 田守林, 孔倩倩, 等. 藏药五味甘露药浴汤散的鉴别和含量测定[J]. 食品与药品, 2014, 16（2）：116-119.

◆ 刀 豆

ཀ་བལ་མ་ནོ་ག།（卡肖）

CANAVALIAE SEMEN

本品为豆科植物刀豆[*Canavalia gladiate*(Jacq.) DC.]的干燥成熟种子。秋季采收成熟果实，剥取种子，晒干[1]。

【化学成分】

本品含刀豆素 A、氨基丁酸、黄酮[2]、尿素酶、刀豆氨酸、血球凝集素、淀粉、蛋白质、脂肪等；也从未成熟种子中分离出刀豆赤霉素 I 和刀豆赤霉素 II。

【理化鉴别】

（1）取本品粉末 0.5 g，加 70%乙醇 7 ml，于沸水浴上加热 20 min，放冷，过滤, 滤液浓缩至 0.2 ml, 点于含 1% CMC-Na 的硅胶 G 薄层板上，以正丁醇-乙酸-水（3：1：1）为展开剂 1，酚-水（75：25）为展开剂 2，双向展开，展距 10 cm，喷以 1%茚三酮丙酮溶液，于 105 °C 加热 5 min，斑点呈紫红色[3]。

（2）取本品粉末（过三号筛）1 g，置具塞锥形瓶中，加入稀乙醇 30 ml，静置 1 h，超声处理 30 min，过滤，滤液蒸干，残渣加稀乙醇 2 ml 溶解，作为供试品溶液。另取苏氨酸、亮氨酸、缬氨酸对照品，加稀乙醇制成 1 ml 各含 0.5 mg 的混合溶液，作为对照品溶液。用毛细管吸取上述 2 种溶液各 2 μl，分别点于同一硅胶 G 板上，以正丁醇-冰醋酸-水（3：1：1）为展开剂展开，取出，晾干，喷以茚三酮试液，在 105 °C 加热至斑点显色清晰。供试品色谱中，在与对照品色谱相应的位置上，显相同颜色的斑点[4]。

参考文献

[1] 国家药典委员会. 中华人民共和国药典：一部[S]. 北京：中国医药科技出版社，2015：11.

[2] 罗达尚，等. 中华藏本草[M]. 北京：民族出版社，1997：133.

[3] 青海省药品检验所，等. 中国藏药（第二卷）[M]. 上海：上海科学技术出版社，1996：16.

[4] 杨来秀，温爱平. 蒙药材刀豆的鉴别研究[J]. 中药材，2014（1）：52-54.

◆ 炉甘石

གངས་ཐིགས། （岗梯）

CALAMINA

本品为碳酸盐类矿物方解石族菱锌矿，主含碳酸锌（$ZnCO_3$）。采挖后，洗净，晒干，除去杂石[1]。

【化学成分】

作为天然矿物药，主含碳酸锌（$ZnCO_3$），也含有各种微量元素，含铅量较高[2]。

【理化鉴别】

（1）取本品粗粉 1 g，加稀盐酸 10 ml，即泡沸，产生二氧化碳气，导入氢氧化钙试液中，即生成白色沉淀[1]。

（2）取本品粗粉 1 g，加稀盐酸 10 ml 使溶解，过滤，滤液加亚铁氰化钾试液，即生成白色沉淀，或杂有微量的蓝色沉淀[1]。

【含量测定】

取本品粉末约 0.1 g，在 105 ℃ 干燥 1 h，精密称定，置锥形瓶中，加稀盐酸 10 ml，振摇使锌盐溶解，加浓氨试液与氨-氯化铵缓冲溶液（pH 10.0）各 10 ml，摇匀，加磷酸氢二钠试液 10 ml，振摇，过滤。锥形瓶与残渣用氨-氯化铵缓冲液（pH 10.0）1 份与水 4 份的混合液洗涤 3 次，每次 10 ml，合并洗液与滤液，加 30%三乙醇胺溶液 15 ml 与铬黑 T 指示剂少量，用乙二胺四醋酸二钠滴定液（0.05 mol/L）滴定至溶液由紫红色变为纯蓝色。1 ml 乙二胺四醋酸二钠滴定液（0.05 mol/L）相当于 4.069 mg 氧化锌（ZnO）。

本品按干燥品计算，含氧化锌（ZnO）不得少于 40.0%[1]。

参考文献

[1] 国家药典委员会. 中华人民共和国药典[S]. 北京：中国医药科技出版社，2015：227.

[2] 杨连菊，张志杰，李娆娆，等. 中药炉甘石的成分分析[J]. 中国中药杂志，2012, 37（3）：332-334.

◆ 磁 石

གབ་ལེན། （卡布林）

MAGNETITUM

本品为氧化物类矿物尖晶石族磁铁矿，主含四氧化三铁（Fe_3O_4）。采挖后，除去杂石[1]。

【化学成分】

本品主要成分为四氧化三铁，其中氧化亚铁

含量为 31%，三氧化二铁含量为 69%。此外含有锰、钙、硅酸盐。有少数变种含有氧化铝、氧化镁等。

【理化鉴别】

（1）取本品粉末 0.1 g，置于试管中，加入盐酸 2 ml，振荡，静置。取上清液 2 滴，加入硫氰酸铵试液 2 滴，溶液即显示血红色；另取上清液 2 滴，加入亚铁氰化钾试液 1~2 滴，即生成蓝色沉淀，加入 25%氢氧化钠溶液 5~6 滴，沉淀变为棕色[2]。

（2）取本品粉末约 0.1 g，加盐酸 2 ml，振摇，静置。上清液显铁盐的鉴别反应（2015 年版《中国药典》通则 0301）[1]。

【含量测定】

取本品细粉 0.25 g，精密称定，置于锥形瓶中，加入 15 ml 盐酸和 25%氟化钾溶液 2 ml，盖上表面皿，加热至微沸。加入 6%氯化亚锡溶液，不断摇动，至瓶底只剩白色残渣时，停止加热，用少量水冲洗表面皿和锥形瓶内壁，趁热滴加 6%氯化亚锡溶液至出现浅黄色（如果氯化亚锡过量，可滴加高锰酸钾溶液至浅黄色），加水 100 ml 和 15 滴 25%的钨酸钠溶液，并滴加 1%三氯化钛溶液至变为蓝色，小心加入 0.1 mol/L 重铬酸钾滴定液至蓝色刚好消褪，立即加入硫酸-磷酸-水（2：3：5）混合溶液 10 ml 和 5 滴二苯胺磺酸钠指示剂，用 0.1 mol/L 重铬酸钾滴定液滴定至溶液出现稳定的蓝紫色。1 ml 滴定液相当于 5.585 mg 铁。

本品含铁（Fe）量不得少于 50%[1]。

参考文献

[1] 国家药典委员会. 中华人民共和国药典：一部[S]. 北京：中国医药科技出版社，2015：367.

[2] 谢宗万. 全国中草药汇编（上册）[M]. 2 版. 北京：人民卫生出版社，1975：899.

◆ 乌奴龙胆

གང་ག་ཆུང་། （岗嘎琼）

HERBA GENTIANAE URNULAE

本品为龙胆科植物乌奴龙胆（*Centiana urnula* H. Smith）的干燥全草。秋季花期采收，阴干[1]。

【化学成分】

乌奴龙胆含黄酮苷、鞣质、氨基酸、有机酸、甾醇、酚性物质[2]。黄酮苷主要是乌奴龙胆苷（gentiournoside）A、B、C、D、E[3]。

【理化鉴别】

取本品 0.2 g，加 20 ml 乙醚，超声处理 60 min，过滤，滤液蒸干，残渣中加 2 ml 甲醇使溶解，作为供试品溶液。另取 0.2 g 乌奴龙胆对照药材，同法制成对照药材溶液。量取供试品溶液、对照药材溶液各 5 μl，分别点于同一硅胶 G 薄层板上，以石油醚（60~90 ℃）-乙酸乙酯（5：1）为展开剂展开，取出，晾干，喷以 10%硫酸乙醇溶液，在 105 ℃加热至斑点显色清晰。供试品色谱中，在与对照药材色谱相应位置上，显相同的紫色斑点[4]。

参考文献

[1] 卫生部药典委员会. 中华人民共和国卫生部

药品标准　藏药（第一册）[S]. 1995：17.

[2] 熊辅信，等. 中药现代研究荟萃[M]. 昆明：云南科学技术出版社，2002：168.

[3] 南京中医药大学. 中药大辞典（上册）[M]. 上海：上海科学技术出版社，2006：671.

[4] 叶本贵，等. 二十五味大汤丸中药材的鉴别及羟基红花黄色素 A 的测定[J]. 华西药学杂志，2011, 26（2）：152-154.

◆ 黑冰片

གང་རན་ (嘎那)

FAECES SUIS SCROFARI CARBONISATONIS

本品为猪科动物野猪（*Sus scrofa* L.）的干燥成形粪便，晒干，焖煅成炭[1]。

【化学成分】

黑冰片中含无机元素 Fe、Ca、Zn、Cu、Mg [2]。

【含量测定】

原子吸收分光光度法：所用仪器为 GFU-202 型双光束原子吸收光谱仪。

（1）供试品处理：精密称取黑冰片药材粉末约 1.0 g，置于瓷容器中密封，在马福炉内 300 ℃下烧制 4 h。取出放凉后转入 100 ml 烧杯，分别加入 5 ml HNO_3-$HClO_4$ 混酸（4：1），加盖，放置过夜。用 G 玻璃砂蕊漏斗过滤，将滤液转移至 100 ml 容量瓶中，用双蒸馏水稀释至刻线，得供试品溶液。

（2）元素的测定：采用原子吸收分光光度法，用乙炔为燃气，空气为助燃气，光源为元素空心阴极灯，用标准系列为参照测定 Fe 等 12 种元素含量[3]。

参考无机元素含量 Fe：1357 μg，Ca：3852 μg，Zn：53 μg，Cu：16 μg，Mn：140 μg。

参考文献

[1] 卫生部药典委员会. 中华人民共和国卫生部药品标准　藏药（第一册）[S]. 1995：341.

[2] 国家中医药管理局《中华本草》编委会. 中华本草（蒙药卷）[M]. 上海：上海科学技术出版社，2004：453.

[3] 赵玉英. 蒙药黑冰片及其成药中 Fe 等无机元素含量的测定药效学分析[J]. 中国民族医药杂志，2000, 6（1）：44-45.

◆ 牛　黄

གི་ཝང་ (格旺)

BOVIS CALCULUS

本品为牛科动物牛（*Bostaurus domesticus* Gmelin）的干燥胆结石。宰牛时，如发现有牛黄，即滤去胆汁，将牛黄取出，除去外部薄膜，阴干[1]。

【化学成分】

本品含胆汁色素类：胆绿素、游离胆红素、结合胆红素；胆汁酸类：游离胆汁酸（胆酸、去氧胆酸、鹅去氧胆酸、石胆酸），结合胆汁酸（甘氨胆酸、牛磺胆酸、牛磺熊去氧胆酸、甘氨鹅去氧胆酸、牛磺鹅去氧胆酸、甘氨去氧胆酸、牛磺去氧胆酸）；氨基酸和蛋白质类：丙氨酸、甘氨酸、牛磺酸、精氨酸、天冬氨酸、酪氨酸、蛋氨酸、苏氨酸、丝氨酸、谷氨酸、胱氨酸、缬氨酸、亮氨酸、异亮氨酸、苯丙氨酸、赖氨酸、组氨酸、脯氨酸，黏蛋白；微量元素类：钾、钠、钙、镁、铁、磷、锰、铜、氯、钴、钛、铬、镍、铅、锌、钡、镧、锂、钼、钪、铝、钒、锶、钇；胆甾醇类：游离胆固醇、胆固醇酯、麦角甾醇；其他成分：卵磷脂、类胡萝卜素、油状强心成分、维生素类[2-5]。

【理化鉴别】

（1）取本品少量，加清水调和，涂于指甲上，能将指甲染成黄色，习称"挂甲"[1]。

（2）取本品少许，用水合氯醛试液装片，不加热，置显微镜下观察：不规则团块由多数黄棕色或棕红色小颗粒集成，稍放置，色素迅速溶解，并显鲜明金黄色，久置后变绿色[1]。

（3）取本品粉末 10 mg，加 $CHCl_3$ 20 ml，超声处理 30 min，过滤，滤液蒸干，残渣加乙醇 1 ml 使溶解，作为供试品溶液。另取胆酸对照品、去氧胆酸对照品，加乙醇制成 1 ml 各含 2 mg 的混合溶液，作为对照品溶液。按照薄层色谱法（2015 年版《中国药典》通则 0502）试验，用毛细管吸取上述两种溶液各 2 µl，分别点于同一硅胶 G 薄层板上，以异辛烷-乙酸乙酯-冰醋酸（15：7：5）为展开剂展开，取出，晾干，喷以 10%硫酸乙醇溶液，在 105 °C 加热至斑点显色清晰，置紫外光灯（365 nm）下检视。供试品色谱中，在与对照品色谱相应的位置上，显相同颜色的荧光斑点[1]。

（4）取本品粉末 10 mg，加 $CHCl_3$-冰醋酸（4：1）混合溶液 5 ml，超声处理 5 min，过滤，取滤液作为供试品溶液。另取胆红素对照品，加 $CHCl_3$-冰醋酸(4：1)混合溶液制成 1 ml 含 0.5 mg 的溶液，作为对照品溶液。按照薄层色谱法（2015 年版《中国药典》通则 0502）试验，用毛细管吸取上述两种溶液各 5 µl，分别点于同一硅胶 G 薄层板上，以环己烷-乙酸乙酯-甲醇-冰醋酸（10：3：0.1：0.1）为展开剂展开，取出，晾干。供试品色谱中，在与对照品色谱相应的位置上，显相同颜色的斑点[1]。

【含量测定】

（1）胆　酸

❶供试品溶液的制备：取本品细粉约 0.2 g，精密称定，置具塞锥形瓶中，精密加入甲醇 50 ml，密塞，称定重量，超声处理 30 min，放冷，称定重量，用甲醇补足减失的重量，摇匀，过滤。精密量取续滤液 25 ml，蒸干，残渣加 20%氢氧化钠溶液 10 ml，加热回流 2 h，冷却，加稀盐酸 19 ml，调节 pH 值至酸性，用乙酸乙酯提取 4 次（25，25，20，20 ml），提取液用铺有少量无水硫酸钠的脱脂棉过滤，合并滤液，回收溶剂至干，残渣加甲醇溶解，转移至 10 ml 容量瓶中，加甲醇至刻线，摇匀，作为供试品溶液。

❷对照品溶液的制备：另取胆酸对照品适量，精密称定，加甲醇制成 1 ml 含 0.48 mg 的溶液，作为对照品溶液。

❸测定法：按照薄层色谱法（2015 年版《中国药典》通则 0502）试验，吸取供试品溶液 2 µl、对照品溶液 1 µl 与 3 µl，分别交叉点于同一硅胶 G 薄层板上，以异辛烷-乙酸丁酯-冰醋酸-甲酸（8：4：2：1）为展开剂，展至 14~17 cm，取出，晾干，喷以 30%硫酸乙醇溶液，在 105 °C 加热至斑点显色清晰。取出，在薄层板上覆盖同样大小的玻璃板，周围用胶布固定，按照薄层色谱法

（2015 年版《中国药典》通则 0502）进行扫描，波长：λ_s=380 nm，λ_R=650 nm，测量供试品吸光度积分值与对照品吸光度积分值，计算，即得。

本品按干燥品计算，含胆酸（$C_{24}H_{40}O_5$）不得少于 4.0%[1]。

（2）胆红素

按照高效液相色谱法(2015 年版《中国药典》通则 0512）测定（避光操作）。

❶色谱条件与系统适用性试验：以十八烷基硅烷键合硅胶为填充剂；以乙腈-1%冰醋酸(95：5)溶液为流动相；检测波长为 450 nm。理论板数按胆红素峰计算应不低于 3000。

❷对照品溶液的制备：取胆红素对照品适量，精密称定，加二氯甲烷制成 1 ml 含 40 mg 的溶液，即得。

❸供试品溶液的制备：取本品粉末（过六号筛）约 10 mg，精密称定，置具塞锥形瓶中，加入 10%草酸溶液 10 ml，密塞，涡旋混匀，精密加入水饱和的二氯甲烷 100 ml，密塞，称定重量，充分振摇，涡旋混匀，超声处理（水温 25~35 ℃）40 min，放冷，再称定重量，用水饱和的二氯甲烷补足减失的重量，摇匀，离心(转速为 4000 r/min)，分取二氯甲烷液，过滤，取续滤液，即得。

❹测定法：分别精密量取对照品溶液与供试品溶液各 5 μl，注入液相色谱仪，测定，即得。

本品按干燥品计算，含胆红素（$C_{33}H_{36}N_4O_6$）不得少于 25.0%[1]。

参考文献

[1] 国家药典委员会. 中华人民共和国药典[S]. 北京：中国医药科技出版社，2015：70.

[2] 杨明珍，等. 中国牛黄 43 年（1949—1992）研究动态[J]. 中国民族民间医药杂志，1996 (18)：27-35.

[3] 张启明，等. 培植牛黄与天然牛黄的化学成分比较研究Ⅱ：游离和结合胆汁酸的薄层定性和比较[J]. 生化药物杂志，1991 (2)：50-52.

[4] 张启明，等. 培植牛黄与天然牛黄的化学成分比较研究Ⅳ：微量元素的测定和比较[J]. 中药材，1991, 14 （5）：15-17.

[5] 张启明，等. 培植牛黄与天然牛黄的化学成分比较研究Ⅴ：游离和总氨基酸的测定及比较[J]. 中药材，1991, 14 （9）：15-17.

◆ 安息香

གུ་གུལ། （库库）

BENZOINUM

本品为安息香科植物白花树[Styrax tonkinensis (Pierre) Craib ex Hart.]的干燥树脂。树干经自然损伤或于夏、秋两季割裂树干，收集流出的树脂，阴干[1]。

【化学成分】

本品含树脂，其主要成分为苯甲酸、桂皮酸、香草醛、苯甲酸松柏酯、三萜树脂类[2]。

【理化鉴别】

（1）取本品约 0.25 g，置干燥试管中，缓慢加热，即产生刺激性香气，并产生多数棱柱状结晶的升华物[1]。

（2）取本品约 0.1 g，加乙醇 5 ml，研磨，过滤，滤液加 5%三氯化铁乙醇溶液 0.5 ml，即显亮绿色，后变为黄绿色[1]。

（3）取本品粉末 0.1 g，加甲醇 2 ml，超声处理 5 min，取上清液作为供试品溶液。另取安息香对照药材 0.1 g，同法制成对照药材溶液。取苯甲酸对照品，加甲醇制成 1 ml 含 4 mg 的溶液，作为对照品溶液。按照薄层色谱法（2015 年版《中国药典》通则 0502）试验，吸取上述三种溶液各 5 μl，分别点于同一硅胶 GF$_{254}$ 薄层板上，以石油醚（60~90 ℃）- 正己烷 - 乙酸乙酯 - 冰醋酸（6：4：3：0.5）为展开剂展开，取出，晾干，置紫外光灯（254 nm）下检视。供试品色谱中，在与对照药材色谱和对照品色谱相应的位置上，显相同颜色的斑点[1]。

【含量测定】

按照高效液相色谱法（2015 年版《中国药典》通则 0512）测定。

（1）色谱条件与系统适用性试验：以十八烷基硅烷键合硅胶为填充剂；以甲醇 - 水 - 冰醋酸（47：53：0.2）为流动相；检测波长为 228 nm。理论板数按苯甲酸峰计算应不低于 5000。

（2）对照品溶液的制备：取苯甲酸对照品适量，精密称定，加甲醇制成 1 ml 含 0.1 mg 的溶液，即得。

（3）供试品溶液的制备：取本品粉末（过三号筛）0.1 g，精密称定，置具塞锥形瓶中，加氢氧化钾 0.8 g，甲醇 20 ml，加热回流 1 h，取出，放冷，加醋酸 5 ml，摇匀，转移至 50 ml 容量瓶中，用少量水分次洗涤容器，洗液并入同一容量瓶中，加水至刻线，摇匀，过滤，精密量取续滤液 5 ml 置 25 ml 容量瓶中，加 50%甲醇至刻线，摇匀，即得。

（4）测定法：分别精密量取对照品溶液与供试品溶液各 10 μl，注入液相色谱仪，测定，即得。

本品含总香脂酸以苯甲酸（C$_7$H$_6$O$_2$）计，不得少于 27.0%[1]。

参考文献

[1] 国家药典委员会. 中华人民共和国药典：一部[S]. 北京：中国医药科技出版社，2015：148.

[2] 张贵君，等. 常用中药鉴定大全[M]. 哈尔滨：黑龙江科学技术出版社，1993.

◆ 红 花

གུར་གུམ（苦空）

CARTHAMI FLOS

本品为菊科植物红花（*Carthamus tinctorius* L.）的干燥花。夏季花由黄变红时采摘，阴干或晒干[1]。

【化学成分】

本品含羟基红花黄色素 A（hydroxysafflor yellow A）、红花黄色素 A（safflor yellow A）、红花黄色素 B（safflor yellow B）、红花红色素（carthamin）、红花醌苷、新红花苷、丁香苷（syringin）、阿魏酸、对羟基桂皮酸、胡萝卜苷、β-谷甾醇、异戊酸、香豆酸、对羟基苯甲酰香豆酸酐、芹菜素、十六烷酸甘油酯、反-3-十三烯-5，7，9，11-四炔-1，2-双醇和反-反-3，11-十三烯-5，7，9-三炔-1，2 -双醇等[2-5]。

【理化鉴别】

取本品粉末 0.5 g，加 80%丙酮溶液 5 ml，密塞，振摇 15 min，静置，取上清液作为供试品溶液。另取红花对照药材 0.5 g，同法制成对照药材溶液。按照薄层色谱法（2015 年版《中国药典》通则 0502）试验，吸取上述两种溶液各 5 µl，分别点于同一硅胶 H 薄层板上，以乙酸乙酯-甲酸-水-甲醇（7∶2∶3∶0.4）为展开剂展开，取出，晾干。供试品色谱中，在与对照药材色谱相应的位置上，显相同颜色的斑点[1]。

【含量测定】

（1）羟基红花黄色素 A：按照高效液相色谱法（2015 年版《中国药典》通则 0512）测定。

❶色谱条件与系统适用性试验：以十八烷基硅烷键合硅胶为填充剂；以甲醇-乙腈-0.7%磷酸溶液（26∶2∶72）为流动相；检测波长为 403 nm。理论塔板数按羟基红花黄色素 A 峰计算应不低于 3000。

❷对照品溶液的制备：取羟基红花黄色素 A 对照品适量，精密称定，加 25%甲醇制成 1 ml 含 0.13 mg 的溶液，即得。

❸供试品溶液的制备：取本品粉末（过三号筛）约 0.4 g，精密称定，置具塞锥形瓶中，精密加入 25%甲醇 50 ml，称定重量，超声处理 40 min，放冷，称定重量，用 25%甲醇补足减失的重量，摇匀，过滤，取续滤液，即得。

❹测定法：分别精密吸取对照品溶液与 供试品溶液各 10 µl，注入液相色谱仪，测定，即得。

本品按干燥品计算，含羟基红花黄色素 A（$C_{27}H_{32}O_{16}$）不得少于 1.0%[1]。

（2）山奈素：按照高效液相色谱法（2015 年版《中国药典》通则 0512）测定。

❶色谱条件与系统适用性试验：以十八烷基硅烷键合硅胶为填充剂；以甲醇-0.4%磷酸溶液（52∶48）为流动相；检测波长为 367 nm。理论板数按山奈素峰计算应不低于 3000。

❷对照品溶液的制备：取山奈素对照品适量，精密称定，加甲醇制成 1 ml 含 9 µg 的溶液，即得。

❸供试品溶液的制备：取本品粉末（过三号筛）约 0.5 g，精密称定，置具塞锥形瓶中，精密加入甲醇 25 ml，称定重量，加热回流 30 min。放冷，称定重量，用甲醇补足减失的重量，摇匀，过滤，精密量取续滤液 15 ml，置平底烧瓶中，加盐酸（15→37）5 ml，摇匀，置水浴中加热水解 30 min，立即冷却，转移至 25 ml 容量瓶中，用甲醇稀释至刻线，摇匀，过滤，取续滤液，即得。

❹测定法：分别精密吸取对照品溶液与供试品溶液各 10 µl，注入液相色谱仪，测定，即得。

本品按干燥品计算，含山奈素（$C_{15}H_{10}O_6$）不得少于 0.050%[1]。

参考文献

[1] 国家药典委员会. 中华人民共和国药典：一部[S]. 北京：中国医药科技出版社，2015：151.

[2] 尹宏斌，何直升，叶阳. 红花化学成分的研究[J]. 中草药，2001，32（9）：776-778.

[3] 张戈，郭美丽，张汉，等. 红花化学成分研究（Ⅰ）[J]. 第二军医大学学报，2002，23（1）：109-110.

[4] 张戈，郭美丽，李颖，等. 红花化学成分研究（Ⅱ）[J]. 第二军医大学学报，2005，26（2）：220-221.

[5] 刘玉明，杨峻山，刘庆华. 红花化学成分研究[J]. 中药材，2005，28（4）：288-289.

◆ 槟 榔

གོ་ཡུ། (果玉)

ARECAE SEMEN

本品为棕榈科植物槟榔（*Areca catechu* L.）的干燥成熟种子。春季末至秋季初采摘成熟果实，用水煮后，干燥，除去果皮并取出种子，干燥即得[1]。

【化学成分】

（1）生物碱类

本品的生物碱含量为 0.3%~0.6%。主要为槟榔碱（arecohne），也含有槟榔次碱、去甲基槟榔次碱、异去甲基槟榔次碱、槟榔副碱、高槟榔碱等。

（2）氨基酸

本品中脯氨酸含量为 15% 以上，酪氨酸的含量为 10% 以上，此外还含有苯丙氨酸、精氨酸以及少量的色氨酸、甲硫氨酸。

（3）脂肪酸

本品中脂肪酸含量约为 14%，其中含量较高的有亚油酸（32.12%）、油酸（29.50%）、棕榈酸（27.70%），其中饱和脂肪酸和不饱和脂肪酸的含量均较高。此外还有壬酸、苯甲酸、正十五酸。

（4）其 他

本品中还含有鞣质、多聚糖、黄酮类、槟榔红色素、皂苷、酚类、甾体化合物等[2]。

【理化鉴别】

（1）薄层色谱法

❶取本品粉末 1 g，加入乙醚 50 ml，加入碳酸盐缓冲溶液（取碳酸氢钠 0.56 g、碳酸钠 1.91 g、加水至 100 ml，溶解即得）5 ml，放置 30 min 并振摇。加热回流 30 min，分液，取出乙醚部分，挥干。残渣加入 1 ml 甲醇溶解，静置 1 h 并离心，取上清液作为供试品溶液。另取槟榔对照药材 1 g，按照与以上相同的方法制成对照药材溶液。取氢溴酸槟榔碱的对照品，加入甲醇制成 1 ml 含 1.5 mg 的溶液，作为对照品溶液。吸取上述三种试液各 5 μl，分别点于同一块硅胶 G 薄层板上，以环己烷-乙酸乙酯-浓氨水（7.5∶7.5∶0.2）为展开剂，置于用氨蒸气预饱和过的展开缸内展开。取出晾干，在碘蒸气中熏至显现出清晰的斑点。在供试品色谱中，与对照药材色谱、对照品色谱相对应的位置上，显示相同颜色的斑点[1]。

❷取本品细粉 1 g，加入氨水数滴、乙醚 10 ml，放置 300 min，过滤。滤液在铺有无水硫酸钠的滤纸上过滤，将滤液浓缩至 1 ml。以 $CHCl_3$-甲醇-水（9∶1∶0.2）为展开剂在硅胶 H 板上展开。取出后，晾干，喷碘化铋钾试剂显色，在供试品色谱中，与对照品色谱相对应的位置上，显示相同颜色的橙红色斑点[2]。

（2）化学法

取本品粉末 0.5 g，加水 4 ml，加入稀硫酸 1 滴，加热数分钟，过滤。取滤液，滴加碘化铋钾试液 1 滴，即出现棕红色浑浊。置于显微镜下观察，可见石榴红色的球状或方状晶体。

【含量测定】

（1）HPLC 法测定槟榔碱的含量

❶色谱条件：以强阳离子交换键和硅胶为填充剂，以乙腈-磷酸溶液（2∶1000，用浓氨水调 pH 为 3.8）（55∶45）为流动相，检测波长 215 nm。

理论塔板数按槟榔碱峰计算不低于 3000。

❷对照品溶液的制备：取氢溴酸槟榔碱对照品适量，精密称定，加入上述流动相，制成 1 ml 含有 0.1 g 的溶液，即得对照品溶液（槟榔碱重量 = 氢溴酸槟榔碱重量/1.5214）。

❸供试品溶液的制备：取本品粉末（过 5 号筛）约 0.3 g，精密称定，加乙醚 50 ml，加入碳酸盐缓冲液（取碳酸氢钠 0.56 g、碳酸钠 1.91 g，加水至 100 ml，溶解即得）3 ml，放置 30 min，振摇，加热回流 30 min，分液，取乙醚液，加入装有磷酸溶液（5→1000）1 ml 的蒸发皿中。残渣分别用乙醚加热回流提取 2 次（30, 20 ml），每次 15 min。合并乙醚液，挥发除去乙醚。残渣加入 50%乙腈溶解，转移至 25 ml 容量瓶中，用 50%乙腈定容至刻线，摇匀，过滤，取续滤液，即得。

❹测定法：分别精密吸取对照品和供试品溶液各 10 μl，注入高效液相色谱仪，测定，即得[1, 3]。

（2）HPLC/ESI-MS 联用测定槟榔碱含量

❶对照品溶液的制备：同上。

❷供试品溶液的制备：精密称取本品粉末 8 g，置于 100 ml 的具塞锥形瓶中，加水 4 ml，振摇。加入碳酸盐缓冲液（取碳酸氢钠 0.56 g、碳酸钠 1.91 g，加水至 100 ml，溶解即得）4 ml，摇匀。加入乙醚 80 ml，超声振荡 20 min，用脱脂棉过滤。残渣加入 50 ml 水饱和的乙醚超声提取 20 min，进行 2 次。合并乙醚液，置于水浴锅中挥发浓缩至 10 ml 左右。转移至 25 ml 容量瓶中，用乙醚定容至刻线，即得供试品溶液。

❸内标物的制备：用移液管精密量取 1 ml 蒎烯，置于 50 ml 容量瓶中，用无水乙醚定容至刻线。精密量取 5 ml，置于 100 ml 容量瓶，加乙醚定容至刻线，作为内标物。

❹色谱条件：以 C₁₈ 柱为色谱柱，柱温 30 ℃，检测波长 215 nm。流动相 A 为 0.5%的甲酸，流动相 B 为乙腈。流速为 1.0 ml/min。梯度洗脱见表 3。

表 3　测定槟榔中槟榔碱含量 HPLC 梯度洗脱设置

时间/min	流动相 A 含量/%	流动相 B/%
0	100	0
5	88	12
10	79	21
15	75	25
20	0	100

❺质谱条件：用电喷雾离子化正离子采集模式（ESI⁺），质谱扫描范围为 0~300 amu，毛细管电压为 3.2 kV，锥孔电压为 20 V，源温度为 110 ℃。洗脱溶剂流速为 50 l/h，由 DAD 流出的溶液经过三通阀分流，以 0.2 ml/min 进入 MS 电离源。

❻测定法：用内标法进行选择性离子检测，对提取得到的槟榔碱用 LC-MS 进行定量测定[4]。

本品按照干燥品计算，含槟榔碱（$C_8H_{13}NO_2$）不得少于 0.20%[1]。

参考文献

[1] 国家药典委员会. 中华人民共和国药典：一部[S]. 北京：中国医药科技出版社, 2015：365.

[2] 张橡楠. 槟榔化学成分和药理作用研究进展[J]. 生物技术世界, 2012, 07：9-10.

[3] 蔡拓, 陈翠梅, 等. 离子对 RP-HPLC 法检测肝匀浆中的槟榔碱[J]. 毒理学杂志, 2011, 25（1）：48-50.

[4] 丁芳林. HPLC/ESI-MS 法测定槟榔中的槟榔碱[J]. 农产品加工学刊, 2008（4）：76-79.

◆ 藏茴香

གོ་སྙོད（郭扭）

FRUCTUS CARI

本品为伞形科植物藏茴香（*Carum carvi* L.）的果实。秋季果实成熟时割取全株，阴干，打下果实，除去杂质[1]。

【化学成分】

果实含挥发油 3%~7%，油中主要成分是藏茴香酮（即葛缕酮）、柠檬烯、葛缕醇和二氢葛缕酮等，此外还含脂肪油 6%及黄酮类[2]。

【理化鉴别】

取本品粉末 0.5 g，加乙酸乙酯 5 ml，振摇数分钟，用 2 g 无水硫酸钠过滤，滤液作为供试品溶液。另取藏茴香醛、橄榄油对照品，加乙酸乙酯制成 1 ml 含 2 µl 藏茴香醛，橄榄油 5 µl 的溶液，作为对照品溶液。按照薄层色谱法（2015年版《中国药典》通则 0502）试验，量取 20 µl 供试品溶液和 10 µl 对照品溶液，分别点于同一硅胶 G 薄层板上，以乙酸乙酯-甲苯（5∶95）为展开剂展开 10 cm，取出，晾干，喷以 5%香草醛硫酸溶液，在 105 ℃ 加热至斑点显色清晰。供试品色谱中，在与对照品色谱相应的位置上，显相同颜色的斑点。

【含量测定】

（1）高效液相色谱法

❶色谱条件：色谱柱：C$_{18}$柱（250 mm× 4.6 mm，10 µm）；柱温：35 ℃；检测波长：235 nm；流动相：甲醇-水（70∶30）；流速：1.0 ml/min；进样量：20 µl。

❷对照品溶液的制备：精密称取葛缕酮对照品约 9 mg，置 100 ml 容量瓶中，加甲醇溶解，稀释至刻线，摇匀，过滤，作为贮备液。精密量取贮备液 1.0 ml 置于 10 ml 容量瓶中，加流动相稀释至刻线，摇匀，作为对照品溶液（浓度约为 0.009 mg/ml）。

❸供试品溶液的制备：精密称取藏茴香挥发油约 15 mg，置于 100 ml 容量瓶中，加甲醇溶解，稀释至刻线，摇匀，过滤。精密量取续滤液 1.0 ml，置 10 ml 容量瓶中，加流动相稀释至刻线，摇匀，即得。

❹测定法：取对照品溶液和供试品溶液各 20 µl，依法测定[3]。

（2）气相色谱法

❶色谱条件：色谱柱 HP-FFAP（聚乙二醇 20 000，柱长 25 m，内径 0.20 mm，膜厚度 0.33 µm）；柱温：65~115 ℃（0~50 min，升温速度 1 ℃/min）；载气：N$_2$，流速 1.0 ml/min；检测器：氢火焰离子化检测器（FID）；进样口及检测器温度：250 ℃。理论塔板数按葛缕酮计算应不低于 80 000，按柠檬烯计算应不低于 20 000，各主峰与其他峰的分离度应符合要求。

❷对照品溶液及供试品溶液的制备：精密称取适量环己酮，置容量瓶中，加正己烷溶解并稀释至刻线，配成质量浓度为 10 g/L 的内标母液，摇匀，备用。取葛缕酮、柠檬烯对照品各约 10 mg，精密称定，置同一 10 ml 容量瓶中，精密量取内标溶液 1 ml，加正己烷稀释至刻线，摇匀，作为对照品溶液。精密称取藏茴香油约 20 mg，置 10 ml 容量瓶中，精密加内标溶液 1 ml，加正己烷稀释至刻线，作为供试品溶液。

❸测定法：精密吸取对照品溶液和供试品溶

液，在上述色谱条件下进样，记录各色谱峰的峰面积，每个供试品重复 2 次，峰面积取平均值，外标法计算含量[4]。

（3）气相色谱-质谱法

❶供试品制备：取本品粉末（过 10 目筛）约 60 g，精密称定，加水 500 ml，用水蒸气蒸馏法提取 8 h，取上层挥发油，无水硫酸钠处理，得淡黄色挥发油，有特异香气。

❷GC 条件：色谱柱为 HP-5 石英毛细管柱，柱长 30 m，内径 0.25 μm；载气为高纯氮（99.999%）；柱流量为 1 ml/min；分流比 50∶1；柱前压 60.6 kPa；进样口温度 250 ℃，接口温度 280 ℃；进样量 1 μl。程序升温：柱温 50 ℃ 保持 5 min，以 5 ℃/min 升至 60 ℃ 保持 5 min，以 5 ℃/min 升至 220 ℃ 保持 5 min，以 5 ℃/min 升至 280 ℃ 保持 5 min。

❸MS 条件：电离方式 EI，电子能量 70 eV，接口温度 280 ℃，离子源温度 200 ℃，四极杆温度 100 ℃，质量扫描范围 45~550 amu，溶剂延迟 3 min。

通过计算机 WILEY.1 质谱库自动检索，并核对有关资料，鉴定出 20 种化学成分[5]。

参考文献

[1] 卫生部药典委员会. 中华人民共和国卫生部药品标准　藏药（第一册）[S]. 1995：131.

[2] 罗达尚, 等. 中华藏本草[M]. 北京：民族出版社, 1997：170.

[3] 张存彦, 等. HPLC 法测定藏茴香油中葛缕酮[J]. 中草药, 2005, 36（9）：1344-1345.

[4] 阎卉, 等. 气相法同时测定不同产地藏茴香中葛缕酮和柠檬烯含量[J]. 中国实验方剂学杂志, 2012, 18（11）：97-99.

[5] 谭睿, 等. 气相色谱-质谱法分析藏茴香药材挥发油成分[J]. 中药材, 2003, 26（12）：869-870.

◆ 小 麦

ྲོ（卓）

SEMEN TRITICII

本品为禾本科植物小麦（*Triticum aestivum* L.）的种子[1]。

【化学成分】

小麦含有淀粉、蛋白质、麦芽糖、蔗糖、葡萄糖、果糖、棉子糖、糊精、脂肪，还含有 β-谷甾醇、卵磷脂、尿囊素、氨基酸类、B 族维生素、维生素 E、生育三烯酚、麦芽糖酶等[2]。在加工过程中，还会添加过氧化苯甲酰[4]。

【理化鉴别】

取本品细粉 0.1 g，加入 70%乙醇 1 ml，冷浸过夜。取上清液 10 μl，点样于硅胶 G 板上，以正丁醇-冰醋酸-水（4∶1∶5）上层液展开。取出晾干，喷以 α-萘酚硫酸溶液，加热后可见 6 个斑点。

【含量测定】

（1）用凯氏定氮法测定本品粉末中蛋白质含量[3]

（2）HPLC 法测定过氧化苯甲酰的含量

❶色谱条件与系统适应性：YWG-C$_{18}$ 色谱柱，流动相：甲醇-0.02 mol/L 乙酸铵（10∶90）。流速 1.0 ml/min。

❷供试品溶液的制备：将本品粉末混匀，称取 2 g，加入 3 ml 无水乙醇，高速混合 1 min，静

置 5 min，加入 10% 的亚铁氰化钾溶液 1 ml。高速混合 1 min，放置 10 min，置于 10 ml 容量瓶中，加水定容至刻线。摇匀，静置，吸取上清液，用 0.45 µm 的滤膜过滤，即得供试品溶液。

❸对照品溶液的制备：精密吸取 1.00 mg/ml 的过氧化苯甲酰标准溶液 1 ml，加入无水乙醇 3 ml、10% 亚铁氰化钾溶液 1 ml，混匀，用 0.45 µm 的滤膜过滤，即得对照品溶液。

❹测定法：分别精密吸取对照品溶液和供试品溶液各 20 µl，注入液相色谱仪，测定即得[4]。

参考文献

[1] 卫生部药典委员会. 中华人民共和国卫生部药品标准 藏药（第一册）[S]. 1995：340.

[2] 单宇, 冯煦, 董云发, 等. 小麦属植物化学成分及药理研究进展[C]. //中国植物学会药用植物及植物药专业委员会. 药用植物研究与中药现代化——第四届全国药用植物学与植物药学术研讨会论文集, 2004：9.

[3] 李冬梅. 小麦面粉蛋白质含量测定方法的比较[J]. 湖北农业科学, 2009 (3)：715-717.

[4] 李芳. HPLC 法测定小麦粉中过氧化苯甲酰的研究[J]. 中国卫生检验杂志, 2006, 16 (2)：188-189.

◆ 紫花黄华

ཀྲ་བ་སེར་མ། （瓦色玛）

RADIX ET RHIZOMA THERMOPSIS

本品为豆科植物紫花黄华（*Thermopsis barbata* Benth.）的干燥根及根茎。秋季采挖，切段，阴干[1]。

【化学成分】

紫花黄华根中含有 d- 表羽扇豆宁（d-epilupinine，$C_{10}H_9ON$）等生物碱[2]。

参考文献

[1] 卫生部药典委员会. 中华人民共和国卫生部药品标准 藏药（第一册）[S]. 1992：104.

[2] 青海省药品检验所, 等. 中国藏药（第一卷）[M]. 上海：上海科学技术出版社, 1996：83.

◆ 麝 香

ག་ཅི། （拉仔）

MOSCHUS

本品为鹿科动物林麝（*Moschus berezovskii* Flerov）、马麝（*Moschus sifanicus* Przewalski）或原麝（*Moschus moschiferus* Linnaeus）成熟雄体香囊中的干燥分泌物。野麝多在冬季至次年春季猎取，猎获后，割取香囊，阴干，习称"毛壳麝香"；剖开香囊，除去囊壳，习称"麝香仁"。家麝直接从其香囊中取出麝香仁，阴干或用干燥器密闭干燥[1]。

【化学成分】

（1）大环酮醇类主要为麝香酮（muscone），含量为 0.9%~3%，无色液体，是麝香的香气成分，现已人工合成。还含降麝香酮（no nmuscone）、麝香醇（muscol）、3- 甲基环十三 -1- 酮

（3-mythylcyclotridecan-1-one）、环十四烷-1-酮（cyclotetradecan-1-one）、5-顺式环十四烯-1-酮（5-*cis*-cyclotetradecen-1-one）、5-顺式环十五烯-1-酮（5-*cis*-cyclopentadecen-1-one）等。

（2）吡啶生物碱类含麝香吡啶（muscopyridine）、羟基麝香吡啶 A、B（hydmxymuscopyridine A, B）、2, 6-亚壬基吡啶（2, 6-nonamethylene pyridine）、2, 6-亚癸基吡啶（2, 6-decam-ethylene pyridine）等。

（3）甾类含 3α-羟基-5α-雄甾烷-17-酮（3α-hydroxy-5α-androstane-17-one）、3α-羟基-5β-雄甾烷-17-酮（3α-hydroxy-5β-androstane-17-one）、5β-雄甾烷-3, 17-二酮（5β-androstane-3, 17-dione）、5α-雄甾烷-3, 17-二酮（5α-androstane-3, 17-dione）、雄甾-4-烯-3, 17-二酮（androst-4-ene-3, 17-dione）、雄甾-4, 6-二烯-3, 17-二酮（androst-4, 6-diene-3, 17-dione）等14种雄甾烷。还含睾丸酮（testosterone）、雌二醇（estradiol）、胆固醇及胆固醇酯。

（4）庚二醇亚硫酸酯类为麝香的强心类成分，主要有（2R, 5R）-musclide A$_1$、（2R, 5S）-musclide A$_1$、（4R）-musclide A$_2$ 及（2R, 5R）-musclid B。此外，还含蛋白质、多肽、氨基酸类、尿囊素（allantoin）、胆酸和脂肪醇硫酸酯，如麝香酯 A（musclide A）和麝香酯 B（musclide B）[2]。

【理化鉴别】

（1）取麝香仁少许，加五氯化锑共研，香气消失，加氨水少许研磨，香气恢复[2]。

（2）取本品，按照【含量测定（1）】项下的方法试验，供试品色谱中应呈现与对照品色谱峰保留时间一致的色谱峰[1]。

（3）取麝香仁 0.1 g，加 60%乙醇 10 ml，回流提取 15 min，过滤，取滤液 3 ml 放入小烧杯中，吊以宽 2 cm、长 30 cm 的滤纸条，使其一端达于杯底，浸 1 h。将滤纸干燥，于紫外光灯下观察，上部显黄色荧光，中间显蓝紫色荧光，加 1%氢氧化钠溶液变为黄色[3]。

（4）取麝香颗粒数粒，投入 2 ml CHCl$_3$ 中，浮于 CHCl$_3$ 液面。如用玻璃棒搅拌，CHCl$_3$ 变为无色，待 CHCl$_3$ 挥发，在粉末的四周常有类白色的油滴或脂肪物出现[3]。

【含量测定】

（1）液相色谱法

按照液相色谱法（2015 年版《中国药典》通则 0502）测定。

❶色谱条件与系统适用性试验：以苯基（50%）甲基硅酮（OV-17）为固定相，涂布浓度为 2%；柱温（200±10）℃。理论塔板数按麝香酮峰计算应不低于 1500。

❷对照品溶液的制备：取麝香酮对照品适量，精密称定，加无水乙醇制成 1 ml 含 1.5 mg 的溶液，即得。

❸供试品溶液的制备：取干燥失重所得干燥品约 0.2 g，精密称定，精密加入无水乙醇 2 ml，密塞，振摇，放置 1 h，过滤，取续滤液，即得。

❹测定法：分别精密量取对照品溶液与供试品溶液各 2 μl，注入气相色谱仪，测定，即得。

本品按干燥品计算，含麝香酮（C$_{16}$H$_{30}$O）不得少于 2.0%[1]。

（2）GC-MS 法

❶气相色谱仪条件：进样口温度 270 ℃，程序升温 100 ℃ 到 190 ℃（4 ℃/min），190 ℃ 到 270 ℃（10 ℃/min）保持 6 min；载气：氦气，载气流量：1.0 ml/min（恒流），分流比 20：1，进样量 1 μl。

❷质谱仪条件：电子轰击能量 70 eV，电子倍

增器电压 1400~1600 V（仪器自动设定），电子倍增器预置电压 200 V，质量扫描范围 45~390 amu，接口温度 280 ℃，四极杆温度 150 ℃，离子源温度 230 ℃，传输线温度 250 ℃

❸供试品溶液的制备：精密称取麝香粉末 50 mg，放入具塞玻璃管中，精密加入乙醇 10 ml，称定重量，30 ℃ 超声提取 60 min，放冷，精密称定，加乙醇补足减少的重量，摇匀，即得。

❹供试品的测定：称取供试品，按照上述供试品制备方法制备供试品溶液，用上述仪器条件进行测定，经 GC-MS 联用分析，得到总离子流图，所得各组分的质谱数据用 NIST08 等数据库进行检索，并结合相关文献进行图谱分析，确定挥发油成分；用峰面积归一化法测定各化学成分在挥发油中的相对含量[4]。

（3）HPLC 法

❶衍生物制备：取 2,4-二硝基苯肼 1 g，加入无水乙醇 15 ml、乙酸乙酯 15 ml 和浓盐酸 1 ml，加热至澄清。称取麝香酮、△5-雄烯-3β-羟基-17-酮及 3α-羟基-5α-雄烷-17-酮各 100 mg，分别加入上述 2,4-二硝基苯肼盐酸溶液 5 ml，于 60 ℃ 水浴加热 30 min，抽去溶剂，用乙醇重结晶两次，得 2,4-二硝基苯腙衍生物对照品。

❷色谱条件：ODS-C$_{18}$柱，使用 95%乙腈-水为流动相，流速 1 ml/min，进行双波长 254,365 nm 检测，进样量 3 μl。

❸供试品溶液的制备：精密称取麝香 100 mg，研细，置 Soxhlet 提取器中，乙醚提取 8 h，加入 2,4-二硝基苯肼盐酸溶液 0.12 ml(估计过量 10%)，水浴 60~80 ℃ 加热 30 min，抽干溶剂，将残渣溶于 50 ml 乙腈中，即得供试品溶液。

❹标准曲线的绘制：精密称取麝香酮腙对照品 10.00 mg 置 25 ml 容量瓶中，以乙腈稀释至刻线。将此标准溶液稀释为七种浓度（0.08, 0.10, 0.13, 0.20, 0.27, 0.30, 0.40 mg/ml）。各进样 3 μl。以麝香酮腙量对峰面积作图，得到标准曲线。在实际测定中可采用一点外标法。

❺供试品的测定：精密称取麝香供试品，按上述供试品溶液制备方法制成供试品溶液，按上述色谱条件，进样 3 μl 进行 HPLC 分析。根据标准曲线计算含量[5]。

参考文献

[1] 国家药典委员会. 中华人民共和国药典：一部[S]. 北京：中国医药科技出版社，2015：384.

[2] 李萍，等. 生药学[M]. 北京：中国医药科技出版社，2010：439.

[3] 李卫平. 麝香真伪鉴别及应用[J]. 中南药学，2011,9（4）：282-284.

[4] 王慧. 麝香（Moschus）质量控制方法的研究[D]. 上海：华东理工大学，2011.

[5] 赵余庆. 中草药及其制剂质量分析方法[M]. 沈阳：辽宁科学技术出版社，1995：149.

◆ **紫贝齿**

འགྲོན་བུ། （准布）

CHONCHA MAURITI ARABICAE
ARABIC COWRY SHELL

本品为宝贝科动物蛇首眼球贝 [*Erosaria caputserpentis* (L.)]、山猫宝贝[*Cypraea lymx* (L.)] 或绶贝[*Mauritia Arabica* (L.)]等的贝壳。5~7 月

间捕捉，除去贝肉，洗净，晒干[1]。

【化学成分】

绶贝的贝壳含碳酸钙 90% 以上，有机质约 0.47%、铁 0.12%、镁 0.19%、硅酸盐 0.44%、磷酸盐 0.04%、硫酸盐 0.22%、氯离子 0.06% 等[2]。煅烧后，碳酸盐分解，产生氧化钙等，有机质则被破坏[1]。固体样品中常量元素的含量 Na>K>Mg≈Al≈Fe，含量较高的微量元素有 Sr>P>Ce>Ti>Pb>Zn 等；水煎液中煎出率较高的元素有 Al、Mg、K、Na；人体必需的微量元素有 Zn、Fe、Mn、Cu、Sr、Cr、Ni、Mo 等，特别是其中 Zn 的含量较高[3]。

【理化鉴别】

取生紫贝齿粉末 100 mg，加水 10 ml 振摇，过滤，取滤液测其 pH 值为 7；煅紫贝齿的 pH 值则为 8[4]。

【含量测定】

紫贝齿生品中钙盐的含量测定：

分别称取干燥至恒重的样品粉末 0.12 g，置 50 ml 烧杯中，加 2 mol/L 的 HCl 溶液 5 ml，加热至微沸使溶解，挥净 CO_2，过滤，滤液置 250 ml 锥形瓶中，洗涤滤渣 3~4 次，洗液并入滤液中，加水至总体积约 100 ml，滴加 1 滴甲基红指示剂，滴加氨试剂至溶液由红变黄。另加蒸馏水 100 ml，分别加入 NH_3-NH_4Cl 缓冲液（pH=10）10 ml，稀 $MgSO_4$ 溶液 2 滴与铬黑 T 指示剂少许，用 0.05 mol/L EDTA（乙二胺四乙酸）液滴定至溶液由酒红色转变为纯蓝色。计算样品中钙盐（以 CaO 计）的含量[5]。

参考文献

[1] 江苏新医学院. 中药大辞典（下册）[M]. 上海：上海科学技术出版社，1977：2341.

[2] 青海省药品检验所，等. 中国藏药（第三卷）[M]. 上海：上海科学技术出版社，1996：76.

[3] 高学民，等. 中药学（下册）[M]. 北京：人民卫生出版社，2000：1352.

[4] 中国医学科学院药用植物研究所，等. 中药志（第六册）[M]. 北京：人民卫生出版社，1998：177.

[5] 耿小平，等. 紫贝齿的炮制研究[J]. 齐鲁药事，2004，23（5）：49.

◆ **白葡萄干**

ཀྲུན་འབྲུམ་དཀར་པོ། （根哲嘎保）

FRUCTUS VITIS ALBUS

本品为葡萄科植物葡萄（*Vitis vinifera* L.）的干燥成熟果实。夏末秋初果实成熟时采收，阴干。

【化学成分】

本品含有葡萄糖、果糖、有机酸、维生素、氨基酸[2]等营养成分，黄酮、萜类、甾体等活性物质，还含有芦丁、异槲皮苷、齐墩果酸。果皮含有飞燕草素、矢车菊素、花青素等物质，种子含有脂肪油[3]。

【理化鉴别】

精密称取齐墩果酸对照品 10 mg，置于 10 ml 容量瓶中，加入甲醇溶解，稀释，制成 1 ml 含 1 mg 的溶液，即为对照品溶液。将本品在干净的研钵中研碎，称取 2 g，加入 20 ml 丙酮，超声提取 30 min。冷却放置至室温，过滤，蒸干滤液。残渣加入 2 ml 甲醇使之溶解，即为供试品溶液。分别量取供试品和齐墩果酸对照品溶液，点样于硅胶 G 薄层板上。以环己烷-丙酮-乙酸乙酯-甲酸（9：2：1：0.2）为展开剂展开，取出，晾干。喷以 10%硫酸乙醇溶液，105 ℃下加热至出现颜色清晰的斑点。分别在自然光和 254 nm 紫外光下观察，在供试品色谱中，与对照品色谱相应的位置上，显示相同颜色的荧光斑点。

【含量测定】

（1）色谱条件：色谱柱采用反向 C_{18} 柱。流速 0.8 ml/min。柱温 30 ℃。检测波长 280 nm。流动相 A 采用 2%乙酸，流动相 B 采用乙腈。梯度洗脱，洗脱程序：0~10 min，B 为 16%；10~25 min，B 为 20%~40%；25~30 min，B 为 40%~0%。

（2）对照品溶液的制备：分别称取 0.01 g 没食子酸、安息香酸、阿魏酸、水杨酸、香豆酸对照品，置于 10 ml 容量瓶中，用色谱甲醇定容至刻线，稀释成不同浓度梯度的标准溶液，计算线性关系，绘制标准曲线。

（3）供试品溶液的制备：取葡萄果实 5 g 研磨，加入 70%甲醇 25 ml、80 mg 抗坏血酸（溶于 15 ml 水中）、16 mol/L 盐酸 10 ml，超声处理 10 min，在 35 ℃下避光提取 12 h。12 000 g 转速 4 ℃离心 20 min。取上清液，在 40 ℃下蒸干甲醇，用 30 ml 乙酸乙酯萃取。再用 20 ml 乙酸乙酯萃取 2 次，合并所有乙酸乙酯萃取液。40 ℃下蒸发至干，溶于 5 ml 50%甲醇中。经过 0.45 μm 微孔滤膜过滤，即得供试品溶液。

（4）测定法：分别精密量取对照品和供试品溶液各 10 ml，注入液相色谱仪，测定即得[4]。

参考文献

[1] 青海省药品检验所，等. 中国藏药（第二卷）[M]. 上海：上海科学技术出版社，1996：48.

[2] 刘勇民. 维吾尔药志[M]. 乌鲁木齐：新疆科技卫生出版社，1999：496.

[3] 温普红，王晓玲. 紫外法测定葡萄籽中花青素的含量[J]. 西北药学杂志，2000，4：155.

[4] 成宇峰. 葡萄与葡萄酒单体酚分析测定方法的研究[D]. 咸阳：西北农林科技大学，2008.

◆ 葡 萄

ཀྲུན་འབྲུམ།（根哲）

FRUCTUS VITIS

本品为葡萄科植物葡萄（*Vitis vinifera* L.），以干燥果实入药[1]。

【化学成分】

本品含有葡萄糖、果糖、有机酸、维生素、氨基酸[2]等营养成分，黄酮、萜类、甾体等活性物质，还含有芦丁、异槲皮苷、齐墩果酸。果皮含有飞燕草素、矢车菊素、花青素等物质；种子含有脂肪油[3]。

【理化鉴别】

精密称取齐墩果酸对照品 10 mg，加入甲醇溶解稀释，制得 1 ml 含 1 mg 的齐墩果酸溶液，即为对照品溶液。将本品在干净的研钵中研碎，称取 2 g，加入 20 ml 丙酮，超声提取 30 min。冷却放置至室温，过滤，蒸干滤液。残渣加入 2 ml 甲醇使之溶解，即为供试品溶液。分别量取供试品和齐墩果酸对照品溶液，点样于硅胶 G 薄层板上。以环己烷-丙酮-乙酸乙酯-甲酸（9∶2∶1∶0.2）为展开剂展开，取出，晾干。喷以 10%硫酸乙醇溶液，105 ℃下加热至出现颜色清晰的斑点。分别在自然光和 254 nm 紫外光下观察。在供试品色谱中，与对照品色谱相应的位置上，显示相同颜色的荧光斑点。

【含量测定】

（1）色谱条件　色谱柱采用反向 C_{18} 柱。流速 0.8 ml/min。柱温 30 ℃。检测波长 280 nm。流动相 A 采用 2%乙酸，流动相 B 采用乙腈。梯度洗脱。洗脱程序：0~10 min，B 为 16%；10~25 min，B 为 20%~40%；25~30 min，B 为 40%~0%。

（2）对照品溶液的制备　分别称取 0.01 g 没食子酸、安息香酸、阿魏酸、水杨酸、香豆酸对照品，用色谱甲醇定容于 10 ml 容量瓶中，稀释成不同浓度梯度的对照品溶液，计算线性关系，绘制标准曲线。

（3）供试品溶液的制备　取葡萄果实 5 g，研磨，加入 70%甲醇 25 ml，加入 80 mg 抗坏血酸（溶于 15 ml 水中），加入 10 ml 16 mol/L 的盐酸。超声处理 10 min，在 35 ℃ 下避光提取 12 h。12 000g 转速 4 ℃ 离心 20 min。取上清液，在 40 ℃ 条件下蒸干甲醇，用 30 ml 乙酸乙酯萃取。再用 20 ml 乙酸乙酯萃取 2 次，合并所有乙酸乙酯萃取液。40 ℃ 下蒸发至干，溶于 5 ml 50%甲醇中。经过 0.45 μm 微孔滤膜过滤，即得供试品溶液。

（4）测定法　分别精密量取对照品和供试品溶液各 10 ml，注入液相色谱仪，测定，即得[4]。

参考文献

[1] 青海省药品检验所，等. 中国藏药（第二卷）[M]. 上海：上海科学技术出版社，1996，48.

[2] 刘勇民. 维吾尔药志[M]. 乌鲁木齐：新疆科技卫生出版社，1999：496.

[3] 温普红，王晓玲. 紫外法测定葡萄籽中花青素的含量[J]. 西北药学杂志，2000，04：155.

[4] 成宇峰. 葡萄与葡萄酒单体酚分析测定方法的研究[D]. 咸阳：西北农林科技大学，2008.

◆ 马蔺子

རྒྱ་གྲིས།（母哲）

SEMEN IRIDIS

本品为鸢尾科植物马蔺（*Iris lactea Pall.var. chinensis* Roidz.）的种子。果实成熟后采收，晒干后去掉果皮，选饱满种子使用[1]。

【化学成分】

种子含脂肪酸，其中以亚油酸为主要成分，还含油酸、硬脂酸、软脂酸、豆蔻酸、月桂酸等；种皮含马蔺子甲毒、羽扇烯酮、白桦酯醇、β-谷甾醇等[2]。

【理化鉴别】

取本品种皮粉末 1 g，加 10%硫酸 20 ml，置水浴上加热 10 min，过滤，滤液加乙醚 2 ml，振摇，静置后，分取醚层，加 5%氢氧化钠溶液 3 ml，水层显粉红色[3]。

【含量测定】

用 GC-MS 法测其含量。

（1）样品制备：用粉碎机将马蔺种子脱皮并将种皮打成细粉，脱皮及粉碎时间约 20 s。用乙醚回流提取，挥干提取液，得到乙醚部位浸膏。浸膏用乙醚溶解，配成浓度为 1 g/L 的溶液，作为供试品溶液。

（2）色谱条件：DB-1MS（0.25 μm×0.25 mm×30 m）色谱柱；进口温度 310 ℃；传输线温度 300 ℃；程序升温：初始温度 50 ℃，保持 3 min，以 10 ℃/min 的速率升温至 240 ℃，保持 30 min，以 20 ℃/min 的速率升温至 300 ℃，保持 10 min；载气氦气，流速 1.0 ml/min；分流比 1∶10；进样量 1 μl。

（3）质谱条件：电子轰击（EI）离子源，电离电压 70 eV，离子源温度 200 ℃，EI 电压相对值 1.2 kV；扫描范围 55~650 amu。

（4）测定法：通过 GC-MS 分析，得 GC-MS 总离子流图。通过气相色谱-质谱分析工作站 NIST 和 Wilery 标准图库进行检索，并参照有关文献进行化合物确认；按峰面积归一化法计算各组分的质量分数，对马蔺子乙醚提取物的化学成分进行定性、定量分析[4]。

参考文献

[1] 卫生部药典委员会. 中华人民共和国卫生部药品标准 藏药（第一册）[S]. 1995：10.

[2] 王锦鸿，等. 临床实用中药辞典[M]. 北京：金盾出版社，2003：102.

[3] 湖南省食品药品监督管理局，等. 湖南省中药材标准（2009 年版）[M]. 长沙：湖南科技出版社，2010：193.

[4] 李明，等. 马蔺子种皮乙醚提取物化学成分分析[J]. 中国实验方剂学杂志，2011，17（8）：108-110.

◆ 印度獐牙菜

རྒྱ་ཏིག（甲蒂）

HERBA SWERTIAE CHIRAYITAE

本品来源于龙胆科植物印度獐牙菜[*Swertia chirayita*(Roxb1exFleming)Karsten]的干燥全草，为藏药蒂达的主要来源药材之一[1]。

【化学成分】

印度獐牙菜含有 60 多种有效化学成分，包括口山酮及其苷类（芒果苷、当药醇苷、雏菊叶龙胆酮）、环烯醚萜及其苷类（龙胆苦苷、獐牙菜苦苷、獐牙菜苷、三萜及其苷类（齐墩果酸）、黄酮及其苷类、甾醇类、有机酸、生物碱、β-谷甾醇、间羟基苯甲酸、十六烷酸乙酯等[2]。

【理化鉴别】

取样品粉末（过 60 目筛）1.0 g，加甲醇 10 ml，超声处理 30 min，放置至室温，取上清液作为供试品溶液。另取獐牙菜苦苷、龙胆苦苷和芒果苷对照品，加甲醇制成 1 ml 分别含 0.2 mg 的溶液，作为对照品溶液。按照薄层色谱法（2015 年版《中国药典》通则 0502）实验，量取上述 2 种溶液各 4 μl，分别点样于同一硅胶 GF_{254} 薄层板上，以 $CHCl_3$-乙酸乙酯-甲醇-甲酸（6∶5∶4∶1）为展开剂，展开 8 cm，取出晾干，置紫外灯（254 nm）下检视，供试品色谱中，在与对照品色谱相应位置上，显相同的荧光淬灭斑点[3]。

【含量测定】

（1）色谱条件：C_{18} 色谱柱（416 mm×250 mm，5 μm），以甲醇-水（0.1%冰醋酸）为流动相，线

性梯度洗脱，甲醇体积分数从 22%经 18 min 至 32%，并保持 5 min；流速 110 ml/min，柱温 25 ℃，检测波长 243 nm。

（2）对照品溶液的制备：精密称取獐牙菜苦苷对照品 2.00 mg、龙胆苦苷对照品 2.90 mg、芒果苷对照品 1.65 mg，置于同一 10 ml 容量瓶中，加入少量甲醇超声促溶，定容至刻线，摇匀即得混合对照品储备液。储备液浓度为獐牙菜苦苷 0.2 g/L，龙胆苦苷 0.29 g/L，芒果苷 0.165 g/L。

（3）供试品溶液的制备：精密称取约 0.3 g 供试品粉末（过 60 目筛），加入 20 ml 甲醇，超声处理 40 min，放冷，精密称定，用甲醇补足减失的质量，摇匀，过滤，续滤液过 0.45 μm 滤膜，即得。

（4）含量测定：精密称取上述制备的印度獐牙菜供试品 5 μl，注入液相色谱仪，测定，记录指标成分色谱峰面积，计算含量[3]。

参考文献

[1] 卫生部药典委员会. 中华人民共和国卫生部药品标准　藏药（第一册）[S]. 1995：28.

[2] 靳有才，等. 印度獐牙菜化学成分和药理作用研究进展[J]. 中国生化药物杂志, 2010, 31 (6)：431.

[3] 肖远灿，等. 藏药材印度獐牙菜质量标准研究[J]. 中国药学杂志, 2010, 45 (4)：256-257.

◆ 京 墨

རྒྱ་ནག （甲那）

PREPARED INK

本品为松烟和皮胶汁、香料加工制成之墨。

入药以陈久者为佳[1]。

【化学成分】

本品含有松节油、松香、胶原蛋白。根据制作过程中所加香料不同而不同。

参考文献

[1] 卫生部药典委员会. 中华人民共和国卫生部药品标准　藏药（第一册）[S]. 1995：340.

[2] 柴瑞霁. 京墨止血小考[J]. 黑龙江中医药, 1988, 01：44.

◆ 朱 砂

རྒྱ་མཚལ （角拉玛）

CINNABARIS

本品为硫化物类矿物辰砂族辰砂，主含硫化汞（HgS）。采挖后，选取纯净者，用磁铁吸净含铁的杂质，用水淘去杂石和泥沙[1]。

【化学成分】

本品主要成分为硫化汞，其中含汞为 86.2%，硫为 13.8%，还含有硫化镁及铋、铁、硅、钡、铜、锰、锑、砷等多种微量元素。有时混有雄黄、磷灰石等。天然朱砂要求含硫化汞不得少于 96%[2]。

【理化鉴别】

（1）取本品粉末，用盐酸湿润后，在光洁的铜片上摩擦，铜片表面显银白色光泽，加热烘烤后，银白色即消失[1]。

（2）取本品粉末 2 g，加盐酸-硝酸（3：1）的混合溶液 2 ml 使溶解，蒸干，加水 2 ml 使溶解，过滤，滤液显汞盐（2015 年版《中国药典》通则 2321）与硫酸盐的鉴别反应[1]。

（3）取少许粉末置试管中，以火烧之，则产生二氧化硫气体及金属汞球。

【含量测定】

取本品粉末约 0.3 g，精密称定，置锥形瓶中，加硫酸 10 ml 与硝酸钾 1.5 g，加热使溶解，放冷，加水 50 ml，并加 1%高锰酸钾溶液至显粉红色，滴加 2%硫酸亚铁溶液至红色消失后，加硫酸铁铵指示液 2 ml，用硫氰酸铵滴定液（0.1 mol/L）滴定。每 1 ml 硫氰酸铵滴定液（0.1 mol/L）相当于 11.63 mg 硫化汞（HgS）。

本品含硫化汞（HgS）不得少于 96.0%[1]。

参考文献

[1] 国家药典委员会.中华人民共和国药典：一部 [S]. 北京：中国医药科技出版社，2015: 137.

[2] 李超英，等. 朱砂水飞炮制工艺及质量标准研究[J]. 中成药，2008, 30（12）：1806.

◆ 硇 砂

ཁྱུ་ཚོ། （甲察）

SAL AMMONIAC

本品为卤化物类矿物硇砂的晶体。晶体一般呈柱状、纤维状及粒状，白色或淡灰，条痕为白色，有玻璃光泽，透明或微透明，断口呈贝壳状[1]。

【化学成分】

本品主要含氯化铵，其中含铵 33.7%，氯 66.3%，并含少量二氯化铁、氯化镁等杂质。还有水不溶物 0.19% 及 SO_4^{2-}、Ca^{2+} 等[2]。

【理化鉴别】

（1）取本品水溶液，滴加硝酸银溶液，即产生白色凝聚状沉淀；滴加氨水，沉淀即溶解；再滴加硝酸酸化，立即生成白色沉淀[3]。

（2）本品的水溶液与碱液共热，则有氨气溢出。于试管口覆盖一小片用水润湿的红色石蕊试纸，试纸变为蓝色[3]。

（3）本品在密塞试管中加热时，不熔融，但产生白色细棒状升华物[3]。

（4）取样品少许放入坩埚中灼炽，不挥散而残留[4]。

参考文献

[1] 蔡梅超. 硇砂的近代研究进展[J]. 化工时刊，2012, 26（2）：38.

[2] 青海省药品检验所，等. 中国藏药（第二卷）[M]. 上海：上海科学技术出版社，1996：53.

[3] 卫生部药典委员会. 中华人民共和国卫生部药品标准 藏药（第一册）[S]. 1995：93.

[4] 中国医学科学院药用植物研究所. 中药志（第六册）[M]. 北京：人民卫生出版社，1998：365.

◆ 羚羊角

ཁྱུ་རུ། （加如）

SAIGAE TATARICAE CORNU

本品为牛科动物赛加羚羊（*Saiga tatarica*

linnaeus）的角。猎取后锯取其角，晒干[1]。

【化学成分】

主要是蛋白质、氨基酸、脂类、无机元素等。其中，蛋白质主要分为角蛋白、水溶性蛋白，另外还有少量多肽类。氨基酸主要为苯丙氨酸、酪氨酸、亮氨酸、异亮氨酸、缬氨酸、丙氨酸、甘氨酸、脯氨酸、谷氨酸、丝氨酸、苏氨酸、天冬氨酸、半胱氨酸、精氨酸、组氨酸、赖氨酸，其中天冬氨酸、谷氨酸、亮氨酸及苯丙氨酸含量较高。脂类主要为脂酰甘油类、磷脂类和类固醇类。无机元素主要为 Zn，另还含有 Na、K、Mg、Al、Mn、Cl、Ca、Sc、Cr、Fe、Co、Se、Br、Hg、Pb、Rb、Cu 等[2]。

【理化鉴别】

取本品粉末 1 g，加石油醚(60~90 ℃)30 ml，加热回流 1 h，过滤，弃去石油醚，药渣挥干，加 70%乙醇 30 ml，加热回流 2 h，过滤，滤液蒸干，残渣加 70%乙醇 1 ml 使溶解，作为供试品溶液。另取羚羊角对照药材 1 g，同法制成对照药材溶液。取苏氨酸、亮氨酸、甘氨酸对照品，加 70%乙醇制成 1 ml 各含 0.2 mg 的混合溶液，作为对照品溶液。按照薄层色谱法（2015 年版《中国药典》通则 0502）试验，量取上述三种溶液各 5 μl，分别点于同一硅胶 G 薄层板上，以正丁醇-冰醋酸-水（5∶1∶1）为展开剂展开，取出，晾干，喷以茚三酮试液，在 105 ℃ 加热至斑点显色清晰。供试品色谱中，在与对照药材及对照品色谱相应的位置上，显相同颜色的斑点[3]。

【含量测定】

按照紫外-可见分光光度法（2015 年版《中国药典》通则 0401）测定。

（1）对照品溶液的制备：取牛血清蛋白冻干粉（BAS）对照品适量，精密称定，以水配成 1 ml 含 1 mg BAS 的溶液，即得。

（2）供试品溶液的制备：取本品粉末约 1 g（过 40 目筛），精密称定，加水 10 ml 润湿，并搅拌，于 4 ℃ 冰箱静置 48 h，离心（4 ℃，6000 r/min）40 min，取出上清液，经 0.45 μm 微孔滤膜过滤，即得。

（3）测定法：分别精密量取对照品溶液 0.1 ml、供试品溶液 0.5 ml，置 10 ml 刻线试管中，加考马斯亮蓝 G-250 显色剂 4 ml，混匀，放置 10 min；同法制备空白溶液。

本品中水溶性蛋白质含量以牛血清蛋白计不少于 21 μg[4]。

参考文献

[1] 国家药典委员会. 中华人民共和国药典：一部[S]. 北京：中国医药科技出版社，2015：326.

[2] 李友宾，彭蕴茹，段金廒. 羚羊角的研究概况[J]. 江西中医药，2007，39（12）：75-76.

[3] 国家食品药品监督管理局. 关于颁布儿茶等 43 种进口药材质量标准的通知，2004.

[4] 吴明月，单舒筎，李峰. 羚羊角药材商品中水溶性蛋白质含量测定[J]. 辽宁中医杂志，2012，39（1）：124-125.

◆ 圆 柏

ཤུ་པ།（秀巴）

HERBA SABINAE

本品为柏科植物圆柏[*Sabina chinensis*（C.）

Ant.]或祁连圆柏（*Sabina przewalskii* Kom.）等的带叶和果的短枝[1]。

【化学成分】

本品叶含挥发油 0.26%，其中主成分为 α-侧柏酮（α-thujone），还含侧柏烯（thujene）、小茴香酮（fenchone）、蒎烯（pinene）、丁香烯（caryophyllene）等；脂类成分，其中脂肪酸组成成分为：棕榈酸、硬脂酸、月桂酸（lauric acid）、肉豆蔻酸（myristic acid）、油酸、亚油酸、癸酸；黄酮成分：柏木双黄酮（cupressuflavone）、芹菜素（apigenin）、槲皮苷（quercitrin）、山柰酚醇和槲皮素醇 7-O-葡萄糖苷、杨梅树皮素（myricetin）及其 3-O-鼠李糖苷、扁柏双黄酮（hinokiflarone）、穗花杉双黄酮（amentoflavone）等；另含 β-谷甾醇、10-二十九烷醇、去氧鬼臼毒素（deoxypodophyllotoxin）、异海松酸（isopimaric acid）。

本品心材含表柏木烷二醇（epicedrancdiol）、4-酮基柏木醇（4-ketocedrol）、3β-羟基柏木醇、异柏木酸（isocedrolic acid）、β-花柏烯酸（β-chamigrenic acid）、8, 14-环氧柏木烷（8, 14-cedranoxide）、8, 14-柏木内酯（8, 14-cedranolide）、柏木醇、β-谷甾醇、韦得醇（widdrol）、7-氧陶塔醇（7-oxototarol）、非洲桧素（procerin）、8, 14-柏木烷二醇（8, 14-cedranediol）、扁柏醇（hinokiol）、柳杉酚（sugiol）、扁柏酸（hinokiic acid）、柏木酸（cedrolic acid）等[2]。

【含量测定】

挥发油含量及成分分析：

（1）挥发油的提取：取 100.0 g 供试品，加入 800 ml 蒸馏水浸泡过夜，用水蒸气蒸馏 6 h，馏出液用乙醚萃取，旋转蒸发除去乙醚并回收乙醚，得到具有特殊香味的黄色液体。

（2）色谱条件：RTX-5MS 石英毛细管色谱柱（30 m×0.25 mm×1.0 μm）；进样口温度 260 ℃；程序升温：柱温 60 ℃ 保持 1 min，以 5 ℃/min 升至 260 ℃，保持 5 min 后结束；载气为氦气（99.999%），流速为 3.0 ml/min；进样量 0.2 μl；分流比 20：1。

（3）质谱条件：电子轰击（EI）离子源；接口温度为 250 ℃，电子能量 70 eV，离子源温度 200 ℃，质量扫描范围 30~500 amu。

（4）供试品的测定：本品的挥发油进行 GC-MS 检测，得到总离子流图，所得各组分的质谱数据用 NIST147 谱库及 Wiley7 谱库等数据库进行检索，并结合相关文献进行图谱分析，确定挥发油成分；用峰面积归一化法测定各化学成分在挥发油中的相对含量[3]。

参考文献

[1] 卫生部药典委员会. 中华人民共和国卫生部药品标准　藏药（第一册）[S]. 1995：341.

[2] 国家中医药管理局《中华本草》编委会. 中华本草（藏药卷）[M]. 上海：上海科学技术出版社，2002：273.

[3] 孙娟娟. 新疆圆柏有效成分的提取分析研究 [D]. 乌鲁木齐：新疆大学，2012.

◆ 蜀葵根

ཁུ་ལུ་མ།（加江）

ROOT ALTHAEAE ROSEAE

本品为锦葵科植物蜀葵[*Althaea rosea*（L.）

Cav.]的根[1]。

【化学成分】

根含大量黏质。一年生根的黏质含戊糖 7.78%、戊聚糖 6.865%、甲基戊聚糖 10.595%、糖醛酸 20.04%。

同属植物药蜀葵根含黏液约 30%。同科植物黄蜀葵根含黏质约 165%，大部分由阿聚糖、半乳聚糖和鼠李聚糖等组成[1]。

【理化鉴别】

取本品粉末 1 g，加 2%盐酸甲醇溶液 5 ml，浸渍 20 min，过滤，滤液显紫红色；取滤液滴于白瓷板内，滴加硫酸，显橙黄色[2]。

参考文献

[1] 南京中医药大学. 中药大辞典(上册)[M]. 上海：上海科学技术出版社，2006：3497.

[2] 国家中医药管理局《中华本草》编委会. 中华本草（五）[M]. 上海：上海科学技术出版社，1999：342.

◆ 紫草茸

རྒྱ་སྐྱེགས། （加杰）

LACCA

本品为胶蚧科动物紫胶虫（*Laccifer lacca* Kerr.）的雌体寄生于豆科檀属（*Dalb-ergia* L.f.）和梧桐科火绳树属（*Eriolaenea* DC.）等为主的多种植物的树干上，所分泌的胶质。7~8 月将成熟的紫胶连枝剪下，取胶去枝，置干燥、阴凉通风处，至干燥不结块[1]。

【化学成分】

虫胶含树脂 65%~80%、蜡 4%~8%、水分 1%~4%、糖、蛋白质、盐类 2%~6%、水溶性紫红色素 0.6%~3%、水及醇不溶物（尸体、木质、沙、土类）7%~8%。其中树脂为聚酯化合物，可分为硬树脂和软树脂，前者含量约 70%；色素主要含虫胶红酸 A$_1$（laccaic acid A$_1$）、虫胶红酸 A$_2$（laccaic acid A$_2$, m.p. > 300 ℃）、虫胶红酸 B（laccaic acidB）、虫胶红素（erythrolaccin），还含有去氧虫胶红素（deoxyerythrolaccin）、异虫胶红素（isoerythrolaccin）；蜡为虫漆蜡醇、紫胶虫醇等与虫漆蜡酸、紫胶虫酸等所组成的酯。成熟雌虫所分泌的蜜露含门冬氨酸、甘氨酸、天冬酰氨酸、谷氨酸、亮氨酸、异亮氨酸、脯氨酸、丝氨酸、苏氨酸、缬氨酸、精氨酸、α-丙氨酸、β-丙氨酸、组氨酸、赖氨酸、蛋氨酸、酪氨酸、高丝氨酸（homoserine）[2]。

【理化鉴别】

（1）薄层色谱法

取本品粉末 0.5 g，加乙酸乙酯 20 ml，超声处理 30 min，过滤，滤液浓缩至 1 ml，作为供试品溶液。另取紫草茸对照药材，同法制成对照药材溶液。照薄层色谱法（2015 年版《中国药典》通则 0502）试验，量取上述两种溶液各 5 µl，分别点于硅胶 G 薄层板上，以 CHCl$_3$-甲苯-丙酮-甲酸（5∶5∶0.8∶0.2）为展开剂，展距 10 cm 以上，取出，晾干，置紫外光灯（365 nm）下检视。供试品色谱中，在与对照药材色谱相应位置上，显相同颜色的斑点[3]。

（2）化学法

❶ 本品遇热即软化溶解，并放出大量气泡而体积膨胀；燃烧时产生黑烟和特臭[4]。

❷ 取本品粉末 1 g，加乙醇 5 ml 浸 10 min，浸出液倾于试管中，沿壁加钼酸铵硫酸试液（1：3）2 滴，在两液层交界面即出现绿色环，并逐渐转为紫色[5]。（检查树脂）

❸ 取本品粉末 1 g 置试管中，加水 5 ml 观察，粉末不溶解。将上清液倾于另一试管中，溶液呈淡红色，加 5%氢氧化钠溶液数滴，则溶液变为紫红色（检查紫胶色素蒽醌类成分）。另在原试管中加适量的无水碳酸钠，则粉末逐渐软化并溶解[4]。

参考文献

[1] 卫生部药典委员会. 中华人民共和国卫生部药品标准 藏药（第一册）[S]. 1995：106.

[2] 青海省药品检验所，等. 中国藏药（第二卷）[M]. 上海：上海科学技术出版社，1996：50.

[3] 朱山寅. 紫草茸的理化鉴别研究[J]. 基层中药杂志，2001，15（2）：35.

[4] 中国医学科学院药用植物研究所. 中药志（第六册）[M]. 北京：人民卫生出版社，1998：270.

[5] U. S. Pharmacopeia. 1985：1601.

◆ 粗糙紫堇

རྒྱ་སྤུག་སེལ་བ།（贾大丝哇）

HERBA CORYDALITIS

本品为罂粟植物粗糙紫堇（*Corydalis scaberul*

Maxim.）、密穗紫堇（*Corydalis densispica* C.Y.Wu.）、粗毛紫堇（*Corydalis pseudosschlechteriana* Fedde）的全草。开花期采集全草，洗净泥土，晒干[1]。

参考文献

[1] 罗达尚，等. 中华藏本草[M]. 北京：民族出版社，1997：97.

◆ 草木樨

རྒྱ་སྤོས།（甲贝）

HERBA MELICTI

本品为豆科植物草木樨（*Melilotus suaveolens* Ledeb）的干燥全草。夏季采全草，洗净，晾干[1]。

【化学成分】

茎、叶、花含挥发油，香豆素、东莨菪内酯、滨蒿内酯、木犀草素、5, 7, 4′-三羟基-6, 3′-二甲氧基黄酮[2]、β-谷甾醇、豆甾醇、槲皮素、2α-羟基熊果酸、齐墩果酸[3]。

【含量测定】

（1）分光光度法测定总黄酮的含量

❶ 供试品溶液的制备：精密称取粉碎过筛的草木樨药材 1.0000 g，加入 30 ml 80%的甲醇溶液，在 60 °C 下回流提取 2 h，离心分离，共提取 3 次，合并滤液置于 100 ml 容量瓶中，定容至刻线，即得。

❷ 标准曲线的绘制：精确称取芦丁 10.0 mg（105 °C 烘干至恒重），置于 100 ml 容量瓶中，

用 80%的甲醇溶解并定容至刻线，得 0.1 mg/ml 的芦丁标准储备液，备用。精密量取芦丁标准储备液 1, 2, 3, 4, 5 ml 置于 10 ml 容量瓶中，分别加入 5% NaNO$_2$ 溶液 0.3 ml，静置 6 min，分别加入 10% Al(NO$_2$)$_3$ 溶液 0.3 ml，静置 6 min，最后加入 4% NaOH 溶液 4 ml，用甲醇定容至刻线，静置 20 min。以相应试剂为空白，用紫外-可见分光光度计在 510 nm 处测定吸光度值，以吸光度为纵坐标、芦丁含量为横坐标绘制标准曲线。结果表明，芦丁在 10~50 μg/ml 浓度范围内，吸收度与浓度呈良好的线性关系：$A=0.0128c-0.0194$（$R=0.9992$）。

❸ 供试品含量的测定：分别精密量取制备的供试品溶液 2.0 ml，置于 10 ml 容量瓶中，测定吸光度，计算总黄酮含量[4]。

（2）高效液相色谱法测定香豆素的含量

❶ 色谱条件：C$_{18}$色谱柱，检测波长 275 nm，流动相：乙腈-水（45∶55），柱温：室温 25 ℃。

❷ 对照品溶液制备：精密称取香豆素对照品 19.12 mg，置 50 ml 容量瓶中，加甲醇溶解并稀释至刻线，摇匀，得到对照品母液。精密量取 5 ml 对照品母液置 50 ml 容量瓶中，加甲醇稀释至刻线，摇匀，得 1 ml 含 0.038 24 mg 的对照品溶液。

❸ 供试品溶液制备：取 0.25 g 药材粉末，精密称定，精确加入 50 ml 纯化水，水浴锅上回流提取 2.0 h，放冷，称重，并用水补足至原重，过滤，取续滤液，微孔滤膜过滤，即得。

❹ 含量测定：根据确定的色谱条件测定各样品中香豆素含量[5]。

参考文献

[1] 卫生部药典委员会. 中华人民共和国卫生部药品标准　藏药（第一册）[S]. 1995：65.

[2] 郑国华, 等. 草木樨的化学成分研究[J]. 中成药, 2009, 31（4）：638.

[3] 康菊珍. 藏药草木樨的化学成分研究[J]. 西北民族大学学报, 2009, 30（75）：40.

[4] 汤春妮, 等. 分光光度法测定黄花草木樨中总黄酮含量[J]. 化学与生物工程, 2012, 29（1）：92-93.

[5] 陶君彦, 等. 不同采收时间和药用部位草木樨药材中香豆素含量的测定[J]. 中国医院药学杂志, 2010, 30（17）：1504.

◆ **光明盐**

རྒྱམ་ཚྭ།（加察）

LIGHT HALITIUM

本品为卤化物类盐族矿物石盐的结晶。全年可采。采得后刮净外面的杂质即可。入药需以水溶化后，过滤，除去滤液，煎炼成白色结晶而用[1]。

【化学成分】

主要为氯化钠（NaCl），其中含钠 39.4%、氯 60.6%，此外尚含有钾、镁、钙、碘等元素。青海采集的产品经分析主要含氯化钠，其他含有部分微量元素[2]。

【理化鉴别】

本品易溶于水。水溶液显钠盐和氯化物的鉴别反应[1]。

参考文献

[1] 卫生部药典委员会. 中华人民共和国卫生部 药品标准 藏药（第一册）[S]. 1995：35.

[2] 青海省药品检验所，等. 中国藏药（第二卷）[M]. 上海：上海科学技术出版社，1996：54.

◆ 毛 茛

སྤྲ་ཚ། （嘎察）

本品为毛茛科植物毛茛 Ranunculus japonicus Thunb. [R.acris L. var. japonicus (Thunb.) Maxim.； R. japonicus Thunb. var. latissimus Kitag.]的全草 及根[1]。

【化学成分】

全草含原白头翁素（protoanemonin）及其二 聚物白头翁素（anemonin）[1]。

参考文献

[1] 国家中医药管理局《中华本草》编委会. 中 华本草（三）[M]. 上海：上海科学技术出版 社，1999：247.

◆ 山 柰

སྒ་འདི། （甘扎）

KAEMPFERIAE RHIZOMA

本品为姜科植物山柰（Kaempferia galanga L.）
的干燥根茎。冬季采挖，洗净，除去须根，切片， 晒干[1]。

【化学成分】

本品主要含有挥发油、黄酮、香素豆素等。干 品含挥发油 3%~4%，主要成分有反式对甲氧基桂 皮酸乙酯（trans-ethyl-p-methoxycinnamate）、香豆 酸乙酯（ethyl-coumarate）、龙脑（bormeol）、桉油 素（cineol）、对甲基香豆酸乙酯（methyl-p-coumaricacid ethylester）、正十五烷（n-pentadecane）、 桂皮醛（cinnamic aldehyde）、对甲氧基桂皮酸 （p-methoxy cinnanic acid）、β-甜旗烯（calacorene）、 去氢松香烷（dehydro-abietane）、优香芹酮 （eucarvone）、吉马酮（germacrone）以及新成分 8 （14），15-山达海松二烯-1α, 9α-二醇[8（14），15-sandaracopimaradie-ne-1α, 9α-dio-l]、8（14），15-山 达海松二烯-1α, 6α, 9β-醇[8（14），15-sandara-eopimarad-iene-1α, 6β, 9α-tri-ol]、7, 15-山达海松二 烯-12α-醇（7, 15-sanda-racopimaradiene-12α-ol）等[2]。

【理化鉴别】

（1）取本品粉末约 2 g，加乙醚 10 ml，浸渍 15~20 min，时时振摇，过滤，滤液挥发去乙醚，残 留物加 5%香荚兰醛硫酸溶液 1~2 滴，即显紫色[3]。

（2）取本品粉末 0.25 g，加甲醇 5 ml，超声 处理 10 min，过滤，取滤液作为供试品溶液。另 取对甲氧基肉桂酸乙酯对照品，加甲醇制成 1 ml 含 5 mg 的溶液，作为对照品溶液。按照薄层色谱 法（2015 年版《中国药典》通则 0502）试验，量 取上述两种溶液各 2 μl，分别点于同一硅胶 GF$_{254}$ 薄层板上，以正己烷-乙酸乙酯（18：1）为展开 剂展开，取出，晾干，置紫外光灯（254 nm）下 检视。供试品色谱中，在与对照品色谱相应的位 置上，显相同颜色的斑点[1]。

【含量测定】

（1）按照挥发油测定法（2015 年版《中国药典》通则 2204）测定

本品含挥发油不得少于 4.5%（ml/g）[1]。

（2）GC-MS 法

❶ 色谱条件：色谱柱：HP-5MS，5%苯甲基聚硅石英毛细管柱（30 m×0.25 mm×0.125 μm），载气为高纯氦气。进样口温度：230 ℃。程序升温：初始温度为 70 ℃，保留 1 min，以 25 ℃/min 升至 280 ℃，保留 2 min，柱后 280 ℃ 保留 3 min。各组分的相对含量采用峰面积归一化法进行定量。

❷ 质谱条件：电子轰击（EI）离子源；电子能量 70 eV；接口温度：280 ℃，离子源温度 250 ℃，四极杆温度 150 ℃，调谐方式：标准调谐，质量扫描范围：30~550 amu，电子倍增器电压：1153 V。

❸ 挥发油的提取：取山奈粉 20 g 左右，装进索氏提取器的浸提筒，加入 1∶4（W/V）体积的石油醚，在浴温 90 ℃ 的条件下，索氏提取至浸提筒内的溶液无明显颜色为止，将提取液在浴温为 80 ℃ 下以水泵减压回收溶剂得到挥发油。

❹ 样品测定及分析：取本品适量，按上述方法提取挥发油，按上述 GC-MS 条件进样测定，各组分的相对含量以峰面积归一化法进行计算，质谱数据通过 NIST05 质谱图库进行检索，并结合文献进行人工分析确定各个峰的归属[4]。

（3）HPLC 法

❶ 色谱条件：色谱柱：C_{18}（250 mm× 4.6 mm）；流动相：H_2O-CH_3OH（37∶63）；流速：1.0 ml/min；检测波长：310 nm；温度：35 ℃。

❷ 标准曲线的制备：取对照品反式对甲氧基桂皮酸乙酯适量，精密称定，加甲醇溶解后，配制成浓度为 10，15，20，30，40 μg/ml 的溶液，分别取上述溶液各 5 μl 注入液相色谱仪，在上述色谱条件下进行分析，记录色谱峰面积，以对照品的进样量（x）为横坐标、对应的峰面积（y）为纵坐标绘制标准曲线，计算回归方程。

❸ 供试品溶液的制备：取本品粉末（过 60 目筛）约 0.1 g，精密称定，置 10 ml 试管中，加入 10 ml 甲醇，放置过夜，并不时振摇，过滤，用甲醇洗残渣 2 次，合并滤液，置 100 ml 容量瓶中，用甲醇稀释至刻线，作为供试品溶液。

❹ 样品的测定：准确取样品溶液 3~10 μl，注入液相色谱仪，按上述色谱条件进行分析，测定样品溶液中反式对甲氧基桂皮酸乙酯的峰面积，求出样品溶液中反式对甲氧基桂皮酸乙酯的含量[2]。

参考文献

[1] 国家药典委员会. 中华人民共和国药典：一部[S]. 北京：中国医药科技出版社，2015：29.

[2] 中国医学科学院，等. 常用中草药高效液相色谱分析[M]. 北京：科学出版社，1999：24.

[3] 青海省药品检验所，等. 中国藏药（第三卷）[M]. 上海：上海科学技术出版社，1996：70.

[4] 陈福北，等. 广西产山奈挥发油气相色谱-质谱联用分析[J]. 中国调味品，2010（4）：103-105.

◆ **干 姜**

ཤ་སྐྱ།（加嘎）

ZINGIBERIS RHIZOMA

本品为姜科植物（*Zingiberoffcinale* Rosc.）的干燥根茎。冬季采挖，除去须根和泥沙，晒干或低温干燥。趁鲜切片晒干或低温干燥者称为"干姜片"[1]。

【化学成分】

干姜含挥发油 1.2%~2.8%，油中主成分为 α-姜烯（α-zingi-berene）、桉油精、芳樟醇、α-姜黄烯等；还含辛辣成分姜辣素（即姜酚，gingerol，包括 6-辣素、4-姜辣素、8-姜辣素、10-姜辣素、12-姜辣素等）、6-姜辣二酮（6-gingerdione）、6-姜烯酚（即 6-姜辣烯酮，6-shogaol）、8-姜烯酚、6-姜辣二醇（6-ginzediol）等[2]。此外，还含有二氢姜酚、六氢姜黄素、γ-氨基丁酸、天门冬氨酸、谷氨酸、丝氨酸、甘氨酸、六氢吡啶-α-羧酸。

【理化鉴别】

取本品粉末 1 g，加乙酸乙酯 20 ml，超声处理 10 min，过滤，取滤液作为供试品溶液。另取干姜对照药材 1 g，同法制成对照药材溶液。取 6-姜辣素对照品，加乙酸乙酯制成 1 ml 含 0.5 mg 的溶液，作为对照品溶液。按照薄层色谱法（2015 年版《中国药典》0502）试验，量取上述三种溶液各 6 μl，分别点于同一硅胶 G 薄层板上，以石油醚（60~90 ℃）-CHCl₃-乙酸乙酯（2：1：1）为展开剂展开，取出，晾干，喷以香草醛硫酸试液，在 105 ℃ 加热至斑点显色清晰。供试品色谱中，在与对照药材色谱和对照品色谱相应的位置上，显相同颜色的斑点[1]。

【含量测定】

（1）挥发油

❶ 取本品最粗粉适量，加水 700 ml，按照挥发油测定法（2015 年版《中国药典》通则 2204）测定。本品含挥发油不得少于 0.8%（ml/g）[1]。

❷ GC-MS 法。

a. 气相色谱条件：VF-5ms 毛细管柱（30 m× 0.25 mm×0.25 μm）；载气为氮气，流速 1.0 ml/min，不分流进样；进样口温度为 250 ℃；检测器温度为 280 ℃；程序升温：起始温度为 50 ℃，以 5 ℃/min 升温至 140 ℃，以 1 ℃/min 升温至 150 ℃，以 8 ℃/min 升温至 250 ℃，保持 15 min。进样量 1 μl。

b. 质谱条件：电子轰击离子源，电子能量 70 eV，离子源温度 220 ℃，传输线温度 280 ℃，溶剂延迟时间 3 min，扫描范围 40~650 amu。

c. 供试品溶液的制备：精密称定干姜药材粉末（过四号筛）0.5 g，置 50 ml 圆底烧瓶中，精密加入 10 ml 正己烷，于 85 ℃ 水浴回流 1 h，冷却至室温，移至 10 ml 容量瓶中，用正己烷定容至刻线，加入适量无水硫酸钠除水，即得。

d. 样品的测定：将上述供试品溶液注入气-质联用仪，得到总离子流图，在 NIST2008 质谱数据库中进行检索，确认各化合物的中英文名称；应用峰面积归一化法测得各成分的相对含量[3]。

（2）姜酚类

❶ 6-姜辣素

按照高效液相色谱法（2015 年版《中国药典》通则 0512）测定。

a. 色谱条件与系统适用性试验：以十八烷基硅烷键合硅胶为填充剂；以乙腈-甲醇-水（40：5：55）为流动相；检测波长为 280 nm。理论塔板数按 6-姜辣素峰计算应不低于 5000。

b. 对照品溶液的制备：取 6-姜辣素对照品适量，精密称定，加甲醇制成 1 ml 含 0.1 mg 的溶液，即得。

c. 供试品溶液的制备：取本品粉末（过三号筛）约 0.25 g，精密称定，置具塞锥形瓶中，精密加入 75%甲醇 20 ml，称定重量，超声处理 40 min，放冷，称定重量，用 75%甲醇补足减失的重量，摇匀，过滤，取续滤液，即得。

d. 测定法：分别精密量取对照品溶液与供试品溶液各 10 μl，注入液相色谱仪，测定，即得。

本品按干燥品计算，含 6-姜辣素（$C_{17}H_{26}O_4$）不得少于 0.60%[1]。

❷ 姜酮、6-姜酚、8-姜酚、6-姜烯酚、10-姜酚

a. 色谱条件及系统适用性实验：色谱柱 C_{18} 柱（4.6 mm×250 mm，5 μm）；流动相：乙腈（B）-0.1%醋酸水溶液（A），梯度洗脱（0~10 min，B：40%；10~40 min，B：40%→90%；40~45 min，B：90%→100%；45~50 min，B：100%→40%）；流速 1.0 ml/min，检测波长 275 nm，柱温 30 ℃，进样量为 10 μl。

b. 对照品溶液的制备：分别取姜酮、6-姜酚、8-姜酚、6-姜烯酚、10-姜酚 0.5、5、1、1、1.5 mg，置于 25 ml 容量瓶中，用甲醇定容至刻线，混匀，即得 1 ml 含姜酮、6-姜酚、8-姜酚、6-姜烯酚、10-姜酚分别为 0.02、0.2、0.04、0.04、0.06 mg 的混合对照品溶液。

c. 供试品溶液的制备：分别取生姜碎末 5 g，干姜、炮姜、姜炭中粉 0.5 g，精密称定，置具塞锥形瓶中，精密加入甲醇 25 ml，密塞，称定重量，超声处理 30 min，放冷，称定重量，用甲醇补足减失的重量，摇匀，过滤，取续滤液，以 0.45 μm 微孔滤膜过滤，取续滤液作为供试品溶液。

d. 样品的测定：取本品粉末，按照上述方法制备供试品溶液。精密量取混合对照品溶液和供试品溶液各 10 μl，注入高效液相色谱仪，照上述色谱条件分别测定，根据外标法分别计算各成分的含量[4]。

参考文献

[1] 国家药典委员会. 中华人民共和国药典[S]. 北京：中国医药科技出版社，2015：14.

[2] 李萍. 生药学[M]. 北京：中国医药科技出版社，2010：408.

[3] 刘伟东，等. 气相色谱-质谱联用技术分析干姜脂溶性成分[J]. 医学信息，2013（16）：308-309.

[4] 张永鑫，等. 高效液相色谱法同时测定姜及其不同炮制品中 5 种姜辣素的含量[J]. 中国药学杂志，2012，47（6）：471-474.

◆ 大 蒜

གོག་སྐྱ།（兰查）

ALLII SATIVI BULBUS

本品为百合科植物大蒜（*Allium sativum* L.）的鳞茎。夏季叶枯时采挖，除去须根和泥沙，通风晾晒至外皮干燥[1]。

【化学成分】

大蒜鳞茎中含挥发油约 2%，油中主要含抗菌物质大蒜辣素（allicin）；在新鲜大蒜中无大蒜素存在，含大蒜氨酸、甲基蒜氨酸（mehylalliin）及少量环蒜氨酸（cycloalliin），以及其他砜类化合物。大蒜氨酸不具抗菌活性，但被蒜酶（allinase）分解可产生大蒜辣素，其含量为 0.5%~2%。大蒜辣素具特有臭辣味，但新鲜的大蒜没有此臭气，只是在捣碎蒜头时，蒜氨酸与大蒜酶接触而分解产生了大蒜辣素，才有特殊的臭和辣味。大蒜挥发油中含有二烯丙基一硫化物（diallylsulfide）、甲基烯丙基二

硫化物（methy-allyldisufide）、二烯丙基二硫合物（diallyldisulfide）、丙基烯丙基三硫化合物（methyl-allyl-trisulfide），其中以二烯丙基三硫化物（或称二烯丙基化三硫）具有较强抗霉菌和细菌的效力，且性质稳定，目前已合成广泛应用于临床，成为一种有发展前途的广谱抗菌药物。此外挥发油中尚含有柠檬醛（citral）、牻牛儿醇（geraniol）、芳樟醇（liualool）、α-水芹烯（α-phellandrene）、β-水芹烯、丙醛、戊醛等。

新鲜鳞茎曾分离得胡蒜素 A_1、A_2、A_3（scordinineA_1、A_2、A_3），胡蒜素 B_1、B_2 和 B_3（scordineB_1、B_2、B_3）等。

鳞茎经水解，分离得多种酸性硫肽，如 γ-谷酰基-S-甲基半胱氨酸（γ-glutamyl-S-methyleysteine）、S-烯丙基-L-半胱氨酸（S-allyl-L-cysteine）、γ-L-谷酰基-S-烯丙基巯基-L-半胱氨酸（γ-L-glutamyl-S-allymercapto-L-cysteine）、S-烯丙基巯基-L-半胱氨酸（S-allymercapto-L-cysteine）等，并认为 S-烯丙基-L-半胱氨酸为大蒜精氨酸的前体[2]。

【理化鉴别】

（1）取本品 6 g，捣碎，35 ℃ 保温 1 h，加无水乙醇 20 ml，加热回流 1 h，过滤，取滤液作为供试品溶液。另取大蒜素对照品，加无水乙醇制成 1 ml 含 0.4 mg 的溶液，作为对照品溶液。按照薄层色谱法（2015 年版《中国药典》通则0502）试验，量取上述两种溶液各 5 μl，分别点于同一硅胶 G 薄层板上，以正己烷为展开剂展开，取出，晾干，以碘蒸气熏至斑点显色清晰。供试品色谱中，在与对照品色谱相应的位置上，显相同颜色的斑点[1]。

（2）取本品 10 g，加甲醇 50 ml 打碎 15 s，转移至 250 ml 锥形瓶中，加入 50 ml 水，超声 15 min，精密量取续滤液 10 ml，浓缩至 5 ml，作为供试品溶液。另取蒜氨酸对照品适量，加甲醇-水(1∶1)溶解，制成 1 ml 含蒜氨酸对照品 1 mg 溶液，作为对照品溶液。量取对照品溶液 5 μl、供试品溶液 2 μl，分别点于同一硅胶 G 薄层板上，以正丁醇-冰醋酸-水（4∶1∶1）为展开剂展开，取出，晾干，喷以 0.2% 茚三酮显色，105 ℃ 加热 5 min 后日光下观察。供试品色谱中，在与对照品色谱相应的位置上，显相同颜色的斑点[3]。

（3）取本品约 10 g，精密称定，捣碎，蒜泥转入 50 ml 具塞锥形瓶中，用移液管量取 10 ml 水润洗研钵和研杵，润洗液转入锥形瓶，置冰水浴中，超声处理混匀 5 min，取出，室温（25 ℃）下放置 30 min，加入提取溶剂乙酸乙酯 10 ml，萃取 1 min，离心（12 000×g，4 ℃）15 min，取上层溶液作为供试品溶液。另分别精密称取适量纯度为 98.0% 蒜氨酸和活力为 1080 U/g 的蒜酶，质量比为 1∶1，置 25 ml 容量瓶中，加水（0～4 ℃）溶解并定容至刻线，摇匀，室温（25 ℃）下反应 30 min，离心（12 000×g，4 ℃）30 min，上层清液转移至超滤管中，离心（12 000×g，4 ℃）30 min，取下层溶液作为大蒜辣素对照品溶液。分别精密量取对照品溶液和大蒜药材供试品溶液各 8 μl，点于同一硅胶 G 薄层板上，以甲苯-乙酸乙酯（10∶3）为展开剂，展开约 9.5 cm，取出，晾干，在饱和碘蒸气中显色至斑点清晰，可见光下检视。供试品色谱中，在与对照品色谱相应的位置上，显相同颜色的斑点[4]。

【含量测定】

（1）大蒜素含量测定

❶ 色谱条件与系统适用性试验：以十八烷基

硅烷键合硅胶为填充剂；以甲醇-0.1%甲酸溶液（75∶25）为流动相；检测波长为 210 nm。理论塔板数按大蒜素峰计算应不低于 3000。

❷ 对照品溶液的制备：取大蒜素对照品适量，精密称定，加无水乙醇制成 1 ml 含 0.16 mg 的溶液，即得。

❸ 供试品溶液的制备：取本品约 2 g，捣碎，精密称定，置具塞锥形瓶中，在 35 ℃ 水浴保温 1 h，精密加入无水乙醇 20 ml，称定重量，加热回流 1 h，取出，放冷，称定重量，用无水乙醇补足减失的重量，摇匀，过滤，取续滤液，即得。

❹ 测定法：分别精密量取对照品溶液与供试品溶液各 10 μl，注入液相色谱仪，测定，即得。

本品含大蒜素（$C_6H_{10}S_3$）不得少于 0.15%[1]。

（2）大蒜辣素含量测定

❶ 色谱条件：色谱柱：以十八烷基硅烷键合硅胶为填充剂（4.6 mm×250 mm，5 μm）；流动相：甲醇-1% 甲酸（60∶40）；流速：0.8 ml/min；柱温：35 ℃；检测波长：254 nm；进样量：20 μl。

❷ 内标溶液：取羟苯丁酯 21.23 mg，精密称定，置 100 ml 容量瓶中，加甲醇-水（50∶50）溶解并定容至刻线，摇匀，即得羟苯丁酯内标溶液。

❸ 供试品溶液：取去皮大蒜约 10.0 g，精密称定，置于匀浆杯中，加水 40.0 ml，匀浆 1 min，转入 50 ml 容量瓶中，置冰水浴中超声处理混匀 5 min，取出，室温放置 30 min，加水稀释并定容至刻线，离心（离心力 12 000×g，4 ℃）30 min，量取 5.0 ml 上清液，置 25 ml 容量瓶中，以流动相稀释并定容至刻线，振摇混匀，离心（离心力 12 000×g，4 ℃）5 min，取上清液备用。量取内标溶液 0.5 ml，置 10 ml 容量瓶中，用上述上清液稀释并定容至刻线。

❹ 测定法：精密量取内标溶液与供试品溶液各 20 μl，按上述色谱条件进样测定。以内标法计算大蒜中大蒜辣素的含量[4]。

（3）总皂苷的含量测定

❶ 对照品溶液的制备：取人蒜皂苷 Proto iso-eruboside-B（PIEB）对照品 3.5 mg，精密称定，置 5 ml 容量瓶中，加甲醇溶解并稀释至刻线，摇匀，即得。

❷ 供试品溶液的制备：取大蒜皂苷提取物 10 mg，精密称定，置 25 ml 容量瓶中，加甲醇约 20 ml，超声处理 30 min。取出，加甲醇定容至刻线，摇匀，过滤，即得。

❸ 硫酸-甲醇法：供式品溶液 80 ℃ 水浴挥干后，加入 70%硫酸-甲醇 5 ml，置于 60 ℃ 水浴中加热 60 min，取出后冰水浴冷却 15 min，室温放置 15 min 后，以相应溶液为空白，按照紫外-可见分光光度法（2015 年版《中国药典》通则 0401），325 nm 下测定吸光度。

❹ 标准曲线的制备：精密量取对照品溶液（0.324 mg/ml）1 ml，置 10 ml 容量瓶中，加甲醇稀释至刻线，摇匀。精密量取 0.6、0.8、1.0、1.2、1.4、1.8 ml，按上述硫酸-甲醇法测定。以对照品含量为横坐标、吸光度为纵坐标，进行线性回归，绘制标准曲线。

❺ 样品的测定：取大蒜提取物样品约 10 mg，精密称定，按上述方法制备供试品溶液，按上述硫酸-甲醇法测定，根据标准曲线计算样品中总皂苷的含量[5]。

参考文献

[1] 国家药典委员会. 中华人民共和国药典[S]. 北京：中国医药科技出版社，2015：24.

[2] 青海省药品检验所，等. 中国藏药（第一卷）[M]. 上海：上海科学技术出版社，1996：103.

[3] 李燕菊，等. 大蒜的薄层色谱鉴别研究[J]. 时珍国医国药，2009，20（2）：352-353.

[4] 赵东升，等. 以大蒜辣素为指标研究大蒜质量标准[J]. 药物分析杂志，2013，33（9）：1587-1592.

[5] 柏冬，等. 大蒜皂苷对照品制备及比色法测定大蒜皂苷提取物中总皂苷含量[J]. 中国中医药信息杂志，2012，19（9）：55-58.

◆ 卷 柏

ཕོ་ཆུ་སྲིན་སྲེ་ར་མོ།（萩曲森的莫）

HERBA SELAGINELLAE

本品为卷柏科植物卷柏（Selaginella tamariscina Spring）或垫状卷柏（Selaginella pulvinata Maxim.）的干燥全草。全年均可采收，除去须根和泥沙，晒干[1]。

【化学成分】

本品含双黄酮类化合物，包括芹菜素、穗花杉双黄酮、扁柏双黄酮、异柳杉素、苏铁双黄酮；苯丙素类化合物，包括卷柏苷 B、卷柏苷 C、松脂醇-葡萄糖苷、呋喃香豆素-异茴芹素；有机酸，包括对羟基苯甲酸、大叶菜酸、硬脂酸、莽草酸等；还含有大黄素、大黄素甲醚、β-谷甾醇、染料木苷等成分[2]。

【理化鉴别】

取本品粉末 2 g，加入 50 ml 甲醇，加热回流 1 h。过滤，蒸干滤液，残渣加入无水乙醇 3 ml 溶解，即得供试品溶液。另取卷柏对照药材 2 g，同法制成对照药材溶液。量取上述两种溶液各 3 μl，点于同一块硅胶 G 薄层板上。以异丙醇-浓氨水-水（13：1：1）作为展开剂展开，取出晾干，喷洒 2%氯化铝甲醇溶液，置于 365 nm 紫外光灯下观察。在供试品色谱上，与对照药材色谱相应的位置，显示相同颜色的荧光斑点[3, 4]。

【含量测定】

高效液相色谱法测定穗花杉双黄酮的含量。

（1）色谱条件与系统适应性试验：以十八烷基键合硅胶为填充剂；以甲醇为流动相 A，0.1%的磷酸溶液作为流动相 B，按照表 4 来进行梯度洗脱；检测波长 330 nm。理论板数按照穗花杉双黄酮峰计算不应低于 3 000。

（2）对照品溶液的制备：取穗花杉双黄酮对照品适量，精密称定，加入甲醇溶解，制成 1 ml 含有 0.1 mg 的溶液，即得。

表4 测定卷柏中穗花杉双黄酮含量 HPLC 梯度洗脱设置

时间/min	流动相 A 含量/%	流动相 B 含量/%
0~30	60	40
30~45	60→85	40→15

（3）供试品溶液的制备：将本品粉碎，过 3 号筛。取粉末 0.2 g，精密称定，置于具塞锥形瓶中，加入甲醇 50 ml，称定重量。加热回流 5 h，放置冷却，称定重量，用甲醇补足减少的重量，摇匀，过滤，即得。

（4）测定法：分别精密量取对照品溶液 10 μl 和供试品溶液 20 μl，注入液相色谱仪，测定。

本品按干燥品计算，穗花杉双黄酮（$C_{30}H_{18}O_{10}$）含量不得低于 0.3%[1]。

参考文献

[1] 国家药典委员会. 中华人民共和国药典：一部[S]. 北京：中国医药科技出版社，2010：210.

[2] 郑玉胜. 中药卷柏化学成分和质量标准研究[D]. 北京：北京中医药大学，2007.

[3] 国家药典委员会. 中华人民共和国药典：一部[S]. 北京：化学工业出版社，2000：183.

◆ 茅膏菜

 	སོ་འོད་ལྡུམ། （达莪）

本品为茅膏菜科植物茅膏菜[*Drosera peltata* Smith. Var. lunnata（Buch.-Ham.）Clarke]的全草[1]。

【化学成分】

本品含有异柿萘醇酮-4-*O*-*β*-葡萄糖苷、异柿萘醇酮、表异柿萘醇酮、矶松素、茅膏醌、茅膏醌-5-*O*-葡萄糖苷、槲皮素、山柰酚、棉花皮素-8-*O*-葡萄糖苷、3,3'-二甲氧基鞣花酸、鞣花酸等[2]。

【含量测定】

用高效液相色谱法测定其中槲皮素含量。

（1）色谱条件与系统适应性：色谱柱为 C_{18} 柱；流动相用甲醇-0.4%磷酸（48:52），流速 1 ml/min，检测波长 360 nm，柱温 35 ℃。理论板数按槲皮素峰计算不应低于 2500。

（2）对照品溶液的制备：将槲皮素对照品置于五氧化二磷中过夜干燥，精密称定 23.6 mg，置于 50 ml 容量瓶中，加入甲醇溶解并定容至刻线。取 1 ml，置于 10 ml 容量瓶，用甲醇定容至刻线，得到 1 ml 含有 47.2 μg 的对照品溶液。

（3）供试品溶液的制备：称取本品 0.5 g，精密称定，加入 20 ml 甲醇，精密称定，超声处理 20 min，放置冷却，再次精密称重，用甲醇补足减失的重量。过滤，滤渣用上述相同的方法处理一次，合并滤液。量取 20 ml 续滤液，加入 5 ml 浓盐酸，摇匀，在水浴中加热回流 30 min。冷却至室温，置 25 ml 容量瓶中，用甲醇稀释至刻线。用 0.45 μm 微孔滤膜过滤，取续滤液作为供试品溶液。

（4）测定法：分别精密量取对照品和供试品溶液各 10 μl，注入液相色谱仪，测定，即得[3]。

参考文献

[1] 卫生部药典委员会. 中华人民共和国卫生部药品标准 藏药（第一册）[S]. 1995：340.

[2] 李琳，黄靖，徐翔华. 茅膏菜化学成分的研究[J]. 中国中药杂志，2012（2）：222-225.

[3] 吴启秀，王曙，何俊，等. HPLC 测定茅膏菜中的槲皮素[J]. 华西药学杂志，2008，23（1）：126-127.

◆ 棘豆

 	སོ་སྨུག་ཁ། （莪达夏）

HERBA OXYTROPIS FALCATAE

本品为豆科植物轮叶棘豆（*Oxytropis*

chiliophylla Royle.）和镰形棘豆（*Oxytropis falcata* Bunge）的干燥全草。夏末秋初连根采挖全草，除去泥土及杂质，晒干[1]。

【化学成分】

黄酮类化合物为镰形棘豆的主要化学成分，从镰形棘豆中分离得到了山柰酚-3-*O*-6″-丙二酰-*β*-D-吡喃葡萄糖苷[kaempferol-3-*O*-（6″-acetyl）-*β*-D-glucoside]、山柰酚-3-*O*-6″-乙酰-*β*-D-吡喃葡萄糖苷 [kaempferol-3-*O*-（6″-malonyi）-*β*-D-glucoside] 2 个黄酮醇苷元与糖基形成的黄酮苷，以及鼠李素等单体黄酮化合物。镰形棘豆中含有丰富的生物碱，从镰形棘豆的 CHCl₃ 提取物中分离到野决明碱（thermopsine）、臭豆碱（anagyrine）、鹰爪豆碱（sparteine）、白羽扇豆碱（lupanine）、棘豆碱 A（oxytropine A）和棘豆碱 B（oxytropine B）等。镰形棘豆中还含有一些甾族类化合物，主要有 *β*-谷甾醇、胡萝卜苷；而羽扇豆醇是从镰形棘豆中分离的一种五环三萜类化合物[2]。

【理化鉴别】

（1）取本品粗粉 2 g，加乙醇 20 ml，回流 110 min，放冷，过滤，取滤液 2 ml，加盐酸 6 滴，另加少量镁粉，水浴上加热数分钟，溶液显鲜红色；另取滤液 1 滴，点于滤纸上，晾干，喷以 5% 三氯化铝溶液，干后置紫外灯下（365 nm）观察，显蓝绿色荧光斑点，放置约 15 min 后，日光下显黄色[1]。

（2）生物碱薄层鉴别：取本品粉末（过二号筛）10 g，加入 2.5% 乙酸水溶液 100 ml，加热回流 1 h 后，抽滤，滤液加 1 mol/L 的 NaOH 溶液碱化，调 pH 值到 9~11。用石油醚（60~90 ℃）萃取 6 次，30 ml/次，弃去石油醚层，水层用 CHCl₃ 萃取 6 次，30 ml/次，最后用乙酸乙酯萃取 5 次，30 ml/次，合并乙酸乙酯部分，挥干溶剂，残渣加 1 ml 甲醇溶解，作为供试品溶液。对照药材溶液制备方法同上。量取供试品溶液和对照药材溶液各 5 μl，点于以羧甲基纤维素钠为黏合剂的硅胶 G 薄层板上，以 CHCl₃-甲醇-氨水（15：2：1）为展开剂展开，取出，晾干，喷以吲哚类生物碱显色剂对二甲氨基苯甲醛试剂（1 g 对二甲氨基苯甲醛溶解于 100 ml 95% 乙醇溶液中，加 25 ml 浓盐酸），在 105 ℃ 加热至各斑点显色清晰。供试品色谱中，在与对照药材色谱相应的位置上，显相同颜色的斑点[3]。

（3）皂苷薄层鉴别：取本品粉末（过二号筛）10 g，加入乙醇 100 ml，超声 1 h，过滤，滤液蒸干，残渣加 50 ml 蒸馏水溶解，装入分液漏斗中，先用石油醚（60~90 ℃）振摇提取 6 次，30 ml/次，弃石油醚层，水层用水饱和的正丁醇萃取 5 次，30 ml/次，合并正丁醇部分，置水浴锅上蒸发至溶剂挥干，残渣加 1 ml 甲醇溶解，作为供试品溶液。对照药材溶液制备方法同上。量取供试品溶液 5 μl，点于以羧甲基纤维素钠为黏合剂的硅胶 G 薄层板上，以 CHCl₃-甲醇-水（30：2：1）混合静置后的下层溶剂为展开剂展开，取出，晾干，喷以甾体类皂苷显色剂 5% 香草醛-硫酸，在 105 ℃ 加热至各斑点显色清晰。供试品色谱中，在与对照药材色谱相应的位置上，显相同颜色的斑点[3]。

【含量测定】

（1）鼠李柠檬素和 2′, 4′-二羟基查耳酮的含量测定

❶ 色谱条件：色谱柱：以十八烷基硅烷键合硅胶为填充剂（5 μm，4.6 mm×250 mm）；流动相：

0.4%磷酸水溶液-甲醇（30：70）；流速：1.0 ml/min；检测波长：266 nm；柱温：30 ℃；进样量：20 μl。理论塔板数按鼠李柠檬素峰计算，应不得低于4000。

❷ 对照品溶液的制备：精密称取在五氧化二磷干燥器中真空干燥至恒重的鼠李柠檬素对照品5 mg、2', 4'-二羟基查耳酮对照品 7 mg，分别置10 ml 容量瓶中，用甲醇溶解并稀释至刻线，摇匀，鼠李柠檬素对照品溶液浓度为 0.5 mg/ml，2', 4'-二羟基查耳酮对照品溶液浓度为 0.7 mg/ml，备用。

❸ 混合对照品溶液的制备：精密量取鼠李柠檬素对照品溶液 2 ml 和 2', 4'-二羟基查耳酮对照品溶液 4 ml，混合于 10 ml 容量瓶中，用甲醇稀释至刻线，摇匀，即得混合对照品溶液。进样前用 C_{18} 色谱预柱过滤。

❹ 供试品溶液的制备：取镰形棘豆药材粉碎成粗粉，取约 5 g，精密称定，置 100 ml 圆底烧瓶中，加 70 ml 甲醇，加热回流提取 2 h，过滤，滤液用甲醇补足体积至 70 ml，精密量取此滤液 40 ml，蒸干，残渣用 20 ml 甲醇溶解后，加入 1.2 ml 浓盐酸，水浴回流 1 h，过滤，滤液补足体积至 20 ml，作为镰形棘豆供试品溶液，进样前用 C_{18} 色谱预柱过滤。

❺ 测定法：按照镰形棘豆供试品溶液的制备方法处理，测定，按外标法以峰面积计算鼠李柠檬素和 2', 4'-二羟基查耳酮的含量[4]。

（2）总生物碱的含量测定

用紫外分光光度法测定总生物碱的含量。

❶ 对照品溶液的制备：精密称取野决明碱对照品约 10 mg，置于 5 ml 容量瓶中，加甲醇溶解并定容至刻线，作为对照品储备液（2.00 mg/ml），用时稀释 20 倍，得到 1 ml 含有 0.1 mg 的对照品溶液。

❷ 供试品溶液的制备：精密称取镰形棘豆药材粉末（过四号筛）2.0 g，置具塞锥形瓶中，精密加入 2.5% 的乙酸 20 ml，称质量，超声提取 1 h，放冷，称定质量，用 2.5% 的乙酸补足质量，过滤。滤液用 1 mol/L 的 NaOH 碱化至 pH 10，石油醚振摇提取 3 次，每次 20 ml，碱水液继续用 CHCl₃ 振摇提取 3 次，每次 20 ml，取 CHCl₃ 层浓缩，置于 5 ml 容量瓶，以甲醇定容至刻线，作为供试品溶液。

❸ 标准曲线的制备：分别精密量取野决明碱对照品溶液 0.2、0.4、0.5、0.7、0.8、1.0 ml，挥干甲醇，精密加入磷酸氢二钠-柠檬酸缓冲液（pH 5.4）5.0 ml，分别加入 0.05% 的溴麝香草酚蓝溶液 2.0 ml，转移至分液漏斗中，摇匀，以 CHCl₃ 8 ml 振摇提取，静置 2 h，取 CHCl₃ 层于 413 nm 波长处测定吸光度。以对照品进样量（x）为横坐标、吸光度（y）为纵坐标，绘制标准曲线。

❹ 测定法：取供试品溶液 150 μl，挥干甲醇，精密加入磷酸氢二钠-柠檬酸缓冲液（pH 5.4）5.0 ml，加入 0.05% 的溴麝香草酚蓝溶液 2.0 ml，转移至分液漏斗中，摇匀，以 CHCl₃ 8 ml 振摇提取，静置 2 h，取 CHCl₃ 层于 413 nm 波长处测定吸光度。根据野决明碱的标准曲线计算样品中总生物碱的含量[5]。

（3）高效毛细管电泳法

❶ 电泳条件：弹性石英毛细管柱（75 μm×50 cm），进样方式为电动进样 15 s，分离电压18 kV，毛细管温度 25 ℃，检测波长 283 nm。运行缓冲液：0.25 mol/L 硼砂 30% 乙腈溶液。每次开机使用前均用 0.5 mol/L 盐酸在 25 ℃ 下冲洗10 min，用 0.5 mol/L 氢氧化钠溶液在 25 ℃ 下冲洗 10 min，然后分别用 0.1 mol/L 盐酸、0.1 mol/L 氢氧化钠溶液、超纯水和缓冲液冲洗 5 min。平行测定之间用 0.1 mol/L 氢氧化钠、超纯水和缓冲液在 25 ℃ 条件下各冲洗 5 min。进入毛细管柱的溶液需预先经 0.45 μm 微孔滤膜过滤，以防止毛细

管柱被堵塞。

❷ 供试品溶液的制备：分别精密称取样品 1.0 g 和内标物（三硝基苯酚）100 μg，加甲醇 20 ml，超声处理 30 min，过滤。分别量取滤液 10 ml，放入已装好 40 g 大孔树脂（D101）的色谱柱，先用 20%乙醇溶液 50 ml 洗脱，然后用无水乙醇 100 ml 洗脱。无水乙醇减压回收至干，置于 5 ml 容量瓶，加色谱乙腈溶解并定容至刻线，即得供试品溶液。

❸ 对照品和内标溶液的制备：分别精密称取 5, 7, 3'-三羟基-4'-甲氧基黄酮、5, 3'-二羟基-6, 7, 4'-三甲氧基黄酮及槲皮素对照品 30 mg 和内标物 30 mg，置于 10 ml 容量瓶中，分别加色谱乙腈溶解并配成浓度为 3 g/L 的对照品储备液和内标溶液。

❹ 测定法：分别量取不同样品供试品溶液 0.5 ml，置于 3 ml 容量瓶中，用色谱乙腈定容至刻线，依法测定，计算含量[6]。

参考文献

[1] 卫生部药典委员会. 中华人民共和国卫生部药品标准 藏药（第一册）[S]. 1995：101.

[2] 姜华, 等. 镰形棘豆的研究进展[J]. 中草药, 2006, 37（2）：314-315.

[3] 沈存思, 等. 镰形棘豆的生药分析[J]. 中南药学, 2010, 8（4）：246-250.

[4] 朱建明, 郭敏. HPLC 同时测定藏药镰形棘豆中鼠李柠檬素和 2', 4'-二羟基查耳酮含量[J]. 中国中医药信息杂志, 2013, 20（6）：50-52.

[5] 杨光明, 等. 藏药镰形棘豆中总生物碱的含量测定[J]. 中国药房, 2013, 24（15）：1383-1385.

[6] 海平. 高效毛细管电泳法测定不同产地多叶棘豆中 3 种黄酮类化合物含量[J]. 中国实验方剂学杂志, 2013, 19（6）：92-95.

◆ 石灰华

ཅུ་གང་།（居岗）

CALCIOSINTI

本品为碳酸盐类矿物，主含碳酸钙（$CaCO_3$）。全年均可采集，除去泥土、杂石[1]。

【化学成分】

本品除含有主要成分碳酸钙外，另含有铝、钡、铜、铁、镁、锰、钠等微量元素[2]。

【理化鉴别】

本品显钙盐和碳酸盐的鉴别反应[1]。

参考文献

[1] 卫生部药典委员会. 中华人民共和国卫生部药品标准 藏药（第一册）[S]. 1995：25.

[2] 青海省药品检验所, 等. 中国藏药（第三卷）[M]. 上海：上海科学技术出版社, 1996：341.

◆ 银 朱

ཚལ་ལ།（达曲）

CINNABARIS

本品是以水银、硫黄为原料经加工而成的硫

化物，主含硫化汞（HgS）[1]。

【化学成分】

本品主要含硫黄、β-硫化汞、α-硫化汞[2]。

【理化鉴别】

（1）取本品粉末，加盐酸湿润后，在光洁的铜片上摩擦，铜片表面显银白色光泽，加热烘烤后，银白色即消失[1]。

（2）取本品粉末 2 g，加盐酸-硝酸（3∶1）的混合溶液 2 ml 使溶解，蒸干，加水 2 ml 使溶解，过滤，滤液显汞盐与硫酸盐的鉴别反应[1]。

【含量测定】

取本品粉末约 0.3 g，精密称定，置锥形瓶中，加硫酸 10 ml 与硝酸钾 1.5 g，加热使溶解，放冷，加水 50 ml，并加 1%高锰酸钾溶液至显粉红色；滴加 2%硫酸亚铁溶液至红色消失后，加硫酸铁铵指示剂 2 ml，用硫氰酸铵液（0.1 mol/L）滴定，即得。1 ml 硫氰酸铵（0.1 mol/L）相当于 11.63 mg 硫化汞（HgS）。

本品含硫化汞（HgS）不得少于 98.0%[3]。

参考文献

[1] 上海市卫生局. 上海市中药材标准[S]. 上海：上海市卫生局，1994：288.
[2] 齐惠杰，琳静，白音夫，等. 特色蒙药材黑辰砂物理常数与组分测定[J]. 中国民族医药杂志，2008，14（12）：60.
[3] 高天爱，等. 矿物药及其应用[M]. 北京：中国中医药出版社，1997：422.

◆ 寒水石

ཆུང་ཞི།（君西）

GYPSUM RUBRUM

本品为天然硫酸钙矿石(红石膏)。药材称"北寒水石"[1]。

【化学成分】

本品的生制品主要成分为二水合硫酸钙，煅制品的主要成分是无水硫酸钙，此外还含有少量硅、镁、铝、铁、钛、锶、钡等。

【理化鉴别】

（1）取本品的溶液，加入亚铁氰化钾溶液，溶液出现红棕色或者产生红棕色沉淀。

（2）取本品溶液，加入稀盐酸 10 ml 加热并过滤，滤液作为供试品溶液。取铂丝蘸取供试品溶液，在无色火焰上烧灼，火焰即显示砖红色。将供试品溶液的 pH 调至中性，加入草酸铵溶液，即出现白色沉淀。过滤，白色沉淀不溶于醋酸，但溶于盐酸。

【含量测定】

（1）钙指示剂法

将本品粉碎研磨，取粉末 0.2 g，精密称定。加入 2 mol/L 盐酸 10 ml(红石膏生制品)或 15 ml(红石膏煅制品)，加热至微沸使其溶解，加入水 100 ml、10%三乙醇胺溶液 10 ml、0.05%甲基红指示液 4 滴，滴加 10%氢氧化钠试液至溶液出现黄色；加 10%氢氧化钠试液 5 ml、0.4%钙指示剂 15 滴，用 0.05 mol/L EDTA 溶液滴定至溶液由酒红色变为纯蓝色即可。计算钙的含量[2]。

（2）钙黄绿素法

将本品粉碎研磨，取粉末 0.2 g，精密称定。加入 2 mol/L 盐酸 10 ml（红石膏生制品）或 15 ml（红石膏煅制品），加热至微沸使其溶解，加入水 100 ml、10%三乙醇胺溶液 10 ml、0.05%甲基红指示液 4 滴，滴加 10%氢氧化钠试液至溶液出现黄色；加 10%氢氧化钠试液 5 ml、钙黄绿素指示剂 20 mg，用 0.05 mol/L EDTA 溶液滴定至溶液中的黄绿色荧光消失而显示出橙色即可。计算钙的含量[2]。

参考文献

[1] 中华人民共和国卫生部. 卫生部药品标准中药材（第一册）[S]. 1992：29.

[2] 张绍琴, 赵忠杰, 郑丽文, 等. 中药寒水石中主要成分的含量测定[J]. 中药材, 1986, 04：42-43.

◆ 当 归

ཨ྄ང་དྲག（当更）

ANGELICAE SINENSIS RADIX

本品为伞形科植物当归[*Angelica sinensis* (Oliv.) Diels.]的干燥根。秋末采挖，除去须根和泥沙，待水分稍蒸发后，捆成小把，上棚，用烟火慢慢熏干[1]。

【化学成分】

（1）挥发油

❶ 苯酞类：*Z*-藁本内酯、*E*-藁本内酯、洋川芎内酯 A、*E*-丁烯基苯酞、*Z*-丁烯基苯酞。

❷ 苯酞类二聚体：*Z*-3', 8', 3'a, 7'a-四氢-6, 3', 7, 7'a-二聚藁本内酯-8'-酮、*Z, Z'*-6, 6', 7, 3'a-二聚藁本内酯、levistolide A、（3*Z*, 3*Z'*）-6.8', 7.3'-双藁本内酯、当归双藁苯内酯 A 等。

❸ 其他成分：当归挥发油中还含有以 *α*-蒎烯、*β*-雪松烯、氧化石竹烯等为代表的萜类化合物；以丁烯基苯酚、丁香油酚、对-乙烯基愈创木酚等为代表的酚类化合物；以十四烷、壬烷、正十一烷等为代表的烷烃类化合物。

（2）有机酸类

当归中含有多种有机酸类化合物，如阿魏酸、丁二酸、烟酸、十六烷羧酸、香荚兰酸、邻二苯酸、茴香酸、壬二酸、棕榈酸、亚油酸、硬脂酸等酸性成分。

（3）多糖类

当归多糖（angelica polysaccharide，APS），如阿拉伯糖-3, 6-半乳聚糖[2]。

（4）黄酮类

从当归中分离出 3 个查尔酮衍生物；分离出的黄酮苷有木犀草素-7-*O*-*β*-D-葡萄糖苷（luteolin-7-*O*-*β*-D-gluco-side）以及木犀草素-7-*O*-芦丁糖苷（luteolin-7-*O*-rutinoside）[2]。

（5）其他成分

当归中含有苏氨酸、亮氨酸、异亮氨酸等多种氨基酸，以及铜、铁、锰、锌等多种微量元素，此外，当归中还含有尿嘧啶、腺嘌呤、维生素 E、青霉菌属的代谢产物，以及香豆素类等成分[3]。

【理化鉴别】

（1）取本品粉末 0.5 g，加乙醚 20 ml，超声处理 10 min，过滤，滤液蒸干，残渣加乙醇 1 ml

使溶解，作为供试品溶液。另取当归对照药材 0.5 g，同法制成对照药材溶液。按照薄层色谱法（2015 年版《中国药典》通则 0502）试验，量取上述两种溶液各 10 μl，分别点于同一硅胶 G 薄层板上，以正己烷-乙酸乙酯（4：1）为展开剂展开，取出，晾干，置紫外光灯（365 nm）下检视。供试品色谱中，在与对照药材色谱相应的位置上，显相同颜色的荧光斑点[1]。

（2）取本品粉末 3 g，加 1%碳酸氢钠溶液 50 ml，超声处理 10 min，离心，取上清液，用稀盐酸调节 pH 值至 2~3，用乙醚振摇提取 2 次，每次 20 ml，合并乙醚液，挥干，残渣加甲醇 1 ml 使溶解，作为供试品溶液。另取阿魏酸对照品、藁本内酯对照品，加甲醇制成 1 ml 各含 1 mg 的溶液，作为对照品溶液。按照薄层色谱法（2015 年版《中国药典》通则 0502）试验，量取上述三种溶液各 10 μl，分别点于同一硅胶 G 薄层板上，以环己烷-二氯甲烷-乙酸乙酯-甲酸（4：1：1：0.1）为展开剂展开，取出，晾干，置紫外光灯（365 nm）下检视。供试品色谱中，在与对照品色谱相应的位置上，显相同颜色的荧光斑点[1]。

（3）将药材的新鲜断面置紫外光灯（365 nm）下观察，当归皮部显淡绿色荧光[4]。

（4）称取过 20 目筛的药材粉约 1 g，加 50% 乙醇 20 ml 冷浸 4~6 h，过滤，取滤液 2 ml 于试管内，加茚三酮试液 6~8 滴，置沸水浴上加热约 1 min，当归试液变深蓝紫色[4]。

【含量测定】

（1）挥发油

按照挥发油测定法（2015 年版《中国药典》通则 2204）乙法测定。

本品含挥发油不得少于 0.4%（ml/g）[1]。

（2）阿魏酸

按照高效液相色谱法（2015 年版《中国药典》通则 0512）测定。

❶ 色谱条件与系统适用性试验：以十八烷基硅烷键合硅胶为填充剂；以乙腈-0.085%磷酸溶液（17：83）为流动相；检测波长为 316 nm；柱温 35 ℃。理论板数按阿魏酸峰计算应不低于 5000。

❷ 对照品溶液的制备：取阿魏酸对照品适量，精密称定，置棕色容量瓶中，加 70%甲醇制成 1 ml 含 12 μg 的溶液，即得。

❸ 供试品溶液的制备：取本品粉末（过三号筛）约 0.2 g，精密称定，置具塞锥形瓶中，精密加入 70%甲醇 20 ml，密塞，称定重量，加热回流 30 min，放冷，称定重量，用 70%甲醇补足减失的重量，摇匀，静置，取上清液过滤，取续滤液，即得。

❹ 测定法：分别精密量取对照品溶液与供试品溶液各 10 μl，注入液相色谱仪，测定，即得。

本品按干燥品计算，含阿魏酸（$C_{10}H_{10}O_4$）不得少于 0.050%[1]。

参考文献

[1] 国家药典委员会. 中华人民共和国药典：一部[S]. 北京：中国医药科技出版社，2015：133.

[2] 陈慧珍. 当归的研究进展[J]. 海峡药学，2008，20（8）：83-84.

[3] 李曦，等. 当归化学成分及药理作用研究进展[J]. 中药材，2013，36（6）：1023.

[4] 常效琳. 当归与欧当归的理化鉴别[J]. 山东中医杂志，1989，8（2）：45-46.

◆ 西藏棱子芹

 খ্যা་খ (加哇)

RADIX PLEUROSPERMII

本品为伞形科植物西藏棱子芹 (*Pleurospermum hookeri* C.B. clarke *var.thomsonii* C.B. Clarke.) 的根及根茎[1]。

【化学成分】

本品含有川陈皮素、异甘草素、甘草查耳酮甲、壬二酸、反式阿魏酸、豆甾-4, 22-二烯-3-酮、月桂酸酐、β-谷甾醇和二十四烷[2]。挥发油含量为0.18%。含量较高的成分为棕榈酸、亚油酸、藁本内酯、正丁烯基酰内酯、薄倚二烯醋、4, 7-二甲氧基-5- (2-丙烯基) -1, 3-苯并间二氧杂环戊烯、葵酸、2, 4, 5-三甲基苯甲醛、(3, 3 二甲基戊烷基)-环已烷、(Z) 2-葵烯醛 (4.4%)、辛酸、肉豆蔻酸、(Z, E) -2, 9-十七碳二烯-4, 6-二炔-8-醇、3, 7, 11-三甲基-1, 3, 6, 10-十二四烯等 14 个化合物[3]。

【理化鉴别】

取本品研细的粉末 3 g，加乙醚 15 ml，超声处理 20 min，挥去乙醚，残渣加甲醇 10 ml 溶解，过滤，滤液作为供试品溶液。另取西藏棱子芹对照药材 0.5 g，同法制成对照药材溶液。取按处方比例配制的缺西藏棱子芹的阴性对照供试品 3 g，同法制成阴性对照溶液。按照薄层色谱法[1]试验，量取上述 3 种溶液各 10 μl，点于同一硅胶 G 薄层板上，以 CHCl$_3$-正已烷-乙酸乙酯 (7：10：3) 为展开剂展开，取出，晾干，置紫外光灯 (365 nm) 下检视。供试品色谱中，在与对照药材色谱相应的位置上，显相同颜色的荧光斑点，阴性对照无干扰[4]。

【含量测定】

用高效液相色谱法测定阿魏酸含量。

(1) 色谱条件及系统适用性试验：色谱柱 C$_{18}$柱 (250 mm×4.6 mm，5 μm)；柱温：25 ℃；流动相：甲醇-1%冰乙酸(42：58)；检测波长：320 nm；流速：1 ml/min；进样量：10 μl。在此色谱条件下，阿魏酸与供试品中其他组分分离良好，保留时间 9 min 左右，理论塔板数按阿魏酸峰计算应大于5000。

(2) 对照品溶液的制备：精密称取阿魏酸对照品约 0.01 g，置于 50 ml 棕色容量瓶中，加甲醇溶解并稀释至刻线，摇匀，作为对照品储备液。精密量取对照品储备液 5.0 ml，置于 50 ml 棕色容量瓶中，加甲醇稀释至刻线，摇匀，即得 1 ml 含阿魏酸 20 μg 的对照品溶液。

(3) 供试品溶液的制备：取本品适量，研匀，精密称取 4 g，精密加入水 100 ml，称定质量，超声处理 30 min，取出，放置过夜，称定质量，用水补足减失的质量，摇匀，过滤，精密量取续滤液 25 ml，加盐酸调 pH 至 2，用乙醚提取 4 次，每次 20 ml，合并提取液，挥干，残渣加甲醇 2 ml 溶解，作为供试品溶液。

(4) 测定法：精密量取上述对照品溶液 10 μl 与供试品溶液 20 μl，分别注入液相色谱仪，按上述色谱条件测定[5]。

参考文献

[1] 卫生部药典委员会. 中华人民共和国卫生部药品标准 藏药 (第一册) [S]. 1995：342.

[2] 王天志, 李涛. 藏药 "加哇" 的化学成分研究

[J]. 天然产物研究与开发, 1998, 10 (4): 19-25.

[3] 李涛, 王天志. 藏药加哇挥发油化学成分研究[J]. 中草药, 2001, 32 (9): 780.

[4] 王曙, 等. 藏药石榴日轮丸的质量标准研究[J]. 华西药学杂志, 2002, 17 (2): 121-122.

[5] 杨凤梅. 藏药五根散质量标准研究[J]. 中国药房, 2009, 20 (33): 2608-2610.

◆ 湿生扁蕾

ཕྱགས་ཏིག་ནག་པོ།（加蒂那布）

HERBA GENTIANOPSIS PALUDOSAE

本品为龙胆科植物湿生蔍蕾[*Gentianopszs Paludosa* (Mum.) Ma]的干燥全草。花盛期采集, 除去杂质, 晾干[1]。

【化学成分】

全草含 1, 7-二羟基-3, 8-二甲氧基咕吨酮（1, 7-dihydroxy-3, 8-dimethoxyxanth-one）、1-羟基-3, 7, 8-三甲氧基咕吨酮（1-hydroxy-3, 7, 8-trimethoxy-xanthone）、1, 8-二羟基-3, 7-二甲氧基咕吨酮（1, 8-dihydroxy-3, 7-dimethoxyxanthone）、1-羟基-3, 7-二甲氧基咕吨酮（1-hydroxy-3, 7-dimethoxy-xanthone）、β-谷甾醇（β-sitos-terol）、胡萝卜苷（daucosterol）；还含木犀草素、熊果酸、苯甲酸、琥珀酸[2]。

【理化鉴别】

（1）取本品粗粉 2 g, 加乙醇 20 ml, 置水浴上回流加热 15 min, 过滤, 取滤液 2 ml, 加镁粉少许、盐酸数滴, 水浴加热 2 min, 溶液显橙色[3]。

（2）取本品粗粉 5 g, 加乙醇 50 ml, 置水浴上回流 1 h, 冷却, 过滤, 取滤液 5 ml, 水浴蒸干, 加 95%的乙醇 0.5 ml, 取 1 ml 点样于室温晾干的硅胶 G 板上, 以 $CHCl_3$-丙酮（95:5）展开后, 在荧光灯下观察, 可见 3 个斑点（蓝色斑点 R_f 值约 0.2; 在 R_f 值 0.5 和 0.1 处可见两个暗红色斑点）[3]。

【含量测定】

（1）獐牙菜苦苷、獐牙菜苷、异荭草苷、1, 7-二羟基-3, 8-二甲氧基口山酮含量测定

❶ 色谱条件: 色谱柱: C_{18} 柱（5 μm, 150 mm×4.6 mm）; 流动相为乙腈-0.4%磷酸水溶液, 梯度洗脱[0~40.00 min, 乙腈的体积分数（下同）由 10%线性递增至 30%; 40.01~55.00 min, 乙腈由 30%线性递增至 100%]; 流速 1.0 ml/min; 检测波长 260 nm; 柱温: 30 ℃。

❷ 对照品溶液制备: 分别精密称取獐牙菜苦苷、獐牙菜苷、异荭草苷、1, 7-二羟基-3, 8-二甲氧基口山酮对照品适量, 加甲醇制成浓度分别为 0.7, 1.03, 0.084, 0.66 mg/ml 的单一对照品溶液。

❸ 供试品溶液制备: 将供试品置粉碎机中粉碎成细粉（过 40 目筛）, 精密称取 2.5 g, 置于 100 ml 具塞锥形瓶中, 加入甲醇 50 ml, 密塞, 称定重量, 超声提取 1 h, 放冷, 称定重量, 用甲醇补足减失的重量, 摇匀, 过 0.45 μm 滤膜, 弃去初滤液, 收集续滤液作为供试品溶液。

❹ 标准曲线的制备: 分别精密量取獐牙菜苦苷、獐牙菜苷、异荭草苷、1, 7-二羟基-3, 8-二甲氧基口山酮的单一对照品溶液 4, 8, 12, 16, 20 μl,

按上述色谱条件测定。以相应组分的色谱峰面积（*Y*）对其进样量（*X*，μg）绘制标准曲线，进行线性回归，计算回归方程。

❺ 供试品的测定：取本品粉末，按上述方法制备成供试品溶液，量取 20 μl 进样测定，根据标准曲线计算含量[4]。

（2）当药黄素和当药醇苷的含量测定

❶ 色谱条件选择：色谱柱：C_{18}（250 mm×4.6 mm，5 μm）色谱柱；流动相：0~20 min，MeOH-H$_2$O（含 0.04% H$_3$PO$_4$）由 40∶60 增至 63∶37，线性梯度洗脱；流速：0.8 ml/min；柱温：30 ℃；检测波长：254 nm。

❷ 对照品溶液的配制：精密称取当药黄素、当药醇苷对照品 2.7，2.2 mg，分别置于 10 ml 容量瓶中，加入甲醇溶解并稀释至刻线，配制成相应浓度的对照品储备液，使用时稀释成所需浓度。

❸ 供试品溶液的制备：精密称取 0.5 g 供试品，加入 10 ml 甲醇，超声 60 min，过滤，滤渣用甲醇重复提取 2 次，合并滤液，置于 25 ml 容量瓶中，加甲醇定容至刻线，过 0.45 μm 滤膜，即得。

❹ 供试品的测定：精密称取本品粉末，按上述方法制备成供试品溶液，量取上述对照品溶液和供试品溶液 10 μl 进样测定，外标法计算含量[5]。

（3）木犀草素和 1, 7-二羟基-3, 8-二甲氧基山酮的含量测定

❶ 色谱条件：色谱柱为 C_{18}（250 mm×4.6 mm，5 μm）；流动相为甲醇（A）-0.4%磷酸水溶液（B），梯度洗脱，A、B 的流量之比为（0~15 min）50∶50，（15~60 min）55∶45；检测波长 260 nm；流速为 1.0 ml/min；柱温 30 ℃。理论塔板数均大于 3000。

❷ 对照品溶液制备：精密称取木犀草素对照品 2.1 mg、1, 7-二羟基-3, 8-二甲氧基酮对照品 4.6 mg，置 10 ml 容量瓶中，加甲醇至刻线，摇匀，精密量取 1 ml，置于 5 ml 容量瓶中，加入甲醇稀释至刻线，即得对照品溶液。

❸ 供试品溶液制备：精密称取本品药材粉末 1 g，加 50 ml 丙酮回流提取 4 h，提取液水浴蒸干，残渣用甲醇溶解，置于 10 ml 容量瓶中，加入甲醇溶解并稀释至刻线，摇匀，用 0.45 μm 微孔滤膜过滤，作为供试品溶液。

❹ 标准曲线的制备：精密量取混合对照品溶液 2, 4, 8, 10, 12, 16, 18, 20 μl，进样测定，以对照品进样量（μg）为横坐标、峰面积积分值为纵坐标，绘制标准曲线，计算回归方程。

❺ 供试品含量测定：取本品药材供试品，按上述方法制备供试品溶液。分别精密量取 10 μl，按上述色谱条件测定，根据标准曲线计算含量[6]。

参考文献

[1] 卫生部药典委员会. 中华人民共和国卫生部药品标准 藏药（第一册）[S]. 1995：110.

[2] 邢世瑞. 宁夏中药志（下卷）[M]. 银川：宁夏人民出版社, 2006：155.

[3] 青海省药品检验所, 等. 中国藏药（第一卷）[M]. 上海：上海科学技术出版社, 1996：122.

[4] 张海涛, 冯丽娟, 李生萍, 等. RP-HPLC 法同时测定湿生扁蕾中 4 种有效成分的含量[J]. 分析试验室, 2008, 27（B12）：147-149.

[5] 贾红光. RP-HPLC 法测定湿生扁蕾中当药黄素和当药醇苷的含量[J]. 安徽农业科学, 2008, 36（24）：10520-10521.

[6] 景明, 等. 反相高效液相色谱法测定湿生扁蕾中木犀草素和 1, 7-二羟基-3, 8-二甲氧[口

山]酮的含量[J]. 中国中医药信息杂志, 2008, 15（3）：43-44.

◆ 花 锚

ཡུགས་ཏིག（甲地然果）

HERBA HALENIAE

本品为胆科花锚属植物椭圆叶花锚（*Halenia elliptica D. Don*）的干燥全草[1]。秋季花期采收, 洗净, 晾干, 切段, 揉搓出香气, 阴干[1]。

【化学成分】

本品含有口山酮及其苷、黄酮、裂环烯醚萜苷、倍半萜及三萜类化合物[2]; 8-羟基-2-甲基色原酮（8-hydroxy-2-methylchromone）、5-羟基-2-甲基色原酮（5-methoxy-2-methylchromone）、7-表断马钱子苷半缩醛内酯（7-epi-vogeloside）、松柏醛（coniferl aldehyde）、芥子醛（sinapaldehyde, norbellidifolin）、1-羟基-2, 3, 4, 6-四甲氧基酮（1-hydroxyl-2, 3, 4, 6-tetramethoxyxanthone）、1-羟基-2, 3, 4, 7-四甲氧基酮（1-hydroxyl-2, 3, 4, 7- tetramethoxyxanthone）、1-羟基-2, 3, 5-三甲氧基酮（1-hydroxyl-2, 3, 5-trimethoxyxanthone）、壬二酸（azelaic acid）、β-谷甾醇（β-sitosterol）、齐墩果酸（oleanolic acid）[3]。

【理化鉴别】

（1）薄层色谱法：取本品粉末 2 g, 加甲醇 30 ml, 冷浸 24 h, 过滤, 取滤液滴于聚乙酰胺薄膜（12×3.5）上, 用甲醇-水（8：2）展开约 7 cm, 取出, 晾干。在紫外光灯（365 nm）下观察；喷

以 1%三氯化铝乙醇溶液, 置紫外光灯（365 nm）下观察[4, 5]。

（2）紫外光谱鉴别：取供试品粉末 0.1 g, 加甲醇 25 ml, 浸泡 24h, 过滤, 滤液稀释 20 倍, 制成相当于生药 0.2 mg/ml 的溶液, 于双光束双光道分光光度计上, 以甲醇作为空白液, 在波长 220~400 nm 内扫描[4, 5]。

【含量测定】

（1）HPLC 法测定花锚中落干酸和龙胆苦苷的含量

❶ 色谱柱：kromasil-C_{18}（250 mm×4.6 mm, 5 μm）柱；流动相：甲醇-水（含 0.04%磷酸）, 梯度洗脱：0~15 min 内由 23：77 线性变化至 30：70；流速 1 ml/min；检测波长为 238 nm；柱温 35 °C。该色谱条件下落干酸、龙胆苦苷保留时间分别为 9.606, 15.754 min。

❷ 对照品储备液的配制：精密称取对照品落干酸 396 mg、龙胆苦苷 127 mg, 分别置于 1 ml 容量瓶中, 以甲醇溶解并定容, 制成相应浓度的对照品储备液, 使用时稀释成所需浓度。

❸ 供试品溶液的配制：精密称取粉碎至 80 目的供试品各 1 g, 加入甲醇 10 ml, 超声提取 0.5 h, 抽滤, 以甲醇洗涤滤渣 2 次, 每次 1 ml。滤渣重复上述操作, 所得滤液与前一次滤液合并, 浓缩后置于 50 ml 容量瓶中, 加甲醇定容至刻线, 即得。

❹ 标准曲线的绘制：精密量取两种对照品储备液, 以甲醇配制成浓度分别为落干酸 1.32 mg/ml, 龙胆苦苷 0.42 mg/ml 的对照品溶液。以 0.5, 1.0, 2.0, 6.0, 10.0, 14.0, 20.0 μl 不同体积的对照品标准液系列溶液, 每次进样 5 μl, 以峰面积的积分值定量, 测得落干酸、龙胆苦苷的回归方程。

❺ 测定法：取供试品溶液项下制备的供试品溶液, 按上述色谱条件进行分析, 根据标准曲线,

按外标法以峰面积积分值计算，得两种有效成分的含量[6]。

（2）HPLC 同时测定花锚中齐墩果酸和熊果酸含量

❶ 色谱条件：Diamonsil C₁₈色谱柱（4.6 mm×250 mm，5 μm），流动相甲醇-0.5% 磷酸水溶液（85∶15），流速 0.8 ml/min，柱温 20 ℃，检测波长 210 nm，进样量对照品 20 μl，供试品 10 μl。

❷ 对照品溶液的制备：分别精密称取齐墩果酸和熊果酸对照品适量，置 25 ml 容量瓶中，用甲醇溶解并稀释至刻线，配成 0.05，0.1 g/L 的混合对照品溶液，备用。

❸ 供试品溶液的制备：取花锚药材粉末（过 40 目筛）约 1 g，精密称定，置具塞锥形瓶中，精密加入 25 ml 甲醇，称定质量，超声处理 30 min，冷却后用甲醇补足减失的重量，摇匀，过滤，取续滤液即得。

❹ 标准曲线的绘制：取已配好的对照品溶液适量，分别稀释至含齐墩果酸 0.05，0.04，0.03，0.02，0.01 g/L，熊果酸 0.1，0.08，0.06，0.04，0.02 g/L。量取上述混合对照品溶液 20 μl 进样，在上述色谱条件下分析。以进样量为横坐标、色谱峰面积为纵坐标，绘制标准曲线并进行回归计算，得齐墩果酸线性回归方程。

❺ 含量测定：取花锚药材 1 g，精密称定后按供试品溶液的制备项下方法制备供试品溶液，以外标法计算齐墩果酸和熊果酸含量[7]。

（3）口山酮成分的含量测定

❶ 色谱条件：Welchrom C₁₈色谱柱（416 mm×250 mm，5 μm），流动相乙腈-水（43∶57），等梯度洗脱，检测波长 265 nm，流速 1.2 ml/min，柱温 40 ℃；进样量 10 μl。

❷ 对照品溶液的制备：精密称取 1-羟基-2, 3, 4, 7-四甲氧基酮、1-羟基-2, 3, 7-三甲氧基酮、1-羟基-2, 3, 4, 5-四甲氧基酮、1-羟基-2, 3, 5-三甲氧基酮对照品适量，加甲醇分别制成 1 ml 各含 16.58，69.564，117.84，120.48 μg 的对照品溶液。

❸ 供试品溶液的制备：取椭圆叶花锚粉末约 0.25 g，精密称定，置具塞锥形瓶中，精密加入 90%甲醇溶液 50 ml，精密加入盐酸 0.15 ml，称重，80 ℃ 水浴回流 30 min，放冷，称重，加甲醇补足减失的重量，摇匀，过滤，即得。

❹ 标准曲线的绘制：分别精密量取对照品母液 5，2.5，1.25，0.5，0.25 ml，置 10 ml 容量瓶中，甲醇稀释至刻线。精密量取上述对照品母液和上述对照品溶液 20 μl，按上述色谱条件测定。以对照品质量浓度（X，μg）为横坐标、峰面积（Y）为纵坐标，绘制标准曲线，计算回归方程[8]。

参考文献

[1] 卫生部药典委员会. 中华人民共和国卫生部药品标准　藏药（第一册）[S]. 1995：42.

[2] 梁友信. 劳动卫生与职业病学[M]. 北京：人民卫生出版社，2002：68-70.

[3] 王洪玲，等. 椭圆叶花锚的化学成分研究[J]. 中国中药杂志，2011, 36（11）：1454-1457.

[4] 朱亚民. 内蒙古中药植物志（第二卷)[M]. 呼和浩特：内蒙古人民出版社，1989：369.

[5] 内蒙古自治区卫生厅. 内蒙古蒙药材标准[M]. 呼和浩特：内蒙古科技出版社，1987：17.

[6] 俞青芬. HPLC 法测定花锚中落干酸和龙胆苦苷的含量[J]. 微量元素与健康研究，2007，24（1）：42-43.

[7] 冯京，等. HPLC 同时测定藏药花锚中齐墩果酸和熊果酸含量[J]. 中国实验方剂学杂志，2011, 17（23）：79-81.

[8] 古锐, 等. 藏药甲地然果（花锚）中[口山]酮成分的含量测定[J]. 中国中药杂志, 2010 (21)：2866-2870.

◆ 铁 屑

ཕྱགས་ཞེ། （加谢）

FARINA FERRI

本品为加工铁制件时刨削下来的熟铁屑。收取无锈者，去净杂物油泥[1]。

【化学成分】

本品主成分为四氧化三铁（Fe_3O_4）[2]。

【理化鉴别】

取本品粉末约 0.1 g，溶于 2 ml 稀盐酸中，过滤，滤液照下述方法试验：❶ 取滤液，加铁氰化钾试液，即生成蓝色沉淀；分离，沉淀在稀盐酸中不溶，加氢氧化钠试液，即分解成棕色沉淀（检查亚铁盐）。❷ 取滤液，加 1%邻二氮菲的乙醇溶液数滴，即显深红色（检查亚铁盐）[2]。

【含量测定】

分光光度法测定 Fe 含量。

（1）标准铁溶液的制备：准确称取硫酸亚铁铵（AR）0.0702 g 置烧杯中，用 1 mol/L 盐酸 10 ml 溶解后，转移到 100 ml 容量瓶中，用蒸馏水稀释至刻线，摇匀即得溶液 1 ml 相当于 100 μg 的 Fe 溶液，使用时稀释 10 倍。

（2）供试品溶液的制备：精密称取铁屑供试品 0.5 g，置于烧杯中，加蒸馏水 50 ml，煮沸 30 min，过滤，滤渣洗涤 2 次；合并滤液、洗液，移入 100 ml 容量瓶中，加 1 mol/L 盐酸 5 ml，用水稀释至刻线，摇匀，即得。

（3）标准曲线的绘制：量取准确稀释 10 倍后的标准铁溶液 0.5、1.0、2.0、3.0、4.0、5.0、6.0、7.0、8.0、9.0 ml，分别置于 25 ml 容量瓶中，依次分别加入醋酸-醋酸钠缓冲液 2.5 ml、1%盐酸羟胺溶液 1 ml、0.1%邻菲罗啉溶液 2.5 ml，用水稀释至刻线，摇匀。以试剂空白为对照，在 UV-1801 分光光度计上，用 1 cm 比色皿于 508 nm 波长处测定吸光度，以吸光度和 Fe^{2+} 含量进行线性回归，计算回归方程。

（4）测定法：精密量取上述供试品溶液，按上述方法加入显色剂并测定吸光度，根据标准曲线计算含量[3]。

参考文献

[1] 西藏卫生局, 等. 藏药标准[S]. 西宁：青海人民出版社, 1979：77.

[2] 国家中医药管理局《中华本草》编委会. 中华本草（蒙药卷）[M]. 上海：上海科学技术出版社, 2004：47.

[3] 白明纲. 蒙药铁屑炮制工艺的探索[J]. 中成药, 1992, 14（4）：22-23.

◆ 金钱白花蛇

ཕྱགས་སྦྲུལ། （吉朱）

BUNGARUS PARVUS

本品为眼镜蛇科动物银环蛇（*Bungarus*

multicinctus Blyth）的干燥幼蛇体。在夏秋两季捕捉，剖开腹部，除去内脏，擦干净血迹，用乙醇浸泡处理后，盘成圆形，用竹签固定，干燥[1]。

【化学成分】

本品含有蛇毒类物质，包括 *a*-环蛇毒素、*β*-环蛇毒素、磷酸酯酶 A，K-环蛇毒素、*γ*-谷氨酰胺转移酶；此外还含有蛋白质、脂肪、核苷等[2]。

【理化鉴别】

取本品粉末 0.5 g，加入石油醚 10 ml，浸泡 5 h，过滤。滤液浓缩至 1 ml，作为供试品溶液。量取上述供试品溶液 30 µl，点于硅胶 G 薄层板上。以 CHCl₃-丙酮（95：0.5）作为展开剂展开 15 cm，取出，晾干。分别喷以 10%磷钼酸乙醇溶液和 10%硫酸乙醇溶液，在 110 ℃ 的烘箱中处理 10 min，然后在 365 nm 的紫外光灯下观察。两种显色剂分别显色后，应有 9~10 个斑点出现[2, 3]。

【含量测定】

（1）浸出物测定

按照醇溶性浸出物测定法项下的热浸法测定。用稀乙醇作为溶剂，浸出物含量不得少于 15.0%[1]。

（2）高效毛细管电泳测定尿苷含量

❶ 对照品溶液的制备：取尿苷对照品适量，加水溶解，制成含量为 0.05 mg/ml 的溶液。

❷ 供试品溶液的制备：取在 50 ℃ 下干燥至恒重的本品粉末 0.5 g，过 100 目筛，精密称定。加入超纯水 10 ml，超声处理 30 min，离心 10 min。取上清液，经过 0.22 µm 的滤膜，即得。

❸ 电泳条件：毛细管柱，分离电压 20 kV，柱温 25 ℃。背景电解质为 50 mol/L 硼砂-0.2 mol/L 硼酸（pH 为 8.6）。检测波长为 245 nm，进样压力为 3000 Pa×5 s。每次进样前，用 1 mol/L 的氢氧化钠、水、缓冲液运行冲洗 5 min[4, 5]。

参考文献

[1] 国家药典委员会. 中华人民共和国药典：一部[S]. 北京：中国医药科技出版社，2015：219.

[2] 苗明三，等. 现代实用中药质量控制技术[M]。北京：人民卫生出版社，2000：671.

[3] 朱志峰，等. 动物药材鉴别[M]。西安：陕西科技出版社，1992：174.

[4] 许靖，王成芳，杜树山，等. 金钱白花蛇商品药材的高效毛细管电泳指纹图谱研究[J]. 中成药，2014, 36（3）：563-566.

[5] 郭辉，张翠英，等. 金钱白花蛇药酒的质量标准改进研究[J]. 中国实验方剂学杂志，2002, 8（2）：63-64.

◆ 冬 葵

ལྕམ་པ།（江巴）

FLOS ET FRUCTUS
MAIVAE & ALTHAEAE

本品为锦葵科植物冬葵（*Malva verticillata* L.）、锦葵（*Malva sylvesrris* L.）、蜀葵[*Althaea rosea* (L.) Cavan]的花和果实，夏季采花，秋季果实成熟时采集，晒干[1]。

【化学成分】

花含 1-对-羟基苯基-2-羟基-3-（2, 4, 6）-三羟基苯基-1, 3-丙二酮[1-*p*-hydroxyphenyl-2-hydroxy-3-（2,

4, 6) -trihydroxyphenyl-1, 3-propandione]、二氢山奈酚葡萄糖苷 (dihydrokaempferolglucoside) 及蜀葵苷 (herbacin) 等[2]。

果实含脂肪油，以油酸（oleic acid）计达34.88%。

【理化鉴别】

（1）取本品粉末 2 g，加水 20 ml，振摇 15 min，过滤，滤液加活性炭 1 g，置水浴上加热 15 min，过滤，取滤液 2 ml，加碱性酒石酸铜试液 4 滴，置水浴上加热 5 min，生成棕红色沉淀；另取滤液 2 ml，加 10% α-萘酚乙醇溶液 3 滴，摇匀，沿管壁加硫酸 0.5 ml，两液交界处显紫红色环[3]。

（2）取本品粉末 1 g，加 70%乙醇，加热回流 2 h，过滤，滤液蒸干，残渣加甲醇 10 ml 使溶解，取上清液 2 ml，通过 C₁₈ 固相萃取小柱，用水 5 ml 洗脱，收集洗脱液，作为供试品溶液。另取咖啡酸对照品，加甲醇制成 1 ml 含 1 mg 的溶液，作为对照品溶液。按照薄层色谱法（2015 年版《中国药典》通则 0502）试验，量取供试品溶液 20 μl、对照品溶液 4 μl，分别点于同一聚酰胺薄膜上，以甲醇-水-冰醋酸（3：2：0.1）为展开剂展开，取出，晾干，置紫外光灯（365 nm）下检视。供试品色谱中，在与对照品色谱相应的位置上，显相同颜色的荧光斑点[3]。

【含量测定】

用紫外-可见分光光度法测定咖啡酸含量。

（1）对照品溶液的制备：取咖啡酸对照品适量，精密称定，加无水甲醇制成 1 ml 含 30 μg 的溶液，即得。

（2）标准曲线的制备：精密量取对照品溶液 0.25, 0.5, 1, 1.5, 2, 2.5, 3, 4 ml，分别置 25 ml 容量瓶中，加无水乙醇补至 5.0 ml，加 0.3%十二烷基硫酸钠 2.0 ml 及 0.6%三氯化铁-0.9%铁氰化钾（1：0.9）混合溶液 1.0 ml，混匀，在暗处放置 5 min，加 0.1 mol/L 盐酸至刻线，摇匀，在暗处放置 20 min，以相应的试剂为空白，按照紫外-可见分光光度法（2015 年版《中国药典》通则 0401），在 700 nm 波长处测定吸光度，以吸光度为纵坐标、浓度为横坐标，绘制标准曲线。

（3）供试品溶液的制备：取本品粉末约 2.5 g，精密称定，置圆底烧瓶中，加 70%乙醇 50 ml，加热回流提取 2 h，过滤，用 70%乙醇 20 ml 分 2 次洗涤容器，洗液并入同一圆底烧瓶中，40 ℃减压回收溶剂至近干，加适量无水甲醇溶解，并转移至 25 ml 容量瓶中，用无水甲醇稀释至刻线，摇匀，精密量取 5 ml，置 10 ml 容量瓶中，加无水甲醇至刻线，摇匀（避光备用）。

（4）测定法：精密量取 0.5 ml 上述供试品溶液，置 25 ml 容量瓶中，照标准曲线制备项下的方法，自"加无水乙醇补至 5.0 ml"起，依法测定吸光度，从标准曲线上读出供试品溶液中含咖啡酸的重量，计算，即得。

本品按干燥品计算，含总酚酸以咖啡酸（C₉H₈O₄）计，不得少于 0.15%[3]。

参考文献

[1] 卫生部药典委员会. 中华人民共和国卫生部药品标准 藏药（第一册）[S]. 1992：95.

[2] 南京中医药大学. 中药大辞典(下册)[M]. 上海：上海科学技术出版社, 2006：3495.

[3] 国家药典委员会. 中华人民共和国药典：一部[S]. 北京：中国医药科技出版社, 2015：34.

◆ 大 黄

ཆུམ་རྩ། (君木扎)

RHEI RADIX ET RHIZOMA

本品为蓼科植物掌叶大黄（*Rheum palmatum* L.）、唐古特大黄（*Rheum tanguticum* Maxim.ex Balf.）或药用大黄（*Rheum offcihale* Baill.）的干燥根和根茎。秋末茎叶枯萎或次春发芽前采挖，除去细根，刮去外皮，切瓣或段，绳穿成串干燥或直接干燥[1]。

【化学成分】

（1）蒽醌类衍生物：三种大黄均含结合蒽醌及游离蒽醌衍生物，含量以总蒽醌计 2.0%~6.2%。游离蒽醌有大黄素（emodin）、大黄素甲醚（physcion）、芦荟大黄素（aloe-emodin）、大黄酸（rhein）、大黄酚（chrysophanol）；结合蒽醌主要有番泻苷（sennoside）A、B、C、D、E、F，大黄酚-1-葡萄糖苷、大黄素甲醚-8-葡萄糖苷、大黄素-1-葡萄糖苷、大黄素-8-葡萄糖苷、芦荟大黄素-8-葡萄糖苷、大黄酸-8-葡萄糖苷等[2]。

（2）鞣酸类：主要为没食子鞣质、儿茶鞣质、桂皮酸鞣质、蒽醌鞣质。其主要作用是收敛[3]。

（3）其他成分：含有树脂类、碳水化合物、维生素、没食子酸、桂皮酸、草酸、苹果酸、琥珀酸、柠檬酸、延胡索酸、乳酸、脂肪酸、挥发油、儿茶素、黄素酮、植物固醇等。此外药用大黄、唐古特大黄的叶含槲皮苷，掌叶大黄的叶含金丝桃苷[3]。

【理化鉴别】

（1）取本品粉末 0.1 g，加水 50 ml，置水浴中加热 30 min，过滤，滤液中加盐酸 2 滴，用乙醚提取 2 次（每次 20 ml），除去乙醚层，水层加盐酸 5 ml，水浴中加热 30 min，冷后，用乙醚 20 ml 提取，分取乙醚层，加碳酸氢钠试液 10 ml，振摇，水层呈红色。

（2）取本品稀醇浸出液，滴于滤纸上，滴加稀醇扩散，呈黄色至淡棕色环，紫外光灯下观察，呈棕色至棕红色荧光[4]。

（3）取本品粉末 0.1 g，加甲醇 20 ml，浸泡 1 h，过滤，取滤液 5 ml，蒸干，残渣加水 10 ml 使溶解，加盐酸 1 ml，加热回流 30 min，立即冷却，用乙醚分 2 次振摇提取，每次 20 ml，合并乙醚液，蒸干，残渣加 CHCl₃ 1 ml 使溶解，作为供试品溶液。另取大黄对照药材 0.1 g，同法制成对照药材溶液。取大黄酸对照品，加甲醇制成 1 ml 含 1 mg 的溶液，作为对照品溶液。按照薄层色谱法（2015 年版《中国药典》通则 0502）试验，量取上述三种溶液各 4 μl，分别点于同一以羧甲基纤维素钠为黏合剂的硅胶 H 薄层板上，以石油醚(30~60 ℃)-甲酸乙酯-甲酸（15∶5∶1）的上层溶液为展开剂展开，取出，晾干，置紫外光灯（365 nm）下检视。供试品色谱中，在与对照药材色谱相应的位置上，显相同的五个橙黄色荧光主斑点；在与对照品色谱相应的位置上，显相同的橙黄色荧光斑点，置氨蒸气中熏后，斑点变为红色[1]。

【含量测定】

（1）高效液相色谱法测定蒽醌类成分

❶ 总蒽醌

a. 色谱条件与系统适用性试验：以十八烷基硅烷键合硅胶为填充剂；以甲醇-0.1%磷酸溶液（85∶15）为流动相；检测波长为 254 nm。理论板数按大黄素峰计算应不低于 3000。

b. 对照品溶液的制备：精密称取芦荟大黄素对照品、大黄酸对照品、大黄素对照品、大黄酚对照品、大黄素甲醚对照品适量，加甲醇分别制成 1 ml 含芦荟大黄素、大黄酸、大黄素、大黄酚各 80 μg，大黄素甲醚 40 μg 的溶液；分别精密量取上述对照品溶液各 2 ml，混匀，即得（1 ml 中含芦荟大黄素、大黄酸、大黄素、大黄酚各 16 μg，含大黄素甲醚 8 μg）。

c. 供试品溶液的制备：取本品粉末（过四号筛）约 0.15 g，精密称定，置具塞锥形瓶中，精密加入甲醇 25 ml，称定重量，加热回流 1 h，放冷，称定重量，用甲醇补足减失的重量，摇匀，过滤。精密量取续滤液 5 ml，置烧瓶中，挥去溶剂，加 8% 盐酸 10 ml，超声处理 2 min，加 CHCl₃ 10 ml，加热回流 1 h，放冷，置分液漏斗中，用少量 CHCl₃ 洗涤容器，并入分液漏斗中，分取 CHCl₃ 层，酸液用 CHCl₃ 提取 3 次，每次 10 ml，合并 CHCl₃ 液，减压回收溶剂至干，残渣加甲醇使溶解，转移至 10 ml 容量瓶中，加甲醇至刻线，摇匀，过滤，取续滤液，即得。

d. 测定法：分别精密量取对照品溶液与供试品溶液各 10 μl，注入液相色谱仪，测定，即得。

本品按干燥品计算，含芦荟大黄素（$C_{15}H_{10}O_5$）、大黄酸（$C_{15}H_8O_6$）、大黄素（$C_{15}H_{10}O_5$）、大黄酚（$C_{15}H_{10}O_4$）和大黄素甲醚（$C_{16}H_{12}O_5$）的总量不得少于 1.5%[1]。

❷ 游离蒽醌

按照高效液相色谱法（2015 年版《中国药典》通则 0512）测定。

a. 色谱条件与系统适用性试验：同❶中总蒽醌项下。

b. 对照品溶液的制备：取❶中总蒽醌项下的对照品溶液，即得。

c. 供试品溶液的制备：取本品粉末（过四号筛）约 0.5 g，精密称定，置具塞锥形瓶中，精密加入甲醇 25 ml，称定重量，加热回流 1 h，放冷，再称定重量，用甲醇补足减失的重量，摇匀，过滤，取续滤液，即得。

d. 测定法：分别精密量取对照品溶液与供试品溶液各 10 ml，注入液相色谱仪，测定，即得。

本品按干燥品计算，含游离蒽醌芦荟大黄素（$C_{15}H_{10}O_5$）、大黄酸（$C_{15}H_8O_6$）、大黄素（$C_{15}H_{10}O_5$）、大黄酚（$C_{15}H_{10}O_4$）和大黄素甲醚（$C_{16}H_{12}O_5$）的总量不得少于 0.20%[1]。

（2）高效液相色谱法测定苯丁酮及二苯乙烯类成分

❶ 色谱条件：色谱柱：以十八烷基硅烷键合硅胶为填充剂（4.6 mm×250 mm，5 μm），保护柱（4.6 mm×12.5 mm，5 μm）；流动相：甲醇-1%冰醋酸溶液（20∶80）；检测波长：280 nm；流速：1.0 ml/min；柱温：35 ℃。

❷ 供试品溶液的制备：称取大黄药材粉末（过 40 目筛）0.5 g，精密称定，置具塞锥形瓶中，精密加入甲醇 25 ml，称重，超声提取 30 min，放冷，以甲醇补足减失重量，摇匀，过滤，取续滤液过微孔滤膜（0.45 μm），即得供试品溶液。

❸ 对照品溶液的制备：精密称取反-3, 5, 4′-三羟基苯乙烯基-4′-O-β-D-葡萄糖苷、4′-羟基苯基-2-丁酮、4′-羟基苯基-2-丁酮-4′-O-β-D-（6″-没食子酰基）-葡萄糖苷各适量，分别加甲醇制成 0.0872 g/L、0.0815 g/L、0.2290 g/L 的溶液，作为对照品溶液。

❹ 测定法：取大黄药材粉末（过 40 目筛）0.5 g，精密称定，依法制备成供试品溶液。精密量取对照品溶液 5 μl、供试品溶液 10 μl，注入液相色谱仪测定，外标法计算含量[5]。

参考文献

[1] 国家药典委员会. 中华人民共和国药典：一部[S]. 北京：中国医药科技出版社，2015：23.

[2] 李萍. 生药学[M]. 北京：中国医药科技出版社，2010：186.

[3] 罗达尚，等. 中华藏本草[M]. 北京：民族出版社，1997：49.

[4] 青海省药品检验所，等. 中国藏药（第一卷）[M]. 上海：上海科学技术出版社，1996：134.

[5] 李丽，等. 大黄药材中苯丁酮及二苯乙烯类成分的含量测定[J]. 北京中医药大学学报，2010, 33（10）：670-672, 675.

◆ 大青盐

ཚྭ་སྔོན་ཚ། （兰察）

HALITUM

本品为卤化物类石盐族湖盐结晶体，主含氯化钠（NaCl）。自盐湖中采挖后，除去杂质，干燥[1]。

【化学成分】

主含氯化钠（NaCl）[1]。

【理化鉴别】

（1）取本品粉末 0.1 g，加水 5 ml 使溶解，加硝酸银试液 1 滴，即生成白色沉淀[1]。

（2）取铂丝，用盐酸湿润后，蘸取少许供试品粉末，在无色火焰中燃烧，火焰即显鲜黄色[1]。

【含量测定】

（1）取本品细粉约 0.15 g，精密称定，置锥形瓶中，加水 50 ml 溶解，加 2%糊精溶液 10 ml、碳酸钙 0.1 g 与 0.1%荧光黄指示液 8 滴，用硝酸银滴定液（0.1 mol/L）滴定至浑浊液由黄绿色变为微红色，即得。1 ml 硝酸银滴定液（0.1 mol/L）相当于 5.844 mg 氯化钠（NaCl）。

本品含氯化钠（NaCl）不得少于 97.0%[1]。

（2）取大青盐供试品粉末 0.25 g，置 50 ml 聚丙烯消解管中，加入 10 ml 50%硝酸溶液，于智能电热消解仪中 120 ℃ 恒温消解至溶液体积为 2~3 ml，放冷，加双氧水 0.5 ml，摇匀，消解赶酸 1 h，取出，冷却至室温，加 0.02%氧化镧溶液至 25 ml，摇匀，直接测定钙。取上述溶液 10 ml，置于 25 ml 容量瓶中，用 0.02%氧化镧溶液稀释至刻线，摇匀，采用标准加入法，用火焰原子吸收光谱法测定大青盐中微量钾、钙和镁的含量。钾、镁的进样浓度均在 0.4~10.0 mg/L，钙在 0.4~ 30.0 mg/L 内遵循朗伯-比尔定律[2]。

参考文献

[1] 国家药典委员会. 中华人民共和国药典[S]. 北京：中国医药科技出版社，2015：22.

[2] 刘晓芳，萨力塔娜提，徐鸿，等. 火焰原子吸收光谱法测定大青盐中微量钾、钙和镁的含量[J]. 中国药房，2012, 23（15）：1389-1391.

◆ 亚大黄

ཆུ་རྩི། （曲杂）

HERBA RHEUM PUMILUM

本品为蓼科植物小大黄（*Rheum pumilum*

Maxim.）的干燥全草[1]。

【化学成分】

本品含蒽醌类：大黄酚（chrysophanol）、大黄素甲醚（physcion）、大黄素（emodin）、大黄素龙胆二糖苷（emodin-gentiobioside）和大黄酚-β-O-D-吡喃葡萄糖苷（chrysophanol-O-β-D-glucopyranoside）[1]；其他成分：正二十六烷酸（n-hexacosnicacid）、β-谷甾醇、谷甾醇葡萄糖苷（sitosterol-3-O-glucoside）、葡萄糖[2]。

【含量测定】

（1）色谱条件：色谱柱 C_{18} 柱（250 mm× 4.6 mm，5 μm）；以乙腈（A）-甲醇（B）-0.1%磷酸（C）为流动相，梯度洗脱，洗脱程序：0~10 min，16% A、8% B、76% C；10~11 min，28% A、13%B、59%C；11~20 min，28%A、13%B、59%C；检测波长 306 nm；柱温 30 ℃；进样量各 10 μl。

（2）对照品溶液的制备：精密称取以五氧化二磷为干燥剂减压干燥 24 h 的虎杖苷 9.08 mg，置 100 ml 棕色容量瓶中，加稀乙醇溶解并稀释至刻线，摇匀，备用。取白藜芦醇 12.16 mg，置 20 ml 棕色容量瓶中，稀乙醇溶解并稀释至刻线，精密量取 1 ml 置 100 ml 棕色容量瓶中，加稀乙醇稀释至刻线，摇匀，备用。取甲基虎杖苷对照品 9.48 mg，置 20 ml 棕色容量瓶中，加稀乙醇溶解并稀释至刻线，摇匀，备用。取上述三种备用液各 1 ml 和 2 ml 分别置 10 ml 棕色容量瓶中，加稀乙醇至刻线，摇匀，即得对照品混合溶液 A（虎杖苷 9.08 μg/ml、白藜芦醇 0.608 μg/ml、甲基虎杖苷 47.4 μg/ml）和对照品混合溶液 B（虎杖苷 18.16 μg/ml、白藜芦醇 1.216 μg/ml、甲基虎杖苷 94.800 μg/ml）。

（3）供试品溶液的制备：取药材细粉（过三号筛）0.1 g，精密称定，置 50 ml 棕色容量瓶中，加稀乙醇适量，超声处理 30 min。放冷，稀乙醇稀释至刻线，摇匀，过滤，取续滤液，即得。

（4）标准曲线的制备：取对照品混合溶液 A 1，5，10，20 μl 和对照品混合溶液 B 15，25 μl 进样，记录色谱图。以进样量为横坐标、峰面积为纵坐标，绘制标准曲线并进行回归计算。

（5）供试品的测定：取亚大黄供试品，按上述方法制备成供试品溶液，进样量 10 μl，依法测定，根据标准曲线计算含量[3]。

参考文献

[1] 卫生部药典委员会. 中华人民共和国卫生部药品标准 藏药（第一册）[S]. 1995：340.

[2] 南京中医药大学. 中药大辞典(上册)[M]. 上海：上海科学技术出版社，2006：332.

[3] 耿家玲，等. HPLC 法测定栽培亚大黄中 3 种成分的含量[J]. 中国药师，2011，14（5）：666-668.

◆ **大 枣**

ཚེ་ཝ་ཁ།（齐必喀）

JUJUBAE FRUCTUS

本品为鼠李科植物枣（*Ziziphus jujuba* Mill.）的干燥成熟果实。秋季果实成熟时采收，晒干[1]。

【化学成分】

（1）生物碱类化合物

大枣中富含生物碱，主要为环肽类和异喹啉类。在环肽类生物碱中，根据其骨架结构又可分为具十三元环的间柄型（Ⅰ）和具十四元环的对柄型（Ⅱ）两个类型，该类化合物具弱碱性。异喹啉类生物碱主要包括在果实中存在的光千金藤碱(stepharine)、N-去甲基荷叶碱(N-nornuciforine)和巴婆碱（asimilobine），枣树根皮中含有异欧鼠李碱（frangulanine）等，枣树叶中存在普洛托品（protopine）、小檗碱（berberine）等。果实中还含有无刺枣碱 A（daechualkoloid A）、吡咯烷型生物碱 daechualkaloidA[2]。

（2）皂苷类化合物

从大枣植物中发现的皂苷类成分主要分布于叶中，以达玛烷型三萜皂苷为主，其苷元母核又可分为I~Ⅲ 3 个类型。其中属于Ⅰ型母核的化合物主要有枣树皂苷（jujubasaponim）Ⅰ~Ⅲ、大枣皂苷(zizyphusaponin)Ⅰ~Ⅲ、酸枣仁皂苷（jujuboside）A 和 B、大枣苷（ziziphin）等；属于Ⅱ型母核的化合物主要有枣树皂苷（jujubasaponin）Ⅳ和Ⅴ；属于Ⅲ型母核的化合物主要有枣树皂苷（jujubasaponin）Ⅵ[2]。

（3）黄酮类物质

从大枣植物中发现的黄酮类成分数量不多，但其总黄酮含量较高，为 0.5~1.5 mg/g，主要分布于果实及叶中。主要为芦丁（rutin），以及黄酮碳苷类化合物，如当药黄素（swertisin）、棘苷（spinosin）、6, 8-二-C-葡萄糖基-2（S）-柚皮素 [6, 8-di-C-glucosyl-2（S）-naringenin] 和 6, 8-二-C-葡萄糖基-2（R）-柚皮素 [6, 8-di-C-glucosyl-2（R）-naringenin] 等。另外，据报道，果实中还存在 3 种酰化黄酮苷，即 acylatedflavuone-c-glycoside Ⅰ、Ⅱ、Ⅲ[2]。

（4）多 糖

大枣含有大量的糖类、有机酸和氨基酸。鲜枣含糖量在 40%以上，干果肉中的含糖量在 81.3%~88.7%,其中还原糖占总糖的 70.8%~95.0%。主要为葡萄糖（glucose），也有果糖（levulose）、蔗糖（sucrose）、由葡萄糖和果糖组成的低聚糖（oligose）、阿拉伯糖（arabinose）及半乳糖（galactose）等。另外还发现，大枣中存在酸性多糖（JDP-A）和中性多糖（JDP-N），其中酸性多糖的单糖组成为：L-鼠李糖（L-rhamnose）、L-阿拉伯糖（L-arabinose）、D-半乳糖（D-galactose）、D-甘露糖（D-mannitose）、D-半乳糖醛酸（D-galacturonic acid）；中性多糖的单糖组成为 L-阿拉伯糖(L-arabinose)、D-半乳糖(D-galactose)、D-葡萄糖（D-glucose）。

（5）有机酸

大枣所含有机酸多数属于三萜酸类,具有较强的生物活性。可分为齐墩果烷型、乌苏烷型和羽扇豆烷型，其中，齐墩果酸（oleanolic acid）、马斯里酸[maslinic acid, 即山楂酸（cratagolic acid）]和齐墩果酮酸（oleanonic acid）等属于齐墩果烷型；熊果酸（ursolic acid）、2α-羟基乌苏酸（2α-hydroxyursolic acid）和乌苏酮酸（ursonic acid）等属于乌苏烷型；桦木酸(白桦脂酸)（betulinic acid）、麦珠子酸（朦胧木酸）（alphitolic acid）和桦木酮酸（白桦脂酮酸）（betulonic acid）等属于羽扇豆烷型。种子中含有油酸(oleic acid)、亚油酸(linoleic acid)、肉豆蔻酸（tetradecylic acid）、棕榈酸（palmic acid）和硬脂酸（octadecoic acid）等。

（6）氨基酸

大枣中还含有多种氨基酸，其中包括天门冬氨酸（aspartic acid）、谷氨酸（glutamic acid）、丙氨酸(alanine)、缬氨酸(valine)、脯氨酸(proline)、丝氨酸（serine）、苯丙氨酸（phenylalanine）、精氨酸(arginine)、亮氨酸(leucine)、赖氨酸(lysine)、

甘氨酸（glycine）、白氨酸（leucine）和天门冬酰胺（asparagine）等[3]。

（7）其他化学成分

大枣中分离得到甾体化合物 nummularogenin、胡萝卜苷和阿魏酸；大枣中还含有大量的 cAMP 和 cGMP；还含有抗坏血酸、VP、VA、VE、VB$_2$、VB$_3$、核黄素（riboflavine）、硫胺素（thiamine）、胡萝卜素（carotene）、尼克素等多种维生素；含有 36 种微量元素，其中主要有 P、K、Mg、Ca、Fe、Zn、Mn 和 Al 等[3]。

【理化鉴别】

取本品粉末 2 g，加石油醚（60~90 ℃）10 ml，浸泡 10 min，超声处理 10 min，过滤，弃去石油醚液，药渣晾干，加乙醚 20 ml，浸泡 1 h，超声处理 15 min，过滤，滤液浓缩至 2 ml，作为供试品溶液。另取大枣对照药材 2 g，同法制成对照药材溶液。取齐墩果酸对照品、白桦脂酸对照品，加乙醇分别制成 1 ml 各含 1 mg 的溶液，作为对照品溶液。按照薄层色谱法（2015 年版《中国药典》通则 0502）试验，量取供试品溶液和对照药材溶液各 10 μl、上述两种对照品溶液各 4 μl，分别点于同一硅胶 G 薄层板上，以甲苯-乙酸乙酯-冰醋酸（14：4：0.5）为展开剂展开，取出，晾干，喷以 10%硫酸乙醇溶液，加热至斑点显色清晰，分别置日光和紫外光灯（365 nm）下检视。供试品色谱中，在与对照药材色谱和对照品色谱相应的位置上，显相同颜色的斑点或荧光斑点[1]。

【含量测定】

（1）环化腺苷酸的含量测定

❶ 高效液相色谱法

a. 色谱条件：以十八烷基硅烷键合硅胶为填充剂（4.6 mm×250 mm，5 μm）色谱柱，检测波长 254 nm，柱温：30 ℃。流动相 A：0.05 mol/L KH$_2$PO$_4$，流动相 B：甲醇，梯度洗脱：0~25 min，10%B；25~30 min，10%~50%B；30~40 min，50%B；40~50 min，10%B，流速 1 ml/min。

b. 标准曲线的绘制：取环磷酸腺苷对照品 10.2 mg，精密称定，置于 100 ml 容量瓶中，用超纯水溶解并定容至刻线，制备成 102 mg/L 对照品储备液，稀释配制成 50.00，25.00，12.50，6.25，3.12，1.56 mg/L 系列标准溶液。取上述各标准溶液 10.0 μl，注入高效色谱仪，平行进样，按上述色谱条件测定环磷酸腺苷峰面积，以进样量为横坐标（X）、平均峰面积为纵坐标（Y）绘制标准曲线，进行回归分析。

c. 供试品溶液的制备：大枣药材在-20 ℃ 冷冻，粉碎，精密称取大枣样品粉末 1 g，加水约 20 ml，超声 30 min，过滤，置于 25 ml 容量瓶中，定容至刻线，过 0.45 μm 微孔滤膜，即得。

d. 供试品的测定：称取大枣样品，按照上述方法制备供试品溶液，分别进样 25.0 μl，测定环磷酸腺苷峰面积，并根据标准曲线计算样品中 cAMP 含量[4]。

❷ 高效毛细管电泳法

a. 电泳条件：毛细管使用前分别用甲醇、0.1 mol/L NaOH 溶液、稀盐酸、重蒸水和电泳缓冲液依次冲洗 5 min。两次进样间，在 15 kV 电压下用缓冲液冲洗 5 min。以 0.2 mol/L 硼砂缓冲体系（pH 9.48）及 10 m mol/L 添加剂 β-CD 为电泳缓冲溶液，未涂层熔融毛细管[68.5 cm×75 μm（I.D.），有效长度为 60 cm]为分离通道，压力进样（20 Psi），运行电压 15 kV，温度 25 ℃，进样时间为 5 s，在检测波长 250 nm 下进行检测。

b. 标准曲线的绘制分别精密称取环磷酸腺苷对照品 5.005 mg、槲皮素对照品 4.005 mg、芹菜素对照品 1.003 mg，加 1 ml 无水甲醇分别配制成浓度为 5.005 mg/ml 的 cAMP 对照品溶液、4.005 mg/ml 槲皮素对照品溶液和 1.003 mg/ml 芹菜素对照品溶液，超声脱气 5 min，制成混合对照品储备液，成倍递减稀释成八组溶液。八组溶液中 cAMP 浓度分别为 0.529，0.265，0.132，0.066，0.033，0.165，0.088，0.044 mg/ml；芹菜素浓度分别为 0.176，0.088，0.044，0.022，0.011，0.0056，0.0028，0.0014 mg/ml；槲皮素浓度分别为 0.282，0.142，0.071，0.035，0.018，0.009，0.0044，0.0022 mg/ml。在上述电泳条件下，平行进样测定，分别以 cAMP、芹菜素和槲皮素三个化合物的峰面积为纵坐标，以进样量为横坐标，绘制标准曲线，求得线性回归方程。

c. 供试品溶液的制备：取 50 ℃ 烘干的大枣果肉粉末 20.0 g，精确称取，加入 200 ml 蒸馏水浸泡 2 h，加热回流 3 次，每次 2 h，过滤，合并三次提取液，浓缩至浸膏状，加水稀释至 1 g/ml，上样于已活化好的 AB-8 型大孔吸附树脂柱，先采用 400 ml 蒸馏水冲洗除杂，后用 30%乙醇溶液 400 ml 洗脱，控制流速为 1.5 ml/min 左右，收集上述 30%乙醇洗脱液，浓缩干燥，残渣加甲醇溶解稀释，配制成 1.0 mg/ml 的溶液，经 0.45 μm 滤膜过滤，即得供试品溶液。

d. 供试品的测定：称取大枣样品，按照上述方法制备供试品溶液，在上述电泳条件下进样，根据 3 个成分的峰面积及其回归方程，计算得大枣样品中 cAMP、芹菜素、槲皮素的含量[5]。

❸ Q-TOF/MS 法

a. 亲水色谱条件：Xbride amide 色谱柱（4.6 mm×250 mm×3.5 μm），流动相 A 为 20 mmol/L CH_3COONH_4+0.2% CH_3COOH 水溶液，流动相 B 为乙腈，流速为 0.8 ml/min，检测波长 254 nm，室温（20~25 ℃），进样量为 20 μl，洗脱程序为 T：0~5~20~25~30 min，B：85%~80%~75%~50%~ 50%。

b. 电喷雾四极杆飞行时间质谱条件：进入 ESI-Q-TOF/MS 的流动相流速为 0.4 ml/min。ESI 正离子模式；扫描范围：50~500 amu；干燥气流速：10.0 L/min；喷雾气压：275.8 kPa；气体温度：300 ℃；毛细管电压：4.0 kV；破碎电压：120 V；锥孔电压：60 V；参比液：m/z 121.0509、922.0098；分辨率：9500±500（922.0098）。

c. 标准曲线的绘制：准确称取 10.0 mg 环磷酸腺苷（cAMP）标准样品，放入 10 ml 容量瓶中，用超纯水定容至刻线，配成 1 mg/ml 的标准储存液。量取一定体积的标准储备液，采用 90%乙腈稀释至一定体积，配成不同浓度（0.01，0.05，0.10，0.20，0.50，1.00，5.00，10.00，50.00 μg/ml）的标准溶液。按上述色谱-质谱条件进样分析，测定 cAMP 的峰面积，以 cAMP 的浓度（μg/ml）为横坐标、峰面积为纵坐标，绘制标准曲线，并求得回归方程。

d. 供试品溶液的制备：精密称取大枣果肉粉末（过 40 目筛）样品 0.5 g，置于 50 ml 具塞锥形瓶中，加入 50 ml 超纯水，超声提取 20 min，重复提取一次，过滤，滤液合并，蒸干，加入 5 ml 90%乙腈溶液，超声 2 min，过 0.45 μm 微孔滤膜后作为供试品溶液。

e. 样品含量测定：取大枣样品，按上述方法制成供试品溶液，按上述色谱条件进样测定，将测得结果带入标准曲线回归方程进行计算，得到大枣中 cAMP 的含量[6]。

（2）有机酸的含量测定

❶ 色谱条件：以十八烷基硅烷键合硅胶色谱柱（4.6 mm×150 mm）。流动相：乙腈：甲醇-水（70：16：14）。检测波长：215 nm，流速 0.8 ml/min。

理论塔板数按齐墩果酸峰计算不得低于 1500, 保留时间约 7.9 min。

❷ 对照品溶液的制备：精密称取齐墩果酸对照品 4.12 mg, 置 50 ml 容量瓶中, 加甲醇溶解并稀释至刻线, 摇匀, 即得（1 ml 对照品溶液含齐墩果酸 0.0824 mg）。

❸ 供试品溶液的制备：取药材大枣粉末 4 g, 精密称定, 加石油醚（60~90 ℃）20 ml, 浸泡 10 min, 超声处理 10 min, 过滤, 弃去石油醚液, 滤渣晾干, 放入索氏提取器中, 加乙醚溶液适量, 回流 2 h, 取出, 放冷。过滤, 乙醚提取液低温回收乙醚至约 1 ml, 用甲醇定量转移至 50 ml 容量瓶中, 加甲醇稀释至刻线, 摇匀, 作为供试品溶液。

❹ 样品的测定：取大枣样品, 按上述方法制成供试品溶液, 分别量取对照品溶液和供试品溶液各 20 µl, 注入高效液相色谱仪, 测定[7]。

（3）黄酮类的含量测定

❶ 色谱条件：色谱柱 ODS 柱（4.6 mm×250 mm, 5 µm）；流动相为乙腈-0.4%醋酸水溶液（20：80）；柱温：室温；流速：1.0 ml/min；检测波长为 360 nm；进样量 10 µl。

❷ 标准曲线的绘制：取芦丁对照品 10.00 mg, 精密称定, 置 10 ml 容量瓶中, 加流动相适量, 超声溶解, 稀释至刻线, 摇匀。精密量取 5.00 ml, 置 50 ml 容量瓶中, 稀释至刻线, 摇匀, 制成浓度为 0.1 mg/ml 芦丁对照品储备液。精密量取芦丁对照品储备液 0.25, 0.5, 1.0, 2.0, 4.0, 10.0 ml, 分别置 10 ml 容量瓶中, 用流动相稀释制成 2.5, 5.0, 10.0, 20.0, 40.0, 100.0 µg/ml 的系列对照品溶液。精密量取上述对照品溶液 10 µl, 分别注入高效液相色谱仪, 在上述色谱条件下进行分析测定。以峰面积为纵坐标（Y）、芦丁对照品溶液浓度为横坐标（X）, 绘制标准曲线, 求得回归方程。

❸ 供试品溶液的制备：取红枣适量, 用剪刀剪成一定的小块, 取约 5 g, 精密称定, 置具塞锥形瓶中, 精密加入 50%乙醇 40 ml, 称定重量, 充分振摇后, 超声处理 30 min, 放冷, 精密称定, 用 50%乙醇补足减失的重量, 浸提 24 h, 过滤, 取续滤液适量, 经有机滤膜过滤器（0.45 µm）过滤, 即得。

❹ 样品含量测定：取大枣样品, 按上述方法制成供试品溶液, 按上述色谱条件进样测定, 将测得结果带入标准曲线回归方程进行计算, 得到大枣中芦丁的含量[8]。

参考文献

[1] 国家药典委员会. 中华人民共和国药典：一部[S]. 北京：中国医药科技出版社, 2015：22.

[2] 张采, 等. 大枣化学成分研究概况[J]. 中国现代中药, 2011, 13（11）：49-51.

[3] 牛继伟. 大枣化学成分研究[D]. 咸阳：西北农林科技大学, 2008.

[4] 郜文, 丁兆毅. HPLC 法测定大枣环磷酸腺苷（c-AMP）的含量[J]. 首都医科大学学报, 2011, 32（3）：375-378.

[5] 高瑞斌, 等. 高效毛细管电泳同时测定大枣中环磷酸腺苷、芹菜素及槲皮素[J]. 食品工业科技, 2014, 35（9）：282-285.

[6] 赵恒强, 等. UAE-HILIC-DAD-ESI-Q-TOF/MS 法测定大枣中的环磷酸腺苷[J]. 食品研究与开发, 2013, 34（18）：46-50.

[7] 陈静. 大枣齐墩果酸含量测定[J]. 实用中西医结合临床, 2004, 4（1）：68-69.

[8] 耿武松, 王雨黉. 不同来源大枣中有效成分芦丁含量的比较研究[J]. 现代中药研究与实践, 2011, 25（6）：69-71.

◆ 藤子

མཚན་པ་ནོ་ས། （青巴肖夏）

SEMENENTADAE PHASEOLODIUM

本品为豆科植物榼藤子[*Entada phaseoloides* (Linn.) Merr.]的干燥成熟种子。秋、冬两季采收成熟果实，取出种子，干燥[1]。

【化学成分】

榼藤子含有榼藤子皂苷 A、榼藤皂苷 B、微量的生物碱、苷类、糖及脂肪[2]。

【理化鉴别】

（1）取本品种仁粉末 1 g，加甲醇 15 ml，超声处理 30 min，过滤，滤液蒸干，残渣加甲醇 1 ml 使溶解，作为供试品溶液。另取榼藤子仁对照药材 1 g，同法制成对照药材溶液。按照薄层色谱法（2015 年版《中国药典》通则 0502）试验，量取上述两种溶液各 5~10 μl，分别点于同一硅胶 G 薄层板上，以正丁醇-乙酸乙酯-水（4：1：5）的上层溶液为展开剂，预饱和 15 min，展开，取出，晾干，喷以 5%香草醛硫酸溶液，在 105 ℃ 加热至斑点显色清晰。供试品色谱中，在与对照药材色谱相应的位置上，显相同颜色的斑点[1]。

（2）取本品粉末 1 g，加甲醇 15 ml，超声处理 20 min，过滤，滤液蒸干，残渣加甲醇 1 ml 使溶解，作为供试品溶液。另取榼藤子对照药材 1 g，同法制成对照药材溶液。按照薄层色谱法（2015 年版《中国药典》通则 0502）试验，量取上述两种溶液各 10 μl，分别点于同一硅胶 GF254 薄层板上，以水饱和的正丁醇溶液为展开剂展开，取出，晾干，置紫外光灯（254 nm）下检视。供试品色谱中，在与对照药材色谱相应的位置上，显相同颜色的荧光斑点；喷以 1%香草醛硫酸溶液，立即检视，供试品色谱中，在与对照药材色谱相应的位置上，显相同颜色的斑点[3]。

【含量测定】

总皂苷的含量测定。

（1）色谱条件：ODS-AP C18 色谱柱（416 mm×250 mm，5 μm）；流动相乙腈（A）-水（B）；梯度洗脱：0~20 min，2%~5% A；20~25 min，5%~10% A；25~40 min，10%~20% A；40~55 min，20%~30%A；55~80 min，30%~35% A。检测波长 212 nm；流速 1.0 ml/min；进样量 10 μl；柱温 25 ℃；停止时间 80 min[4]。

（2）对照品溶液的制备：精密称取对照品榼藤子皂苷 Rheediinosede B 约 5 mg，置于 10 ml 容量瓶中，加甲醇溶解，定容。精密量取 7.5 ml，置于 25 ml 容量瓶中，用甲醇定容至刻线，制成 1 ml 含有 0.175 mg 的对照品溶液，备用。

（3）供试品溶液的制备：精密称取 10.57 mg 榼藤子总皂苷，置于 10 ml 容量瓶中，加甲醇溶解，定容，即得 1 ml 含有 1.057 mg 的供试品溶液。

（4）标准曲线的绘制：分别精密量取 0.9,1.2,1.5,2.0,2.5,3.5 ml 榼藤子皂苷 Rheediinosede B 对照品溶液，分别挥干溶剂，依次加入 0.5 ml 8%香草醛乙醇溶液和 5.0 ml 72%浓硫酸，混匀后置 60 ℃ 恒温水浴中加热 1 h，冰浴 15 min。以 0.5 ml 8%香草醛乙醇溶液和 5.0 ml 72%浓硫酸为空白对照，在 546 nm 处用酶标仪测定吸光度，以对照品的质量浓度（mg/ml）为横坐标、吸光度 A 为纵坐标绘制标准曲线，进行线性回归，得 Rheediinosede

B 回归方程。

（5）测定法：取本品适量，按上述方法制成供试品溶液，同法显色后测定吸光度值，计算樝藤子总皂苷的含量[5]。

参考文献

[1] 国家药典委员会. 中华人民共和国药典[S]. 北京：中国医药科技出版社，2015：364.

[2] 福建省医药研究所. 福建药物志（第一册）[M]. 福州：福建人民出版社，1979：208-09.

[3] 彭霞，等. 傣药材樝藤子质量标准研究[J]. 中国民族医药杂志，2008，14（2）：56-57.

[4] 肖二，等. 樝藤子生品与炮制品 HPLC 指纹图谱研究[J]. 中国中药杂志，2010（23）：3140-3143.

[5] 刘明庆，肖二，熊慧，等. 樝藤子总皂苷的提取纯化及含量测定[J]. 中国医院药学杂志，2012，32（006）：467-468.

◆ 麻 雀

མཆིལ་པ། （切而哇）

PASSER MONTANUS

本品为雀科动物麻雀[*Passer montanus* (Linnaeus)]，以脑、肉、粪入药。四季可捕杀麻雀，取头，鲜用或晾干，研细；除去内脏、爪，将肉晾干，研细或鲜用；收集粪便，捡净泥土，晒干[1]。

【化学成分】

粪便含灰分 33.7%、总氮量 5.66%、氨 0.22%。

参考文献

[1] 青海省药品检验所，等. 中国藏药（第一卷）[M]. 上海：上海科学技术出版社，1996：71.

◆ 玛 瑙

མཆོང་། （琼）

AGATE

本品为硅氧化物矿物石英族石英的隐品质变种 Agate，主含二氧化硅（SiO_2）。采收后，除去杂质[1]。

【化学成分】

本品主要成分为二氧化硅（SiO_2）。纯品含 Si 53.3%、O 46.7%，并含有铁、钴、镍等杂质盐类[1]。

【理化鉴别】

（1）将药材少许，置于氟化氢及氢氧化钾溶液中，能溶于此两种溶液中[2]。

（2）取玛瑙粉末，用磷酸溶解，待稍冷却后以水稀释，加入甲基红 2 滴，以氨水中和，并加入吡啶溶液，搅拌，出现白色絮状沉淀（检查 Si）[3]。

参考文献

[1] 罗达尚，等. 中华藏本草[M]. 北京：民族出版社，1997：4.

[2] 郑宏钧，等. 现代中药材鉴别手册[M]. 北京：中国医药科技出版社，2001：1076.

[3] 中国医学科学院，等. 中药志（第六册）[M]. 北京：人民卫生出版社，1998：334.

◆ 大托叶云实

འཇམ་འབྲས། （甲木哲）

SEMEN CAESALOINIAE CRISTAE

本品为豆科植物大托叶云实（*Caesalpinia crista* L.）的干燥成熟种子，果实成熟时采收[1]。

【化学成分】

本品含羽扇豆醇、白桦脂酸、3-去氧苏木查尔酮、3-hydroxy-1-（4-hydroxy-3-methoxy-phenyl）-1-propanone、苏木查尔酮、没食子酸甲酯、儿茶素醋酸酯[2]、齐墩果酸、二十五碳酸单甘油酯、26-羟基-二十六碳酸单甘油酯、豆甾醇[3]、木犀草素-7-*O*-葡萄糖苷、牡荆素、3β-acetoxy-30-norlupan-20-one、3-羟基-*N*-甲基-脯氨酸[4]。

【理化鉴别】

取本品粗粉 1 g，加乙醇 10 ml，浸泡 24 h，过滤，取滤液置白瓷皿上水浴蒸干，加三氯化锑试液，立即产生紫褐色[1]。

参考文献

[1] 卫生部药典委员会. 中华人民共和国卫生部药品标准　藏药（第一册）[S]. 1995：3.

[2] OGAWAK, AOKII, SASHIDAY. Caesaljapin：a cassane diterpenoid from Caesalpinia decapetala var. Japonica[J]. Phytochemistry, 1992, 31（8）：2897-2898.

[3] 李茂星, 张承忠, 李冲. 云实化学成分研究[J]. 中药材, 2002, 25（11）：794-795.

[4] 李茂星, 贾正平, 张承忠, 等. 云实化学成分研究 II [J]. 中草药, 2004, 35（7）：741-742.

◆ 异叶青兰

འབྲུག་རྩི་ཅེན་པོ། （吉孜青保）

LIGNUM XANTHOCERAIS SORBIFOLIAE

本品为唇形科植物异叶青兰（*Dracocephalum heterophyllum* Benth.）的干燥地上部分[1]。于 6~7 月花开时采收，除去杂质，晾干[1]。

【化学成分】

全草含挥发油、黄酮、多糖、帖类和木脂素等，含量较高的有亚麻酸、亚麻酸甲酯、亚麻酸乙酯、亚油酸、亚油酸甲酯、亚油酸乙酯、二亚油酸甘油酯、1-亚油酸-3-棕榈酸-甘油酯、香茅醇、豆甾醇、β-谷甾醇、2-乙酰基苯甲醛、木犀草素-5-*O*-葡萄糖苷、木犀草素-7-*O*-β-D-半乳糖苷、木犀草素-7-*O*-芸香糖苷等[2-3]。

【理化鉴别】

（1）薄层色谱法：吸附剂为硅胶 G250~300 目、以 0.5% CMC-Na 水溶液制板，105 ℃ 活化 40 min。取滤液点样。展开剂为石油醚-乙酸乙酯（3：1），展距 12 cm。于紫外光灯下（λ=253.7 nm）观察，显 5 个荧光斑点；喷 5%硫酸香草醛试液，显 5 个斑点[4]。

（2）化学鉴别：取本品粗粉 2 g，加乙醇 10 ml，浸渍 1 h，过滤，取滤液 1 ml，加水 0.3~0.4 ml 稀释，加 5%亚硝酸钠、5%硝酸铝溶液各 3 滴，加

10%氢氧化钠 3~5 滴，溶液显樱红色[1]。

【含量测定】

（1）HPLC 法测定不同产地异叶青兰中齐墩果酸和乌苏甲酯的含量

❶ 色谱条件：C₁₈反相柱（4.6 mm×250 mm，5 μm）；流动相：甲醇-0.1%冰乙酸水溶液（86：14）；体积流量：1 ml/min；柱温：25 ℃；检测波长：210 nm；进样量：10 μl。

❷ 对照品溶液的制备：精密称取干燥至恒重的齐墩果酸对照品 12.0 mg，置于 10 ml 容量瓶中，加入适量甲醇稀释至刻线，摇匀即得 1.2 mg/ml 齐墩果酸对照品储备液；精密称取干燥至恒重的乌苏甲酯对照品 17.0 mg，置于 10 ml 容量瓶中，加入适量甲醇溶解，定容至刻线，摇匀即得 1.7 mg/ml 乌苏甲酯对照品储备液；精密量取齐墩果酸和乌苏甲酯储备液各 1 ml，置于 10 ml 容量瓶中，加甲醇定容至刻线，摇匀，得齐墩果酸 0.12 mg/ml 和乌苏甲酯 0.17 mg/ml 的混合对照品溶液，备用。

❸ 供试品溶液的制备：各批异叶青兰药材于 80 ℃下恒温干燥 6 h，粉碎，分别精密称取异叶青兰粉末 1.0 g（过 40 目筛），置具塞三角烧瓶中，加入甲醇 20 ml，超声提取 1 h，放冷，过滤，滤渣加入少量甲醇，超声洗涤 2 次，合并滤液至 25 ml 容量瓶中，加甲醇定容至刻线，摇匀，0.45 μm 微孔滤膜过滤，即得。

❹ 标准曲线的绘制：精密量取混合对照品溶液 6, 8, 10, 12, 14 μl，依次进样，按选定色谱条件测定峰面积，以峰面积为纵坐标（Y）、进样量为横坐标（X）绘制标准曲线，进行线性拟合，得回归方程。

❺ 样品的测定：精密量取样品溶液 10 μl，注入高效液相色谱仪中，按已选定的色谱条件测定，测定峰面积积分值，根据标准曲线，按外标法计算样品溶液中齐墩果酸和乌苏甲酯含量[5]。

（2）HPLC 法测定异叶青兰中迷迭香酸的含量

❶ 色谱条件：色谱柱：Kromasil C₁₈ 柱（4.6 mm×150 mm，5 μm），流动相：甲醇-1.5%乙酸水溶液（38：62），检测波长 330 nm，柱温 25 ℃，流速 1.0 ml/min。

❷ 对照品溶液的制备：精密称取迷迭香酸对照品 7.64 mg，置于 25 ml 棕色容量瓶中，用甲醇定容至刻线；分别取 0.5, 2.0, 3.5, 5.0, 6.5 ml 置于 10 ml 棕色容量瓶中，加甲醇稀释至刻线，制成一系列不同浓度的溶液。

❸ 供试品溶液的制备：精密称定干燥药材粉末约 1 g，置于 50 ml 具塞锥形瓶中，加入甲醇 10 ml，称定重量，浸泡 30 min，用超声避光提取 30 min，取出放冷，称定重量，用甲醇补足减失的重量，摇匀，用 0.45 μm 微孔滤膜过滤，即得供试品溶液。

❹ 线性关系考察：精密量取对照品溶液 15 μl，然后进样分析，以对照品的进样量（X, μg）为横坐标、峰面积积分值（Y）为纵坐标，进行性线性拟合，绘制标准曲线，得迷迭香酸线性回归方程。

❺ 测定法：精密量取供试品溶液 15 μl，注入液相色谱仪，在上述色谱条件下进行测定。每样平行测定 3 份，计算样品中迷迭香酸的含量[6]。

参考文献

[1] 卫生部药典委员会. 中华人民共和国卫生部药品标准　藏药（第一册）[S]. 1995：40.

[2] 周姗姗. 异叶青兰化学成分及活性初步研究 [D]. 兰州：兰州大学，2013.

[3] 牛宝静，等. 异叶青兰的化学成分研究[J]. 中草药，2013, 44（2）：147.

[4] 青海省药品检验所, 等. 中国藏药（第一卷）[M]. 上海：上海科学技术出版社, 1996：147.

[5] 罗智敏, 等. HPLC 测定不同产地异叶青兰中齐墩果酸和乌苏甲酯的含量[J]. 分析试验室, 2009, 28（B05）：8-10.

[6] 关新莉, 等. HPLC 法测定异叶青兰中迷迭香酸的含量[J]. 新疆医科大学学报, 2013, 36（9）：1285-1286.

◆ 珍珠母

ཉ་ཕྱིས།（聂西）

MARGARITIFERA CONCHA

本品为蚌科动物三角帆蚌[*Hyriopsis cumingii*（Lea）]、褶纹冠蚌[*Cristaria plicata*（Leach）]或珍珠贝科动物马氏珍珠贝 [*Pteria martensii*（Dunker）]的贝壳。去肉, 洗净, 干燥[1]。

【化学成分】

珍珠母含碳酸钙90%以上, 有机物达 0.34%, 尚含少量镁、铁、硅酸盐、硫酸盐和氧化物, 并含多种氯基酸和蛋白质[2]。

【理化鉴别】

取本品粉末, 加稀盐酸, 即产生大量气泡, 过滤, 滤液显钙盐的鉴别反应[1]。

【含量测定】

（1）乙二胺四乙酸二钠标准滴定液（EDTA液）的标定：取于 800 ℃ 灼烧至恒重的基准物氧化锌 0.12 g, 精密称定, 加稀盐酸 3 ml 使溶解, 加水 25 ml, 加 0.025%甲基红的乙醇液 1 滴, 滴加氨试液至溶液显微黄色, 加水 25 ml 与氨-氯化铵缓冲液（pH=10.0）10 ml, 加铬黑 T 指示剂少量, 用 EDTA 液滴定至溶液由紫色变为纯蓝色, 并将滴定液的结果用空白实验校正。1 ml EDTA二钠（0.05 mol/L）相当于 4.069 mg 的氧化锌。根据 EDTA 液的消耗量与氧化锌的取用量, 算出 EDTA 液的浓度, 即得。计算公式：

$$c=0.05 \times m \div [0.004\,069(V_1-V_2)]$$

式中　c——EDTA 液浓度, g/ml；

　　　m——基准氧化锌的质量, g；

　　　V_1——EDTA 液用量, ml；

　　　V_2——空白试验 EDTA 液用量, ml。

（2）测定方法：取样品细粉约 0.15 g, 精密称定, 置锥形瓶中, 加稀盐酸 10 ml, 加热使其溶解, 加水 20 ml 与甲基红指示液 1 滴, 滴加 10%氢氧化钠溶液至显黄色, 继续多加 10 ml, 加钙黄绿素指示剂少量, 用 EDTA 二钠标准滴定液滴定至溶液黄绿色消失, 显橙色, 并将滴定液的结果用空白实验校正, 计算含量[3]。每份平行测定 5 次, 含量取其平均值。1 ml EDTA 液（0.05 mol/L）相当于 5.004 mg 碳酸钙。

参考文献

[1] 国家药典委员会. 中华人民共和国药典：一部[S]. 北京：中国医药科技出版社, 2015：232.

[2] 杨卫平, 等. 新编中草药图谱及常用配方（六）[M]. 贵阳：贵州科技出版社, 2010：175.

[3] 韦正, 等. 石决明、牡蛎、珍珠母三味平肝潜阳药碳酸钙的含量测定及其比较研究[J]. 中药与临床, 2012（4）：10-13.

◆ 天 冬

ཉེ་ཤིང་ （聂相）

REDIX ASPARAGI

本品为百合科植物天冬[*Asparagus cochinchinensis* (Lour.) Merr.] 的干燥根。秋冬两季采挖，洗净，除去茎基和须根，置于沸水中煮或蒸至透心，趁热除去外皮，洗净、干燥[1]。

【化学成分】

本品含有氨基酸类成分，如天冬酰胺、瓜氨酸、丝氨酸、苏氨酸、脯氨酸、甘氨酸等 19 种氨基酸；含有苷类成分，如雅姆皂苷元、薯蓣皂苷元、萨尔萨皂苷元、菝葜皂苷元等；含有多糖类成分，如天冬多糖 (asparagus polysaccharide) A、B、C、D；还含有 β-谷甾醇、5-甲氧基甲基糖醛 (5-methoxy-mothyl-fural)、葡萄糖、果糖。

【理化鉴别】

（1）取样品粉末置于白瓷板上，于 356 nm 紫外光灯下观察，显乳白色荧光[2]。取断面平整软片，置于紫外光灯下观察，皮部和木质部显蓝紫色荧光。

（2）薄层色谱法

取本品粉末 2 g，加入 15 ml 甲醇冷浸，过夜后过滤。滤液浓缩、挥干，加入甲醇溶解。点于硅胶薄层版上，以 CHCl₃-甲醇（1∶1）为展开剂展开，于紫外光灯下观察，可见 2 个蓝色斑点。

❶ β-谷甾醇的鉴别：

硅胶 G 与 0.5%的 CMC-Na 溶液以 1∶3 混匀铺板，干燥后在 105 ℃ 的烘箱中活化 30 min。称取本药材粉末（过 40 目筛）4 g，用 40 ml 石油醚回流提取 6 h，过滤，滤渣用石油醚洗涤，合并滤液，置于水浴上蒸发干净，残留物用石油醚溶解，置于 2 ml 容量瓶中，并定容至刻线，即得供试品溶液。取样品液和 β-谷甾醇对照品，点于制好的硅胶板上，以石油醚-乙酸乙酯-甲酸（5∶1∶0.06）为展开剂展开，取出，晾干，喷以 10%硫酸乙醇溶液，105 ℃ 加热 4~5 min。供试品色谱中，在与对照品相应位置显相同颜色的斑点[3]。

❷ 氨基酸的鉴别：

薄层板的制备步骤同上。称取本药材粉末（过 40 目筛）1 g，加入 40 ml 无水乙醇，在室温下浸泡过夜，然后把浸泡液过滤，滤液挥发干净，挥发剩余的残留物用甲醇溶解，置于 2 ml 容量瓶中，定容至刻线，制成供试品溶液。取样品点于制好的硅胶板上，并取精氨酸、苏氨酸、缬氨酸、亮氨酸和 L-天冬酰胺的对照品作为对照，以正丁醇-乙酸-乙醇-水（4∶1∶1∶2）作为展开剂展开，取出，晾干，喷以茚三酮溶液，于 105 ℃ 加热 5 min。在与对照品色谱相应的位置上显相同颜色斑点。除了 L-天冬酰胺为浅黄色以外，其余氨基酸均显紫红色斑点[3]。

【含量测定】

（1）多糖的测定

将无水葡萄糖在 105 ℃ 干燥至恒重，取 34.7 mg 置于 100 ml 容量瓶中，用水定容至刻线，摇匀，作为对照品溶液。精密量取对照品溶液 0.1、0.2、0.3、0.4、0.5、0.6 ml，分别置于 10 ml 刻线试管中，摇匀，在冰水浴中缓慢加入 0.2%蒽酮-硫酸溶液稀释至刻线，混匀并放置。在水浴中保温 10 min，取出，立即置于冰水浴中冷却 10 min，取出。以未加对照品的相应试剂作为空白对照，按照紫外-

可见分光光度法测定在 582 nm 波长处的吸光度。以浓度为横坐标、吸光度为纵坐标，绘制标准曲线，得到回归方程。

取天冬粉末 60 g，放置于索氏提取器中，用 20 倍石油醚回流提取 4 h，过滤，药渣挥干；用 20 倍乙醇回流提取 4 h，过滤，药渣挥干；转移至圆底烧瓶中，用 20 倍体积水回流提取 4 h，提取液浓缩，加入 1%活性炭脱色，过滤。滤液加入乙醇，使之含醇量达到 80%，然后将滤液静置过夜，过滤，滤渣用乙醚、丙酮、无水乙醇反复洗涤，得到天冬多糖。精确称取天冬多糖 16 mg，置于 50 ml 容量瓶中，加水定容至刻线，即得供试品溶液。按照与上述标准曲线绘制方法相同的操作，利用标准曲线计算单糖浓度，并计算天冬中糖类的含量[4]。

（2）菝葜皂苷元的测定

精密称取菝葜皂苷元对照品，加入 CHCl$_3$-乙醇（1：1）制成 1 ml 含有 0.5 mg 对照品的溶液。精密量取对照品溶液 1，3，5，7，9 ml，分别点于同一上述硅胶 G 薄层板上，以 CHCl$_3$-正己烷-乙酸乙酯（10：10：0.5）展开约 15 cm，取出并晾干，用同一展开剂进行二次展开。用 8%香草醛无水乙醇液-25 ml 水、50 ml 浓硫酸、25 ml 乙醇混合液（1：5）作为显色剂进行显色，70 ℃烘至斑点清晰，显示皂黄色斑点。薄层扫描条件测定各斑点峰面积积分值。以菝葜皂苷元对照品点样量为横坐标、斑点峰面积积分值为纵坐标进行回归计算，绘制标准曲线。

将药材粉碎，过 40 目筛。精密称取 2 g，加入盐酸 10 ml 和蒸馏水 80 ml，浸泡过夜，置于水浴上回流水解 2 h，放置至室温，过滤。滤渣用水洗涤，置于烘箱中 100 ℃ 干燥 1 h，加入石油醚，用索氏提取器回流提取 3 h。提取液回收石油醚，挥干，用 CHCl$_3$-乙醇（1：1）混合液溶解，置于 2 ml 容量瓶中，定容至刻线，作为供试品溶液。将供试品溶液按照与上述标准曲线绘制方法相同的操作测定，利用标准曲线计算菝葜皂苷元浓度，并计算天冬中菝葜皂苷元的含量[5]。

参考文献

[1] 国家药典委员会. 中华人民共和国药典：一部[S]. 北京：中国医药科技出版社，2015：55.

[2] 杜旭华. 抗癌植物药的开发研究：Ⅳ，中药天冬的多糖类抗癌活性成分的提取与分离[J]. 沈阳药学院学报，1990，7（3）：197-200.

[3] 李敏，费曜，王琦，等. 天冬药材的薄层层析研究[J]. 世界科学技术：中医药现代化，2003，5（5）：45-47.

[4] 张庆红. 硫酸-蒽酮法测定天冬中多糖含量[J]. 中国现代中药，2008，10（8）：18-19.

[5] 李敏，费曜. 天冬中菝葜皂苷元含量测定方法的探讨[J]. 现代中药研究与实践，2004，18（4）：34-37.

◆ 叉分蓼

སྣ་ལོ།（尼阿洛）

HERBAPOLYGONIDIVARICAI

本品是蓼科植物叉分蓼（*Polygonum divaricatum* L.）的干燥地上部分[1]。

【化学成分】

叉分蓼全草含金丝桃（hyperoside）、槲皮甘

（qucrcitrin）、山奈酚（kaempferol）、杨梅树皮素（myricetin）、儿茶精（catechin）等黄酮类化合物[2]；又分蘖的嫩茎含有丰富的氨基酸、维生素、微量元素及有机酸等成分[3]。

参考文献

[1] 卫生部药典委员会. 中华人民共和国卫生部药品标准　藏药（第一册）[S]. 1995：340.

[2] 国家中医药管理局《中华本草》编委会. 中华本草（蒙药卷）[M]. 上海：上海科学技术出版社，2004：97.

[3] 李金昶. 叉分蓼的营养成分研究[J]. 食品科学，1994（6）：52-53.

◆ 鸡蛋参

ཉི་བ（尼哇）

RHIZOMA CODONOPSIS CONVOL VULACEAE

本品为桔梗科植物鸡蛋参（*Codopopsis convolvulacea* kurz）的干燥地下块茎。秋季挖取块茎，洗净泥土，晒干[1]。

【化学成分】

本品含蒲公英萜酮（taraxerone）、蒲公英萜醇（taraxerol）、莽草酸（shikimic acid）、丁香脂素（sy-ringaresinol）、豆甾醇（stigmasterol）[2]、(2*E*)-2-乙基-二十九-2-烯醛、1,2-丙二醇双十七酸酯、豆甾烷醇、α-菠甾酮、二十五烷、木栓酮、β-香树脂醇乙酸、羽扇豆醇乙酯等[3]。

【理化鉴别】

（1）取本品粗粉 2 g，加水 20 ml，在 60 ℃水浴上温浸 120 min，振摇，过滤，滤液供下述试验[4]：

❶ 取滤液 1 ml，加入新配制的碱性酒石酸试液 1 ml，在沸水浴上加热 5~10 min，生成红棕色沉淀。

❷ 取滤液 1 ml，加入 5%萘酚乙醇 3~5 滴，摇匀，沿管壁缓缓加入硫酸 0.5 ml，两液界面处产生紫红色环。

（2）取本品粗粉 2 g，加石油醚 20 ml（沸程 30~60 ℃），冷浸或回流 120 min，过滤。滤液置蒸发皿中，挥去石油醚，残渣加冰醋酸 1 ml 溶解，加乙酰氯试液 5 滴和氯化锌结晶数粒，稍加热，溶液显淡红色或紫红色[4]。

【含量测定】

总生物碱的含量测定：

精密称取鸡蛋参干燥粉末 10 g，置 250 ml 圆底烧瓶中，加石油醚（30~60 ℃）100 ml，在 60 ℃水浴上加热回流 1 h，过滤，弃去滤液。残渣挥干石油醚后，加 95%乙醇 100 ml，在 60 ℃水浴上加热回流 2 h，过滤，残渣反复用 95%乙醇适量提取至无生物碱反应为止。合并滤液，减压浓缩至稠膏状。用 2%盐酸 20, 15, 10 ml 分次提取，合并盐酸液，置分液漏斗中，加 $CHCl_3$ 20 ml 充分振摇，静置后，弃去 $CHCl_3$ 液，盐酸液用氨水，调 pH 到 8~9，用 $CHCl_3$ 20, 15, 15 ml 分次提取，合并 $CHCl_3$ 液，置 60 ℃ 干燥至恒重的蒸发皿中。在水浴上蒸去 $CHCl_3$，残渣在 60 ℃ 干燥至恒重，计算生物碱含量[5]。

参考文献

[1] 卫生部药典委员会. 中华人民共和国卫生部

药品标准　藏药（第一册）[S]. 1995：51.

[2] 韩广轩，谷莉. 鸡蛋参化学成分的研究[J]. 药学实践杂志, 2001, 19（3）：174-175.

[3] 陈巧鸿. 鸡蛋参的化学成分研究[J]. 中草药, 2000, 31（2）：84-86.

[4] 《全国中草药汇编》编写组. 全国中草药汇编（下册）[M]. 北京：人民卫生出版社, 1978：329.

[5] 姚再明. 鸡蛋参的总生物碱含量测定[J]. 华西药学杂志, 1987, 4：204.

◆ 广　枣

སྙི་འོ་ག（娘肖夏）

CHOEROSPONDIATIS FRUCTUS

本品为漆树科植物南酸枣[*Choerospondias axillaris* (Roxb.) Burtt et Hill] 的干燥成熟果实。秋季果实成熟时采收，除去杂质，干燥[1]。

【化学成分】

（1）酚酸类

从广枣的乙醇提取物中分离出没食子酸（gallic acid）、鞣花酸（ellagic acid）、3, 3-二甲基鞣花酸（3, 3'-dl-*O*-methyl ellagic acid）、柠檬酸（citric acid）、氢醌（hydorquinone）、原儿茶酸（protocatechuic acid）。

（2）黄酮类

槲皮素（quercetin）、山奈酚-7-*O*-葡萄糖苷（kaempferol-7-*O*-glucoside）及柚皮素等。

（3）甾醇类

胡萝卜甾醇（daucosterol）、*β*-谷甾醇等。

（4）脂肪族类

果实中含有柠檬酸、十六烷酸、硬脂酸、三十烷酸、二十八烷醇等。

（5）其　他

广枣干燥成熟果实乙醇提取物已分离得到新化合物丁香醛（syringaldehyde）、香草酸（vanillic acid）[2]。

【理化鉴别】

（1）取本品粉末 2 g，加 70%乙醇 20 ml，加热回流 15 min，过滤，滤液蒸干，加乙酸乙酯 10 ml 使溶解，过滤，取滤液 1 ml，置蒸发皿中，蒸干，加硼酸饱和的丙酮溶液与 10%枸橼酸丙酮溶液各 1 ml，显黄绿色，继续蒸干，置紫外光灯（365 nm）下观察，显黄绿色荧光；另取滤液 1 ml，置试管中，蒸干，加甲醇 1 ml 使溶解，加三氯化铝试液 3~4 滴，溶液黄色略加深，点于滤纸上，置紫外光灯（365 nm）下观察，显黄绿色荧光[1]。

（2）取样品粗粉 20 g，用乙醇冷浸过夜，过滤。取滤液 1 ml，加 3%碳酸钠溶液 1 ml，于水浴上加热 3~5 min，放冷，加入重氮化试剂，则溶液呈紫红色；取滤液 1 ml，加盐酸羟胺试剂及 10%氢氧化钾的甲醇溶液至呈碱性，于水浴上加热至反应完全，冷却，加盐酸酸化，并加入 1%三氯化铁试剂，混匀，溶液呈橙红色[1]。

（3）取本品粉末 5 g，加 70%乙醇 30 ml，加热回流 30 min，过滤，滤液蒸至约 2 ml，加水 5 ml 使溶解，用乙醚振摇提取 2 次，每次 15 ml，合并乙醚液，蒸干，残渣加乙酸乙酯 1 ml 使溶解，作为供试品溶液。另取没食子酸对照品，加无水乙醇制成 1 ml 含 1 mg 的溶液，作为对照品溶液。

按照薄层色谱法（2015 年版《中国药典》通则 0502）试验，量取供试品溶液 10 μl、对照品溶液 5 μl，分别点于同一硅胶 G 薄层板上，以 CHCl₃-丙酮-甲酸（7∶2∶1）为展开剂展开，展距 15 cm，取出，晾干，置氨蒸气中熏至斑点显色清晰。供试品色谱中，在与对照品色谱相应的位置上，显相同颜色的斑点[1]。

【含量测定】

（1）没食子酸含量测定

按照高效液相色谱法（2015 版《中国药典》0512）测定。

❶ 色谱条件与系统适用性试验：以十八烷基硅烷键合硅胶为填充剂；以甲醇-水-冰醋酸（1∶99∶0.3）为流动相；检测波长为 270 nm；柱温 30 ℃。理论板数按没食子酸峰计算应不低于 3000。

❷ 对照品溶液的制备：取没食子酸对照品适量，精密称定，加甲醇制成 1 ml 含 60 μg 的溶液，即得。

❸ 供试品溶液的制备：取本品去核粉末（过二号筛）约 1 g，精密称定，置具塞锥形瓶中，精密加入 70%甲醇 20 ml，称定重量，加热回流 1 h，放冷，称定重量，用 70%甲醇补足减失的重量，摇匀，过滤，取续滤液，即得。

❹ 测定法：分别精密量取对照品溶液与供试品溶液各 10 μl，注入液相色谱仪，测定，即得[1]。

本品去核后按干燥品计算，含没食子酸（$C_7H_6O_5$）不得少于 0.060%。

（2）鞣花酸

❶ 色谱条件：色谱柱：ODS₂（250 mm×4.6 mm，5 μm）；检测波长：254 nm；流动相：0.4%磷酸溶液-甲醇（40∶60）；柱温：25 ℃；流速：

1 ml/min 进样量：20 μl。在这个条件下，鞣花酸主峰的出峰时间为 6.369 min。

❷ 对照品溶液的制备 精密称取鞣花酸对照品 3.6 mg，置于 10 ml 容量瓶中，加适量甲醇，超声 5 min，冷却至室温，加甲醇定容，摇匀，制成 1 ml 含 360 μg 对照品的溶液，作为对照品溶液。

❸ 供试品溶液的制备：精确称取本品粉末 2 g，加入甲醇，超声提取 25 min，提取 3 次，过滤，合并滤液，置于 100 ml 容量瓶中，加甲醇定容至刻线，作为供试品溶液。

❹ 标准曲线的制备：精密量取 0.1，0.2，0.3，0.4，0.5 ml 对照品溶液，分别置于 10 ml 容量瓶中，定容至刻线，分别取 20 μl 注入色谱仪，进行测定。以质量浓度 C（μg/ml）为纵坐标、峰面积 S 为横坐标，绘制标准曲线，计算回归方程。

❺ 测定法：取广枣药材，按上述供试品溶液制备方法制得供试品溶液，依法测定。根据标准曲线计算含量[4]。

（3）原儿茶酸

❶ 色谱条件：色谱柱：C₁₈（250 mm×4.6 mm，5 μm）；流动相：乙腈-0.03 mol/L 十六烷基溴化铵-N,N-二甲基甲酰胺-磷酸（8∶82∶7.5∶0.1）；流速：1.0 ml/min；检测波长：270 nm；柱温：30 ℃；进样量：10 μl。

❷ 供试品溶液的制备：取药材细粉 1.0 g，精密称定，置于 50 ml 圆底烧瓶中，精密加入体积分数为 50%的甲醇水溶液 20 ml，称其质量。加热回流 60 min，放冷至室温后，称其质量，用 50%甲醇溶液补足损失的质量。摇匀，过滤，取续滤液作为供试品溶液。

❸ 标准曲线的制备：精确称取原儿茶酸对照品适量，用甲醇配制成 5.1 mg/L 储备液，稀释后

得到一系列不同浓度的混合对照品溶液。以对照品的进样量（x）为横坐标、对应的峰面积（y）为纵坐标绘制标准曲线，计算回归方程。

❹ 样品的测定：取广枣药材，按上述供试品溶液制备方法制得供试品溶液，依法测定，根据标准曲线计算含量[5]。

参考文献

[1] 国家药典委员会. 中华人民共和国药典[S]. 北京：中国医药科技出版社，2015：43.

[2] 周秋丽，等. 现代中药基础研究与临床[M]. 天津：天津科技翻译出版公司，2012：121.

[3] 青海省药品检验所，等. 中国藏药（第二卷）[M]. 上海：上海科学技术出版社，1996：80.

[4] 李敬朋. 蒙药广枣有效成分提取、含量测定及抗氧化研究[D]. 通辽：内蒙古民族大学，2010.

[5] 邓科君，等. 反相高效液相色谱法同时测定藏药广枣中没食子酸和原儿茶酸的含量[J]. 色谱，2006，24（6）：652-653.

◆ 獐牙菜

ཏིག་ཏ།（蒂达）

HERBA SWERTII

本品为龙胆科植物川西獐牙菜（*Swertia mussotii* Franch）和当药[*S. diluta* (Turez.) Benth et Hook.f.]，以全草入药。开花期采集全草，洗净根部泥土，除去枯叶，晾干[1]。

【化学成分】

本品中所含化学成分主要为呫吨酮类、环烯醚萜苷类、三萜类，包括齐墩果酸、熊果酸、獐牙菜苦苷、川西獐牙菜内酯Ⅰ、獐牙菜苷、龙胆苦苷等；此外还含有挥发油、多糖、甾体化合物、微量元素等[2]。

【理化鉴别】

取本品粉末 2.5 g，加入甲醇 15 ml 振荡，浸泡过夜。过滤，滤液在水浴上蒸干。残渣加水 10 ml 溶解，置于分液漏斗，用乙酸乙酯萃取 2 次，每次 10 ml。合并乙酸乙酯溶液，水浴蒸干。残渣加入甲醇 1 ml 溶解，作为供试品溶液。另取獐牙菜对照药材粉末 1 g，加入甲醇 10 ml，振荡浸泡过夜，过滤，滤液作为对照药材溶液。量取上述两种溶液各 10 µl，分别点于同一块硅胶 G 薄层板上。以乙酸乙酯-丁酮-甲酸-水（5∶3∶1∶1）为展开剂展开，取出，晾干，喷以 1%氯化铝乙醇溶液，在 105 ℃ 下烘 2 min，在 365 nm 紫外光下观察。在供试品色谱中，与对照药材色谱相应的位置上，显示相同颜色的斑点。

【含量测定】

（1）色谱条件：C_{18} 色谱柱；流动相采用甲醇-0.02%磷酸水溶液（45∶55），流速 1 ml/min；柱温为 30 ℃，检测波长 210 nm。

（2）对照品溶液的制备：称取獐牙菜苦苷、芒果苷和当药醇苷对照品适量，加入甲醇溶解，配成 1 ml 含有獐牙菜苦苷 75 mg、芒果苷 50 mg、当药醇苷 32 mg 的混合对照品溶液。取齐墩果酸对照品适量，精密称定，加入甲醇溶解并配成 1 ml 含齐墩果酸 116 mg 的对照品溶液。

（3）供试品溶液的制备　将本品粉末过 60 目

筛,精密称取 0.5 g,加入 25 ml 甲醇,精密称重,加热回流 120 min,放置冷却,用甲醇补足减失的重量,摇匀,过滤,滤液过 0.45 μm 滤膜,即得。

（4）测定法：分别精密量取对照品和供试品溶液各 10 μl,注入液相色谱仪,测定,即得[3]。

参考文献

[1] 卫生部药典委员会. 中华人民共和国卫生部药品标准　藏药（第一册）[S]. 1995：6.

[2] 孟宪华,陈德道. 川西獐牙菜的化学成分、药理作用和临床应用研究进展[J]. 现代药物与临床, 2012, 27（2）：176-179.

[3] 田成旺,张铁军,蒋伶活,等. 藏药川西獐牙菜的质量标准研究[J]. 中国实验方剂学杂志, 2013, 19（4）：75-78.

◆ 黑芝麻

ཅིལ་ནག（滴那）

SESAMI SEMEN NIGRUM

本品为芝麻科植物胡麻（芝麻）（*Sesamum indicum* L）的干燥成熟种子。秋季果实成熟时采割植株,晒干,打下种子,除去杂质,晒干[1]。

【化学成分】

种子含脂肪油,为油酸（oleic acid）、亚油酸（linoleicacid）、棕榈酸（palmitic acid）、硬脂酸（stearic acid）、花生酸（arachidic acid）、二十四烷酸（lignocerie acid）、二十二烷酸（behenic acid）的甘油酯,芝麻素（sesamin）、芝麻林素（sesamolin）、芝麻酚（sesamol）、维生素（vitamin）E、植物甾醇（phytosterol）、卵磷脂（lecithin）、叶酸（folic acid）,尚含胡麻苷（pedaliin）、蛋白质、车前糖（planteose）、芝麻糖（sesamose）、磷、钾、细胞色素（cytochrome）C、多量草酸钙[2]。

【理化鉴别】

（1）取本品 1 g,研碎,加石油醚（60~90 ℃）10 ml,浸泡 1 h,倾取上清液,置试管中,加含蔗糖 0.1 g 的盐酸 10 ml,振摇 0.5 min,酸层显粉红色,静置后,渐变为红色。

（2）取本品 0.5 g,捣碎,加无水乙醇 20 ml,超声处理 20 min,过滤,滤液蒸干,残渣加无水乙醇 1 ml 使溶解,静置,取上清液作为供试品溶液。另取黑芝麻对照药材 0.5 g,同法制成对照药材溶液。取芝麻素对照品、β-谷甾醇对照品,加无水乙醇分别制成 1 ml 含 1 mg 的溶液,作为对照品溶液。按照薄层色谱法（2015 年版《中国药典》通则 0502）试验,量取上述供试品溶液和对照药材溶液各 8 μl、对照品溶液各 4 μl,分别点于同一硅胶 G 薄层板上,以环己烷-乙醚-乙酸乙酯（20：5.5：2.5）为展开剂展开,取出,晾干,喷以 10%硫酸乙醇溶液,加热至斑点显色清晰。供试品色谱中,在与对照药材色谱和对照品色谱相应的位置上,显相同颜色的斑点[1]。

【含量测定】

（1）芝麻素的含量测定

❶ 色谱条件：色谱柱为 C_{18}(416 mm× 250 mm, 5 μm)；流动相为甲醇-0.1%醋酸水溶液(68：32),流速 1.0 ml/min,检测波长 290 nm,柱温 25 ℃,进样量 10 μl。

❷ 标准曲线的制备：精密称取芝麻素对照

品 5 mg 置于 25 ml 容量瓶中，用甲醇溶解并稀释至刻线，摇匀，制成浓度为 0.200 mg/ml 的标准溶液。分别进样 3、6、9、12、15、8 μl，按色谱条件测定峰面积值，以进样量为横坐标（X），峰面积值为纵坐标（Y）绘制标准曲线，计算得到回归方程。

❸ 供试品溶液的制备：精密称取黑芝麻粗粉 10 g，分别加石油醚 100 ml，料液比 1∶10（g/ml）水蒸气回流 3 h。趁热过滤，回收石油醚，加 20 ml 正丁醇溶解，置于 25 ml 容量瓶，用正丁醇定容至刻线，0.45 μm 微孔滤膜过滤，备用。

❹ 样品的测定：取黑芝麻样品，按上述方法制成供试品溶液，依法进样测定，根据标准曲线计算含量[3]。

（2）脂肪酸的成分分析及含量测定

❶ 气相色谱条件：美国 varian cp-5860 弹性石英毛细管柱（30.0 m×0.25 mm×0.2 μm）；载气为高纯氦（99.999%），流速为 0.9 ml/min；进样口温度为 260 ℃；柱温：初始温度 70 ℃，保持 3 min，以 10 ℃/min 升至 240 ℃，保持 10 min。

❷ 质谱条件：离子源为 EI；电离能量 70 eV；离子阱温度为 150 ℃，电子倍增管电压 1800 V，质量范围 30~650 amu；分流比 20∶1。

❸ 脂肪酸的提取 称取芝麻粉末 10.16 g，至索氏提取器中，加入石油醚 300 ml 浸泡过夜（12 h），回流 7 h 进行提取，回收石油醚，得黄绿色油状物。

❹ 甲酯化：分别取上述脂肪酸粗品，溶于 5 ml 石油醚中，加入 0.5 mol/L NaOH 甲醇溶液 5 ml，振荡 3 min 后静置 30 min，加入 1 ml 蒸馏水，静置分层，取上清液即是甲酯化的脂肪酸。用正己烷稀释至刻线，摇匀，作为 GC-MS 分析样品。

❺ 样品的测定：供试品经 GC-MS 联用分析，得到总离子流图，所得各组分的质谱数据用 NIST 等数据库进行检索，并结合相关文献进行图谱分析，确定成分；用峰面积归一化法测定各化学成分在脂肪酸中的相对含量[4]。

参考文献

[1] 国家药典委员会. 中华人民共和国药典：一部[S]. 北京：中国医药科技出版社，2015：344.

[2] 南京中医药大学. 中药大辞典（下册）[M]. 上海：上海科学技术出版社，2006：3337.

[3] 黄晓霞，等. 不同提取方法测定黑芝麻中芝麻素含量的比较研究[J]. 应用化工，2013，42（8）：1550-1552.

[4] 刘晓颖，等. 芝麻脂肪酸成分的 GC-MS 分析[J]. 安徽大学学报：自然科学版，2009（6）：87-89.

◆ 独一味

ཅེ་ལྦག་གས། （大巴）

LAMIOPHLOMIS HERBA

本品是藏族习用药材。为唇形科植物独一味 [*Lamiophlomis rotata* (Benth.) Kudo] 的干燥地上部分。秋季花果期采割，洗净，晒干[1]。

【化学成分】

（1）黄酮类

木犀草素-7-*O*-β-19-吡喃葡萄糖苷、芹菜素-7-*O*-β-D-吡喃葡萄糖苷、木犀草素-7-*O*-[β-D-呋喃芹菜糖]-β-D-吡喃葡萄糖苷等。

（2）环烯醚萜类

8-O-乙酰山栀苷甲酯（8-O-acetyl shanzhiside methylester）、山栀苷甲酯（shanzhiside methylester）、胡麻属苷（sesamoside）等。

（3）苯乙醇苷类

连翘酯苷（forsythoside B）、betonyosides A、毛蕊花糖苷（verbascoside）。

（4）其　他

独一味地上部分还含有化合物芹菜素 7-O-(6″-反式-对香豆酰基)-β-D-半乳糖苷、小麦黄素、刺槐素、芫花素、丁香酸等[2]。

【理化鉴别】

（1）取本品粗粉 5 g，加乙醇 40 ml，加热回流 1 h，过滤，滤液供下述实验[3]：

❶ 取上述乙醇液置蒸发皿中蒸干，用 5%盐酸 10 ml 溶解，过滤，取滤液 6 ml 分置 3 支试管中，分别加入硅钨酸、碘化汞钾及改良碘化铋钾试剂，分别显白色和橙黄色混浊或沉淀。

❷ 取上述滤液 4 ml，用氨水调至碱性，用 CHCl₃ 10 ml 分三次提取，提取液合并，浓缩至 0.5 ml，取 0.1 ml 滴于滤纸上，喷改良碘化铋钾试剂，滤纸显红色斑点。

（2）取本品粉末 1 g，加乙醇 10 ml，加热回流 15 min，过滤，取滤液作为供试品溶液。另取独一味对照药材 1 g，同法制成对照药材溶液。取山栀苷甲酯对照品、8-O-乙酰山栀苷甲酯对照品，加乙醇制成 1 ml 各含 0.5 mg 的混合溶液，作为对照品溶液。按照薄层色谱法（2015 年版《中国药典》通则 0502）试验，量取供试品溶液 5~10 μl、对照药材溶液和对照品溶液各 5 μl，分别点于同一硅胶 G 薄层板上，以 CHCl₃-甲醇（4∶1）为展

开剂展开，取出，晾干，喷以磷钼酸试液，在 105 °C 加热至斑点显色清晰。供试品色谱中，在与对照药材色谱和对照品色谱相应的位置上，显相同颜色的斑点[1]。

【含量测定】

（1）环烯醚萜类

❶ 山栀苷甲酯和 8-O-乙酰山栀苷甲酯含量测定

按照高效液相色谱法(2015 年版《中国药典》通则 0512) 测定。

a. 色谱条件与系统适用性试验：以十八烷基硅烷键合硅胶为填充剂；以乙腈为流动相 A，水为流动相 B，按表 5 中的规定进行梯度洗脱；检测波长为 235 nm。理论板数按山栀苷甲酯峰计算应不低于 3000。

表 5　HPLC 法测定独一味中山栀甲酯和 8-O-乙酰山栀苷甲酯含量梯度洗脱设置

时间/min	流动相 A 含量/%	流动相 B 含量/%
0~11	9	91
11~35	9~18	91~82
35~45	18	82

b. 对照品溶液的制备：取山栀苷甲酯对照品、8-O-乙酰山栀苷甲酯对照品适量，精密称定，加甲醇制成 1 ml 各含 30 μg 的混合溶液，即得。

c. 供试品溶液的制备：取本品粉末(过三号筛)约 0.6 g，精密称定，置具塞锥形瓶中，精密加入 70%甲醇 25 ml，密塞，称定重量，加热回流 1 h，放冷，称定重量，用 70%甲醇补足减失的重量，摇匀，过滤，精密量取续滤液 2 ml，置 10 ml 容量瓶中，加甲醇至刻线，摇匀，过滤，取续滤液，即得。

d. 测定法：分别精密量取对照品溶液与供试品溶液各 10 μl，注入液相色谱仪，测定，即得。

本品按干燥品计算,含山栀苷甲酯($C_{17}H_{26}O_{11}$)和8-O-乙酰山栀苷甲酯($C_{19}H_{28}O_{12}$)的总量不得少于0.50%[1]。

❷ Sesamoside、Phlorigidoside C 的含量测定

a. 色谱条件:色谱柱以十八烷基硅烷键合硅胶为填充剂(4.6 mm×250 mm,5 μm)。流动相:甲醇(A)-0.2%磷酸溶液(B);梯度洗脱:0~22 min,A相15%;22~24 min,A相15%~70%;24~30 min,A相70%;30~32 min,A相70%~15%。流速:1 ml/min;检测波长:237 nm;柱温:30 ℃;进样量:10 μl。

b. 标准曲线的绘制:称取经五氧化二磷干燥过夜的 Sesamoside、Phlorigidoside C 对照品各10 mg,精密称定,置同一25 ml 容量瓶中,用甲醇溶解并定容至刻线,作为对照品储备液。从对照品储备液中,精密量取0.2,0.4,1.0,2.0,5.0 ml,分置于10 ml 容量瓶中,加50%甲醇稀释至刻线,摇匀,制成 Sesamoside 浓度为8,16,40,80,200 μg/ml 和 Phlorigidoside C 浓度为8,16,40,80,200 μg/ml 的溶液。分别精密量取10 μl 注入高效液相色谱仪,按上述色谱条件进行测定,以峰面积积分值为纵坐标、对照品进样量为横坐标绘制标准线,进行回归,计算得回归方程。

c. 供试品溶液的制备:取本品粉末(过二号筛)约1 g,精密称定,加入20倍70%乙醇,密塞,称定重量,90 ℃水浴中回流60 min,放冷,称定重量,用70%乙醇补足减失的重量,摇匀,过滤。精密量取续滤液2 ml,置10 ml 容量瓶中,加50%甲醇稀释至刻线,即得。

d. 样品的测定:按供试品溶液的制备方法制备供试品溶液,按上述色谱条件测定,根据标准曲线计算环烯醚萜的含量[4]。

(2)黄酮类含量测定

❶ 色谱条件:以十八烷基硅烷键合硅胶为填充剂(4.6 mm×200 mm,5 μm),柱温40 ℃,流动相为甲醇-0.3%磷酸溶液(47∶53),流速:1.0 ml/min,检测波长360 nm,进样量:10 μl。

❷ 标准曲线的绘制:精密称取木犀草素、芦丁对照品适量,制成浓度分别为0.020 g/L、0.210 g/L 的混合对照品溶液。精密量取混合对照品溶液3,5,7,10,15,20 μl,分别注入液相色谱仪,按上述条件分别测定峰面积积分值,以进样量为横坐标(X)、峰面积积分值为纵坐标(Y),进行回归处理,绘制标准曲线。

❸ 供试品溶液的制备:取本品约1 g,精密称定,置锥形瓶中,精密加入2.5 mol/L 的盐酸甲醇溶液25 ml,称定质量,置水浴上加热回流30 min,放冷,称定质量,用2.5 mol/L 的盐酸甲醇溶液补足减失的质量,摇匀,过滤,取续滤液,即得。

❹ 样品测定:取独一味样品,按上述方法制备供试品溶液,依法测定,重复测定3次。根据标准曲线计算含量[5]。

(3)同时测定环烯醚萜苷类、苯乙醇苷类、黄酮成分

❶ 色谱条件:以十八烷基硅烷键合硅胶为填充剂(4.6 mm×250 mm,5 μm)。流动相为乙腈(A)-0.1%磷酸水溶液(B),梯度洗脱:0~15 min,12%A;15~20 min,12%~20.5%A;20~30 min,20.5%A。流速1.0 ml/min;柱温30 ℃;进样量10 μl。山栀苷甲酯、8-O-乙酰山栀苷甲酯检测波长为238 nm,绿原酸、连翘酯苷B和麦角甾苷检测波长为330 nm,芦丁和木犀草苷检测波长为350 nm。

❷ 对照品溶液的制备:称取减压干燥至恒重

的对照品适量，加入甲醇配制成 1 ml 含山栀苷甲酯 0.288 mg、绿原酸 0.177 mg、8-O-乙酰山栀苷甲酯 0.408 mg、连翘酯苷 B 0.446 mg、芦丁 0.154 mg、麦角甾苷 0.512 mg、木犀草苷 0.368 mg 的混合对照品储备液。精密量取混合对照品储备液 1.0 ml，置 10 ml 容量瓶中，加入甲醇稀释至刻线，制备稀释后的混合对照品溶液。

❸ 供试品溶液的制备：取独一味（中粉）约 0.5 g，精密称定，精密加入 60%甲醇 40 ml，称定质量，回流提取 60 min，冷却后再次称定质量，用 60%甲醇补足减少的重量，摇匀，静置，经 0.45 μm 微孔滤膜过滤，取续滤液，即得。

❹ 标准曲线的绘制：线性关系的考察分别精密量取混合对照品溶液 4，8 μl 以及混合对照品储备液 2，4，8 μl 进样，以进样量（μg）为横坐标、峰面积为纵坐标，分别绘制标准曲线，计算得各对照品的回归方程。

❺ 样品的含量测定：取独一味药材粉末，按上述方法制备供试品溶液，精密量取供试品溶液 10 μl 或 20 μl，注入色谱仪进行测定。采用外标法计算独一味药材中各成分的含量[6]。

参考文献

[1] 国家药典委员会. 中华人民共和国药典[S]. 北京：中国医药科技出版社，2015：262.

[2] 周秋丽，等. 现代中药基础研究与临床[M]. 天津：天津科技翻译出版公司，2012：939.

[3] 青海省药品检验所，等. 中国藏药（第一卷）[M]. 上海：上海科学技术出版社，1996：165.

[4] 胡惠平，等. RP-HPLC 法同时测定独一味地上部分中 Sesamoside、Phlorigidoside C 的含量[J]. 药学与临床研究，2011，19（6）：515-517.

[5] 王晓燕. 高效液相色谱法测定独一味颗粒中木犀草素、芦丁的含量[J]. 中医研究，2012，25（5）：69-71.

[6] 钟世红，等. HPLC 同时测定独一味中 7 种成分含量[J]. 中国中药杂志，2014，39（22）：4373-4378.

◆ 杜鹃花

ক্ষুগ་মবি་མེ་টོག（达玛）

FLOS RHODODENDRI DABANSHANENSIS

本品为杜鹃花科植物大板杜鹃花（*Rhododendron dabanshanense* Fang et Wang）和陇蜀杜鹃（*Rhododendron przewalskii* Maxim.）的干燥花。花期采集，晒干[1]。

【理化鉴别】

取杜鹃花药材 1 g，加甲醇 10 ml，超声处理 30 min，放冷，过滤，滤液挥干，残渣加甲醇 2 ml 使溶解，作为供试品溶液。另取金丝桃苷、槲皮苷对照品，加甲醇制成 1 ml 含 1 mg 的对照品溶液。按照薄层色谱法（2015 年版《中国药典》通则 0502）试验，量取供试品溶液 2 μl、金丝桃苷对照品溶液 2 μl、槲皮苷对照品溶液 4 μl，分别点于同一硅胶 G 薄层板上，以乙酸乙酯-甲酸-水（9：0.5：0.5）为展开剂展开，取出，晾干，喷以三氯化铝试液，在 105 ℃ 加热数分钟，置紫外光灯（365 nm）下检视。供试品色谱中，在与对照品色谱相应的位置上，显相同颜色的荧光斑点[2]。

【含量测定】

按照高效液相色谱法(2015年版《中国药典》通则0512)测定。

(1)色谱条件：C_{18}色谱柱(4.6 mm×250 mm, 5 μm)，流动相：乙腈-0.1%磷酸水溶液(17∶83)，流速：0.8 ml/min，检测波长：350 nm，柱温：30 ℃，进样量：10 μl。

(2)对照品溶液的制备：取槲皮苷、金丝桃苷对照品适量，精密称定，加甲醇制成1 ml含金丝桃苷0.06 mg、槲皮苷0.30 mg的混合对照品溶液。

(3)供试品溶液的制备：取本品粉末约0.5 g，精密称定，置具塞锥形瓶中，精密加入甲醇20 ml，密塞，称定重量，以甲醇补足减失的重量，摇匀，过滤，取续滤液，过0.22 μm微孔滤膜，即得供试品溶液。

(4)测定法：分别精密量取对照品溶液与供试品溶液各10 μl，注入液相色谱仪，测定，即得[2]。

参考文献

[1] 卫生部药典委员会. 中华人民共和国卫生部药品标准　藏药(第一册)[S]. 1995：42.

[2] 黄宇，等. 藏药杜鹃花的质量标准研究[J]. 世界科学技术——中医药现代化，2014 (1)：151-155.

◆ **秦　皮**

སྐྱང་མེད། (达桑)

FRAXINI CORTEX

本品为木犀科植物苦枥白蜡树(*Fraxinus rhynchophylla* Hance)、白蜡树(*Fraxinus chinensis* Roxb.)、尖叶白蜡树(*Fraxinus szaboana* Lingelsh.)或宿柱白蜡树(*Fraxinus stylosa* Lingelsh.)的干燥枝皮或干皮。春、秋两季剥取，晒干[1]。

【化学成分】

本品含秦皮甲素、秦皮乙素、秦皮苷、秦皮素、宿柱白蜡苷(stylosin)、6,7-二甲氧基-8-羟基香豆素、异莨菪亭(isoscopoletin)、epoxyconiferyl alcohol、ligstroside、10-hydroxyligstroside、咖啡酸、芥子醛葡萄糖苷、对羟基苯乙醇三十烷酸酯、对羟基苯乙醇、丁香醛、芥子醛、丁香苷、osmanthusideH、(+)-松脂素-4'-O-β-D-葡萄糖苷、β-谷甾醇、胡萝卜苷、熊果酸、三十三烷酸[2]。

【理化鉴别】

(1)取本品，加热水浸泡，浸出液在日光下可见碧蓝色荧光[1]。

(2)取本品粉末1 g，加甲醇10 ml，加热回流10 min，放冷，过滤，取滤液作为供试品溶液。另取秦皮甲素对照品、秦皮乙素对照品及秦皮素对照品，加甲醇制成1 ml各含2 mg的混合溶液，作为对照品溶液。按照薄层色谱法(2015年版《中国药典》通则0502)试验，量取上述两种溶液各10 μl，分别点于同一硅胶G薄层板或GF_{254}薄层板上，以$CHCl_3$-甲醇-甲酸(6∶1∶0.5)为展开剂展开，取出，晾干，硅胶GF_{254}板置紫外光灯(254 nm)下检视，硅胶G板置紫外光灯(365 nm)下检视。供试品色谱中，在与对照品色谱相应的位置上，显相同颜色的斑点或荧光斑点；硅胶GF_{254}板喷以三氯化铁-铁氰化钾(1∶1)混合溶液，斑点变为蓝色[1]。

【含量测定】

(1)秦皮甲素和秦皮乙素的含量测定

❶按照高效液相色谱法(2015年版《中国药

典》通则 0512）测定。

a. 色谱条件与系统适用性试验：以十八烷基硅烷键合硅胶为填充剂；以乙腈-0.1%磷酸溶液（8∶92）为流动相；检测波长为 334 nm。理论板数按秦皮乙素峰计算应不低于 5000。

b. 对照品溶液的制备：取秦皮甲素对照品、秦皮乙素对照品适量，精密称定，加甲醇制成 1 ml 含秦皮甲素 0.1 mg、秦皮乙素 60 μg 的混合溶液，即得。

c. 供试品溶液的制备：取本品粉末（过三号筛）约 0.5 g，精密称定，置具塞锥形瓶中，精密加入甲醇 50 ml，密塞，称定重量，加热回流 1 h，放冷，称定重量，用甲醇补足减失的重量，摇匀，过滤，取续滤液，即得。

d. 测定法：分别精密量取对照品溶液与供试品溶液各 10 μl，注入液相色谱仪，测定，即得。

本品按干燥品计算，含秦皮甲素（$C_{15}H_{16}O_9$）和秦皮乙素（$C_9H_6O_4$）的总量，不得少于 1.0%[1]。

❷ 色谱条件：色谱柱：Hypersil ODS 柱（150 mm×4.6 mm，5 μm）；流动相：乙腈-水（25∶75）；检测波长：336 nm；柱温：35 ℃；流速：1 ml/min；进样量：20μl。

秦皮甲素对照品储备液：精密称取秦皮甲素对照品 10 mg 于 50 ml 容量瓶中，加甲醇溶解并稀释、定容，制成质量浓度为 200 mg/L 的储备液，置 4 ℃冰箱，备用。

秦皮乙素对照品储备液：精密称取秦皮乙素对照品 10 mg 于 50 ml 容量瓶中，加甲醇溶解并稀释、定容，制成质量浓度为 200 mg/L 的储备液，置 4 ℃冰箱，备用。

供试品溶液的制备：精密称取样品粉末 50 g，置索氏提取器中用甲醇提取，过滤，滤液浓缩，置于 100 ml 容量瓶中，用甲醇定容至刻线，摇匀，静置即得。

标准曲线的绘制：精密量取秦皮甲素和秦皮乙素对照品储备液 1.0、2.0、3.0、4.0、5.0 ml，分别置于 100 ml 容量瓶中，加甲醇至刻线，摇匀，静置，配制成质量浓度分别为 2、4、6、8、10 mg/L 的标准溶液。各取 20 μl 进样，按上述色谱条件测定峰面积，以峰面积为纵坐标、质量浓度（mg/L）为横坐标绘制标准曲线，计算回归方程。

测定法：取 5 份样品，自然干燥，粉碎，过 3 号筛。精密称取以上对节白蜡树皮粉末 50 g，置索氏提取器中用甲醇提取，过滤，滤液浓缩置于 100 ml 容量瓶中，并用甲醇定容至刻线，摇匀，静置即得供试品溶液。各进样 20 μl，按上述色谱条件测定，记录色谱图，计算样品中秦皮甲素和秦皮乙素的含量[3]。

❸ 差示脉冲伏安法。

a. 碳糊电极的制备：取适量石墨粉于研钵中，按比例加入液体石蜡，搅拌均匀，调成糊状，填入 3 mm 的聚四氟乙烯管中，充分压紧，另一端用铜棒引出。电极表面在称量纸上抛光，用水淋洗，将电极置于 0.1 mol/L 硫酸中于-0.5~1.4 V 循环扫描 20 圈，水淋洗备用。

b. 测定方法：加入一定体积的秦皮乙素标准溶液，开路搅拌富集 2 min，静置 10 s，记录从-0.2~0.8 V 电位范围的循环伏安和差示脉冲曲线，以空白溶液测定所得曲线进行背景校正，测量秦皮乙素的氧化峰电流[4]。

（2）总香豆素的测定

❶ 标准曲线及线性范围：精密称取秦皮甲素对照品约 5 mg，置 100 ml 容量瓶中，加乙醇温热溶解，放冷，加乙醇稀释至刻线，摇匀；精密量取 0.5、1.0、2.0、3.0、4.0、5.0、6.0 ml，分别置 100 ml 容量瓶中，加乙醇稀释至刻线，摇匀，在 339 nm 波长处测定吸光度，以吸光度 A 为纵坐标、浓度

C 为横坐标作标准曲线。

❷ 样品的测定：精密称取秦皮粉末约 0.5 g，加入乙醇 100 ml，称定重量，回流提取 45 min，放冷，称定重量，加乙醇补足损失的重量，过滤，弃去初滤液，精密量取续滤液 10 ml，置 100 ml 容量瓶中，加乙醇稀释至刻线，摇匀，在 339 nm 波长处测定吸光度，从标准曲线上读出供试品溶液中秦皮甲素的含量，计算，即得[4]。

（3）秦皮甲素、秦皮乙素、秦皮苷、秦皮素的测定

❶ 色谱条件：ODS 色谱柱（150 mm×60 mm，5 μm），国产 YWG C_{18} 保护柱（20 mm×4.6 mm，10 μm）；柱温 30 ℃；流动相为溶剂 A-溶剂 B(77∶23)，溶剂 A 为 0.1%三乙胺溶液(磷酸调节 pH 3.0)，溶剂 B 为甲醇-乙腈（2∶1），流速 1 ml/min；检测波长 348 nm。

❷ 线性关系：精密称取对照品适量，加甲醇溶解并制成 1 ml 含秦皮甲素 0.0726 mg、秦皮苷 0.056 0 mg、秦皮乙素 0.041 2 mg、秦皮素 0.0552 mg 的对照品混合溶液，精密量取 2, 4, 6, 8, 10, 15 μl，依次进样测定，以进样量 C（μg）对峰面积 A 计算回归方程。

❸ 样品的测定：精密称取秦皮粉末约 0.5 g，精密加入甲醇 50 ml，称定重量，回流提取 45 min，放冷，加乙醇补足损失的重量，过滤，弃去初滤液，精密量取续滤液 5 ml，置 10 ml 容量瓶中，加水稀释至刻线摇匀，离心，取上清液，进样 5 μl，测定结果[5]。

（4）秦皮甲素和秦皮乙素的荧光测定

称取 0.5g 秦皮粉末，置沙氏提取器中，准确加入 50 ml 95%乙醇，于 80 ℃ 水浴中回流提取至乙醇近无色为止，准确量取 1 ml 提取液于试管中，水浴蒸干，冷至室温，准确加入 100μl 95%乙醇，

密塞，小心振荡使残渣完全溶解，备用。用微量注射器取上述样品提取液 2 μl，在硅胶 G 薄板上点样，并用秦皮甲素、秦皮乙素标准液点样对照，以 $CHCl_3$-甲醇-水（30∶10∶3）振摇分层后，取下层液加入 0.5 ml 甲酸为展开剂，在层析缸中上行展开 12~15 cm 后，取出薄板晾干，254 nm 紫外灯下观察荧光斑点，划圈定位。分别刮取与秦皮甲素对照品 R_f 值（约为 0.33）、秦皮乙素对照品 R_f 值（约 0.68）相应的蓝色荧光斑点，分别置于 10 ml 具塞离心管中，准确加入 95%乙醇 4 ml，在 60 ℃ 热水浴中浸泡 3 h，并不断振荡，静置，离心，取 2 ml 上层溶液于 10 ml 容量瓶中，加水定容至刻线。取秦皮甲素、秦皮乙素上层溶液 1 ml，各加入 0.5%β-C D 溶液 0.2 ml，分别加入 pH 值为 6.5 和 7.5 的硼砂-盐酸缓冲液 1 ml，于快速混匀器上分别振荡 5,3 min，然后在 $\lambda=360$ nm、$\lambda=420$ nm 处测定秦皮甲素荧光强度；在 $\lambda=360$ nm、$\lambda=470$ nm 处测定秦皮乙素荧光强度，绘制工作曲线，求样品含量[6]。

参考文献

[1] 国家药典委员会. 中华人民共和国药典：一部[S]. 北京：中国医药科技出版社，2015：271.

[2] 汪国松，等. 秦皮的研究进展[J]. 国外医药·植物药分册，2007, 22（3）：108.

[3] 马力，等. 对节白蜡皮中秦皮甲素和秦皮乙素的含量测定方法[J]. 中国医院药学杂志，2010, 30（15）：1336.

[4] 庄茜，等. 差示脉冲伏安法测定中药秦皮中秦皮乙素的含量[J]. 中国医院药学杂志，2007, 27（12）：1650-1651.

[5] 蒲旭峰，等. 秦皮药材的质量评价[J]. 华西

药学杂志, 2001, 17（2）：4-5.

[6] 庞志功, 等. 秦皮中秦皮甲素和秦皮乙素的荧光测定[J]. 分析化学，1996，24（6）：703-704.

◆ 沙 棘

ধুར་བུ（达布）

HIPPOPHAE FRUCTUS

本品系蒙古族、藏族习用药材。为胡颓子科植物沙棘（*Hippophae rhamnoides* L.）的干燥成熟果实。秋、冬两季果实成熟或冻硬时采收，除去杂质，干燥或蒸后干燥[1]。

【化学成分】

（1）维生素类

维生素 A，类胡萝卜素（包括 α-2-胡萝卜素、β-2-胡萝卜素、番茄红素、玉米黄素等），维生素 C、B_1、B、B_{12}、E（主要为维生素 E-α 和维生素 E-β 型）、F、K_1、P 等。

（2）黄酮类化合物

黄酮类化合物主要为槲皮素、异鼠李素、异鼠李素-3-β-D-葡萄糖苷、异鼠李素-3-β-D-芸香糖苷、山奈酚及其苷类、芦丁等。

（3）三萜、甾体类化合物

熊果酸、齐墩果酸、谷甾醇、豆甾醇、洋地黄苷、香树精等。从沙棘叶氟氯烷浸膏中测出 14 种三萜烯类化合物，其中包括环卵黄磷蛋白醇（2.7%）、胆固醇（0.4%）、2, 4-乙基胆甾-7-环-β-醇（1.5%）、高二根醇（2.7%）、羽扇豆醇等不饱

和醇类、平角甾烯醇、α-香树精、β-香树精、β-谷甾醇、洋地黄皂苷、紫云英苷及橡醇等。

（4）沙棘油和脂肪酸

种子油的脂肪酸组成有豆蔻酸、棕榈酸、硬脂酸、棕榈烯酸、油酸、亚油酸、亚麻油酸、花生酸等。沙棘油中脂肪酸成分主要是 C_{14}~C_{18} 类脂肪酸。

（5）蛋白质和氨基酸

果肉和果汁中含 18 种氨基酸，人体必需的 8 种全有；沙棘中含有 12 种人体必需的微量元素，其中以钙、铁、锌、硒的含量较高。

（6）有机酸、酚类

苹果酸、柠檬酸、酒石酸、草酸、琥珀酸和酸模酸；酚类化合物包括乌索酸、香豆素、β-2-香豆素、酚酸等。

（7）其他

除上述几类化合物外，还有山奈酚-3-O-芸香糖苷、儿茶素、表儿茶素、没食子儿茶素、表没食子儿茶素、6, 9-dihydroxy-4, 7-megastigmadien-3-one。沙棘汁中有 10 余种主要挥发性成分：烃类、醇、酚、醚类等，如苯甲醇、α-2-苯乙醇、β-2, 4-苯乙醇、苯酚，其中酚类为果汁中天然抗氧化剂，可防果汁劣变；醛酮类如 2-环己烯酮；酯类如乙酸乙酯、异戊酸丙酯、异戊酸丁酯，它们是决定沙棘果实固有风味的挥发性成分之一。沙棘果实还含有天然香精、天然色素，钾、钠、镁、铜、铁等人体所需的常量元素与微量元素；还含有抗癌活性物质 5-羟色胺、鞣质、磷脂、挥发油类、葡萄糖和果糖为主的糖类[2]。

【理化鉴别】

取【含量测定（2）】异鼠李素项下的供试品

溶液 30 ml，浓缩至约 5 ml，加水 25 ml，用乙酸乙酯提取 2 次，每次 20 ml，合并乙酸乙酯液，蒸干，残渣加甲醇 1 ml 使溶解，作为供试品溶液。另取异鼠李素对照品、槲皮素对照品，加甲醇制成 1 ml 各含 1 mg 的混合溶液，作为对照品溶液。按照薄层色谱法（2015 年版《中国药典》通则 0502）试验，量取上述两种溶液各 2 μl，分别点于同一含 3%醋酸钠溶液的硅胶 G 薄层板上，以甲苯-乙酸乙酯-甲酸（5：2：1）为展开剂展开，取出，晾干，喷以三氯化铝试液，置紫外光灯（365 nm）下检视。供试品色谱中，在与对照品色谱相应的位置上，显相同颜色的荧光斑点[1]。

【含量测定】

（1）总黄酮的含量测定

❶ 对照品溶液的制备：取芦丁对照品 20 mg，精密称定，置 50 ml 容量瓶中，加 60%乙醇适量，置水浴上微热使溶解，放冷，加 60%乙醇至刻线，摇匀。精密量取 25 ml，置 50 ml 容量瓶中，加水稀释至刻线，摇匀，即得（1 ml 含芦丁 0.2 mg）。

❷ 标准曲线的绘制：精密量取对照品溶液 1，2，3，4，5，6 ml，分别置 25 ml 容量瓶中，各加 30%乙醇至 6.0 ml，加 5%亚硝酸钠溶液 1 ml。混匀，放置 6 min，加 10%硝酸铝溶液 1 ml，摇匀，放置 6 min。加氢氧化钠试液 10 ml，加 30%乙醇至刻线，摇匀，放置 15 min，以相应试剂为空白，照紫外-可见分光光度法（2015 年版《中国药典》通则 0401）在 500 nm 波长处测定吸光度，以吸光度为纵坐标、浓度为横坐标，绘制标准曲线。

❸ 测定法：取本品粗粉约 2 g，精密称定，加 60%乙醇 30 ml，加热回流 2 h，放冷，过滤，残渣分别加 60%乙醇 25 ml，加热回流 2 次，每次 1 h，过滤，合并滤液，置 100 ml 容量瓶中，

残渣用 60%乙醇洗涤，洗液并入同一容量瓶中，用 60%乙醇稀释至刻线，摇匀。精密量取 25 ml，置 50 ml 容量瓶中，加水至刻线，摇匀，作为供试品溶液。精密量取供试品溶液 3 ml，置 25 ml 容量瓶中，加 30%乙醇至 6 ml，照标准曲线绘制项下的方法，自"加亚硝酸钠溶液 1 ml"起，依法测定吸光度。同时取供试品溶液 3 ml，除不加氢氧化钠试液外，其余同上操作，作为空白，从标准曲线上读出供试品溶液中含芦丁的质量（mg），计算，即得。

本品按干燥品计算，含总黄酮以芦丁（$C_{27}H_{30}O_{16}$）计，不得少于 1.5%[1]。

（2）异鼠李素的含量测定

按照高效液相色谱法（2015 年版《中国药典》通则 0512）测定。

❶ 色谱条件与系统适用性试验：以十八烷基硅烷键合硅胶为填充剂；以甲醇-0.4%磷酸溶液（58：42）为流动相；检测波长为 370 nm。理论板数按异鼠李素峰计算应不低于 3000。

❷ 对照品溶液的制备：取异鼠李素对照品适量，精密称定，加甲醇制成 1 ml 含 10 μg 的溶液，即得。

❸ 供试品溶液的制备：取本品粉末（过三号筛）0.5 g，精密称定，置具塞锥形瓶中，精密加入乙醇 50 ml，称定重量，加热回流 1 h，放冷，称定重量，用乙醇补足减失的重量，摇匀，过滤。精密量取续滤液 25 ml，置具塞锥形瓶中，加盐酸 3.5 ml，在 75 ℃ 水浴中加热水解 1 h，立即冷却，转移至 50 ml 容量瓶中，用适量乙醇洗涤容器，洗液并入同一容量瓶中，加乙醇至刻线，摇匀，过滤，取续滤液，即得。

❹ 测定法：分别精密量取对照品与供试品溶液各 10 μl，注入液相色谱仪，测定，即得。

本品按干燥品计算，含异鼠李素（$C_{16}H_{12}O_7$）不得少于 0.10%[1]。

参考文献

[1] 国家药典委员会. 中华人民共和国药典：一部[S]. 北京：中国医药科技出版社，2015: 184.

[2] 包图雅，等. 沙棘的化学成分研究概况[J]. 中国民族医药杂志，2014（8）：72-73.

◆ 黄 菫

སྟོང་རི་ཟིལ་པ། （东日丝巴）

HERBA CORYDALI SCABERULAE

本品为罂粟科植物粗糙黄菫（*Corydalis scaberula* M axim.）的干燥全草。7~8 月采集，洗净泥土，晾干[1]。

【化学成分】

粗糙黄菫中主要含有 *β*-谷甾醇、*β*-谷甾醇-3-*O*-*β*-D-葡萄糖苷、槲皮素、槲皮素-3-*O*-*β*-D-葡萄糖苷、槲皮素-3-*O*-*β*-D-葡萄糖（6→1）-*β*-D-葡萄糖苷、芦丁、山柰酚-3-*O*-*β*-D-葡萄糖苷、异鼠李素-3-*O*-*β*-D-葡萄糖苷[2]。

【理化鉴别】

（1）称取本品 1 g，加入 70%乙醇 10 ml，加热回流 30 min，过滤，滤液蒸干，残渣加盐酸（1→100）5 ml，使溶解，过滤，滤液分置两支试管中，一试管中加入碘化铋钾试液 1~2 滴，有橘黄色沉淀产生；另一试管中加入硅钨酸试液 1~2 滴，有黄色沉淀产生[3]。

（2）取黄菫粗粉 3.5 g，加 $CHCl_3$ 15 ml，回流 1 h，过滤，滤液浓缩至 0.5 ml，作为供试品溶液。另取黄菫对照药材，同法制成对照药材溶液。按照薄层色谱法（2015 年版《中国药典》一部通则 0502）实验，量取上述试液各 10 µl，分别点于同一硅胶 G 薄层板上，以 $CHCl_3$-甲醇（20：1）为展开剂展开，取出，晾干，置紫外光灯（254 nm）下检视。供试品色谱中在与对照药材色谱相同的位置可见 2 个黄绿色的斑点[3]。而后喷 10%浓硫酸乙醇溶液，在 105 ℃ 下烘烤，供试品色谱中在与对照药材色谱相同的位置有 6 个斑点显色清晰。

参考文献

[1] 卫生部药典委员会. 中华人民共和国卫生部药品标准　藏药（第一册）[S]. 1995：92.

[2] 吕芳，徐筱杰. 粗糙黄菫化学成分的研究[J]. 中草药，2007（7）：990-991.

[3] 张莉，等. 灰绿黄菫的生药学研究[J]. 中国中药杂志，2006，31（2）：167-168.

◆ 儿 茶

སྡེར་ཁ། （多甲）

CATECHU

本品为豆科植物儿茶[*Acacia catechu*（*L.f.*）Willd.]去皮枝、干的干燥煎膏。冬季采收枝、干，除去外皮，砍成大块，加水煎煮，浓缩，干燥[1]。

【化学成分】

儿茶含儿茶鞣酸（catechu tannicgcid）20%~50%、左旋及消旋儿茶精（L，D-catechin）2%~20%、左旋及消旋表儿茶精（epicatechin）、赭朴鞣质（phlobatanin）及非瑟素（fisetin）、槲皮素、槲皮万寿菊素（quercetagenin）等黄酮醇，此外还含黏液质、脂肪油及树胶。心材除含色素外，还含原儿茶鞣质和没食子酚鞣质。树皮含微量原儿茶鞣质[2]。

【理化鉴别】

（1）取本品粉末约 0.5 g，溶于 25 ml 水中，过滤，在滤液中加入三氯化铁溶液，呈蓝绿色（检查鞣质）。

（2）浸火柴杆于本品水浸出液中，使轻微着色，待火柴杆干后，浸于浓盐酸中，立即取出，于火焰附近加热，杆上显示深红色（检查儿茶素）。

（3）取本品约 0.2 g，加水 50 ml 溶解，加浓盐酸 5 ml 与甲醛试液 10 ml，在水浴上加热，有黄棕色沉淀产生，放冷，过滤，滤液中加三氯化铁试液数滴与固体醋酸钠 5 g，下部呈棕红色，不得呈蓝色（防止其他鞣质混入儿茶中，如儿茶鞣质反应呈棕色，没食子鞣质反应呈蓝色）[3]。

（4）取本品粉末 0.5 g，加乙醚 30 ml，超声处理 10 min，过滤，滤液蒸干，残渣加甲醇 5 ml 使溶解，作为供试品溶液。另取儿茶素对照品、表儿茶素对照品，加甲醇制成 1 ml 各含 0.2 mg 的混合溶液，作为对照品溶液。按照薄层色谱法（2015 年版《中国药典》通则 0502）试验，量取供试品溶液 5 μl、对照品溶液 2 μl，分别点于同一纤维素预制板上，以正丁醇-醋酸-水（3：

2：1）为展开剂展开，取出，晾干，喷以 10% 硫酸乙醇溶液，加热至斑点显色清晰。供试品色谱中，在与对照品色谱相应的位置上，显相同的红色斑点[1]。

【含量测定】

（1）儿茶素、原儿茶素含量测定

按照高效液相色谱法（2015 年版《中国药典》通则 0512）测定。

❶ 色谱条件与系统适用性试验：以十八烷基硅烷键合硅胶为填充剂；以 0.04 mol/L 枸橼酸溶液-N，N-二甲基甲酰胺-四氢呋喃（45：8：2）为流动相；检测波长为 280 nm；柱温 35 ℃。理论板数按儿茶素峰计算应不低于 3000。

❷ 对照品溶液的制备：取儿茶素对照品、表儿茶素对照品，精密称定，加甲醇-水（1：1）混合溶液分别制成 1 ml 含儿茶素 0.15 mg、表儿茶素 0.1 mg 的溶液，即得。

❸ 供试品溶液的制备：取本品细粉约 20 mg，精密称定，置 50 ml 容量瓶中，加甲醇-水（1：1）混合溶液 40 ml，超声处理 20 min，并加甲醇-水（1：1）混合溶液至刻线，摇匀，过滤，取续滤液，即得。

❹ 测定法：分别精密量取上述两种对照品溶液与供试品溶液各 5 μl，注入液相色谱仪，测定，即得。

本品含儿茶素（$C_{15}H_{14}O_6$）和表儿茶素（$C_{15}H_{14}O_6$）的总量不得少于 21.0%[1]。

（2）鞣质含量测定

❶ 重量法。

取本品约 0.4 g，精密称定，置于 100 ml 容量瓶中，加温水溶解，添水使全量为 100 ml，过滤，精密量取滤液 50 ml，加盐酸辛可宁饱和水溶液

50 ml，放置，沉淀完全后，用已恒重的古氏坩埚或垂熔漏斗过滤。沉淀用半饱和盐酸辛可宁水溶液洗涤数次，阴干后于 100 ℃ 干燥至恒重，所得沉淀重量乘以 0.6 即为供试品中鞣质的含量，改算为百分数即得。

本品鞣质含量不得少于 20%[4]。

❷ 干酪素法。

a. 供试品溶液的制备：精密称取本品约 0.3 g，置 50 ml 容量瓶中，加 30%甲醇适量，溶解，定容，摇匀。精密量取 6 ml 于 20 ml 容量瓶中，加入 0.1 mol/L 醋酸-醋酸钠缓冲液（pH 5）10 ml，加 30%甲醇定容，摇匀，得溶液 Ⅰ；精密量取 10 ml 溶液 Ⅰ，加入盛有 350 mg 干酪素的 50 ml 容量瓶中，振荡 1 h，过滤，得溶液 Ⅱ。

b. 对照品溶液的制备：精密称取丹宁酸对照品适量，置 50 ml 容量瓶中，加 30%甲醇溶解，定容至刻线，摇匀，制成 1 ml 含鞣质 0.6 mg 的溶液，即得。

c. 标准曲线的绘制：精密称取丹宁酸对照品 39.7 mg，用 30%甲醇配制成 0.794 mg/ml 的标准溶液，精确量取 1，2，4，6，8，10 ml 至 6 个 10 ml 棕色容量瓶中，加入 30%甲醇定容；分别量取上述溶液各 3 ml，加入 0.1 mol/L 醋酸-醋酸钠缓冲溶液（pH 5）5 ml，加 30%甲醇定容，摇匀；精密量取该溶液 1.0 ml 于 10 ml 容量瓶中，加入 0.5 ml Folion 试剂，加入 1.5%碳酸钠溶液定容，冰水浴放置 20 min，以蒸馏水作空白，在 735 nm 处测定吸光度。结果以吸光度为纵坐标、浓度（mg/ml）为横坐标绘制标准曲线，进行回归分析，计算得标准曲线回归方程。

d. 测定法：精密量取溶液 Ⅰ、Ⅱ 各 1 ml，加 0.5 ml Folion 试剂，加入 1.5%碳酸钠溶液定容，冰水浴放置 20 min，以蒸馏水作空白，在 735 nm 处测定溶液 Ⅰ、Ⅱ 的吸光度 A_1 和 A_2，根据两值之差 ΔA，由标准曲线求得活性鞣质的含量[5]。

参考文献

[1] 国家药典委员会. 中华人民共和国药典[S]. 北京：中国医药科技出版社，2015：10.

[2] 王筠默. 中药研究与临床应用[M]. 上海：上海中医药大学出版社，2006：16.

[3] 青海省药品检验所，等. 中国藏药（第三卷）[M]. 上海：上海科学技术出版社，1996：360.

[4] 西藏卫生局，等. 藏药标准[M]. 西宁：青海人民出版社，1979：1. 冯怡，等. 儿茶及儿茶提取物的质量标准研究[J]. 中成药，2004，26（4）：325-328.

◆ 马尿泡

ཐང་ཕྲོམ་དཀར་པོ།（唐冲嘎保）

RADIX PRZEWALSKIAE SHEBBEAREI

本品为茄科植物马尿泡[*Przewalskia shebbearei*（C. E. Hischer）Kuang.]的干燥根。秋末果熟后采挖，除去地上部分，洗净，干燥[1]。

【化学成分】

根含托品碱（tropine）、红古豆碱（cuscohygrine）、山莨菪碱（anisodamine）、天仙子胺（hyoscyamine）、去水阿托品（apoatropine）、樟柳碱（anisodine）、东莨菪碱（scopolamine）、相思子碱（abrine）及托烷醇（tropanol）等。根中生物碱中天仙子胺占 90%[2]。

【理化鉴别】

（1）取本品粉末 0.5 g 置试管中，加乙醚 5 ml 及 10%氨水 2 滴，密塞，振摇，放置，吸醚液于玻璃片上，挥干，加碘化钾-碘试液 2 滴，2~3 min 后，置显微镜下观察，可见蝶翅状红棕色结晶，长 16~26 μm。

（2）取本品粉末 1 g，加氨水湿润，用 CHCl₃ 提取，提取液在紫外光下观察，有淡蓝紫色荧光[2]。

（3）称取马尿泡药材粉末 1 g 于具塞锥形瓶中，加入浓氨水 1 ml、CHCl₃ 25 ml，混匀，密塞，放置过夜，过滤，滤液蒸干，残渣加甲醇 0.5 ml 溶解，即得供试品溶液。另精密称取氢溴酸东莨菪碱对照品 20 mg 和硫酸阿托品对照品 50 mg，分别置于 10 ml 容量瓶中，加甲醇溶解并定容至刻线，制成 2 mg/ml 氢溴酸东莨菪碱的对照品溶液和 5 mg/ml 硫酸阿托品的对照品溶液。量取以上 3 种溶液 5~10 μl 按照薄层色谱法点于同一硅胶 G 板上，以乙酸乙酯-甲醇-浓氨水（17∶2∶1）为展开剂展开，取出，晾干，碘蒸气熏至斑点清晰。供试品色谱中，在与对照品色谱相应的位置上，显相同颜色的斑点[3]。

【含量测定】

托品类生物碱含量测定。

（1）色谱条件：C₁₈柱（250 mm×4.6 mm，5 μm）；流动相为甲醇-水（30∶70，含 0.02 mol/L 醋酸钠、0.1%三乙胺、0.3%四氢呋喃、冰醋酸调 pH 6.48）；流速 1.0 ml/min；检测波长 215 nm；柱温 30 ℃；进样量 10 μl。

（2）对照品溶液的制备：精密称取 4.9 mg 氢溴酸东莨菪碱（相当于东莨菪碱 3.4 mg），置于 10 ml 容量瓶中，用甲醇溶解并定容至刻线，制成 0.34 mg/ml 东莨菪碱对照品溶液。精密称取 15 mg

硫酸阿托品对照品（相当于阿托品 12.49 mg），置 10 ml 容量瓶中，加入 1 ml 0.34 mg/ml 东莨菪碱对照品溶液，用甲醇定容，配成 0.034 mg/ml 东莨菪碱与 1.249 mg/ml 阿托品的混合对照品溶液。

（3）供试品溶液的制备：精密称取 0.5 g 马尿泡果实粗粉，装入滤纸筒内，上面加少许脱脂棉，装入索式提取器中，加 80 ml 石油醚（60~90 ℃），回流脱脂 1 h，回收石油醚，挥干。将脱脂棉取出，滴加 0.5 ml 甲醇使湿润，在索式提取器中滴加 1.5 ml 浓氨水，将脱脂棉重新加入滤纸筒上端，用 80 ml CHCl₃回流提取 6 h。回收 CHCl₃，残渣用甲醇溶解并定容于 10 ml 容量瓶中，0.45 μm 微孔滤膜过滤，即得。

（4）标准曲线的绘制：精密量取上述混合对照品溶液 2，4，6，8，10，12 μl，按上述色谱条件进样，记录色谱图，以对照品进样量为横坐标，峰面积为纵坐标，绘制标准曲线，计算回归方程。

（5）测定法：取马尿泡药材，按上述方法制备供试品溶液，依法进样测定，根据标准曲线，按外标法计算含量[4]。

参考文献

[1] 卫生部药典委员会. 中华人民共和国卫生部药品标准 藏药（第一册）[S]. 1995：9.

[2] 国家中医药管理局《中华本草》编委会. 中华本草（藏药卷）[M]. 上海：上海科学技术出版社，2002：78.

[3] 包金额. 藏药马尿泡质量标准的初步研究[D]. 成都：西南交通大学，2010.

[4] 包金额，等. HPLC 测定马尿泡不同部位中的东莨菪碱和阿托品[J]. 华西药学杂志，2010（2）：191-192.

◆ 决明子

ཐལ་ཀ་རྡོ་རྗེ། (塔嘎多杰)

CASSIAE SEMEN

本品为豆科植物决明（*Cassia obtusifolia* L.）或小决明（*Cassia tora* L.）的干燥成熟种子。秋季采收成熟果实，晒干，打下种子，除去杂质[1]。

【化学成分】

决明子含有多种成分，包括蒽醌类、萘骈-吡咯酮类、脂肪酸类、氨基酸和无机元素，主要成分为蒽醌类成分，含量约占 1%。

（1）蒽醌类：大黄酚（chrysophanol）、大黄素甲醚（physcion）、美决明子素（obtusifolin）、黄决明素（chryso-obtusin）、决明素（obtusin）、橙黄决明素（aruantio-obtusin）、大黄素（emodin）、芦荟大黄素（aloe-emodin）、意大利鼠李蒽醌-1-*O*-葡萄糖苷（alatenin-1-*O*-D-glucopy-ranoside）、1-去甲基橙黄决明素（1-desmethyl-chryso-obtusin）、黄决明素-2-*O*-β-D-葡萄糖苷、葡萄糖基美决明子素、葡萄糖基黄决明素、葡萄糖基橙黄决明素、大黄素甲醚-8-*O*-葡萄糖苷、1-去甲基决明素、大黄酚-10,10'-联蒽酮、大黄素-8-甲醚、大黄酚-9-蒽酮、大黄酚-1-*O*-三葡萄糖苷、大黄酚-1-*O*-四葡萄糖苷、美决明子素-2-*O*-葡萄糖苷[2]。

（2）萘并-吡喃酮类：红镰玫素（rubrofusarin）、决明子苷（cassiaside）、决明内酯（toralactone）、决明蒽酮（torosachrysone）、异决明内酯（isotoralactone）、红镰玫素-6-*O*-龙胆二糖苷（rubrofusarin-6-*O*-gentiobioside）、决明子内酯（cassialactone）、2,5-二甲氧基苯醌（2,5-dimethoxybenzoquinone）。

（3）脂肪酸类：决明子含油 4.65%~5.79%，其中主要成分为软脂酸、硬脂酸、油酸和亚油酸。

（4）非皂化物质：决明子中含有十六烷~三十一烷、胆甾醇、豆甾醇、β-谷甾醇、1,3-二羟基-3-甲基蒽醌。小决明油中还含有少量锦葵酸（malvalic acid）、苹婆酸（sterculic acid）及菜子甾醇（campesterol）。

（5）糖及氨基酸类：胱氨酸、γ-羟基精氨酸、组氨酸、半乳糖配甘露聚糖、葡萄糖、半乳糖、木糖、棉子糖以及胱氨酸、天门冬氨酸等。

（6）无机元素：含 Zn、Cu、Mn、Fe、Mg、Ca、Na、K 等 8 种无机元素[2]。

【理化鉴别】

（1）薄层色谱法

取本品粉末 1 g，加甲醇 10 ml，浸渍 1 h，过滤，滤液蒸干，残渣加水 10 ml 使溶解，加盐酸 1 ml，置水浴上加热 30 min，立即冷却，用乙醚提取 2 次，每次 20 ml，合并乙醚液，蒸干，残渣加 $CHCl_3$ 1 ml 使溶解，作为供试品溶液。另取橙黄决明素对照品、大黄酚对照品，加无水乙醇-乙酸乙酯（2∶1）制成 1 ml 各含 1 mg 的混合溶液，作为对照品溶液。按照薄层色谱法（2015 年版《中国药典》通则 0502）试验，量取上述两种溶液各 2 μl，分别点于同一硅胶 H 薄层板上，以石油醚（30~60 ℃）-丙酮（2∶1）为展开剂展开，取出，晾干。供试品色谱中，在与对照品色谱相应的位置上，显相同颜色的斑点；置氨蒸气中熏后，斑点变为亮黄色（橙黄决明素）和粉红色（大黄酚）[1]。

（2）化学法

❶ 取本品粉末 0.2 g，进行微量升华，将升华

物置高倍显微镜下观察，可见针状或羽毛状黄色结晶。加氢氧化钾试液，结晶溶解，并呈红色（检查蒽醌类衍生物）。

❷ 取本品粉末 0.5 g，加 10%硫酸试液 20 ml、CHCl₃ 10 ml，在水浴上回流加热 20 min，放冷后分取 CHCl₃ 层，用无水硫酸钠干燥后，在水浴上回收 CHCl₃，将残渣溶于 1.0 ml CHCl₃ 中。取 CHCl₃ 液 0.5 ml，加 5%氢氧化钾试液 2.0 ml，振摇，碱层显红色。（检查蒽醌类衍生物）[3]

【含量测定】

按照高效液相色谱法（2015 年版《中国药典》通则 0512）测定。

（1）色谱条件与系统适用性试验：以十八烷基硅烷键合硅胶为填充剂；以乙腈为流动相 A，以 0.1%磷酸溶液为流动相 B，按表 6 中的规定进行梯度洗脱；检测波长为 284 nm。理论板数按橙黄决明素峰计算应不低于 3000。

表 6　HPLC 法测定决明子中的大黄酚、橙黄决明素含量梯度洗脱设置

时间/min	流动相 A 含量/%	流动相 B 含量/%
0~15	40	60
15~30	40→90	60→10
30~40	90	10

（2）对照品溶液的制备：取大黄酚对照品、橙黄决明素对照品适量，精密称定，加无水乙醇-乙酸乙酯（2∶1）混合溶液制成 1 ml 含大黄酚 30 μg、橙黄决明素 20 μg 的混合溶液，即得。

（3）供试品溶液的制备：取本品粉末（过三号筛）约 0.5 g，精密称定，置具塞锥形瓶中，精密加入甲醇 50 ml，称定重量，加热回流 2 h，放冷，称定重量，用甲醇补足减失的重量，摇匀，过滤，精密量取续滤液 25 ml，蒸干，加稀盐酸 30 ml，置水浴中加热水解 1 h，立即冷却，用 CHCl₃ 振摇提取 4 次，每次 30 ml，合并 CHCl₃ 液，回收溶剂至干，残渣用无水乙醇-乙酸乙酯（2∶1）混合溶液使溶解，转移至 25 ml 容量瓶中，稀释至刻线，摇匀，过滤，取续滤液，即得。

（4）测定法：分别精密量取对照品溶液与供试品溶液各 10 μl，注入液相色谱仪，测定，即得。

本品按干燥品计算，含大黄酚（$C_{15}H_{10}O_4$）不得少于 0.20%，含橙黄决明素（$C_{17}H_{14}O_7$）不得少于 0.080%[1]。

参考文献

[1] 国家药典委员会. 中华人民共和国药典：一部[S]. 北京：中国医药科技出版社，2015：145.

[2] 刘斌，等. 决明子化学成分及药理作用研究进展[J]. 药物评价研究，2010，33（4）：312-313.

[3] 苗明三，等. 现代实用中药质量控制技术[M]. 北京：人民卫生出版社，2000：450.

◆ 止泻木子

 དུག་མོ་ཉུང་། （度模牛）

SEMEN HOLARRHENAE

本品为夹竹桃科植物止泻木（*Holarrhena antidysenterica* Wall. ex A.Dc）的干燥种子。果期采集果实，打下种子，晒干[1]。

【化学成分】

止泻木种子含锥丝碱（conessine）、降锥丝明（norconessine）、锥丝明（conessimine）、异锥丝明（iso-conessimine）、止泻木明（holarrhimine）、止泻木碱（holarrhine）、锥丝亚胺（conimine）、止泻木立星碱（hollarricine）等生物碱；有脂肪油19%，其脂肪酸中，9-羟基-顺-12-十八碳烯酸占73%[2]；还含有 xylogranat-inin、4（3H）-喹唑啉酮[4（3H）-quinazolinone]、（+）丁香脂素[（+）syrigaresinol]、(-)-枼皮树脂酸[(-)-medioresinol]、丝胶树宁（funtudienine）、腺苷（adenosine）、β-腺苷（β-adenosine）[3]。

参考文献

[1] 卫生部药典委员会. 中华人民共和国卫生部药品标准 藏药（第一册）[S]. 1995：14.

[2] 国家中医药管理局《中华本草》编委会. 中华本草（藏药卷）[M]. 上海：上海科学技术出版社, 2002：96.

[3] 葛晓磊, 等. 藏药止泻木子的化学成分[J]. 沈阳药科大学学报, 2014, 31（12）：950-954.

◆ 腊肠果

ད་ཀ（东卡）

FRUCTUS CASSIAE FISTUIAE

本品为豆科植物腊肠树（*Cassia fistula* L.）的干燥成熟果实。冬季果熟时采收，晒干[1]。

【化学成分】

果实含氧甲基蒽醌类 0.95%，并有蒽醌类色素腊肠豆酸（fistuie acid）。果肉含蒽醌 1.1%，主为 4, 5-二羟基-2-蒽醌羧酸，即大黄酸(themn)。另据报道含 1, 8-二羟基-3-蒽醌羧酸、芦荟大黄素苷（barbaloin，$C_{20}H_{18}O_3$）、芦荟苷（aloin，$C_{20}H_{20}O_8$）、含羟甲氧基蒽醌的苷（$C_5H_6O_2$）；此外含不饱和蜡（$C_{18}H_{56}$, 2.27%）、小量挥发油、葡萄糖、果糖、蔗糖、单宁、黏液质、果胶、具特异香气的树脂。又报道：含碳水化合物 26.30%、蛋白质 19.94%，还含精氨酸（arginine）、亮氨酸（leucine）、蛋氨酸（methionine）、苯丙氨酸（phenylalanine）、色氨酸（tryptophan）、天冬氨酸（aspartic acid）及谷氨酸（glutamic acid）等氨基酸[2]。

果荚含蜡，其中有木蜡酸正三十烷酯 57.2%，二木蜡酸正三十一烷-1, 30-二酯和蔗糖等。

种子含分解乳糖甘露聚糖（galactomannan），由 77.14% D-甘露糖（D-mannose）及 22.86% D-分解乳糖（D-galactose）组成，或认为是由 D-分解乳糖 1 分子和 D-甘露糖 4 分子组成。

花含蜡醇（cery alcohol，即正二十七醇-1）、山奈黄素(kaempferol)、番泻苷 A(sennoside A)、番泻苷 B（sennoside B）、大黄酸、原花色苷（proanthocyanin）、白天竺葵苷元（leucope largonidin）的四聚体及原白天竺葵苷元（proleucope largonidin）的多聚体，一种双蒽醌苷腊肠素（fistutin）的鼠李糖苷、甲基丁香酚（methyl engenol）。

茎皮含 3, 4-二羟基黄烷组成的缩合型糅质（10%~13.6%）、羽扇醇（lupelo）、廿六烷醇、三十一烷、β-谷甾醇、白天竺葵苷元的三聚体、小量大黄酸及阿勒勃素(fistucacidin, 白天竺葵苷元，其结构为 3, 4, 7, 8, 4-五羟基黄烷）。

心材含阿勒勃素、芦荟大黄素苷、大黄酸；边材含 5, 4-二羟基黄烷-3, 4-二醇。

叶含大黄酸及其苷、番泻苷元 A 和 B、番泻苷 A 和 B、1, 8-二羟基-3-蒽醌羧酸 6、缩合型鞣质。

芽含番泻苷元 A 和 B、大黄酸及番泻苷 A 和 B[3]。

参考文献

[1] 卫生部药典委员会. 中华人民共和国卫生部药品标准　藏药（第一册）[S]. 1995：110.

[2] 罗达尚, 等. 中华藏本草[M]. 北京：民族出版社, 1997：133.

[3] 青海省药品检验所, 等. 中国藏药（第一卷）[M]. 上海：上海科学技术出版社, 1996：220.

◆ 熊　胆

དོམ་མཁྲིས།（敦赤）

FEL URSI

本品为熊科动物黑熊（*Selenarotos thibetanus* Cuvier）或棕熊（*Ursus arctos* L.）的干燥胆[1]。

【化学成分】

本品主要成分是胆汁酸，包括牛黄去氧胆酸、熊去氧胆酸，也含有鹅去氧胆酸和微量的胆酸；并含有牛磺酸，丙氨酸、谷氨酸、天冬氨酸等 16 种氨基酸，胆甾醇，胆汁色素[2]等。

【理化鉴别】

取胆仁 0.1 g，加入甲醇 10 ml，加热溶解，冷却至室温，过滤。滤液浓缩至接近干燥，加入 20%氢氧化钠溶液 5 ml，水浴 5 h，放置冷却至室温。加入盐酸调节 pH 至 2~3，使用乙酸乙酯萃取 2 次。合并乙酸乙酯层，浓缩，作为供试品。另取胆酸、去氧胆酸、猪去氧胆酸、鹅去氧胆酸、熊去氧胆酸约各 1 mg，分别加入 1 ml 甲醇溶解，制成对照品溶液。分别点样于硅胶 G 板上，使用异辛烷-乙醚-乙酸-正丁醇-水（10∶5∶5∶3∶1）的上层液展开，喷洒 30%硫酸，在 105 ℃下干燥 10 min。供试品色谱中，在与对照品相同的位置上，显相同颜色的斑点。

【含量测定】

（1）色谱条件：C_{18} 色谱柱，流速 1.1 ml/min。检测波长 204 nm。流动相采用乙腈-水（水相加入 0.3%磷酸，并用三乙胺调节 pH 至 4）（29∶71）。

（2）供试品溶液的制备：取本品粉末约 0.5 g，精密称定，置于 50 ml 容量瓶中，加入无水乙醇 45 ml，超声提取 45 min，冷却至室温，用无水乙醇定容至 50 ml，即得。

（3）对照品溶液的制备：精密称取牛磺熊去氧胆酸钠适量，制成每升含有 0.2 g 样品的对照品溶液。

（4）测定法：进样量 10 µl，注入高效液相色谱仪，检测，即得[3, 4]。

参考文献

[1] 国家药典委员会. 中华人民共和国药典：一部[S]. 北京：中国医药科技出版社, 2010：304.

[2] 苗明三, 等. 现代实用中药质量控制技术[M].

北京：人民卫生出版社，2000：1093.

[3] 陈菲，龙海林. HPLC 测定复方熊胆胶囊中牛磺熊去氧胆酸的含量[J]. 中国中药杂志，2014, 39（5）：838-840.

[4] 王勇. 熊胆中胆汁酸含量测定方法研究概况[J]. 海峡药学，2005, 17（5）：186 188.

◆ 烈香杜鹃

ད་ལིས། （达里）

FLOS RHODODENDRI
ANTHOPGONOIDI

本品为杜鹃花科植物烈香杜鹃（*Rhododendron anthopogonoides* Maxim）、毛喉杜鹃（*Rhododendron cephalanthum* Franch.）及报春花状杜鹃（*Rhododendron primulaeflarum* Bur.et Franch.）的干燥花和叶。夏季采摘花、叶，阴干[1]。

【化学成分】

本品含有大量挥发油而具有独特香气，主要为苄基丙酮、α-芹子烯、4-苯基-2-羟基-丁烯-3、衣兰烯、古巴烯、β-古芸烯、斯巴醇、α-雪松烯氧化物[2]。黄酮类成分也是其主要活性成分，如金丝桃苷、小叶枇杷素-1（槲皮苷）、小叶枇杷素-2（槲皮素）、小叶枇杷素-3（棉花皮素）、棉花皮素-3-*O*-β-半乳糖苷、8-甲氧基槲皮素等[3]。

【理化鉴别】

（1）取本品粗粉 0.5 g，加石油醚（30~60 ℃）15 ml，浸渍 30 min，经常振摇，过滤。滤液置水浴（50 ℃）上挥干，残渣加甲醇 5 滴，使溶解。加 2%香荚兰醛硫酸液 1 滴，显红紫色。

（2）取本品粉末 0.5 g，加乙醚 10 ml，浸泡 1 h，过滤。取残渣挥尽乙醚，加乙醇 8 ml，浸泡 1 h，过滤。取滤液 2 ml，加镁粉适量，加盐酸数滴，水浴加热，显红色[1]。

（3）取本品粉末 2 g，加 70%乙醇 40 ml，盐酸 5 ml，加热回流 3 h，过滤，滤液蒸干，残渣加乙醇 10 ml 溶解，作为供试品溶液。另取槲皮素对照品，加乙醇制成 1 ml 含 0.5 mg 的溶液，作为对照品溶液。按照薄层色谱法试验，量取上述两种溶液各 5 μl，分别点于同一硅胶 H 薄层板上，以甲苯-乙酸乙酯-甲酸（5：2：1）为展开剂展开，取出，晾干，喷以 1%三氯化铝乙醇溶液，置紫外光灯（365 nm）下检视。供试品色谱中，在与对照品色谱相应的位置上，显相同颜色的荧光斑点[4]。

【含量测定】

（1）挥发油含量测定

取本品，按照挥发油测定法（2015 年版《中国药典》通则 2204）测定。

本品挥发油含量不得少于 0.70%（ml/g）[1]。

（2）金丝桃苷含量测定

按照高效液相色谱法(2015 年版《中国药典》通则 0512）测定。

❶ 色谱条件与系统适用性试验：以十八烷基硅烷键合硅胶为填充剂；流动相：甲醇-乙腈-0.4%磷酸溶液，二元线性梯度洗脱：0~30 min（10：10：80），30~60 min（20：15：65），60~70 min（10：10：80）；检测波长为 361 nm。理论塔板数按金丝桃苷峰计算应不低于 8760。

❷ 对照品溶液的制备：取金丝桃苷对照品适量，精密称定，加甲醇制成 1 ml 含 57 μg 的溶液，

即得。

❸ 供试品溶液的制备：取本品粉末（过三号筛）约 1.0 g，精密称定，置具塞锥形瓶中，精密加入甲醇 25 ml，称定重量，超声处理 40 min，放冷，称定重量，用甲醇补足减失的重量，摇匀，过滤，取续滤液，即得。

❹ 测定法：分别精密量取对照品溶液与供试品溶液各 10 μl，注入液相色谱仪，测定，即得。

本品按干燥品计算，含金丝桃苷不得少于 0.7%[5]。

参考文献

[1] 卫生部药典委员会. 中华人民共和国卫生部药品标准　藏药（第一册）[S]. 1995：78.

[2] 张娟红, 王荣, 贾正平, 等. 藏药烈香杜鹃研究概况[J]. 中国中医药信息杂志, 2012, 19（8）：104-107.

[3] 兰州医学院. 中西医结合资料汇编[M]. 兰州：兰州医学院训练部, 1972：13.

[4] 甘肃省食品药品监督管理局. 甘肃省中药材标准[M]. 甘肃：甘肃文化出版社, 2009.

[5] 周燕雪, 宋霞. 藏药烈香杜鹃质量标准研究[J]. 中成药, 2010, 32（4）：619-621.

◆ 枸杞子

འབྲི་ཚེར་མ། （哲才玛）

LYCII FRUCTUS

本品为茄科植物宁夏枸杞（*Lycium barbarum* L.）的干燥成熟果实。夏、秋两季果实呈红色时采收，热风烘干，除去果梗，或晾至皮皱后，晒干，除去果梗[1]。

【化学成分】

本品所含主要成分为枸杞多糖、胡萝卜素，其次还含有核黄素、维生素 C、维生素 B_1、尼克酸、牛磺酸、17 种氨基酸以及铜、铁、锌、锰、镁、硒、钙等多种微量元素，以及莨菪亭、*β*-谷甾醇、香豆酸、胡萝卜苷、甜菜碱、2-*O*-（B-D-吡喃葡萄糖基）抗坏血酸[2]。

【理化鉴别】

取本品 0.5 g，加水 35 ml，加热煮沸 15 min，放冷，过滤，滤液用乙酸乙酯 15 ml 振摇提取，分取乙酸乙酯液，浓缩至 1 ml，作为供试品溶液。另取枸杞子对照药材 0.5 g，同法制成对照药材溶液。按照薄层色谱法（2015 年版《中国药典》通则 0502）试验，量取上述两种溶液各 5 μl，分别点于同一硅胶 G 薄层板上，以乙酸乙酯-$CHCl_3$-甲酸（3∶2∶1）为展开剂展开，取出，晾干，置紫外光灯（365 nm）下检视。供试品色谱中，在与对照药材色谱相应的位置上，显相同颜色的荧光斑点[1]。

【含量测定】

（1）枸杞多糖

❶ 对照品溶液的制备：取无水葡萄糖对照品 25 mg，精密称定，置 250 ml 容量瓶中，加水适量溶解，稀释至刻线，摇匀，即得（1 ml 中含无水葡萄糖 0.1 mg）。

❷ 标准曲线的绘制：精密量取对照品溶液 0.2、0.4、0.6、0.8、1.0 ml，分别置具塞试管中，分别加水补至 2.0 ml，各精密加入 5%苯酚溶液 1 ml，摇匀，迅速精密加入硫酸 5 ml，摇匀，放置 10 min，

置 40 ℃ 水浴中保温 15 min，取出，迅速冷却至室温，以相应的试剂为空白，按照紫外-可见分光光度法（2015 年版《中国药典》通则 0401），在 490 nm 波长处测定吸光度，以吸光度为纵坐标、浓度为横坐标，绘制标准曲线。

❸ 测定法：取本品粗粉约 0.5 g，精密称定，加乙醚 100 ml，加热回流 1 h，静置，放冷，小心弃去乙醚液，残渣置水浴上挥尽乙醚。加入 80%乙醇 100 ml，加热回流 1 h，趁热过滤，滤渣与滤器用热的 80%乙醇 30 ml 分次洗涤，滤渣连同滤纸置烧瓶中，加水 150 ml，加热回流 2 h。趁热过滤，用少量热水洗涤滤器，合并滤液与洗液，放冷，转移至 250 ml 容量瓶中，用水稀释至刻线，摇匀，精密量取 1 ml，置具塞试管中，加水 1.0 ml，照标准曲线绘制项下的方法，从"各精密加入 5%苯酚溶液 1 ml"起，依法测定吸光度，从标准曲线上读出供试品溶液中含葡萄糖的重量(mg)，计算，即得。

本品按干燥品计算，含枸杞多糖以葡萄糖（$C_6H_{12}O_6$）计，不得少于 1.8%[1]。

（2）甜菜碱

❶ 供试品溶液的制备：取本品剪碎，取约 2 g，精密称定，加 80%甲醇 50 ml，加热回流 1 h，放冷，过滤，用 80%甲醇 30 ml 分次洗涤残渣和滤器，合并洗液与滤液，浓缩至 10 ml，用盐酸调节 pH 值至 1，加入活性炭 1 g，加热煮沸，放冷，过滤，用水 15 ml 分次洗涤，合并洗液与滤液，加入新配制的 2.5%硫氰酸铬铵溶液 20 ml，搅匀，10 ℃ 以下放置 3 h。用 G_4 垂熔漏斗过滤，沉淀用少量冰水洗涤，抽干，残渣加丙酮溶解，转移至 5 ml 容量瓶中，加丙酮至刻线，摇匀，作为供试品溶液。

❷ 对照品溶液的制备：另取甜菜碱对照品适量，精密称定，加盐酸甲醇溶液（0.5→100）制

成 1 ml 含 4 mg 的溶液，作为对照品溶液。

❸ 测定法：按照薄层色谱法（2015 年版《中国药典》通则 0502）试验，精密量取供试品溶液 5 μl、对照品溶液 3 μl 与 6 μl，分别交叉点于同一硅胶 G 薄层板上，以丙酮-无水乙醇-盐酸(10∶6∶1）为展开剂，预饱和 30 min，展开，取出，挥干溶剂，立即喷以新配制的改良碘化铋钾试液，放置 1~3 h 至斑点清晰，按照薄层色谱法(2015 年版《中国药典》通则 0502）进行扫描，波长：λ_S=515 nm，λ_R=590 nm，测量供试品溶液的吸光度积分值与对照品溶液的吸光度积分值，计算，即得。

本品按干燥品计算，含甜菜碱（$C_5H_{11}NO_2$）不得少于 0.30%[1]。

参考文献

[1] 国家药典委员会. 中华人民共和国药典：一部[S]. 北京：中国医药科技出版社，2015：249.

[2] 于宏. 枸杞子的化学成分与生物活性[J]. 国外医药·植物药分册, 2007, 22（2）：51-54.

◆ 阳起石

ཆོ་རྒྱུས།（多居）

ACTINOLITUM

本品为硅酸盐类矿物角闪石族透闪石，主要含有含水硅酸钙[$Ca_2Mg_5(Si_4O_{11})_2(OH)_2$]。采挖后，除去泥沙及杂石[1]。

【化学成分】

本品主要成分为碱式硅酸镁钙

$[Ca_2Mg_5(Si_4O_{11})_2(OH)_2]$，并含少量锰、铝、钛、铬、镍等杂质[2]。

【理化鉴别】

（1）化学法：置火焰上灼烧，变红色而不熔，离火后，烧过的部分略变黄，吹管燃烧后难熔。不导热，不溶于酸[3]。

（2）热分析法：曲线特征为 800 ℃ 以上始有吸热反应，且该吸热反应属于与阳起石共生的方解石所有，并非阳起石的特征，至 960 ℃ 始有羟基被破坏失水[3]。

（3）阳起石不溶于酸，若其中的杂石未除干净，则加酸会产生微量气泡[3]。

参考文献

[1] 卫生部药典委员会. 中华人民共和国卫生部药品标准　藏药（第一册）[S]. 1992：41.

[2] 南京中医药大学. 中药大辞典（上册）[M]. 上海：上海科学技术出版社，2006：1360.

[3] 张贵君，等. 常用中药鉴定大全[M]. 哈尔滨：黑龙江科学技术出版社，1993：373.

◆ 香 墨

 རྡོ་སོལ། （多索）

PREPARED INK

本品为松烟、胶汁、冰片和香科等经加工制成的墨锭[1]。

参考文献

[1] 江西省食品药品监督管理局. 江西省中药饮片炮制规范[M]. 上海：上海科学技术出版社，2009：567.

◆ 石 灰

རྡོ་ཞོ། （多肖）

LIMESTONE

本品为由方解石组成的石灰岩经加热煅烧而成。生石灰主含氧化钙（CaO）[1]。

【化学成分】

生石灰主要成分为氧化钙（CaO），熟石灰主要成分为氢氧化钙$[Ca(OH)_2]$。生石灰或熟石灰暴露于大气中，不断吸收大气中的二氧化碳而生成碳酸钙（$CaCO_3$）[2]。

【理化鉴别】

（1）取生石灰 1 块，加入水，生成氢氧化钙并放出大量热量（检查钙盐）。

（2）取本品粉末约 0.2 g，加入稀盐酸 5 ml，使其溶解，过滤。取铂丝，用盐酸湿润后，蘸取滤液，在无色火焰中灼烧，火焰即显砖红色；取滤液 1 ml，加甲基红指示液 2 滴，用氨试液中和，滴加盐酸至恰呈酸性，加草酸铵试液，即生成白色沉淀（检查钙盐）[2]。

参考文献

[1] 卫生部药典委员会.中华人民共和国卫生部药品标准　藏药（第一册）[S]. 1995：340.

[2] 南京中医药大学.中药大辞典（上册）[M].上海：上海科学技术出版社，2006：813.

◆ **婆婆纳**

ཕྱུམ་ནག་དོམ་འབྲིས། （冬那端）

HERBA VERONICAE

本品为玄参科植物长果婆婆纳（*Veronica ciliata* Fisch.）的干燥全草。7~9 月采集全草，洗净，晒干[1]。

【化学成分】

本品含苷类：4′-甲氧基高山黄芩素-7-*O*-D-葡萄糖苷、6-羟基木烯草素-7-*O*-D-葡萄糖苷、6-羟基本犀草素-7-*O*-二葡萄苷、木烯草素-7-*O*-吡喃葡萄糖苷、大波斯菊苷、婆婆纳苷-A 等；另含甘露醇 0.4%[2]。

【理化鉴别】

取本品粉末 3 g，加乙酸乙酯 40 ml，超声处理 30 min，过滤，滤液蒸干，残渣加乙酸乙酯 2 ml 使溶解，作为供试品溶液。另取婆婆纳对照药材 3 g，同法制成对照药材溶液。取上述两种溶液各 6 µl 点于同一硅胶 G 板，以环己烷-丙酮（6∶4）为展开剂展开，晾干，喷以 10%硫酸乙醇溶液，110 ℃加热至斑点显色清晰，日光下检视。供试品色谱中，在与对照药材色谱相同位置，显相同颜色的斑点[3]。

【含量测定】

桃叶珊瑚苷和梓醇的含量测定。

（1）色谱条件：色谱柱：C$_{18}$（4.60 mm×250 mm，5 µm）；柱温：25 ℃；检测波长：203 nm；流动相：乙腈-水（3∶97）；流速：1.0 ml/min。

（2）对照品溶液的制备：分别精密称取梓醇和桃叶珊苷对照品适量，用流动相配制成浓度分别为 50.76 mg/L、46.60 mg/L 的对照品溶液。

（3）供试品溶液的制备：取婆婆纳药材粉末（过三号筛）约 0.5 g，精密称定，置具塞锥形瓶中，精密加入 10%乙醇 25 ml，称定重量，超声处理 60 min，放冷，用 10%乙醇补足减失的重量，摇匀，过滤，取续滤液 5 ml，蒸干，以流动相溶解，置于 5 ml 容量瓶中，并定容至刻线，0.45 µm 滤膜过滤，取续滤液作为供试品溶液。

（4）测定法：精密量取供试品溶液和对照品溶液各 10 µl，进样测定，外标一点法计算含量[4]。

参考文献

[1] 卫生部药典委员会. 中华人民共和国卫生部药品标准　藏药（第一册）[S]. 1995：96.

[2] 高学敏，等. 时代本草彩色图鉴[M]. 贵阳：贵州科技出版社，2006：197.

[3] 王云红，等. 藏药婆婆纳药材薄层鉴别方法学研究[J]. 天然产物研究与开发，2012, 24（B12）：70-73.

[4] 崔红梅，等. HPLC 测定不同产地毛果婆婆纳中桃叶珊瑚苷和梓醇含量[J]. 世界科学技术：中医药现代化，2014（5）：1025-1028.

◆ **骨碎补**

ཕྱུམ་བུ་རེ་རལ། （丹吾莱热）

DRYNARIAE RHIZOMA

本品为水龙骨科植物槲蕨[*Drynaria fortunei* (Kunze) J. Sm.]的干燥根茎。全年均可采挖，除去泥沙，干燥，或燎去茸毛（鳞片）[1]。

【化学成分】

从骨碎补中分离得到的黄酮类化合物主要为黄酮、二氢黄酮和黄烷醇，此外，还有少量的查耳酮和橙酮；以山柰酚和木犀草素为苷元的黄酮苷类化合物：山柰酚、紫云英苷、山柰酚-3-O-α-L-吡喃鼠李糖苷（阿福豆苷）、山柰酚-7-O-α-L-呋喃阿拉伯糖苷、山柰酚-3-O-α-L-鼠李糖基-7-O-β-D-葡萄糖苷、山柰酚-3-O-β-D-吡喃葡萄糖苷-7-O-α-L-呋喃阿拉伯糖苷、木犀草素、木犀草素-7-O-β-D-葡萄糖苷、木犀草素-7-O-β-D-新橙皮糖苷、木犀草素-7-O-β-D-葡萄糖醛酸苷、木犀草素-8-C-β-D-葡萄糖苷；二氢黄酮类成分主要有北美圣草素、柚皮素和苦参黄素及其苷类：北美圣草素（eriodictyol）、新北美圣草苷（neoeriocitrin）、柚皮素（naringenine）、柚皮素-7-O-β-D-葡萄糖苷（江户樱花苷）、柚皮苷、苦参黄素（kurarinone）；黄烷醇及其苷：以儿茶精、阿夫儿茶精、(-)-表儿茶精和(-)-表阿夫儿茶精为苷元的黄烷醇苷类化合物；三萜类化合物：主要为环阿屯烷型四环三萜和何伯烷型五环三萜，还含有少量其他类型的五环三萜；酚酸类成分：主要为苯甲酸和苯丙酸类，其中苯丙酸类化合物主要以肉桂酸、阿魏酸、咖啡酸为苷元；木脂素及甾体：落叶松脂素 4'-O-β-D-吡喃葡萄糖苷、(7cR, 8cS)-二氢脱氢二松柏基醇 4'-O-β-D-葡萄糖苷、(-)-secoisolariciresinol- 4-O-β-D-glucopyranoside、β-谷甾醇、β-胡萝卜苷、5-stigmasten-3-one 等甾体类化合物；其他类：5-羟甲基糠醛（5-hydroxymethyl furfural）、蔗糖、麦芽酚 3-O-β-D-葡萄糖苷、香豆精等[2]。

【理化鉴别】

取本品粉末 0.5 g，加甲醇 30 ml，加热回流 1 h，放冷，过滤，滤液蒸干，残渣加甲醇 1 ml 使溶解，作为供试品溶液。另取柚皮苷对照品，加甲醇制成 1 ml 含 0.5 mg 的溶液，作为对照品溶液。按照薄层色谱法（2015 年版《中国药典》通则 0502）试验，量取上述两种溶液各 4 µl，分别点于同一硅胶 G 薄层板上，以甲苯-乙酸乙酯-甲酸-水（1：12：2.5：3）的上层溶液为展开剂展开，取出，晾干，喷以三氯化铝试液，置紫外光灯（365 nm）下检视。供试品色谱中，在与对照品色谱相应的位置上，显相同颜色的荧光斑点[1]。

【含量测定】

按照高效液相色谱法(2015 年版《中国药典》通则 0512）测定柚皮苷的含量。

（1）色谱条件与系统适用性试验：以十八烷基硅烷键合硅胶为填充剂；以甲醇-醋酸-水（35：4：65）为流动相；检测波长为 283 nm。理论板数按柚皮苷峰计算应不低于 3000。

（2）对照品溶液的制备：取柚皮苷对照品适量，精密称定，加甲醇制成 1 ml 含柚皮苷 60 µg 的溶液，即得。

（3）供试品溶液的制备：取本品粗粉约 0.25 g，精密称定，置锥形瓶中，加甲醇 30 ml，加热回流 3 h，放冷，过滤，滤液置 50 ml 容量瓶中，用少量甲醇分数次洗涤容器，洗液滤入同一容量瓶中，加甲醇至刻线，摇匀，即得。

（4）测定法：分别精密量取对照品溶液与供试品溶液各 10 µl，注入液相色谱仪，测定，即得。

本品按干燥品计算，含柚皮苷（$C_{27}H_{32}O_{14}$）不得少于 0.50%[1]。

参考文献

[1] 国家药典委员会. 中华人民共和国药典：一部 [S]. 北京：中国医药科技出版社，2015：256.

[2] 刘玲玲, 等. 骨碎补化学成分和药理作用研究进展[J]. 海峡药学, 2012, 24（1）: 5-7.

◆ 雄 黄

ཤོང་རོས། （冬锐）

REALGAR

本品为硫化物类矿物雄黄族雄黄，主含二硫化二砷（As_2S_2）。采挖后，除去杂质[1]。

【化学成分】

雄黄的主要化学成分是 As_4S_4 或 As_2S_2, 另外还含有少量三氧化二砷（As_2O_3）及五氧化二砷（As_2O_5）[2]。

【理化鉴别】

（1）取本品粉末 10 mg，加水润湿后，加氯酸钾饱和的硝酸溶液 2 ml，溶解后，加氯化钡试液，生成大量白色沉淀。放置后，倾出上层酸液，加水 2 ml，振摇，沉淀不溶解[1]。

（2）取本品粉末 0.2 g，置坩埚内，加热熔融，产生白色或黄白色火焰，伴有白色浓烟。取玻璃片覆盖后，有白色冷凝物，刮取少量，置试管内加水煮沸使溶解，必要时过滤，溶液加硫化氢试液数滴，即显黄色，加稀盐酸后生成黄色絮状沉淀，加碳酸铵试液，沉淀复溶解[1]。

【含量测定】

取本品粉末约 0.1 g，精密称定，置锥形瓶中，加硫酸钾 1 g、硫酸铵 2 g 与硫酸 8 ml，用直火加热至溶液澄明，放冷，缓缓加水 50 ml，加热微沸 3~5 min，放冷，加酚酞指示液 2 滴，用氢氧化钠溶液（40→100）中和至显微红色，放冷，用 0.25 mol/L 硫酸中和至褪色，加碳酸氢钠 5 g，摇匀后，用碘滴定液（0.05 mol/L）滴定，至近终点时，加淀粉指示液 2 ml，滴定至溶液显紫蓝色。1 ml 碘滴定液（0.05 mol/L）相当于 5.348 mg 二硫化二砷（As_2S_2）。

本品含砷量以二硫化二砷（As_2S_2）计，不得少于 90.0%[1]。

参考文献

[1] 国家药典委员会. 中华人民共和国药典[S]. 北京：中国医药科技出版社，2015：336.

[2] 刘嵘. 雄黄的研究进展[J]. 时珍国医国药，2007, 18（4）: 982-984.

◆ 螃 蟹

སྦྲག་སྦིན། （地森）

ERIOCHEIRIS SEU POTAMI

本品为蟹科动物中华毛绒螯蟹（*Erioocheir sinensis* H. Miline-Edwald）、溪蟹（*Potamon denticulata* L.）、或云南溪蟹（*Potamin yunnanensis* Kemp.）的干燥体。夏秋季节捕捉，洗净沙土，放在开水中烫至死亡，晒干或者烘干[1]。

【化学成分】

本品的营养成分含量如下：

每 500 g 可食用部分含蛋白质 35 g、脂肪 6.5 g、碳水化合物 1.8 g、灰分 6.8 g、钙 353 mg、磷 478 mg、铁 2 mg、维生素 A 575 U/g、维生素 B_1 0.03 mg、维生素 B_2 1.28 mg，维生素 B_3（烟酸）5.3 mg，此外还含有无机盐、水分等[2]。

参考文献

[1] 卫生部药典委员会. 中华人民共和国卫生部药品标准 藏药（第一册）[S]. 1995：125.

[2] 青海省药品检验所，等. 中国藏药（第二卷）[M]. 上海：上海科学技术出版社，1996：100.

◆ 全 蝎

ཟེག་པ།（蒂巴）

SCORPIO

本品为钳蝎科动物东亚钳蝎（*Buthus martensii Karsch*）的干燥体[1]。春末至秋初捕捉，除去泥沙，置沸水或沸盐水中煮至全身僵硬，捞出，置通风处，阴干[1]。

【化学成分】

本品含蝎毒(buthotoxin)、三甲胺(methylamine)、甜菜碱（beyaine）、牛磺酸（taunne）、棕榈酸（palmitieacid）、硬脂酸（stearieacid）、胆甾醇(cholesterol)及铵盐、卵磷脂（leeithin）、氨基酸，还含有苦味酸赈（为与蝎毒同存于毒腺中的柱状苦味酸盐）[2]；此外，还含有蝎酸钠盐[3]，蝎子油中含有棕榈酸、硬脂酸、油酸、亚油酸、亚麻酸、山箭酸等脂肪酸，是以饱和脂肪酸为主的酸性成分[4]。

【理化鉴别】

取全蝎粗分 0.5 g，加 $CHCl_3$-甲醇（2：1）混合液 10 ml，超声提取 20 min，过滤，滤液作为供试品溶液。另取胆甾醇对照品 1 mg，加入 $CHCl_3$-甲醇（2：1）混合液 1 ml，制成 1 ml 含 1 mg 的溶液，作为对照品溶液。按照薄层色谱法（2015 年版《中国药典》通则 0502）试验，各取 5 μl，分别点于同一羧甲基纤维素钠为黏合剂的硅胶 G 薄层板上，以石油醚-乙酸乙酯（5：1）为展开剂展开，取出，晾干。供试品色谱中，在与对照品色谱相应的位置，显相同颜色的斑点。

【含量测定】

全蝎中胆甾醇的含量测定。

（1）色谱条件：色谱柱 C_{18}(4.6 mm×150 mm, 5 μm)；检测波长 208 nm；流动相：甲醇；柱温：35 ℃；流速：1 ml/min；进样量 20 μl。

（2）对照品溶液制备：精密称取胆甾醇对照品约 10.2 mg，置 10 ml 容量瓶中，加适量甲醇，超声溶解，用甲醇定容至刻线，摇匀，即得 1 ml 含 1.02 mg 胆甾醇对照品的甲醇溶液。

（3）供试品溶液制备：准确称取粉碎并混合均匀的样品 5.0 g，置于 250 ml 具塞锥形瓶中，加 $CHCl_3$、甲醇（2：1）混合液 100 ml，超声提取 2 次，每次 20 min，用快速滤纸过滤，滤纸及残渣用少量 $CHCl_3$-甲醇（2：1）混合液洗涤数次，收集滤液和洗液，置于 250 ml 具塞圆底烧瓶中，加入无水乙醇 20 ml、500 g/L 氢氧化钾溶液 5 ml，在 60~65 ℃ 水浴上皂化 45 min，皂化时不断振摇；皂化完毕后，立即趁热取出塞子，稍冷后加入 20 ml 50 g/L 氯化钠溶液，混匀后加入 30 ml 乙醚萃取两次，将乙醚溶液置于 250 ml 分液漏斗中，加少量水多次洗涤提取液（至洗涤液为中性），提取液用无水硫酸钠脱水，水浴上挥干溶剂，用甲醇溶解并置于 50 ml 容量瓶中，定容至刻线，混匀，即得。

（4）标准曲线的绘制：精密量取胆甾醇对照品溶液 0.2, 0.4, 0.6, 0.8, 1.0 ml，分别置于 2 ml 容量瓶中，加甲醇定容至刻线，摇匀，即得。按上述色谱条件进行测定，以峰面积为纵坐标、以胆甾醇的浓度为横坐标绘制标准曲线，通过回归计算，得到回归方程。

（5）样品的测定：取样品粉末，按上述方法制成供试品溶液，依法进样测定，根据标准曲线计算含量[5]。

参考文献

[1] 国家药典委员会. 中华人民共和国药典：一部[S]. 北京：中国医药科技出版社，2015：143.

[2] 余椿生. 全蝎[J]. 食品与药品，2005，7（03A）：40-43.

[3] 杨光，等. 动物药全蝎的临床功效[J]. 世界临床药物，2006，27（9）：560-563.

[4] 余茂耘. 蝎毒的生理活性成分及临床应用[J]. 中国临床康复，2004，8（9）：1754-1755.

[5] 王洪平. 全蝎中脂溶性化学成分的研究[D]. 济南：山东中医药大学，2010.

◆ 胡 椒

ན་ལེ་ཤམ།（那力先）

PIPERIS FRUCTUS

本品为胡椒科植物胡椒（*Piper nigrum* L.）的干燥近成熟或成熟果实。秋末至次春果实呈暗绿色时采收，晒干，为黑胡椒；果实变红时采收，用水浸渍数日，擦去果肉，晒干，为白胡椒[1]。

【化学成分】

本品所含主要成分为生物碱（主要是吡咯烷类酰胺生物碱）、挥发油；此外，已分离鉴定的化合物还包括有机酸、木脂素、酚类化合物、微量元素。相对而言，卡瓦胡椒中，主要以 α-吡喃酮（内脂类）化合物为主，此外还包括为数不多的吡啶酮和吡咯烷类生物碱、有机酸、醇类、挥发油以及少量的黄酮（主要为查耳酮）。

酰胺类生物碱：胡椒碱、N-异丁基-11-（3, 4-亚甲二氧基苯基）-2E, 4E, 10E-十一碳三烯酰胺、N-反式-阿魏酰基哌啶、阿魏波因、去氢阿魏波因、N-5-（4-羟苯基）-2E, 4E-戊二烯酰基吡咯烷、N-（2-甲基丙基）-2E, 4E-癸二烯酰胺、（E, E, E）-13-（3, 4-亚甲二氧基苯基）-N-12-甲基丙基-2, 4, 12-十三碳三烯酰胺、N-异丁基-2E, 4E, 8E-二十碳三烯酰胺、N-异丁基-2E, 4E-十八碳二烯酰胺、去氢胡椒杀虫胺、胡椒油碱 B、胡椒内酰胺-C5：1(2E)、胡椒内酰胺-C7：1(6E)、胡椒内酰胺-C7：2(2E, 6E)、胡椒内酰胺-C9：1(8E)、胡椒内酰胺-C9：2(2E, 8E)、胡椒内酰胺-C9：3(2E, 4E, 8E)、1-[(2E, 4E)-2, 4-癸二烯酰基]吡咯烷、1-[(2E, 4E)-2, 4-十二二烯酰基]吡咯、N-异丁基-9-（3, 4-亚甲二氧基苯基）-2E, 4E, 8E-九碳三烯酰胺、N-异丁基-2E, 4R-十八碳二烯酸酰胺、胡椒林碱、胡椒油酸、胡椒新碱、3, 4-二羟基-6-（N-乙胺基）苯甲酰胺、胡椒环丁烷酰胺 A、胡椒环丁烷酰胺 B。

挥发油：胡椒醛（piperonal）、二氢香芹醇（dihydrocarreol）、丁香酚、甲基丁香酚、二氢葛缕醇（dihydrocarveol）、氧化石竹烯（caryopyllene oxide)、隐品酮(cryptone)、水芹烯(phellandrene)、顺-对-薄荷烯酸（cis-p-2-menthenol）、顺-对-薄荷二烯醇（cis-p-2, 8-menthadienol）及反-松香芹醇（trans-pinocarveol）。

其他成分：葵酸、月桂酸、肉豆蔻酸、棕榈酸、硬脂酸、罂酸、油酸、亚油酸、斑鸠菊酸、锦葵酸、苹婆酸等；还有氨基己糖、脂肪酸等组成的分子量为 8000 的脂多糖[2]。

【理化鉴别】

（1）薄层色谱法

❶ 取本品粉末 0.5 g，加无水乙醇 5 ml，超声处理 30 min，过滤，取滤液作为供试品溶液。另取胡椒碱对照品，置棕色容量瓶中，加无水乙醇制成 1 ml 含 4 mg 的溶液，作为对照品溶液。按照薄层色谱法（2015 年版《中国药典》通则 0502）试验，量取上述两种溶液各 2 μl，分别点于同一硅胶 G 薄层板上，以甲苯-乙酸乙酯-丙酮（7：2：1）为展开剂展开，取出，晾干，喷以 10%硫酸乙醇溶液，加热至斑点显色清晰，分别置日光和紫外光灯（365 nm）下检视。供试品色谱中，在与对照品色谱相应的位置上，显相同颜色的斑点或荧光斑点[1]。

❷ 取本品粉末 0.5 g，加 CHCl₃ 5 ml，密塞振摇，冷浸过夜，过滤，滤液作为供试品溶液。以胡椒碱 CHCl₃ 液为对照品溶液。分别取供试品、对照品溶液适量，点于同一硅胶 G 薄层板上，以环己烷-乙酸乙酯（6：4）为展开剂，展距 12 cm，喷改良碘化铋钾溶液。供试品色谱中，在与对照品相应位置上显黄棕色斑点[3]。

❸ 取本品粉末 1 g，加石油醚 10 ml，密塞振摇，冷浸过夜，过滤，滤液蒸干，加 1 ml 石油醚溶解，作为供试品溶液。另取胡椒醛作为对照品，分别取供试品、对照品溶液适量，点于同一硅胶 G 板上，以石油醚-乙醚（8：2）为展开剂，展距 12 cm，喷 2,4-二硝基苯肼试液。供试品色谱中，在与对照品相应位置上显相同的橘红色斑点[4]。

（2）化学法

按取本品粉末少量，加硫酸 1 滴，显红色，渐变红棕色，后转棕褐色[1]。

【含量测定】

按照高效液相色谱法（2015 年版《中国药典》通则 0512）测定。

（1）色谱条件与系统适用性试验：以十八烷基硅烷键合硅胶为填充剂；以甲醇-水（77：23）为流动相；检测波长为 343 nm。理论塔板数按胡椒碱峰计算应不低于 1500。

（2）对照品溶液的制备：取胡椒碱对照品适量，精密称定，置棕色容量瓶中，加无水乙醇制成 1 ml 含 20 μg 的溶液，即得。

（3）供试品溶液的制备：取本品中粉约 0.1 g，精密称定，置 50 ml 棕色容量瓶中，加无水乙醇 40 ml，超声处理 30 min，放冷，加无水乙醇至刻线，摇匀，过滤，精密量取续滤液 10 ml，置 25 ml 棕色容量瓶中，加无水乙醇至刻线，摇匀，过滤，取续滤液，即得。

（4）测定法：分别精密量取对照品溶液与供试品溶液各 10 μl，注入液相色谱仪，测定，即得。

本品按干燥品计算，含胡椒碱（$C_{17}H_{19}NO_3$）不得少于 3.3%[1]。

参考文献

[1] 国家药典委员会. 中华人民共和国药典：一部[S]. 北京：中国医药科技出版社，2015：242.

[2] 韦琨, 等. 胡椒的化学成分、药理作用及与卡瓦胡椒的对比[J]. 中国中药杂志, 2002, 27 (5)：328-330.

[3] 苗明三, 等. 现代实用中药质量控制技术[M]. 北京：人民卫生出版社, 2000：721.

[4] 卫生部药典委员会. 中华人民共和国卫生部药品标准藏药（第一册）[S]. 1995：98.

◆ 木棉花

ནུག་གི་སར། （纳嘎格萨）

GOSSAMPINI FLOS

本品为木棉科植物木棉 [Gossampinus malabarica（DC.）Merr.]的干燥花。春季花盛开时采收，除去杂质，晒干。

【化学成分】

本品花萼中含蛋白质 1.38%、碳水化合物 11.95%、灰分 1.09%、总醚提取物 0.44%、醚的提取物为 0.18%；花中含木胶质和鞣质，Cu、Zn、K、Na、Ca、Mg、Sr 和 Li 等多种微量元素，9′-降新木脂素（蛙皮素）、蛙皮素-4-O-β-葡萄糖苷、D-古糖-γ-内酯衍生物、氢脱氯二松柏基醇-4-O-β-D-吡喃葡萄糖苷、奎宁酸-3-反式-对-香豆酰酯和新绿原酸等。

木棉花 CO_2 超临界萃取物的主要成分为邻苯二甲酸二异丁酯的同分异构体（含量约达 33%）、十五烷酸及其甲乙酯（约达 12%），还有其他脂肪酸含量也较大，如细辛醚含量达 4.5%。

【理化鉴别】

取本品粉末 2 g，加乙酸乙酯 25 ml，浸泡 2 h，超声处理 15 min，过滤，滤液浓缩至干，残渣加甲醇 1 ml 使溶解，作为供试品溶液。另取木棉花对照药材 2 g，同法制成对照药材溶液。按照薄层色谱法（2015 年版《中国药典》通则 0502）试验，吸取上述两种溶液各 5 µl，分别点于同一硅胶 G 薄层板上，以二氯甲烷-丙酮-甲酸（20：4：0.2）为展开剂展开，取出，晾干，置紫外光灯（365 nm）下检视。供试品色谱中，在与对照药材色谱相应的位置上，显相同颜色的荧光斑点；喷以 10%硫酸乙醇溶液，加热至斑点显色清晰，供试品色谱中，在与对照药材色谱相应的位置上，显相同颜色的斑点。

参考文献

[1] 国家药典委员会. 中华人民共和国药典：一部[S]. 北京：中国医药科技出版社, 2015：64.

[2] 梅全喜. 广东地产药材研究[M]. 广州：广东科技出版社, 2011：175.

◆ 北豆根

ཉེམ་པ། （奴木巴）

MENISPERMI RHIZOMA

本品为防己科植物蝙蝠葛（Menispermum dauricum DC.）的干燥根茎。春、秋两季采挖，除去须根和泥沙，干燥[1]。

【化学成分】

（1）生物碱类成分

北豆根的总生物碱含量为 1.7%~2.5%，其中脂溶性生物碱含量最高，从中分离并鉴定出了双苄基四氢异喹啉类、吗啡烷类、氧化异阿朴啡类等生物碱。

❶ 双苄基四氢异喹啉类

该类生物碱为北豆根中主要脂溶性成分，结构中都含有异喹啉母核，尾-尾单氧桥相连接，具有两性的特点，其总含量占脂溶性总碱的 85%以上，主要为蝙蝠葛碱（dauricine）、蝙蝠葛苏林碱（daurisoline）、蝙蝠葛诺林碱（daurinoline）、蝙蝠葛新诺林碱（dauricinoline）、蝙蝠葛可林碱（dauricloine）、蝙蝠葛新可林碱（daucicoline）、N-去甲基蝙蝠葛碱（N-desmethydauricine）、蝙蝠葛新林碱（R, R-7, 7'-demethyldauricine, dauriciline）、粉防己碱（tetrandrine）。

❷ 吗啡烷类

该类成分中含有类似吗啡的结构。现已提取分离出的有木兰花碱（magnoflorine）、尖防己碱（acutumine）、N-去甲尖防己碱（acutumidin）、去羟尖防己碱（acutuminine）、青藤碱（sinomenine）等。

❸ 氧化异阿朴啡类

目前，所发现的氧化异阿朴啡型生物碱主要存在于防己科植物蝙蝠葛中。氧化异阿朴啡碱和具有 7H-dibenzo[de, g]quinolin-7-one 骨架的氧化阿朴啡碱（oxoaporphines）是对映异构体，主要有蝙蝠葛辛碱（bianfugecine）、蝙蝠葛宁碱（dauriporphine）、蝙蝠葛定碱（bianfugedine）、蝙蝠葛啡碱（menispophine）、去甲基蝙蝠葛啡碱（6-O-demethylmenisporphine）、蝙蝠葛啡诺林碱（dauriphinoline）、二氢蝙蝠葛啡碱（2, 3-dihydromenisporphine）等。

北豆根中还含有阿克吐明（acutumine）、阿克吐米定（acutumidine）以及四氢异喹啉类黄堇碱（corypalline）等生物碱成分。

（2）其他类化学成分

据文献记载，北豆根中还含有 31 种挥发性成分，包括碳氢化合物、碳氢氧化合物、氮类化合物及杂环化合物，其中脂肪酸的含量最多。还含有多糖类、醌类、强心苷类、内酯、皂苷、鞣质、蛋白质及树脂等化学成分[2]。此外，蝙蝠葛含有青藤碱（Sinomenine）、二青藤碱（Disinomenine）、千金藤灵（Stepharine）、千金藤醇里定（Stepholidine）、车里叶灵（Chelilanthifoline）、蝙蝠葛糖苷（Dauricoside）以及蝙蝠葛氰苷（Menisdaurin）等成分[3]。

【理化鉴别】

（1）取本品粉末 0.5 g，加乙酸乙酯 15 ml 及浓氨试液 0.5 ml，回流 30 min，过滤，滤液蒸干，残渣加乙酸乙酯 1 ml 使溶解，作为供试品溶液。另取北豆根对照药材 0.5 g，同法制成对照药材溶液。按照薄层色谱法（2015 年版《中国药典》通则 0502）试验，量取上述两种溶液各 2 μl，分别点于同一硅胶 G 薄层板上，以 CHCl₃-甲醇-浓氨试液（9：1：1）为展开剂展开，取出，晾干，喷以碘化铋钾试液。供试品色谱中，在与对照药材色谱相应位置上，显相同颜色的斑点[1]。

（2）取北豆根粉末 5 g，加氨试液 5 ml，拌匀，放置 20 min，加 CHCl₃ 50 ml，振摇。放置 1 h，过滤，滤液置分液漏斗中，加稀盐酸 5 ml，振摇提取。分取酸液，置试管中，加碘化铋钾试液 2 滴，生成橙红色沉淀；或加碘试液，生成棕色沉淀[4]。

（3）取北豆根及混淆品粉末各 2 g，分别加氨试液 3 ml，拌匀，放置 20 min，加苯 20 ml，振摇 1 h，过滤，滤液置分液漏斗中，加稀盐酸提取 2 次，10 ml/次。合并酸液，用氨水调至碱性。用

CHCl₃ 提取 2 次，10 ml/次，合并 CHCl₃ 提取液，回收 CHCl₃，残渣加 CHCl₃ 1 ml 溶解。取上述两种溶液各 10 μl，分别点于同一硅胶 G 薄层板上，以 CHCl₃-甲醇-氨水（8：2：0.1）为展开剂展开，取出，晾干，喷以稀碘化铋钾试液显色，结果可见 11 个斑点[4]。

【含量测定】

（1）高效液相色谱法

按照高效液相色谱法（2015 年版《中国药典》通则 0512）测定。

❶ 色谱条件与系统适用性试验：以十八烷基硅烷键合硅胶为填充剂；以乙腈-0.05%三乙胺溶液（45：55）为流动相；检测波长为 284 nm。理论板数按蝙蝠葛碱峰计算应不低于 6000。

❷ 对照品溶液的制备：取经硅胶 G 减压干燥 18 h 以上的蝙蝠葛苏林碱、蝙蝠葛碱对照品适量，精密称定，置棕色容量瓶中，加甲醇制成 1 ml 含蝙蝠葛苏林碱 20 μg、蝙蝠葛碱 35 μg 的混合溶液，即得（本品临用前新制，避光保存）。

❸ 供试品溶液的制备：取本品粉末（过三号筛）约 0.2 g，精密称定，置具塞锥形瓶中，精密加入甲醇 25 ml，密塞，称定重量，超声处理 30 min，取出，放冷，称定重量，用甲醇补足减失的重量，摇匀，过滤，取续滤液，即得。

❹ 测定法：分别精密量取对照品溶液与供试品溶液各 10 μl，注入液相色谱仪，测定，即得。

本品按干燥品计算，含蝙蝠葛苏林碱（C₃₇H₄₂N₂O₆）和蝙蝠葛碱（C₃₈H₄₄N₂O₆）的总量不得少于 0.60%[1]。

（2）紫外分光光度法

❶ 对照品溶液的制备：称取干燥至恒重的蝙蝠葛碱对照品 10 mg，精密称定，置 10 ml 容量瓶中，加甲醇溶解，定容至刻线，即得浓度为 1.0 mg/ml 的对照品溶液。

❷ 样品溶液的制备：精密称取北豆根药材粗粉 0.5g，加无水甲醇 50 ml，超声提取 30 min，过滤，滤液置水浴上蒸干，残渣置于 10 ml 容量瓶中，加无水甲醇溶解，定容至刻线，即得。

❸ 溴甲酚绿缓冲液的制备：精密称取溴甲酚绿 0.125 g，加入 0.05 mol/L 氢氧化钠溶液 50 ml 使溶解；精密称取邻苯二甲酸氢钾 2.55 g，放入 100 ml 烧杯中，加入约 50 ml 蒸馏水并用玻璃棒搅拌使其充分溶解。将上述两种溶液混合，移入 250 ml 容量瓶中，蒸馏水定容至刻线，pH 4.05，备用。

❹ 测定波长的选择：紫外-可见分光光度计在 200~400 nm 波长内进行波长扫描，发现在 280 nm 处有最大吸收。

❺ 测定方法：精密量取对照品溶液和样品溶液各 2 ml，分别置于内有 15 ml CHCl₃ 的分液漏斗中，分别加入溴甲酚绿缓冲液各 4 ml，振摇 1 min，静置，取 CHCl₃ 层置于 15 ml 容量瓶中，加 CHCl₃ 定容至刻线，以溴甲酚绿缓冲液饱和的 CHCl₃ 液为空白对照，在 280 nm 处测吸收度[5]。

参考文献

[1] 国家药典委员会. 中华人民共和国药典：一部 [S]. 北京：中国医药科技出版社：2015：99.

[2] 郑艳春，等. 北豆根化学成分及其药理作用的研究进展[J]. 中国医药导报，2011，8（13）：9.

[3] 李铭，等. 北豆根的研究现状[J]. 国外医学中医中药，2005，27（5）：267.

[4] 宋希贵，等. 北豆根及其混淆品鉴别[J]. 时珍国医国药，2000，11（1）：45.

[5] 杨静伟，等. 紫外分光光度法测定北豆根总生物碱的含量[J]. 中国民族民间医药，2013，7.

◆ 角茴香

པར་པ་དུ།（巴尔巴达）

HERBA HYPECOE

本品为罂粟科植物节裂角茴香（*Hypecoum Lepturn* Hook. fet Thoms.）及角茴香（*Hypecoum erectum* L.）的干燥全草。夏秋采收，洗净，晾干水气，切断，揉搓出香气，阴干[1]。

【化学成分】

全草含角茴香碱（hypecorine）、角茴香酮碱（hypecrinine）、原阿片碱（protopine）、黄连碱（coptisine）、别隐品碱（allocryptopine）、刻叶紫堇胺（corydamine）、左旋的 *N*-甲基四氢小檗碱（*N*-methylcanadine）、直立角茴香碱（hyperectine）、异直立角茴香碱（isohyperectine）[2]。

【理化鉴别】

（1）取本品粗粉 2 g，加 0.5%盐酸乙醇溶液 20 ml，回流 10 min，过滤，滤液于水浴上蒸干，加热水 90 ml 溶解，过滤。滤液加氨水调至 pH 8~9，置分液漏斗中。加 CHCl₃ 20 ml，振摇提取，分取 CHCl₃ 层，用酸水 20 ml 提取(pH 3~4)。取酸液 1 ml，加碘化铋钾试剂,生成橘红色沉淀；另取酸液 1 ml，加碘化汞钾试剂,生成白色沉淀[1]。

（2）取本品粉末 1 g，加甲醇 10 ml，超声处理 30 min，过滤，滤液浓缩至约 1 ml，作为供试品溶液。另取角茴香对照药材 1 g，同法制成对照药材溶液。量取上述溶液各 10 µl，分别点于同一硅胶 G 薄层板上，以环己烷-CHCl₃-甲醇（1：7：3）为展开剂展开，取出，晾干，喷以改良碘化铋

钾试液显色。供试品色谱中，在与对照药材色谱相应位置上，显相同颜色的斑点[3]。

【含量测定】

（1）中原阿片碱的含量测定

❶ 色谱条件：色谱柱为 Thermo C₁₈ 柱（4.6 mm×250 mm，5 µm），流动相:甲醇-0.3%三乙胺（64：36），流速 1.0 ml/min，检测波长 285 nm。

❷ 供试品溶液的制备：称取细果角茴香干燥全草粗粉（过 20 目筛）1.0 g，精密称定，加入无水乙醇 50 ml，水浴回流提取 2 次（每次 1 h），过滤，合并滤液，减压浓缩，残渣以 30 ml 水溶解，用乙醚提取 4 次，每次 50 ml，合并乙醚层，减压浓缩至约 40 ml，以饱和氯化钠溶液提取 4 次，每次 30 ml，弃去水层，合并乙醚层，以无水硫酸钠（约 15 g）过滤，蒸干，残渣以甲醇溶解，过滤，置于 50 ml 容量瓶中，用甲醇定容至刻线，即得。

❸ 标准曲线的绘制：精密称定原阿片碱对照品适量，加甲醇配制成浓度为 0.06 mg/ml 的对照品溶液。分别量取对照品溶液 4, 8, 12, 16, 20 µl，在上述色谱条件下进样，依次测得峰面积值，求回归方程。

❹ 样品的测定：取制备的供试品溶液，过 0.45 µm 微孔滤膜，精密量取 10 µl，按上述色谱条件进样，测定峰面积值，计算样品中原阿片碱的含量[4]。

（2）总黄酮的含量测定

❶ 标准曲线的绘制：准确称取 120 ℃ 干燥至恒重的芦丁对照品 10 mg，置于 50 ml 容量瓶中，用 50%甲醇溶解并定容至刻线，摇匀。分别量取芦丁标准溶液 0.00, 0.50, 1.00, 2.00, 3.00, 4.00, 5.00 ml 于 25 ml 容量瓶中，用 30%乙醇稀释至刻线，加入 5%NaNO₂溶液 0.7 ml，摇匀，立刻加入 10%Al（NO₃）₃溶液 0.7 ml，摇匀，放置 5 min，

加入 1 mol/L 氢氧化钠溶液 5 ml，用 30%乙醇定容，混合后摇匀，放置 5 min。以空白试剂为参比，在510 nm 处测定吸光度。以芦丁浓度（mg/ml）为横坐标、吸光度值为纵坐标，绘制标准曲线。

❷ 供试品溶液的制备：精密称取经干燥粉碎处理后的细果角茴香样品 1 g，置于锥形瓶中，加70%甲醇 20 ml，超声提取 2 次，提取时间分别为2.0 h 和 1.5 h，抽滤，合并 2 次提取液，浓缩后置于 20 ml 容量瓶中，用甲醇定容至刻线。

❸ 样品的测定：量取供试品溶液，按"标准曲线的绘制"项下的方法，测定吸光度，根据标准曲线计算总黄酮的含量[4]。

参考文献

[1] 卫生部药典委员会. 中华人民共和国卫生部药品标准 藏药（第一册）[S]. 1992：340.

[2] 南京中医药大学. 中药大辞典（上册）[M]. 上海：上海科学技术出版社，2006：1611.

[3] 姜燕. 角茴香的鉴别研究[J]. 中国药业，2013，22（12）：67-68.

[4] 蔡明磊，常晓亮. 角茴香的鉴别方法研究[J]，陕西中医学院学报，2007，330（2）：56-57.

[5] 文怀秀，等. RP-HPLC 法测定藏药细果角茴香中原阿片碱的含量[J]. 药物分析杂志 Chin J Pharm Anal，2009，29（1）：137-139.

◆ 荜 茇

པི་པི་ལིང་། （伯伯浪）

PIPERIS LONGI FRUCTUS

本品为胡椒科植物荜茇（*Piper longum* L.）的

干燥近成熟或成熟果穗。果穗由绿变黑时采收，除去杂质，晒干[1]。

【化学成分】

本品含生物碱及酰胺类：金线吊乌龟二酮碱 A、金线吊乌龟二酮碱 B、胡椒二酮碱、胡椒内酰胺 A、胡椒杀虫胺、胡椒碱、荜茇明宁碱、几内亚胡椒碱、胡椒酸甲酯、墙草碱、胡椒新碱、胡椒次碱等；木脂素类：芝麻素、细辛脂素等；其他类：姜黄酮、β-谷甾醇、二去甲氧基姜黄素、去甲氧基姜黄素、苯丙酸等[2]。

【理化鉴别】

（1）薄层色谱法

取本品粉末 0.8 g，加无水乙醇 5 ml，超声处理 30 min，过滤，取滤液作为供试品溶液。另取胡椒碱对照品，置棕色容容量瓶中，加无水乙醇制成 1 ml 含 4 mg 的溶液，作为对照品溶液。按照薄层色谱法（2015 年版《中国药典》通则 0502）试验，量取上述两种溶液各 2 μl，分别点于同一硅胶 G 薄层板上，以甲苯-乙酸乙酯-丙酮（7：2：1）为展开剂展开，取出，晾干，置紫外光灯（365 nm）下检视。供试品色谱中，在与对照品色谱相应的位置上，显相同的蓝色荧光斑点；喷以 10%硫酸乙醇溶液，加热至斑点显色清晰，在与对照品色谱相应的位置上，显相同的褐黄色斑点[1]。

（2）化学法

取本品粉末少量，加硫酸 1 滴，显鲜红色，渐变红棕色，后转棕褐色[1]。

【含量测定】

按照高效液相色谱法（2015 年版《中国药典》通则 0512）测定。

（1）色谱条件与系统适用性试验：以十八烷

基硅烷键合硅胶为填充剂；以甲醇-水（77:23）为流动相；检测波长 343 nm。理论板数按胡椒碱峰计算应不低于 1500。

（2）对照品溶液的制备：取胡椒碱对照品适量，精密称定，置棕色容量瓶中，加无水乙醇制成 1 ml 含 20 μg 的溶液，即得。

（3）供试品溶液的制备：取本品中粉约 0.1 g，精密称定，置 50 ml 棕色容量瓶中，加无水乙醇 40 ml，超声处理 30 min，放冷，加无水乙醇至刻线，摇匀，过滤，精密量取续滤液 10 ml，置 25 ml 棕色容量瓶中，加无水乙醇至刻线，摇匀，过滤，取续滤液，即得。

（4）测定法：分别精密量取对照品溶液与供试品溶液各 10 μl，注入液相色谱仪，测定，即得。

本品按干燥品计算，含胡椒碱（$C_{17}H_{19}NO_3$）不得少于 2.5%[1]。

参考文献

[1] 国家药典委员会. 中华人民共和国药典：一部[S]. 北京：中国医药科技出版社，2015：235.

[2] 毕赢，等. 荜茇化学成分及药理活性研究进展[J]. 中国药学杂志，2011，46（22）：1698.

◆ 石 斛

ཕུ་ཤེལ་ཚེ།（布胁则）

HERBA DENDROBII

本品为兰科植物金钗石斛（*Dendrobium nobile* Lindl.）、鼓槌石斛（*Dendrobium chrysotoxum* Lindl.）或流苏石斛（*Dendrobium fimbriatum* Hook.）的栽培品及同属植物近似种的新鲜或干燥茎。全年均可采收，鲜用者除去根和泥沙；干用者采收后，除去杂质，用开水略烫或烘软，边搓边烘晒，至叶鞘搓净，干燥[1]。

【化学成分】

本品含多糖、半乳糖、葡萄糖和阿拉伯糖，以及少量甘露糖、木糖、鼠李糖、3-羟基-24-亚甲基-环菠萝蜜烷、3, 25-二羟基-24-甲基-环菠萝蜜烷、3, 25-二羟基-环菠萝蜜烷、3, 25-二羟基-23-烯-环菠萝蜜烷、1-O-p-阿魏酰基-β-D-吡喃葡萄糖苷、arillatose B、4-（β-D-吡喃葡萄糖基）苄醇、4-羟甲基-2, 6-二甲氧基苯基-β-D-吡喃葡萄糖苷、三十六烷酸、二十七烷醇、N-阿魏酰酪胺、反式对羟基桂皮酸、阿魏酸、β-谷甾醇、豆甾醇[2-3]。

【理化鉴别】

（1）金钗石斛：取本品（鲜品干燥后粉碎）粉末 1 g，加甲醇 10 ml，超声处理 30 min，过滤，取滤液作为供试品溶液。另取石斛碱对照品，加甲醇制成 1 ml 含 1 mg 的溶液，作为对照品溶液。按照薄层色谱法（2015 年版《中国药典》通则 0502）试验，量取供试品溶液 20 μl、对照品溶液 5 μl，分别点于同一硅胶 G 薄层板上，以石油醚（60~90 ℃）-丙酮（7:3）为展开剂展开，取出，晾干，喷以碘化铋钾试液。供试品色谱中，在与对照品色谱相应的位置上，显相同颜色的斑点。

（2）鼓槌石斛：取鼓槌石斛【含量测定】项下的续滤液 25 ml，蒸干，残渣加甲醇 5 ml 使溶解，作为供试品溶液。另取毛兰素对照品，加甲醇制成 1 ml 含 0.2 mg 的溶液，作为对照品溶液。按照薄层色谱法（2015 年版《中国药典》通则 0502）试验，量取供试品溶液 5~10 μl、对照品溶液 5 μl，分别点于同一高效硅胶 G 薄层板上，以石油醚（60~90 ℃）-乙酸乙酯（3：2）为展开剂展开，展距 8 cm，取出，晾干，喷以 10%硫酸乙醇溶液，在 105 ℃ 加热至斑点显色清晰。供试品色谱中，在与对照品色谱相应的位置上，显相同颜色的斑点。

（3）流苏石斛等：取本品（鲜品干燥后粉碎）粉末 0.5 g，加甲醇 25 ml，超声处理 45 min，过滤，滤液蒸干，残渣加甲醇 5 ml 使溶解，作为供试品溶液。另取石斛酚对照品，加甲醇制成 1 ml 含 0.2 mg 的溶液，作为对照品溶液。按照薄层色谱法（2015 年版《中国药典》通则 0502）试验，量取上述供试品溶液 5~10 μl、对照品溶液 5 μl，分别点于同一高效硅胶 G 薄层板上，以石油醚（60~90 ℃）-乙酸乙酯（3：2）为展开剂展开，展距 8 cm，取出，晾干，喷以 10%硫酸乙醇溶液，在 105 ℃ 加热至斑点显色清晰。供试品色谱中，在与对照品色谱相应的位置上，显相同颜色的斑点[1]。

【含量测定】

（1）金钗石斛：按照气相色谱法（2015 年版《中国药典》通则 0521）测定。

❶ 色谱条件与系统适用性试验：DB-1 毛细管柱（1.0%二甲基聚硅氧烷为固定相；柱长为 30 m，内径为 0.25 mm，膜厚度为 0.25 μm），程序升温：初始温度为 80 ℃，以 10 ℃/min 的速率升温至 250 ℃，保持 5 min；进样口温度为 250 ℃，检测器温度为 250 ℃。理论板数按石斛碱峰计算应不低于 10 000。

❷ 校正因子测定：取萘对照品适量，精密称定，加甲醇制成 1 ml 含 25 μg 的溶液，作为内标溶液。取石斛碱对照品适量，精密称定，加甲醇制成 1 ml 含 50 μg 的溶液，作为对照品溶液。精密量取对照品溶液 2 ml，置 5 ml 容量瓶中，精密加入内标溶液 1 ml，加甲醇至刻线，摇匀，量取 1 μl，注入气相色谱仪，计算校正因子。

❸ 测定法：取本品（鲜品干燥后粉碎）粉末（过三号筛）约 0.25 g，精密称定，置圆底烧瓶中，精密加入 0.05%甲酸的甲醇溶液 25 ml，称定重量，加热回流 3 h，放冷，称定重量，用 0.05%甲酸的甲醇溶液补足减失的重量，摇匀，过滤。精密量取续滤液 2 ml，置 5 ml 容量瓶中，精密加入内标溶液 1 ml，加甲醇至刻线，摇匀，量取 1 μl，注入气相色谱仪，测定，即得。

本品按干燥品计算，含石斛碱（$C_{16}H_{25}NO_2$）不得少于 0.40%[1]。

（2）鼓槌石斛：按照高效液相色谱法（2015 年版《中国药典》通则 0512）测定。

❶ 色谱条件与系统适用性试验：以十八烷基硅烷键合硅胶为填充剂；以乙腈-0.05%磷酸溶液（37：63）为流动相；检测波长为 230 nm。理论板数按毛兰素峰计算应不低于 6000。

❷ 对照品溶液的制备：取毛兰素对照品适量，精密称定，加甲醇制成 1 ml 含 15 μg 的溶液，即得。

❸ 供试品溶液的制备：取本品（鲜品干燥后粉碎）粉末（过三号筛）约 1 g，精密称定，置具塞锥形瓶中，精密加入甲醇 50 ml，密塞，称定重量，浸渍 20 min，超声处理 45 min，放冷，称定重量，用甲醇补足减失的重量，摇匀，过滤，取续滤液，即得。

❹ 测定法：分别精密量取对照品溶液与供试品溶液各 20 μl，注入液相色谱仪，测定，即得。

本品按干燥品计算，含毛兰素（$C_{18}H_{22}O_5$）不得少于 0.030%[1]。

参考文献

[1] 国家药典委员会. 中华人民共和国药典[S].

北京：中国医药科技出版社，2015：92.

[2] 李燕. 铁皮石斛化学成分的研究[D]. 北京：中国协和医科大学，2009.

[3] 李满飞，徐国钧. 中药石斛类多糖的含量测定[J]. 中草药，1990，21（10）：10-12.

◆ 甘青青兰

ཕྱི་ཡང་ཀུ།（知杨故）

HERBA DRACOCEPHALI TANGUTICI

本品为唇形科植物甘青青兰（*Dracocephalum tanguticum* Maxim.）的干燥地上部分。幼苗期或花初开时分别采收，除去杂质，阴干[1]。

【化学成分】

主要成分为：萜类、黄酮类、生物碱、木质素、酚类、香豆精和氰苷、糖苷。其中萜类包括：三萜、类固醇、二萜、蓓半萜、单萜[2]。

【理化鉴别】

取本品粗粉 5 g，加乙醇 40 ml，加热回流 1 h，过滤。将滤液调至含醇量为 70%，用石油醚提除叶绿素。下层乙醇液供下述实验：

（1）取乙醇溶液 2 ml，加镁粉少量与盐酸数滴，显红色。另取乙醇液 0.2 ml 滴于滤纸上，微干，喷以 5%三氯化铝乙醇液，置紫外光灯（365 nm）下观察，显黄绿色荧光。

（2）取上述乙醇液 4 ml，蒸干，加 5%盐酸 4 ml 溶解，过滤，用氨水调滤液至碱性，用 $CHCl_3$ 提取 3 次，每次 5 ml，合并提取液，浓缩至 5 ml，

取适量点于硅胶 G 薄层板上，用正丁醇-乙醇-水（4：1：1）为展开剂展开，微干，喷以改良碘化铋钾试剂，显 3 个红色斑点[1]。

【含量测定】

按照高效液相色谱法（2015 年版《中国药典》通则 0512）测定。

（1）色谱条件与系统适用性试验：以十八烷基硅烷键合硅胶为填充剂；以甲醇-0.2% H_3PO_4（86：14）为流动相；检测波长为 215 nm；柱温为 30 ℃。理论塔板数按齐墩果酸峰计算应不低于 10 000。

（2）对照品溶液的制备：取齐墩果酸对照品适量，精密称定，置于 10 ml 容量瓶中，加入适量甲醇溶解，定容，摇匀，即得。

（3）供试品溶液的制备：取本品粗粉约 2 g，精密称定，置具塞三角瓶中，加入 95%乙醇溶液 20 ml，超声提取 60 min，放冷，过滤，滤渣加入少量乙醇，超声洗涤 2 次，合并滤液至 25 ml 容量瓶，加乙醇定容，摇匀，即得。

（4）测定法：分别精密量取对照品溶液与供试品溶液各 5 μl，注入液相色谱仪，测定，即得。

本品按干燥品计算，齐墩果酸含量为 0.3%[1]。

参考文献

[1] 卫生部药典委员会. 中华人民共和国卫生部药品标准 藏药（第一册）[S]. 1995：25.

[2] QI Z G, JIN H Z, QINA N J, et al Chemical Constituents of Plants from the Genus Dracocephalum [J]. CHEMISTRY & BIODIVERSITY, 2010, 7：1911-1929.

[3] 牛迎凤，邵赟，岳会兰，等. 甘青青兰和夏至草中齐墩果酸含量的测定[J]. 分析试验室，2008, 27：383-385.

◆ 肉果草

པ་ཡག་པ།（巴雅巴）

HERBA LANCEAE

本品为玄参科植物肉果草（*Lancea tibetica* Hook.f.et Thoms.）的全草、花及果，花期 5~7 月，果期 7~9 月，花末期、幼果期采挖，除去枯叶杂质，洗净泥土，晒干，以全草入药[1]。

【化学成分】

从全草中分离出一种新的木脂素糖苷，其结构式为 4'-*O*-[*β*-D-木糖-（1-6）-*β*-D 葡萄糖]-连翘脂素，名为兰石草苷，还含有连翘脂素和齐墩果酸[1]。

【理化鉴别】

（1）薄层色谱法

取本品粉末 10 g，加 $CHCl_3$ 20 ml，超声处理 30 min，过滤，取滤液作为供试品溶液。另取肉果草对照药材 1 g，加 $CHCl_3$ 10 ml，超声处理 30 min，过滤，取滤液作为对照药材溶液。量取供试品溶液 5 µl，对照药材溶液 10 µl，分别点于同一以羧甲基纤维素钠为黏合剂的硅胶 G 薄层板上，以石油醚（60~90 ℃）-乙酸乙酯（6：4）为展开剂展开，取出，晾干，喷以 3%香草醛硫酸溶液，热风吹至斑点清晰。供试品色谱中，在与对照药材色谱相应的位置上，显相同颜色的斑点。

（2）化学法

取本品细粉 1 g，加乙醇 10 ml，温浸 30 min，过滤，取滤液 2 ml，加入柱层析用硅胶，挥干溶剂，将吸有滤液的硅胶装入一小柱中，以乙醚冲洗，待流出溶液无色后改用 95%乙醇 15 ml 洗脱，将乙醇溶液蒸干，残渣加入硫酸-醋酐（1→20）

试液，即显淡黑色[2]。

参考文献

[1] 罗达尚，等. 中华藏本草[M]. 北京：民族出版社，1997：216.

[2] 卫生部药品生物制品检定所. 中国民族药志（第一卷）[M]. 北京：人民卫生出版社，1984.

◆ 白花龙胆

སྤང་རྒྱན་དཀར་པོ།（榜间嘎保）

LIGNUM XANTHOCERAIS SORBIFOLLIAE

本品为龙胆科植物高山龙胆（*Gentiana algida* Pall.）的干燥花，于每年 7~8 月，采收花枝，拣净晒干，以花入药[1, 2]。

【化学成分】

全草含龙胆碱（秦艽碱甲）（gentianine）、异荭草苏（isoorientin）、[5, 7, 3'-三羟基-6-（C-*β*-D-吡喃葡萄糖基）-4'-（*O*-*β*-glucopyranosyl）flavone]、异雏菊叶龙胆酮（isobellidifolin）、1, 8-二羟基-3, 5-二甲氧基-9H-占吨酮（swerchirin）、1, 5, 8-三羟基-3, 4-二甲氧基占吨酮（1, 5, 8-trihy-droxy-3, 4-dimethoxyxanthone）[3]。

【理化鉴别】

（1）精密称取白花龙胆供试药材 0.5 g，置 100 ml 锥形瓶中，加 30 ml 甲醇，热回流 30 min，过滤，滤液浓缩至干，残渣加 1 ml 甲醇使溶解，制得供试品溶液。另取龙胆苦苷对照品，用无水乙醇配制成 0.5 mg/ml 的对照品溶液。按照薄层色谱法（2015 年版《中国药典》通则 0502）试验，分别量取上述两种溶液各 5 μl, 点于同一含 0.5% 羧甲基纤维素钠溶液制备的硅胶 G 薄层板上, 以 CHCl₃-甲醇-水-甲酸 (14：1：1：0.5) 为展开剂展开, 取出, 晾干, 喷以 10%硫酸乙醇溶液, 在 105 ℃ 烘约 5 min。供试品色谱中, 在与龙胆苦苷对照液色谱中相应的位置上, 显相同颜色的斑点[4]。

(2) 另取上述供试品溶液 5 μl。取齐墩果酸对照品, 用无水乙醇配制成 0.5 mg/ml 的齐墩果酸对照品溶液, 取 5 μl, 点于同一含 0.5%羧甲基纤维素钠溶液制备的硅胶 G 薄层板上, 以 CHCl₃-甲醇-浓氨水 (20：5：0.5) 为展开剂展开取出, 晾干, 喷以碘试液。供试品色谱中, 在与齐墩果酸对照品色谱相应的位置上, 显相同颜色的斑点[4]。

参考文献

[1] 1 卫生部药典委员会. 中华人民共和国卫生部药品标准　藏药 (第一册) [S]. 1995：340.

[2] 青海省药品检验所, 等. 中国藏药 (第一卷) [M]. 上海：上海科学技术出版社, 1996：263.

[3] 国家中医药管理局《中华本草》编委会. 中华本草[M]. 上海：上海科学技术出版社, 1999：5549.

[4] 黄继荣, 等. 蒙药材白花龙胆和尖叶假龙胆的薄层色谱鉴别[J]. 内蒙古民族大学学报：自然科学版, 2011, 26 (1)：72.

◆ 青藏龙胆

སྤང་རྒྱན་ནག་པོ། (榜间那保)

FLOS GENTIANAE

本品为龙胆科植物青藏龙胆 (*Gentiana przewalskii* Maxim.) 及同属数种植物的干燥花。花盛期采集, 除去杂质, 洗净, 晒干[1]。

【化学成分】

本品含环烯醚萜、裂环环烯醚萜及其苷类、生物碱、黄酮、甾体、香豆素、内酯、糖及其苷类、酚性成分、微量元素、鞣质、有机酸、挥发油等化学成分[2]。龙胆的根茎及根中含龙胆苷 2.0%~4.5%, 龙胆碱约 0.15%, 龙胆糖约 4%[3]。

【含量测定】

(1) 标准溶液的配制：葡萄糖标准液：精密称取 105 ℃ 干燥至恒重的标准葡萄糖 100 mg, 置于 100 ml 容量瓶中, 溶解并定容于刻线, 即得葡萄糖标准液。苯酚溶液：取苯酚 100 g, 加铝片 0.1 g 与碳酸氢钠 0.05 g, 蒸馏, 收集 172 ℃ 馏分, 称取 10 mg 馏分置于 200 ml 棕色容量瓶中, 加三重蒸馏水至体积为 150.00 ml, 待用。

(2) 标准曲线的绘制：精密量取 0.02, 0.04, 0.08, 0.12, 0.16, 0.20 ml 葡萄糖标准液, 分别置于 6 个 10 ml 容量瓶中, 分别加入 2 ml 三重蒸馏水、1 ml 苯酚, 然后迅速加入 5 ml 浓硫酸, 摇匀后放置 5 min, 置沸水浴中加热 15 min, 取出后冷却至室温, 用三重蒸馏水稀释至刻线。以试剂空白为参比, 于 490 nm 处测定其吸光度, 绘制标准曲线。

(3) 供试品溶液的制备：精密称取样品粉末 5.000 g, 分别置于索氏提取器中, 先以石油醚回流除去脂类, 以 80%乙醇提取除去单糖、低聚糖、苷类及生物碱等干扰性成分, 最后用水提取其中所含的多糖类成分, 提取液减压浓缩后加 5 倍量无水乙醇, 静置过夜, 过滤, 依次用丙酮、乙醚洗涤, 60 ℃ 烘干, 并以三重蒸馏水定容, 即得。

(4) 测定法：取一定量样品液, 同法测定吸光度，利用下列公式计算换算因素：

$$f=W(C \times D \times 1000)$$

式中　W——多糖的重量，μg；

　　　C——多糖液中葡萄糖的浓度；

　　　D——多糖的稀释因素[4]。

参考文献

[1] 卫生部药典委员会. 中华人民共和国卫生部药品标准　藏药（第一册）[S]. 1995；52.

[2] 王宁. 秦岭龙胆化学成分的定性分析 [J]. 青海大学学报：自然科学版，2004, 22（6）：1-2.

[3] 张海洋，等. 龙胆草的价值与栽培技术[J]. 特种经济动植物，2002（8）：28-29.

[4] 林鹏程，卢永昌，左明丽，等. 青藏龙胆花中多糖含量的测定[J]. 青海师范大学学报：自然科学版，2004（4）：55-57.

◆ 龙　胆

 སྤང་རྒྱན། （榜间）

GENTIANAE RADIX ET RHIZOMA

　　本品为龙胆科植物条叶龙胆（*Gentiana manshurica* Kitag.）、龙胆（*Gentiana scabra* Bge.）、三花龙胆（*Gentiana triflora* Pall.）或坚龙胆（*Gentiana rigescens* Franch.）的干燥根和根茎。前三种习称"龙胆"，后一种习称"坚龙胆"。春、秋两季采挖，洗净，干燥[1]。

【化学成分】

（1）环烯醚萜类[2]

　　龙胆苦苷（gentiopicroside）、当药苷（sweroside）、当药苦苷（swertiamarin）等。此外其他衍生物还有：6'-*O*-β-葡萄糖基-当药苦苷（6'-*O*-β-gucosylswertiamarine）、3-乙酰基-当药苷（3-acety sweroside）、2'-邻间二羟苯基-当药苷[2'-（*o*, *m*-dihy-droxybenzyl）sweroside]、6'-2, 3-二羟苯基-当药苷[6'-（2, 3-dihydroxybenzyl）sweroside]、6'-2, 3-二羟苯基-当药苦苷[6'-（2, 3-dihydroxy-benzyl）swertiamarin]、8-羟基-10-氧代-当药苷（8-hydroxy-10-hydrosweroside）、秦艽苷（qinjioaside A）、龙胆内酯 gentiolactone、6"-*O*-葡萄糖基-三花龙胆苷（6"-*O*-glucosyl trifluoroside）等。此外，还有番木鳖苷（loganin）类系列化合物、morroniside 类系列化合物、桃叶珊瑚苷（aucubin）类系列化合物以及特殊类型的双环烯醚萜苷（septemfidoside）等。

（2）三萜类

　　齐墩果酸（oleanolic acid）、熊果酸（ursolic）、chiratenol Hop-17-en-3-one、Hop-17（21）-en-3β-ol lupeol α-amyrin. （20*S*）-dammara-13（17）、24-dien-3-one、（20R）-dam-mara-13（1）、24-dien-3-one、chirat 16-en-3-one、chirat-17（22）-en-3-one、17β, 21β-epoxyhopan-3-one, gentirigenic acid、gentirigeosides A、gentirigeosides B、gentirigeosides C、gentirigeosides D、gentirigeosides E、β-sitosterol、β-香树脂醇乙酸酯（β-amyrin acetate）、β-香树脂醇棕榈酸酯（β-amyrin palmitate）[2]。

（3）黄酮类

　　现已报道，以下化合物均分离自龙胆的地上部分：Saponarisosaponarin、isoorientin、Apigenin-7-*O*-β-glucoside、isovitexin、isovitexin-7-*O*-glucosides isoorien-tine-3'-*O*-*β*- D-glucopyranoside[2]。

（4）口山酮类

口山酮（xanthones）是龙胆地上部分所含有的有效成分，在龙胆中主要以苷的形式存在。此外，还含龙胆根黄素（gentisin）、芒果苷（mangiferin）等[2]。

（5）生物碱

生物碱也是药用龙胆中重要化学成分，如龙胆碱（gentianine）、龙胆次碱（gentian idine）、龙胆醛碱（gentianal）（这3种生物碱又名秦芁碱甲、乙、丙）、龙胆黄碱（gentioflavine）。也有研究认为，这些碱类物质可能是由于提取植物根中其他化学物质过程中加入了氨水，促使龙胆苦苷等苷类成分转变成这些生物碱[2]。

（6）其他化学成分

山柰酚（kaempferol）、山柰酚-7-*O*-*α*-L-鼠李糖苷（kaempferol-7-*O*-*α*-L-rhamnoside）、山柰酚-3,7-*O*-二-*β*-D-吡喃葡萄糖苷（kaempferol-3, 7-*O*-di-*β*-D-glucopyranoside）、异荭草苷（isoorientin）、*β*-谷甾醇（*β*-sitosterol）、龙胆苦苷（gentiopicroside）、pranferin、胡萝卜苷（daucosterol）、芝麻脂素[(+) sesamin]，D-果糖（D-fructose）、2-羟基-3-*O*-*β*-D-葡萄糖安息香酸甲酯（2-hydroxy-3-*O*-*β*-D-glucosyloxy benzoic acid methyl ester）、水杨酸（salicylic acid）、阿魏酸（ferulic acid），D-甘露醇（D-mannitol）、齐墩果酸（oleanolic acid）、三花龙胆苷（trifloroside）等[3]。

【理化鉴别】

取【含量测定（1）】项下的备用滤液，作为供试品溶液。另取龙胆苦苷对照品，加甲醇制成1 ml含1 mg的溶液，作为对照品溶液。按照薄层色谱法（2015年版《中国药典》通则0502）试验，量取供试品溶液5 μl、对照品溶液1 μl，分别点于同一硅胶 GF254 薄层板上，以乙酸乙酯-甲醇-水（10：2：1）为展开剂展开，取出，晾干，置紫外光灯（254 nm）下检视。供试品色谱中，在与对照品色谱相应的位置上，显相同颜色的斑点[1]。

【含量测定】

（1）龙胆苦苷的含量测定

按照高效液相色谱法(2015年版《中国药典》通则0512)测定。

❶ 色谱条件与系统适用性试验：以十八烷基硅烷键合硅胶为填充剂；以甲醇-水（25：75）为流动相；检测波长为270 nm。理论板数按龙胆苦苷峰计算应不低于3000。

❷ 对照品溶液的制备：取龙胆苦苷对照品适量，精密称定，加甲醇制成1 ml含0.2 μg的溶液，即得。

❸ 供试品溶液的制备：取本品粉末（过四号筛）约0.5 g，精密称定，精密加入甲醇20 ml，称定重量，加热回流15 min，放冷，称定重量，用甲醇补足减失的重量，摇匀，过滤，滤液备用。精密量取续滤液2 ml，置10 ml容量瓶中，加甲醇至刻线，摇匀，即得。

❹ 测定法：分别精密量取对照品溶液与供试品溶液各10 μl，注入液相色谱仪，测定，即得。

本品按干燥品计算，龙胆含龙胆苦苷（$C_{16}H_{20}O_9$）不得少于3.0%；坚龙胆含龙胆苦苷不得少于1.5%[1]。

（2）挥发油的含量测定

❶ 色谱条件：Agilent DB-5MS（50 m× 0.25 mm× 0.25 μm）；色谱柱程序升温条件：起始温度40 ℃，

以 3 °C/min 的速率升温至 260 °C 并保温 10 min；载气 He；分流比 10∶1，分流流量：9.9 ml/min，省气流量：20.0 ml/min，进样量 1.0 μl。

❷ 质谱条件：离子源电压 70 eV，质量分析器温度 150 °C，离子源温度 230 °C；离子扫描范围为 30 550 amu。

❸ 样品的测定：取 SFE-CO₂ 法得到的秦艽、龙胆挥发油（简写 GCEO、GSEO）进行 GC-MS 检测，解析质谱，用面积归一化法确定各成分的相对含量[4]。

参考文献

[1] 国家药典委员会. 中华人民共和国药典：一部[S]. 北京：中国医药科技出版社，2015：96.

[2] 沈涛，等. 中药龙胆化学成分研究进展[J]. 安徽农业科学，2010，38（30）：16868.

[3] 刘明韬. 龙胆的化学成分研究[D]. 沈阳：沈阳药科大学，2004.

[4] 何希瑞，等. 秦艽与龙胆挥发油的化学成分及抗炎活性研究[J]. 药学实践杂志，2011，29（4）：275.

◆ 翼首草

སྤང་རྩི་དོ་བོ། （榜滋毒乌）

HERBA PTEROCEPHALI

本品是藏族习用药材，为川续断科植物匙叶翼首草[Pterocephalus hookeri (C.B.Clarke) Hoeck] 的干燥全草。夏末秋初采挖，除去杂质，阴干[1]。

【化学成分】

本品含有生物碱、黄酮苷、多糖、酚类、树脂等。活性成分有大花双参苷 A、马钱苷、马钱子素、软脂酸、熊果酸、齐墩果酸、β-谷甾醇、龙胆二糖[2]。

【理化鉴别】

（1）取本品粉末 1 g，加乙醚 30 ml，超声处理 30 min，过滤，滤液蒸干，残渣加甲醇 2 ml 使溶解，作为供试品溶液。另取熊果酸对照品，加甲醇制成 1 ml 含 1 mg 的溶液，作为对照品溶液。按照薄层色谱法（2015 年版《中国药典》通则 0502）试验，量取上述两种溶液各 2~8 μl，分别点于同一硅胶 G 薄层板上，以 CHCl₃-丙酮（12∶1）为展开剂，薄层板置展开缸中预饱和 10 min，展开，取出，晾干，喷以 10%硫酸乙醇溶液，在 105 °C 加热至斑点显色清晰，分别置日光和紫外光灯（365 nm）下检视。供试品色谱中，在与对照品色谱相应的位置上，显相同颜色的斑点或荧光斑点[1]。

（2）取本品粉末 0.5 g，置于 100 ml 具塞锥形瓶中，加入 50 ml 80%甲醇，超声处理 30 min。取出冷却，摇匀，过滤，取续滤液作为供试品溶液。另分别称取大花双参苷 A 和马钱苷对照品适量，加入甲醇配制成 1 ml 含 0.33 mg 的溶液，作为对照品溶液。量取上述供试品溶液和对照品溶液各 5 μl，点于同一块硅胶 G 薄层板上，以乙酸乙酯-甲醇-乙酸（40∶10∶1）为展开剂展开，取出晾干，喷以 2%香草醛的硫酸溶液显色，在 105 °C 加热到出现颜色清晰的斑点。在供试品色谱上，与对照品色谱相应的位置，显示相同颜色的荧光斑点[3]。

【含量测定】

（1）齐墩果酸、熊果酸含量测定

按照高效液相色谱法(2015年版《中国药典》通则0512)测定。

❶ 色谱条件与系统适用性试验：以十八烷基硅烷键合硅胶为填充剂；以甲醇-0.1 mol/L乙酸铵溶液（85：15）为流动相；检测波长为210 nm。理论塔板数按齐墩果酸峰计算应不低于8000。

❷ 对照品溶液的制备：取齐墩果酸对照品、熊果酸对照品适量，精密称定，加甲醇制成1 ml含齐墩果酸0.2 mg、熊果酸0.8 mg的溶液，即得。

❸ 供试品溶液的制备：取本品粉末（过三号筛）约2 g，精密称定，置具塞锥形瓶中，精密加入甲醇50 ml，密塞，称定重量，超声处理30 min，放冷，称定重量，用甲醇补足减失的重量，摇匀，过滤，用少量甲醇洗涤滤渣及滤器，合并滤液，蒸干，残渣加甲醇适量使溶解，转移至10 ml容量瓶中，加甲醇至刻线，摇匀，过滤，取续滤液，即得。

❹ 测定法：分别精密量取上述两种对照品溶液与供试品溶液各10~20 μl，注入液相色谱仪，测定，即得。

本品按干燥品计算，含齐墩果酸（$C_{30}H_{48}O_3$）和熊果酸（$C_{30}H_{48}O_3$）的总量不得少于0.20%[1]。

（2）大花双参苷A、马钱苷含量测定

❶ 色谱条件与系统适应性：以十八烷基硅烷键合硅胶为填充剂。流动相A采用乙腈，流动相B采用纯水，使用表7所示的梯度洗脱程序。检测波长240 nm，流速1.0 ml/min，柱温30 ℃。大花双参苷A和马钱苷与其他杂质峰的分离度应大于1.5，理论板数应为3000以上。

❷ 供试品溶液的制备：取本品粉末约0.5 g，精密称定，放置于100 ml具塞锥形瓶中，加入80%甲醇25 ml，精密称重，超声处理30 min，取出，放置至室温，用80%甲醇补足减失的重量，摇匀，过滤，取续滤液，经过0.45 μm滤膜，即得。

表7　HPLC法测定翼首草中大花双参苷A、马钱苷含量梯度洗脱设置

时间/min	流动相A含量/%	流动相B含量/%
0	14	86
8	14	86
10	20	80
35	25	75
40	100	0

❸ 对照品溶液的制备：分别称取马钱苷、大花双参苷A的对照品适量，加入甲醇溶解并配成0.33 g/ml的溶液。分别精密量取0.4 ml溶液，置于10 ml容量瓶中，用甲醇稀释并定容至刻线，配制成1 ml含有13.2 mg的对照品溶液，摇匀，即得。

❹ 测定法：分别精密量取对照品和供试品溶液各10 μl，注入液相色谱仪，测定，即得。

本品按照干燥品计算，马钱苷的含量不得低于0.07%，大花双参苷A的含量不得低于0.20%[3]。

参考文献

[1] 国家药典委员会.中华人民共和国药典：一部[S].北京：中国医药科技出版社，2010：381.

[2] 田军.匙叶翼首花的化学成分[J].天然产物研究与开发，2000，12（1）：35-38.

[3] 林升得.藏药翼首草质量标准提高研究[D].成都：成都中医药大学，2013.

◆ 甘 松

སྤང་སྤོས། (榜贝)

NARDOSTACHYOS RADIX ET RHIZOMA

本品为败酱科植物甘松（*Nardostachys jatamansi* Dc.)的干燥根及根茎。春、秋两季采挖，除去泥沙和杂质，晒干或阴干[1]。

【化学成分】

本品含 1, 1, 3α, 7-四甲基-1, 2, 3, 5, 6, 7, 8, 8a-八氢甘菊环烃、马兜铃烯、1, 1, 7, 7α-四甲基-1a, 2, 3, 5, 6, 7, 7a, 7b-八氢甘菊环烃、β-紫罗酮、α-古芸烯、喇叭茶醇[2]、白菖烯、9-Arstolen-1, 2-ol、C-古芸烯、（+)-缬草烷酮、（+)-斯巴醇、广藿香醇、油酸、绿花白千层醇、B-紫罗兰酮、3-(4-methoxyphenyl)-5-ethoxy-1, 2, 4-triazole、B-马榄烯、3, 7-Guaiadiene、B-Vatirenene、棕榈酸、4-乙酰基-2, 2, 6-三甲基茚满酮[3]。

【理化鉴别】

（1)取本品粉末 0.5 g，加石油醚(60~90 ℃) 20 ml，超声处理 30 min，过滤，滤液蒸干，残渣加石油醚 5 ml 使溶解，作为供试品溶液。另取甘松对照药材 0.5 g，同法制成对照药材溶液。取甘松新酮对照品，加 $CHCl_3$ 制成 1 ml 含 2 mg 的溶液，作为对照品溶液。按照薄层色谱法（2015 年版《中国药典》通则 0502）试验，量取上述三种溶液各 10 μl，分别点于同一硅胶 GF_{254} 薄层板上，以石油醚（60~90 ℃)-乙酸乙酯（4∶1）为展开剂展开，取出，晾干，置紫外光灯（254 nm）下检视。供试品色谱中，在

与对照药材色谱和对照品色谱相应的位置上，显相同颜色的斑点；喷以 0.5%香草醛硫酸溶液，在 105 ℃加热至斑点显色清晰，供试品色谱中，在与对照药材色谱和对照品色谱相应的位置上，显相同的橙黄色斑点[1]。

（2)取部分药材打粉，过 25 日筛，取甘松粉末 4 g，加入 100 ml 石油醚，超声 30 min，脱油脂。弃去石油醚层，残渣用 100 ml 甲醇提取 30 min。回收甲醇，水浴蒸干。加入约 10 ml 50%的乙醇溶解残渣，乙酸乙酯萃取，作为供试品溶液。

展开系统 1：量取上述供试品溶液与对照药材溶液各 5 μl，分别点于同一硅胶 G 薄层板上，以环己烷-乙酸乙酯（10∶2）为展开剂展开，取出，晾干，喷 10%硫酸乙醇溶液显色，105 ℃加热 3~5 min，可见 3 个斑点。

展开系统 2：量取上述供试品溶液与对照药材溶液各 5 μl，分别点于同一硅胶 G 薄层板上，以石油醚-丙酮（8∶2）为展开剂展开，取出，晾干，喷 10%硫酸乙醇溶液，105 ℃加热 3~5 min 至斑点显色清晰。供试品色谱中，在与对照药材色谱相应的位置上，显相同的 6 个斑点[2]。

【含量测定】

（1）挥发油含量测定

按照挥发油测定法（2015 年版《中国药典》通则 2204）测定。

本品含挥发油不得少于 2.0%（ml/g）[1]。

（2）甘松新酮的测定

按照高效液相色谱法(2015 年版《中国药典》通则 0512）测定。

❶ 色谱条件与系统适用性试验：以十八烷基硅烷键合硅胶为填充剂；以乙腈-水（65∶35）为流动相；检测波长为 254 nm。理论塔板数按甘松

新酮峰计算应不低于 5000。

❷ 对照品溶液的制备：取甘松新酮对照品适量，精密称定，置棕色容量瓶中，加甲醇制成 1 ml 含 0.28 mg 的溶液，即得（10 ℃ 以下保存）。

❸ 供试品溶液的制备：取本品粉末（过二号筛）约 0.5 g，精密称定，置具塞锥形瓶中，精密加入甲醇 20 ml，密塞，称定重量，超声处理 15 min，放冷，称定重量，用甲醇补足减失的重量，摇匀，过滤，取续滤液，即得。

❹ 测定法：分别精密量取对照品溶液与供试品溶液各 10~15 μl，注入液相色谱仪，测定，即得。

本品按干燥品计算，含甘松新酮（$C_{15}H_{22}O_3$）不得少于 0.10%[1]。

（3）挥发油成分分析及含量测定

❶ GC 条件：a. 安捷伦 5975C 型气相色谱-质谱联用仪；DB-5 MS 毛细管色谱柱（30 m× 0.25 μm×0.25 mm）；气化室温度 270 ℃；升温程序：初始温度 50 ℃（1 min），以 8 ℃/min 升温至 250 ℃，维持 10 min；进样量：0.3 μl；溶剂延迟：1.5 min；流速：10 μl/min；EI 电离源，离子源温度：200 ℃；扫描质量范围 35~650 amu[2]。

b. 色谱柱为 HP-5MS 5% Phenyl Methyl Siloxane 弹性石英毛细管柱（30.0 m×0.25 mm× 0.25 μm）；柱温 45 ℃（保留 2 min），以 5 ℃/min 升温至 290 ℃，保持 2 min；气化室温度为 250 ℃；载气为高纯 He（99.999%）；柱前压为 5.54 kPa；载气流量为 1.0 ml/min；进样量为 1 μl，分流比为 20：1[3]。

❷ MS 条件：离子源温度为 230 ℃；四极杆温度 150 ℃；电子能量为 70 eV；发射电流为 34.6 LA；倍增器电压为 1037 V；接口温度为 280 ℃；质量范围为 20~550 amu[3]。

参考文献

[1] 国家药典委员会. 中华人民共和国药典[S]. 北京：中国医药科技出版社，2015：86.

[2] 武姣姣，石晋丽，刘云召，等. 不同产地甘松挥发油成分的 GC-MS 分析[J]. 中华中医药学刊，2012，30（10）：2196-2200.

[3] 武子敬. 甘松挥发油化学成分 GC-MS 分析 [J]. 安徽农业科学，2010（31）：17465-17466.

[4] 王丽娟. 藏药甘松及翼首草生药学鉴定[J]. 中国民族医药杂志，2013（7）：19-20.

◆ 琥　珀

སྦུར་ལེན།（布尔兰）

SUCCINUM

本品为古代松科松属植物的树脂埋藏地下经多年转化而成。全年均可采收，从地下挖出的称"琥珀"，从煤中选出的称"煤珀"，除去泥沙及煤屑[1]。

【化学成分】

本品主要含有二松香醇酸（diabietinolic acid）的聚酯化合物，其分解产物有琥珀酸、龙脑等；还含有 Mg、Ca、Fe 等无机盐[2]。

【理化鉴别】

取本品粉末 1 g，加石油醚（60~90 ℃）10 ml，振摇，过滤，滤液加新制的 0.5%醋酸铜溶液 10 ml，振摇，石油醚层不得显蓝绿色[2]。

参考文献

[1] 国家药典委员会. 中华人民共和国药典[S].

北京：化学工业出版社, 1977：567.

[2] 广东省食品药品监督管理局. 广州省中药材标准[M]. 广东：广东科技出版社, 2011：328.

◆ 乳 香

སྤོས་དཀར། （贝嘎）

OLIBANUM

本品为橄榄科植物乳香树（*Boswellia carterii* Birdw.）及同属植物（*Boswellia bhawdajiana* Birdw.）树皮渗出的树脂。分为索马里乳香和埃塞俄比亚乳香，每种乳香又分为乳香珠和原乳香[1]。

【化学成分】

本品含 1-羰基-β-乙酰乳香酸、挥发油、α-蒎烯和乙酸辛酯[2]。

【理化鉴别】

（1）本品燃烧时显油性，冒黑烟，有香气；加水研磨，成白色或黄白色乳状液[1]。

（2）❶ 索马里乳香：取【含量测定】项下挥发油适量，加无水乙醇制成 1 ml 含 2.5 mg 的溶液，作为供试品溶液。另取 α-蒎烯对照品，加无水乙醇制成 1 ml 含 0.8 mg 的溶液，作为对照品溶液。按照气相色谱法（2015 年版《中国药典》通则 0521）试验，用聚乙二醇（PEG-20M）毛细管柱，程序升温；初始温度 50 ℃，保持 3 min，以 25 ℃/min 的速率升温至 200 ℃，保持 1 min；进样口温度为 200 ℃，检测器温度为 220 ℃，分流比为 20：1。

理论板数按 α-蒎烯峰计算应不低于 7000。分别取对照品溶液与供试品溶液各 1 μl，注入气相色谱仪。供试品溶液色谱中应呈现与对照品溶液色谱峰保留时间相一致的色谱峰。

❷ 埃塞俄比亚乳香：取乙酸辛酯对照品，加无水乙醇制成 1 ml 含 0.8 mg 的溶液，作为对照品溶液。同索马里乳香鉴别方法试验，供试品溶液色谱中应呈现与对照品溶液色谱峰保留时间相一致的色谱峰[1]。

【含量测定】

取本品 20 g，精密称定，按照挥发油测定法（2015 年版《中国药典》通则 2204）测定。

索马里乳香含挥发油不得少于 6.0%（ml/g），埃塞俄比亚乳香含挥发油不得少于 2.0%（ml/g）[1]。

参考文献

[1] 国家药典委员会. 中华人民共和国药典[S]. 北京：中国医药科技出版社, 2015：223.

[2] 孙磊, 林瑞超, 等. 乳香、制乳香含量测定研究[J]. 中国药事, 2010, 24（10）：972-974.

◆ 刺 参

སྦྱུང་ཚེར་དཀར་པོ། （江才嘎保）

HERBA MORINAE ANBAE

本品为川续断科植物白花刺参（*Morina alba* Hand.-Mazz.）、圆萼刺参[*Morina chinensis*（Bat.）Diels]或青海刺参（*Morina kokonorica* Hao）的干燥地上部分。花盛期采集，洗净，阴干[1]。

【化学成分】

本品含 3-O-α-L-阿拉伯吡喃糖基-（1→3）-α-L-阿拉伯吡喃糖基坡摸醇 28-O-β-D-葡萄吡喃糖基-（1→6）-β-D-葡萄吡喃糖苷和 3-O-α-L-阿拉伯吡喃糖基-（1→3）-β-D-木糖吡喃糖基坡摸醇酸 28-O-β-D-葡萄吡喃糖基-（1→6）-β-D-葡萄吡喃糖苷[2]。

【理化鉴别】

（1）取本品粗粉 1 g，加水 30 ml，置 60~80 °C 水浴中浸泡 1 h，趁热过滤。取滤液 2 ml，滴加 1%三氯化铁试剂 2~3 滴，溶液显黄绿色[1]。

（2）取本品粗粉 2 g，加乙醇 40 ml，于水浴回流 1 h，趁热过滤，取滤液 2 ml，置水浴蒸干，加 1 ml 醋酸酐溶解，转入试管中，沿试管壁缓缓加入 1 ml 浓硫酸，两界面出现棕色环[1]。

（3）薄层鉴定：取白花刺参粉末（过 20 目筛）2 g，溶于 50 ml 甲醇中，超声 30 min，过滤，水浴上挥干甲醇，残渣加 1 ml 甲醇溶解，作为供试品溶液。按照薄层色谱法（2015 年版《中国药典》通则 0502）实验。展开系统 1：量取上述供试品溶液 5 μl，点于硅胶 G 薄层板上，以 CHCl$_3$-甲醇（9：1）为展开剂展开，取出，晾干，喷 10%硫酸乙醇溶液，105 °C 加热 3~5 min，显色，可见 6 个斑点。展开系统 2：量取上述供试品溶液 5 μl，点于硅胶 G 薄层板上，以环己烷-乙酸乙酯（8：2）为展开剂展开，取出，晾干，喷 10%硫酸乙醇溶液，105 °C 加热 5 min，显色，可见 4 个斑点[3]。

（4）检定芦丁、熊果酸和齐墩果酸成分：薄层色谱条件是以乙酸乙酯-丁酮-甲酸-水(10：6：1：2)为展开剂，喷以 10 g/L NaNO$_2$ 的 1%甲醇溶液，在 105 °C 检定芦丁；以 CHCl$_3$-乙酸乙酯（1：1）为展开剂，喷以 H$_2$SO$_4$-甲醇（1：2）溶液，在 105 °C 检定熊果酸和齐墩果酸[4]。

【含量测定】

（1）供试品溶液的制备：准确称取 0.5 g 刺参干粉样品，置于 100 ml 具塞三角瓶中，加入 30 ml 乙醇-CHCl$_3$ 混合液（7：3），在 30 °C 水温条件下超声提取 30 min，静置 1 h，过滤，取上清液，重复提取 1 次，两次滤液合并蒸干，置于 5 ml 容量瓶中，用乙腈定容至刻线，过 0.45 μm 滤膜后，即得供试品溶液。

色谱条件：RP C$_{18}$ 色谱柱（4.6 mm×250 mm，5 μm），以体积分数 0.1%磷酸水溶液为流动相 A，乙腈为流动相 B，流速为 0.8 ml/min，柱温 25 °C，检测波长为 202 nm，进样量为 20 μl，梯度洗脱程序为：0~10~30~40~60 min，B 的体积分数：60%~70%~90%~100%~100%[5]。

（2）色谱条件：流动相：甲醇-0.4% H$_3$PO$_4$ 溶液（38：62）；检测波长 340 nm；RP-HPLC 法测定熊果酸和齐墩果酸，流动相：甲醇-0.2% H$_3$PO$_4$ 溶液（85：15）；检测波长 215 nm[4]。

参考文献

[1] 卫生部药典委员会. 中华人民共和国卫生部药品标准 藏药（第一册）[S]. 1995：56.

[2] 滕荣伟，等. 白花刺参中两个新三萜皂苷[J]. 有机化学，2002, 22（8）：560-564.

[3] 刘圆，等. 藏药白花刺参的生药学鉴定[J]. 时珍国医国药，2006, 17（4）：543-544.

[4] 于瑞涛，等. 圆萼刺参中的芦丁、熊果酸和齐墩果酸的定性定量分析[J]. 分析试验室，2008, 27（4）：18-21.

[5] 张道来，等. HPLC 指纹图谱技术用于市售刺参质量评价初探[J]. 广东海洋大学学报，2009, 29（6）：92-96.

◆ 飞 廉

ཇུང་ཚེར་ནག་པོ། （江才尔那布）

HERBA CARDUI CRISPI

本品为菊科植物飞廉（*Carduss crisous* L.）的干燥地上部分。在花期采集，洗净泥土，晒干即得[1]。

【化学成分】

本品含有绿原酸、芦丁、β-谷甾醇、豆甾醇[2]等；茎部含有具有降血压的生理功能的生物碱——飞廉碱。

【理化鉴别】

取本品粗粉 1 g，加入乙醇 5 ml，在热水浴上浸泡 2 h，过滤。滤液蒸干，残渣加入乙醇 0.5 ml 溶解，即得供试品溶液。分别取绿原酸、芦丁对照品，加乙醇制成 1 ml 含有 1 mg 的溶液。分别量取上述三种溶液各 5 μl，点于同一块羧甲基纤维素钠硅胶 G 薄层板上。用正丁醇-乙酸-水（3∶1∶1）为展开剂展开，取出，晾干，置于 364 nm 紫外光灯下观察。供试品色谱中，与绿原酸对照品色谱相应的位置上有相同的蓝色荧光斑点；喷以 5%三氯化铝的乙醇溶液，供试品色谱中，在与芦丁对照品色谱相应的位置上，显相同颜色的黄色斑点[2]。

【含量测定】

高效液相色谱法测定飞廉中木犀草苷的含量。

（1）色谱条件与系统适应性：Kromasil 100-5C$_{18}$ 色谱柱；流动相：甲醇-1%乙酸溶液（31∶69）；流速：1.0 ml/min；柱温 30 ℃；检测波长 350 nm。理论板数以木犀草苷峰计算不低于 3000。

（2）对照品溶液的制备：精密称取木犀草苷对照品 5 mg，置于 50 ml 容量瓶中，加入 70%乙醇溶解并定容至刻线，摇匀。精密量取 1 ml，置于 10 ml 容量瓶中，用 70%乙醇稀释并定容至刻线，摇匀，即得。

（3）供试品溶液的制备：取本品药材，打成粉末，过 3 号筛。取粉末 1 g，精密称定，加入 70%乙醇 25 ml，精密称定，超声处理 1 h，放置冷却，用 70%乙醇补足减少的重量。摇匀，0.45 μm 微孔滤膜过滤，取续滤液作为供试品溶液。

（4）测定法：分别精密量取对照品和供试品溶液各 10 μl，注入液相色谱仪，测定即得[3]。

参考文献

[1] 卫生部药典委员会. 中华人民共和国卫生部药品标准　藏药（第一册）[S]. 1995：8.

[2] 张庆英, 王学英, 营海平, 等. 飞廉化学成分研究[J]. 中国中药杂志, 2001, 26（12）：837-839.

[3] 杨海燕, 雷丽萍, 张成, 等. HPLC 法测定飞廉中木犀草苷的含量[J]. 安徽医药, 2012, 16（9）：1261-1262.

◆ 土当归

སྤྲུ་ཁེ། （至加）

RADIX ARALIAE CORDATAE

本品是伞形科植物食用土当归（*AraLia cordata* L）. 的干燥根茎及根[1]。

【化学成分】

本品含二氢欧山芹素乙酸酯等香豆素；α-蒎烯

（α-plnene, 34.3%）和 3, 7-二甲基-1, 3, 7-辛三烯（1, 3, 7-octatriene-3, 7-dimethy, 16.0%）等挥发油[1]。

【含量测定】

GC-MS 分析

（1）OV-101：美国惠普公司 5988A GC-MS -DS，用 HP101 柱（甲基硅烷，聚二乙醇，去活化），25 m×0.2 mm×0.2 μm，初温 70 ℃，恒温 1 min，升温速率 2.5 ℃/min，终温 190 ℃，恒温 1 min，总运行时间 60 min，分流进样，分流比 1∶10, 进样量1 μl, 以氦气为载气, EI 离子源，电子能量 70 eV，离子源温度 200 ℃，接口温度 280 ℃，气化温度 230 ℃，扫描范围（M/E）30~350 ℃[1]。

（2）SE-54：用 HP-5 柱（Cross-tinked 5% Phenyl-Methyl silicone），25 m×0.2 mm×0.33 μm，初温 70 ℃；恒温 2.5 min，升温速率 3.0 ℃/min，终温 250 ℃，恒温 0.5 min，分流比 1∶100, 分流时间 4 min，总运行时间 63 min，进样量 0.5 μl，以氦气为载气。EI 离子源，电子能量 70 eV，离子源温度 200 ℃，GC 连接杆温度 250 ℃，进样口温度 280 ℃[1]。

参考文献

[1] 徐国钧，等. 常用中药材品种整理和质量研究（第二册）[M]. 福州：福建科学技术出版社，1995：128.

◆ 羌 活

ཤུ་ནག（至那）

NOTOPTERYGII RHIZOMA ET RADIX

本品为伞形科植物羌活（*Notopterygium incisum* Ting ex H.T.Chang）或宽叶羌活（*Notopterygium franchetii* H.de Boiss.）的干燥根茎和根。春、秋两季采挖，除去须根及泥沙，晒干[1]。

【化学成分】

本品含 α-蒎烯、β-蒎烯、δ-蒈烯、γ-松油烯、佛手柑内酯（bergapten）、异欧前胡素（isoimperatorin）、去甲呋喃羽叶芸香素（demethylfurapinnarin）、佛手酚（bergaptol）、羌活醇（notopterol）、羌活酚（notoptol）、脱水羌活酚（anhy-dronoptol）、花椒毒素（xanthotoxol）、佛手柑亭（bergamotin）、苯乙基阿魏酸酯（phenethylfer-ulate）、对羟基间甲氧基苯甲酸（*p*-hydroxy-*m*-methoxy-benzonic acid）、反阿魏酸（*trans*-ferulicacid）和娠烯醇酮（pregnenolone）、蛇床素（cnidilin）、茴香酸、对羟基苯乙酯（*p*-hy-droxyphenthyl anisate）、镰叶芹二醇（farcarindiol）、紫花前胡苷（nodakenin）、6'-O-反阿魏酰基紫花前胡苷 [6'-O-（*trans*-feruloyl）nodakenin]、佛手酚葡萄糖苷（bergaptal-*O*-β-D-glucopyra-noside）、前胡苷 V（decuroside V）、乙基羌活酚（ethylnotopterol）、羌活酚缩醛（notoptolide）、环氧脱水羌活酚（anhydronotoptoloxide）、7-异戊烯氧基-6-甲氧基香豆素（7-isopentenyloxy-6-methoxy-coumarin）、7-（3, 7-二甲基-2, 6-辛二烯氧基）-6-甲氧基香豆素[7-（3, 7-dimethyl-2, 6-octadienyloxy）-6-methoxy- coumarin]、哥伦比亚苷（columbiananin）、哥伦比亚苷元（columbianetin）、5-羟基-8-（1', 1'-二甲基丙烯基）补骨脂内酯[5-hydtoxy-8-（1', 1'-dimethylally）psoralen]、异紫花前胡苷（marmesin）、欧芹属素乙（imperatorin）、欧前胡素酚（osthenol）等[2-9]。

【理化鉴别】

取本品粉末 1 g，加甲醇 5 ml，超声处理

20 min，静置，取上清液作为供试品溶液。另取紫花前胡苷对照品，加甲醇制成 1 ml 含 0.5 mg 的溶液，作为对照品溶液。按照薄层色谱法（2015年版《中国药典》通则 0502）试验，量取上述两种溶液各 2~4 µl，分别点于同一用 3%醋酸钠溶液制备的硅胶 G 薄层板上，以 CHCl₃-甲醇（8：2）为展开剂展开，取出，晾干，置紫外光灯（365 nm）下检视。供试品色谱中，在与对照品色谱相应的位置上，显相同的蓝色荧光斑点[1]。

【含量测定】

（1）挥发油含量测定

按照挥发油测定法（2015 年版《中国药典》通则 2204）测定。

本品含挥发油不得少于 1.4%（ml/g）[1]。

（2）羌活醇和异欧前胡素含量测定

按照高效液相色谱法（2015年版《中国药典》通则 0512）测定。

❶ 色谱条件与系统适用性试验：以十八烷基硅烷键合硅胶为填充剂；以乙腈-水（44：56）为流动相；检测波长为 310 nm。理论塔板数按羌活醇峰计算应不低于 5000。

❷ 对照品溶液的制备：取羌活醇对照品、异欧前胡素对照品适量，精密称定，加甲醇制成 1 ml 含羌活醇 60 µg、异欧前胡素 30 µg 的混合溶液，即得。

❸ 供试品溶液的制备：取本品粉末（过三号筛）约 0.4 g，精密称定，置具塞锥形瓶中，精密加入甲醇 50 ml，称定重量，超声处理 30 min，放冷，称定重量，用甲醇补足减失的重量，摇匀，过滤，取续滤液，即得。

❹ 测定法：分别精密量取对照品溶液 5 µl 与供试品溶液 5~10 µl，注入液相色谱仪，测定，即得。

本品按干燥品计算，含羌活醇（C₂₁H₂₂O₅）和异欧前胡素（C₁₆H₁₄O₄）的总量不得少于 0.40%[1]。

参考文献

[1] 国家药典委员会. 中华人民共和国药典：一部[S]. 北京：中国医药科技出版社，2015：182.

[2] 车明风，李九丹，等. 4 种不同原植物羌活挥发油的 GC-MS 分析[J]. 中草药，1993，24（10）：514-515.

[3] 吉力，徐植灵，潘炯光. 羌活挥发油成分分析[J]. 天然产物研究与开发，1997，9（1）：4-9.

[4] 肖永庆，等. 中药羌活中的香豆素[J]. 药学学报，1995，30（4）：274-279.

[5] 肖永庆，等. 羌活化学成分研究[J]. 中国中药杂志，1994，19（7）：421-422.

[6] 杨秀伟，等. 羌活化学成分研究[J]. 中草药，1993，24（10）：507-511.

[7] 孙有富，孙玉茹. 羌活化学成分的研究Ⅱ：羌活乙醇提取部分化学成分的分离鉴定[J]. 中药通报，1985，10（3）：31-33.

[8] 孙有富，等. 羌活化学成分的研究[J]. 中国中药杂志 1994，19（6）：357-358.

[9] 樊菊芬，孙恩亭，等. 羌活化学成分的研究（Ⅲ）[J]. 中药通报，1986，11（9）：44-46.

◆ 牛尾蒿

ཕུར་མོང་ནག་པོ།（普儿芒那保）

HERBA ARTEMISIAE SUBDIGITATAE

本品为菊科植物牛尾蒿（*Artemisia subdigitata*

Mattf.）的干燥地上部分。夏末秋初花期采割，切段，晾干[1]。

【化学成分】

本品含挥发油、酚类、黄酮苷、皂苷、鞣质、蛋白质、糖类、树脂、油脂等。其挥发油为有效成分，已分离出 30 余种成分。其中烯烃化合物有 5 种，占总油的 70%左右；含氧化物有 25 种，占总油的 30%左右。已分离出 15 种单体，已知结构式的是 α-蒎烯、β-蒎烯、柠檬烯、香桧烯、甲基胡椒酚、反式守醇（反式水化香桧烯）、顺式守醇、甲基丁香油酚、匙叶桉油烯醇、橙花椒醇、杆鹃酮、桧樟脑、茵陈素等[2]。

【理化鉴别】

（1）取本品花絮干粉末，置紫外光灯下观察，显白色颗粒状荧光。水提取液显柠檬黄色，乙醇提取液显乳白色荧光[3]。

（2）取本品粉末少许，升华，镜检有无定形白色结晶出现[3]。

（3）取本品粉末 0.5 g（过三号筛），置圆底烧瓶中，精密加入 25 ml 甲醇，加热回流 6 h，放冷，过滤，于 25 ml 容量瓶中用甲醇定容至刻线，作为供试品溶液。取 0.15 mg 东莨菪内酯对照品，于 10 ml 容量瓶中加甲醇定容至刻线，作为对照品溶液。按照薄层色谱法（2015 年版《中国药典》通则 0502）试验，量取供试品溶液和对照品溶液点于同一硅胶 G 薄层板上，以环己烷-$CHCl_3$-乙酸乙酯-甲酸（6：10：7：1.2）为展开剂展开，取出，晾干，置紫外光灯（365 nm）下检视。供试品色谱中，与对照品色谱相应的位置上，显相同的蓝色荧光主斑点[4]。

【含量测定】

按照高效液相色谱法（2015 年版《中国药典》通则 0512）测定。

（1）色谱条件与系统适用性试验：以十八烷基键合硅胶为填充剂。以甲醇-0.3% 磷酸溶液为流动相，梯度洗脱，A 为甲醇，B 为 0.3%磷酸溶液；洗脱程序为 0~25 min，A 为 28%~30%；25~30 min，A 为 30%~40%；30~40 min，A 为 40%~48%。检测波长为 344 nm。理论塔板数按东莨菪内酯峰计算应不低于 5000。

（2）对照品溶液的制备：取东莨菪内酯对照品适量，精密称定，加甲醇制成 1 ml 含 0.02 mg 的溶液，即得。

（3）供试品溶液的制备：取本品粉末（过三号筛）0.5 g，置锥形瓶中，精密加入甲醇 25 ml，时时振摇 1 h，然后超声处理 1 h，放冷，过滤，置于 25 ml 容量瓶中，用甲醇定容至刻线，即得。

（4）测定法：分别精密量取对照品溶液与供试品溶液各 10 μl，注入高效液相色谱仪中，按上述色谱条件测定，即得[4]。

参考文献

[1] 卫生部药典委员会. 中华人民共和国卫生部药品标准　藏药（第一册）[S]. 1995：16.

[2] 罗达尚，等. 中华藏本草[M]. 北京：民族出版社，1997：239.

[3] 青海省药品检验所，等. 中国藏药[M]. 上海：上海科学技术出版社，1996：280.

[4] 刘小珍. 藏药牛尾蒿和臭蒿的质量标准及有效成分提取工艺研究[D]. 成都：西南交通大学，2014.

◆ 黑胡椒

ཕོ་རིལ་ནག་པོ།（坡哇日）

FRUCTUS PIPERIS NIGRUS

本品为胡椒科植物胡椒（*Piper nigrums* L.）的近成熟果实。春、秋季果实绿色时采摘，晒干[1]。

【化学成分】

果实含胡椒碱（piperine）、胡椒林碱（piperyline）、胡椒油碱 A, B, C（piperoleine A, B, C）。另从胡椒油树脂中分离得胡椒新碱（piperanine）。果实还含挥发油，白胡椒约含 0.8%，黑胡椒含 1.2%~2.6%；油中主要成分为胡椒醛（piperonal）、二氢香芹醇（dihydrocarveol）、氧化石竹烯（caryophyllene oxide）、隐品酮（cryptone）、顺对-盖烯醇（*cis-p*-2-menthen-1-ol）、顺对-盖二烯醇（*cis-p*-2, 8-ment- hadien-1-ol）及反-松香芹醇（*trans*-pinocarrol）等[1]。

【理化鉴别】

（1）薄层色谱法[2]

❶ 取本品粉末 0.5 g，加 CHCl₃ 5 ml，密塞振摇，冷浸过夜，过滤，滤液作为供试品溶液。以胡椒碱 CHCl₃ 液为对照品溶液。分别取供试品、对照品溶液适量，点于同一硅胶 G 薄层板上，以环己烷-乙酸乙酯（6∶4）为展开剂展开，展距 12 cm，取出，晾干，喷改良碘化铋钾溶液。供试品色谱中，在与对照品色谱相应位置上显黄棕色斑点[2]。

❷ 取本品粉末 1 g，加石油醚 10 ml，密塞振摇，冷浸过夜，过滤，滤液蒸干，残渣加 1 ml 石油醚溶解，作为供试品溶液。另取胡椒碱作为对照品。分别取供试品、对照品溶液适量，点于同

一硅胶 G 板上，以石油醚-乙醚（8∶2）为展开剂展开，展距 12 cm，取出，晾干，喷 2, 4-二硝基苯肼试液。供试品色谱中，在与对照品相应位置上显相同的橘红色斑点[2]。

（2）化学法

样品粉末或切片遇浓硫酸显红色，后变为红棕色（检查胡椒苷）[2]。

参考文献

[1] 全国中草药汇编组. 全国中草药汇编[M]. 北京：人民卫生出版社, 1978：434.

[2] 云南省卫生局. 云南省药品标准（1974 年）[S]. 1979：326.

◆ 毛诃子

བ་རུ་ར།（帕如拉）

FRUCTUS TERMINALIAE BILLERICAE

本品为使君子科植物毗黎勒 [*Terminalia billerica*（Gaertn.）Roxb.]的干燥成熟果实。冬季果实成熟时采收，除去杂质，晒干[1]。

【化学成分】

本品含有三萜皂苷、鞣质、脂肪油、β-谷甾醇、五倍子酸、鞣花酸、诃子酸、甘露糖醇、葡萄糖、半乳糖、果糖、鼠李糖[2]。

【理化鉴别】

取本品粉末(去核)0.5 g，加入无水乙醇 30 ml，加热回流 30 min。过滤，滤液蒸发至干，残渣加入 5 ml 甲醇溶解，加在中性氧化铝（100~200 目，2 cm

内径，5 g）柱上，用 50 ml 稀乙醇洗脱，收集洗脱液并蒸发至干，残渣用 5 ml 水溶解，加在 C_{18} 固相萃取小柱上，用 10 ml 30%甲醇洗脱。弃去甲醇液，用 10 ml 甲醇洗脱。收集洗脱液，蒸发至干，残渣用 1 ml 甲醇溶解，即得到供试品溶液。取毛诃子对照药材（去核）0.5 g，同法制成对照药材溶液。量取上述两种溶液各 5 μl，分别点于同一块硅胶 G 薄层板上，用甲苯-乙酸-水（12:10:0.4）作为展开剂展开，取出，晾干，喷以 10%硫酸乙醇溶液，在 105 ℃ 下加热至出现颜色清晰的斑点，置于 365 nm 的紫外光灯下观察。供试品色谱中，在与对照药材色谱相应的位置上，出现颜色相同的斑点[1]。

【含量测定】

高效液相色谱法测定没食子酸含量：

（1）色谱条件与系统适应性：以十八烷基键合硅胶为填充剂，甲醇-水-磷酸（5:95:0.4）作为流动相，检测波长 268 nm。理论塔板数按照没食子酸计算不应低于 2000。

（2）对照品溶液的制备：取没食子酸对照品适量，加入甲醇制成 1 ml 含 33.56 μg 的溶液，即为对照品溶液。

（3）供试品溶液的制备：取本品粉末 0.5 g，放入 100 ml 容量瓶中，加入甲醇至刻线，超声提取 30 min。静置，过滤。精密量取 2 ml 滤液，转移至 10 ml 容量瓶中，用甲醇定容至刻线，即为供试品溶液。

（4）测定法：分别精密量取对照品和供试品溶液各 10 μl，注入液相色谱仪，测定，即得。

本品含没食子酸（$C_7H_6O_5$）不得少于 0.8%[2]。

参考文献

[1] 国家药典委员会. 中华人民共和国药典：一部[S]. 北京：中国医药科技出版社，2015：73.

[2] 罗达尚，等. 中华藏本草[M]. 北京：民族出版社，1997：163.

◆ 马兜铃

 བ་ལེ་ཀ།（帕勒嘎）

FRUCTUS ARISTOLOCHIAE

本品为马兜铃科植物北马兜铃（*Aristolochia controrta* Bge.）或马兜铃（*Aristolochia debilis* Sieb.et Zucc.）的干燥成熟果实。在秋季果实由绿变黄的时候采收，干燥[1]。

【化学成分】

本品含有马兜铃酸 A、B、C、E（aristolochic acid A, B, C, E），马兜铃内酰胺（aristololactam）及其苷类、木兰碱（magnoflorine）、轮环藤酚碱（cyclannoline）、尿囊素（allantoin），以倍半萜为主的萜类化合物，载体化合物，以及黄酮、香豆素、木质素等[2]。

【理化鉴别】

取本品粉末 3 g，加乙醇 50 ml，加热回流 1 h，过滤，滤液蒸干，残渣加乙醇 5 ml 使溶解，作为供试品溶液。另取马兜铃对照药材 3 g，同法制成对照药材溶液。取马兜铃酸 A 对照品，加乙醇制成 1 ml 含 0.5 mg 的溶液，作为对照品溶液。量取上述三种溶液各 5 μl，分别点于同一硅胶 G 薄层板上，使成条状，以甲苯-乙酸乙酯-水-甲酸（20:10:1:1）的上层溶液为展开剂展开，取出，晾干，置紫外光灯（365 nm）下检视。供试品色谱中，在与对照药材色谱和对照品色谱相应的位置上，分别显相同颜色的荧光条斑[1]。

【含量测定】

高效液相色谱法测定马兜铃酸 A 的含量。

（1）色谱条件：Kromasil C$_{18}$ 色谱柱；流动相采用 0.3%碳酸铵溶液(用盐酸调 pII 至 7.5) 乙腈(75：25)，流速 1 ml/min，检测波长 250 nm，柱温 35 ℃。：

（2）对照品溶液的制备：精密称取马兜铃酸 A 对照品，加入甲醇制成 10 μg/ml 的溶液，即得。

（3）供试品溶液的制备：取本品粉末 0.5 g（过3 号筛），加入甲醇-甲酸（98：2）25 ml，称定重量，加热回流 2 h，放冷，称重，用甲醇-甲酸（98：2）补足减失的重量，摇匀，过滤，取续滤液，以6000 r/min 离心 5 min，取上清液，即得[3]。

（4）测定法：分别精密量取对照品溶液与供试品溶液各 10 μl，注入液相色谱仪，测定，即得。

参考文献

[1] 国家药典委员会. 中华人民共和国药典：一部[S]. 北京：中国医药科技出版社，2015：51.

[2] 郑虎占，等. 中药现代研究与应用（第一卷）[M]. 北京：学苑出版社，1997：796.

[3] 周跃华，周娟，黄莎莎，等. 部分马兜铃科药材中马兜铃酸 A 的含量测定研究[J]. 药物分析杂志，2008, 28（7）：1075-1080.

◆ 木香马兜铃

 བ་ལེ་ཀ།（巴力嘎）

HERBA ARISTOLOCHIAE MOUPINENSIS

本品为马兜铃科植物藏马兜铃（*Arisolochia*

griffithii Thoms. ex Duchartre）或木香马兜铃（*Aristolochia moupinensis* Franch.）的根[1]。

【化学成分】

本品含有 β-谷甾醇、马兜铃酸Ⅰ、马兜铃酸Ⅱ、棕榈酸、紫丁香酸、香豆酸、木兰花碱、尿囊素等。

【理化鉴别】

取本品粉末 1 g，加入甲醇 30 ml，置于水浴上加热回流提取 1 h。过滤，滤液蒸干，加入乙醇3 ml 使溶解，作为供试品溶液。另取木香马兜铃对照药材粉末 3 g，同法制成对照药材溶液。量取上述两种溶液各 10 μl，分别点于同一块以羧甲基纤维素钠为黏合剂的硅胶 H 薄层板上，以苯-甲醇-冰醋酸（10：1.6：0.2）为展开剂展开，取出，晾干，置于 365 nm 紫外光灯下检视。在供试品色谱上，与对照药材色谱相应的位置上，显示相同颜色的荧光斑点[2]。

【含量测定】

高效液相色谱法测定药材中马兜铃酸 A 的含量。

（1）色谱条件：C$_{18}$ 柱，流动相：甲醇-水-冰醋酸（70：29：1），流速 1 ml/min，检测波长315 nm[1]。

（2）供试品溶液的制备：取本品粉末 1.5 g，置于 150 ml 索氏提取器中，用含有 10%甲酸的丙酮回流提取 5 h，提取液回收、蒸干，用 0.5%的氢氧化钠溶液 15 ml 溶解并转移至分液漏斗中，调 pH=10，用乙醚萃取 2 次，每次 15 ml。萃取后的溶液用 3.6%硫酸调节 pH=2，用乙醚萃取 4 次，每次 15 ml。合并萃取液，蒸干，残渣置于 5 ml容量瓶中，用乙醇定容至刻线。

（3）对照品液的制备：取马兜铃酸 A 对照品，

加入甲醇溶解，制成 0.1 mg/ml 的溶液，即得。

（4）测定法：分别精密量取对照品和供试品溶液各 4 μl，注入液相色谱仪，测定，用外标法计算含量[3]。

参考文献

[1] 卫生部药典委员会. 中华人民共和国卫生部药品标准 藏药（第一册）[S]. 1995；340.

[2] 王世清. 广防己混淆品木香马兜铃茎的鉴别[J]. 中国药师，2004, 7（10）：827-828.

[3] 魏玉海，王慧春，刘亚蓉. 木香马兜铃与七味红花殊胜丸中马兜铃酸 A 测定研究[J]. 中成药，2011, 33（12）：2186-2188.

◆ 塞北紫堇

བཤའ་ཀ (巴夏嘎)

本品为罂粟科植物塞北紫堇 {*Corydalis impatiens*（Pall.）Fisch.[*C.sibirica*（L.f.）Pers. var. *impatiens*（Pall.）Regel]} 的全草。夏季采收，洗净，晒干或鲜用[1]。

【化学成分】

本品主要含原托品碱类、原小檗碱类、苯酚异喹啉类、苯骈菲啶类、苄基异喹啉类、阿朴碱类、螺苄异喹啉类、枯拉灵类等结构类型的生物碱。如从本品分离得到了 bicuculline、ochotensine、ochotensimine、ochrobirine、tetrahydrothalifendine、norochotensimine、*N*-methylactinodaphnine 等 7 种生物碱类化合物[2]。

【含量测定】

（1）标准曲线的绘制：精密称取盐酸小檗碱 0.0648 g，置于 100 ml 容量瓶中，用 95%乙醇溶解并定容至刻线，即得 648 μg/ml 的储备液，精密量取 0, 1, 2, 3, 4, 5, 6 ml 于 100 ml 容量瓶中，乙醇定容，密塞，摇匀。以第 1 份未加盐酸小檗碱的空白溶液为参比，于 410 nm 处测定其吸光度，以吸光度 A 为纵坐标、盐酸小檗碱质量浓度 C 为横坐标作图，绘制标准曲线，得回归方程。

（2）供试品溶液的制备：精密称取原料粉末 2.0 g（过 60 目筛），置于 250 ml 锥形瓶中，加入约 30 ml 95%乙醇，超声作用 3 次，每次 30 min，冷却，过滤，残渣以 15 ml 95%乙醇分 3 次洗涤，合并滤液与洗液，置于 50 ml 容量瓶中，用 95%乙醇定容至刻线，取 5 ml 溶液加到已处理好的氧化铝柱上（玻璃柱内径 10 mm，10 g 中性氧化铝，用 60 ml 95%乙醇预洗），用 40 ml 95%乙醇洗脱，过滤，洗涤，置于 50 ml 容量瓶中，定容至刻线，即得。

（3）测定法：供试品溶液以 95%乙醇为空白，在 410 nm 处测定吸光度，根据标准曲线计算样品中总生物碱含量（以盐酸小檗碱计）[3]。

参考文献

[1] 国家中医药管理局《中华本草》编委会. 中华本草三[M]. 上海：上海科学技术出版社，1999：632.

[2] 李吉昌，等. 塞北紫堇的生物碱成分研究[J]. 中药材，2010（2）：210-213.

[3] 李吉昌，等. 紫外分光光度法测定塞北紫堇中总生物碱含量[J]. 云南化工，2012, 39（4）：19-21.

◆ 木 橘

ཤེལ་བ།（比哇）

FRUCTUS AEGLIS

本品为芸香科植物木橘[*Aegle marmelos* (L.) Carrea]的干燥成熟果实。11~12 月采集，整个或横剖，晒干[1]。

【化学成分】

果实含生物碱、香豆素类、萜类、甾醇类、糖类、鞣质、油脂、蛋白质、维生素等。果实所含生物碱有：*O*-甲基哈缶定酚（*O*-methylhalfordinol）、*O*-异戊烯基哈缶定酚（*O*-isopentylhalfordinol）；未熟果含印枳林{marmeline，即 *N*-羟基-2-[4-（3′, 3′-二甲丙烯氧基）苯基桂皮酰胺]}、木橘碱（aegeline）。果中香豆素有木橘醇（aegelinol）、花椒毒酚（xanthotoxol）、扫帚酮（scoparone）、伞形酮（wrobelliferone）、莨菪亭（scopoletin）、印枳素（marmesin）、茵芋苷（skimmin）、白茅苷（imperatorin，又名 marmelosin，0.006%）、别前胡精（alloimperatorin，0.003%）、别前胡精甲醚（methyl ether ob imperatorin）、补骨脂素（psoralen）。未熟果皮含马宁（marmin）、印枳内酯（marmelide）。果中黄酮类有芦丁（rutin）及印枳新宁（marmesinin）。果皮中精油含水芹烯（*α*-phylladrene），果肉香气成分为顺氧化里哪醇（*cis*-linalool oxide）及 *β*-inono。果中甾醇有 *β*-谷甾醇、*β*-谷甾醇-*β*-D-葡萄糖苷；未熟果皮含 *β*-谷甾醇。果壳含 20%鞣质；果中鞣质有焦棓酸（pyrogallic acid）、间苯三酚（*m*-hloroglucinol）、焦棓酚（pyrogallol）、棓酸（gallic acid）。果中碳水化合物有还原糖（3.7%）、总糖（4.6%）、黏液质（mucilage）、果胶（pectin）、水溶性树胶（gum，2%）；水解得 20.4%半乳糖（D-galactose）、10.7%阿糖（L-arabinose）、25.2%半乳糖醛酸（D-galacturonio acid）。果含维生素 C 7.68~12.2 mg/100 g，及胡萝卜素类。未熟果实含细胞分裂素类（cytokinin）复合物，其组分有 6 种，为 N6-异戊烯腺嘌呤（zeatin，或称玉米素）、玉米素核糖苷（zeatin riboside）、玉米素葡萄糖苷（zeatin glucoside）、玉米素核糖葡萄糖苷（zeatin riboside glucoside）；其丁醇不溶部分，主要为核苷酸玉米素（zeatin nucleotide）[2]。

【理化鉴别】

取幼果、根、茎、茎皮粗粉各 10 g，另备叶粉 2 g，供制备点样液用[2]。

（1）生物碱薄层色谱：取上述粗粉各 5 g，分别加 0.5%盐酸 40 ml，水浴上加热 1 h，取滤液加氨水至 pH 10~11，用 CHCl₃ 提取，其 CHCl₃ 提取液供亲脂性生物碱点样；CHCl₃ 提取后水层以正丁醇提取，供亲水性生物碱点样。两者均用 160 目中性层析氧化铝，软板。展开剂：亲脂性生物碱用 CHCl₃-甲醇-水（9.5∶0.3∶0.2），亲水性生物碱用 CHCl₃-正丁醇-乙酸（7∶2∶1）。用紫外光（上海科艺光学仪器厂）2537A 显色。

（2）甾体薄层层析：取上述粗粉各 5 g，分别加乙醇 50 ml，回流 1 h，取滤液加水成 70%醇液，加等量石油醚振摇，分取乙醇层，浓缩后分为两份（另一份供香豆素层析用），取一份加 95%乙醇溶解，供点样用。吸附剂用硅胶 GF₂₅₄，展开剂用环己烷-乙酸乙酯（9∶1），显色剂用 10%磷钼酸乙醇溶液。

（3）香豆素薄层层析：取上述（2）中经石油醚处理乙醇浓缩物加盐酸，取酸不溶物加乙酸乙酯溶解，在分液器中加 5%氢氧化钠溶液，振摇，去碱液，水洗至中性，供点样用。吸附剂用酸性层析氧化铝，160 目，软板；展开剂用石油醚-乙酸乙酯（5∶2），紫外光（上海科艺光学仪器厂）2537A 显色。

（4）精油薄层层析：取叶粉 2 g，加石油醚 20 ml（沸程 60~90 ℃），浸泡过夜，取提取液点样。吸附剂用中性层析氧化铝，120 目，硬板 G；展开剂用苯-乙酸乙酯（9∶1）；5%香荚兰素，浓硫酸液显色。

【含量测定】

木橘挥发油的成分和含量测定：

（1）GC-MS 分析条件：色谱柱：HP-Innowax 毛细管柱（50 m×0.25 mm×0.25 μm）；气室化温度：260 ℃；载气：高纯氦气；流速：0.8 ml/min；进样量：1 μl；分流比：50∶1；程序升温：100 ℃ 保持 1 min，以 6 ℃/min 升温至 270 ℃，保持 10 min；离子源：EI；电离能量：70 eV；离子源温度：230 ℃；四级杆温度：150 ℃；扫描范围：20~450 amu。

（2）挥发油制备：按照挥发油测定法（2015 年版《中国药典》通则 2204），将木橘药材粉碎成粗粉，称取 240 g，精密称定，置烧瓶中，加 10 倍量水浸泡过夜，加热至沸腾并保持微沸 5 h，至测定器中油量不增加时停止加热，静置 1 h，读取挥发油含量，并计算供试品中挥发油的含量（%）。

（3）组分分析：采用水蒸气蒸馏法对木橘药材总挥发油进行提取，取 1 μl 进样测定，得总离子流图。对总离子流图中各峰经质谱扫描后得到质谱图，经谱库检索，将各峰的质谱裂片图与文献资料核对，结合人工图谱解析，利用峰面积归一化法确定各组分在挥发油中的相对含量[3]。

参考文献

[1] 卫生部药典委员会. 中华人民共和国卫生部药品标准　藏药（第一册）[S]. 1995：13.

[2] 青海省药品检验所，等. 中国藏药（第一卷）[M]. 上海：上海科学技术出版社，1996：313.

[3] 武尉杰，等. 藏药木橘挥发油化学成分气相色谱-质谱联用分析[J]. 中国药业，2013，22（17）：11-13.

◆ 碱　花

བུལ་ཏོག（浦多）

TRONAE

本品为硫酸盐类苏打石水碱族矿物天然碱。主含碳酸钠。采挖后，除去杂质[1]。

【化学成分】

主要成分为含水重碳酸钠（$Na_2(H_2O)_2\{H[CO_2]_2\}$）。纯品含 Na_2O_4 1.14%，CO_2 38.94%，H_2O 19.92%[2]。

【理化鉴别】

取本品粗粉约 0.5 g，加水 5 ml，振摇，过滤，滤液供下述试验[3]：

（1）取滤液 1 ml，加稀盐酸即泡沸，产生二氧化碳气体。此气体通入氢氧化钙试液中，即发生白色沉淀（碳酸钙、碳酸氢盐）。

（2）取滤液 1 ml，加硫酸镁试液，即产生白色沉淀（碳酸盐）。继续加入过量硫酸镁，使碳酸盐沉淀完全后，过滤，滤液煮沸始发生白色沉淀（碳酸氢盐）。

（3）取滤液 1 ml，加盐酸 1 滴即泡沸，使成酸性，加氯化钡试液，即产生白色沉淀，分离，沉淀在盐酸或硝酸中均不溶解（硫酸盐）。

（4）取滤液 1 ml，加硝酸 1 滴即泡沸，使成酸性，加醋酸铅试液，即产生白色沉淀，分离，沉淀在醋酸铵试液或氢氧化钠试液中溶解（硫酸盐）。

（5）取铂丝，用盐酸湿润后，蘸取滤液，在无色火焰中灼烧，火焰即显黄色（钠扑）。

参考文献

[1] 卫生部药典委员会. 中华人民共和国卫生部药品标准　藏药（第一册）[S]. 1995：122.

[2] 罗达尚，等. 中华藏本草[M]. 北京：民族出版社，1997：10.

[3] 国家中医药管理局《中华本草》编委会. 中华本草（藏药卷）[M]. 上海：上海科学技术出版社，2002：35.

◆ 唐古特乌头

 བོང་དཀར་གར་པོ།（榜嘎）

HERBA ACONITI TANGUTICI

本品为毛茛科植物唐古特乌头[*Aconitum tanguticum* (Maxim.) Stapf]和船盔乌头[*Aconitum naviculare* (Bruhl.) Stapf]的干燥全草。夏末秋初开花期连根采挖，除去杂质，阴干[1]。

【化学成分】

本品主要含有乌头碱类成分，如异叶乌头碱、苯甲酰异叶乌头碱、大麦芽碱等；挥发油主要是萜类和芳香族化合物；还含有多糖类成分[2]。

【理化鉴别】

取本品 5 g，加乙醇 50 ml，回流提取 1 h，放冷后过滤，滤渣加 40 ml 乙醇回流 40 min，过滤，合并滤液，减压浓缩至 10 ml，加入 1%盐酸调 pH 至 9，以 $CHCl_3$ 萃取 3 次，每次 30 ml。合并 $CHCl_3$ 萃取液，减压浓缩至 1 ml，即得供试品溶液。另取对照药材，同法制得对照药材溶液。按照薄层色谱法（2015 年版《中国药典》通则 0502）试验，量取上述两种溶液各 2 μl，分别点于同一硅胶 G 薄层板上，以 $CHCl_3$-环己烷-乙酸乙酯-二乙胺（8：4：4：1）为展开剂展开，取出，晾干，喷以改良碘化铋钾-（碘-碘化钾）（1：1）的水溶液，在 105 ℃ 加热至斑点显色清晰。供试品色谱中，在与对照药材色谱相应的位置上，显相同颜色的斑点[1]。

【含量测定】

按照高效液相色谱法（2015 年版《中国药典》通则 0512）测定。

（1）色谱条件与系统适用性试验：以十八烷基硅烷键合硅胶为填充剂；以甲醇-水-$CHCl_3$-三乙胺（70：30：2：0.1）为流动相；检测波长为 230 nm；柱温为 30 ℃。理论板数按阿替新峰计算应不低于 6000，阿替新峰和异叶乌头碱峰与其他峰达到基线分离，峰形对称。

（2）对照品溶液的制备：取阿替新、异叶乌头碱对照品适量，精密称定，加二氯甲烷制成浓度为 1 mg/ml 的溶液，即得。

（3）供试品溶液的制备：取药材粉末 10 g，加入 25% 氨水 6 ml 润湿，加入乙醚 50 ml，放置过夜，过滤，滤渣用乙醚洗涤 3 次，每次 15 ml，合并乙醚液，在 60 ℃ 以下挥干，残渣用二氯甲烷溶解并定量转移至 5 ml 容量瓶中，加二氯甲烷定容，即得。

精密量取上述对照品溶液和供试品溶液各 1 ml，置于尖底具塞试管中，精密加入 0.01 mol/L 硫酸溶液 1 ml，涡旋 2 min，离心 5 min，取上清液，即得。

（4）测定法：分别精密量取处理后的对照品溶液与供试品溶液各 5 μl，注入液相色谱仪，测定，即得。

本品按干燥品计算，含阿替新不得少于 0.07%，异叶乌头碱不得少于 0.06%[4]。

参考文献

[1] 卫生部药典委员会. 中华人民共和国卫生部药品标准 藏药（第一册）[S]. 1995：85.

[2] 张义智，常建晖，邵成雷，等. 唐古特乌头研究进展[J]. 中国民族医药杂志，2012，1（1）：70-73.

[3] 中国医科科学院药物研究所，等. 中药志（第四册）[M]. 北京：人民卫生出版社，1996：732.

[4] 高宇明，曾锐. HPLC 法测定藏药榜嘎中阿替新、异叶乌头碱的含量[J]. 中国民族民间医药，2010，10：188-190.

◆ 铁棒锤

 བོང་ང་ནག་པོ།（榜那）

RADIX ACONITI

本品为毛茛科植物伏毛铁棒锤（*Aconitum flavum* Hand.-Mazz.）和铁棒锤（*A. pendulum* Busch.）的干燥块根。秋末采挖根，除去须根及泥沙，晒干[1]。

【**化学成分**】

本品含乌头碱（aconitine）、3-乙酰乌头碱（3-acetylaconitine）、β-谷甾醇（β-sitosterol）、华北乌头碱（songorine）、牛七碱（napeuonine）、去氧乌头碱和纳派林碱等生物碱[2]。

【**理化鉴别**】

（1）取本品粉末 0.5 g，加乙醚 10 ml 与氨试液 0.5 ml，振摇 10 min，过滤，滤液置分液漏斗中，加硫酸（0.25 mol/L）20 ml，振摇提取，分取酸液 2.5 ml，用水稀释至 5 ml，按照紫外分光光度法测定，在 231 nm 与 275 nm 波长处有最大吸收峰[1]。

（2）取本品粉末 1 g，置具塞锥形瓶中，加乙醚 150 ml，振摇 10 min，加氨试液 10 ml，振摇 30 min，放置 1~2 h，分取醚层，蒸干，加无水乙醇 2 ml 使溶解，作为供试品溶液。另取乌头碱对照品，加无水乙醇制成 1 ml 含 2 mg 的溶液，作为对照品溶液。按照薄层色谱法试验，量取上述两种溶液各 5 μl，分别点于同一碱性氧化铝薄层板上，以正己烷-乙酸乙酯（1：1）为展开剂展开，取出，晾干，喷以碘化钾-碘试液与碘化铋钾试液的混合液（1：1）。供试品色谱中，在与对照品色谱相应的位置上，显相同颜色的斑点[3]。

【**含量测定**】

取本品细粉 10.0 g，精密称定，置具塞锥形瓶中，加乙醚-CHCl₃（3：1）混合液 50 ml 与氨试液 6 ml，摇匀密塞，放置过夜；过滤，滤渣加乙醚-CHCl₃ 混合液 50 ml，连续振摇 1 h，滤渣用乙醚-CHCl₃ 混合液洗涤 4 次，每次 15 ml，过滤，合并各次滤、洗液，低温蒸干，残渣加 5 ml 乙醇使溶解，精密加入经标定的硫酸滴定液（0.01 mol/L）15 ml，水 15 ml 与甲基红指示液 3 滴，用经标定的氢氧化钠滴定液（0.01 mol/L）滴定至黄色。1 ml 硫酸滴定液 (0.01 mol/L) 相当于 12.9 mg 乌头碱。同法制备空白溶液[4]。

参考文献

[1] 卫生部药典委员会. 中华人民共和国卫生部药品标准　藏药（第一册）[S]. 1995：79.

[2] 李满，等. 铁棒锤的研究进展[J]. 农业科学研究, 2007, 28（1）：49-51.

[3] 甘肃省食品药品监督管理局. 甘肃省中药材标准[S]. 甘肃：甘肃文化出版社, 2009.

[4] 杨智锋，等. 铁棒锤药材质量标准研究[J]. 中国中药杂志, 2005, 30（22）：1771-1773.

◆ 阿 胶

 བོང་ནག་ཀོ་སྦྱིན། （榜那果尖）

ASINI CORII COLLA

本品为马科动物驴（*Equus asinus* L.）的干燥皮或鲜皮经煎煮、浓缩制成的固体胶。将驴皮浸泡去毛，切块洗净，分次水煎，过滤，合并滤液，浓缩（可分别加入适量的黄酒、冰糖及豆油）至稠膏状，冷凝，切块，晾干，即得[1]。

【化学成分】

本品由蛋白质及其降解产物、多糖类物质和其他小分子物质组成，其中蛋白质含量为 60%~80%；含有 17 种氨基酸，其中包括 7 种人体必需氨基酸；含有 27 种微量元素，其中 Fe、Cu、Zn、Mn 这 4 种微量元素含量丰富；还含有硫酸皮肤素和透明质酸等糖胺多糖[2]。

【理化鉴别】

取本品粗粉 0.02 g，置 2 ml 安瓿中，加 6 mol/L 盐酸 1 ml，熔封，置沸水浴中煮沸 1 h，取出，加水 1 ml，摇匀，过滤，用少量水洗涤滤器及滤渣，滤液蒸干，残渣加甲醇 1 ml 使溶解，作为供试品溶液。另取甘氨酸对照品，加甲醇制成 1 ml 含 1 mg 的溶液，作为对照品溶液。按照薄层色谱法（2015 年版《中国药典》通则 0502）试验，量取上述两种溶液各 2 μl，分别点于同一硅胶 G 薄层板上，以苯酚-0.5%硼砂溶液（4：1）为展开剂展开，取出，晾干，喷以茚三酮试液，在 105 ℃ 加热至斑点显色清晰。供试品色谱中，在与对照品色谱相应的位置上，显相同颜色的斑点[1]。

【含量测定】

按照高效液相色谱法(2015 年版《中国药典》通则 0512) 测定。

（1）色谱条件与系统适用性试验：以十八烷基硅烷键合硅胶为填充剂；以乙腈-0.1 mol/L 醋酸钠溶液（用醋酸调节 pH 值至 6.5）(7：93)为流动相 A，以乙腈-水（4：1）为流动相 B，按表 8 中的规定进行梯度洗脱；检测波长为 254 nm；柱温为 43 ℃。理论板数按 L-羟脯氨酸峰计算应不低于 4000。

表 8　HPLC 法测定阿胶中 L-羟脯氨酸等氨基酸含量梯度洗脱设置

时间/min	流动相 A 含量%	流动相 B 含量%
0~11	100~93	0~7
11~13.9	93~88	7~12
13.9~14	88~85	12~15
14~29	85~66	15~34
29~30	66~0	34~100

（2）对照品溶液的制备：取 L-羟脯氨酸对照品、甘氨酸对照品、丙氨酸对照品、L-脯氨酸对照品适量，精密称定，加 0.1 mol/L 盐酸制成 1 ml 分别含 L-羟脯氨酸 80 μg、甘氨酸 0.16 mg、丙氨酸 70 μg、L-脯氨酸 0.12 mg 的混合溶液，即得。

（3）供试品溶液的制备：取本品粗粉约 0.25 g，精密称定，置 25 ml 容量瓶中，加 0.1 mol/L 盐酸 20 ml，超声处理 30 min，放冷，加 0.1 mol/L 盐酸至刻线，摇匀。精密量取 2 ml，置 5 ml 安瓿中，加盐酸 2 ml，150 ℃ 水解 1 h，放冷，移至蒸发皿中，用水 10 ml 分次洗涤，洗液并入蒸发皿中，蒸干，残渣加 0.1 mol/L 盐酸溶解，转移至 25 ml 容量瓶中，加 0.1 mol/L 盐酸至刻线，摇匀，即得。

精密量取上述对照品溶液和供试品溶液各 5 ml，分别置 25 ml 容量瓶中，各加 0.1 mol/L 异硫氰酸苯酯（PITC）的乙腈溶液 2.5 ml、1 mol/L 三乙胺的乙腈溶液 2.5 ml，摇匀，室温放置 1 h 后，加 50% 乙腈至刻线。摇匀。取 10 ml，加正己烷 10 ml，振摇，放置 10 min，取下层溶液，过滤，取续滤液，即得。

（4）测定法：分别精密量取衍生化后的对照品溶液与供试品溶液各 5 μl，注入液相色谱仪，测定，即得。

本品按干燥品计算，含 L-羟脯氨酸不得少于 8.0%，甘氨酸不得少于 18.0%，丙氨酸不得少于 7.0%，L-脯氨酸不得少于 10.0%[1]。

参考文献

[1] 国家药典委员会. 中华人民共和国药典：一部[S]. 北京：中国医药科技出版社，2015：189.

[2] 陈定一，王静竹，刘文林. 阿胶及其炮制品

中氨基酸和微量元素的分析研究[J]. 中国中药杂志，1991，16（2）：833-835.

◆ 展毛翠雀

ཕུ་ཤེལ་དཀར།（夏刚巴）

HERBA DELPHINII

本品为毛茛科植物展毛翠雀花（*Delphinium kamaonense* Huth var. Galbreseens W.T.Wang）及其同属植物的地上干燥部分。6~8 月采集，晾干[1]。

【化学成分】

本品含二萜生物碱类[2]。

参考文献

[1] 卫生部药典委员会. 中华人民共和国卫生部药品标准　藏药（第一册）[S]. 1995：88.

[2] 丁立生，陈维新. 展毛翠雀花中的二萜生物碱[J]. 药学学报，1990（6）：438-440.

◆ 雪莲花

ཁ་ཆེན་ལྗང་ཁ་པ།（恰果苏巴）

HERBA SAUSSUREAE MEDUSAE

本品为菊科植物水母雪莲花（*Saussurea medusa* Maxim.）或绵头雪莲花（*S.laniceps* Hand.-Mazz.）的干燥全草。7~8 月采集，晒干[1]。

【化学成分】

本品含有东莨菪素、伞形花内酯、伞形花内酯-7-O-β-D-葡萄糖苷、牛蒡苷、大黄素甲醚、芸香苷、金圣草素-7-O-β-D-葡萄糖苷、木犀草素、木犀草素-7-O-β-D-葡萄糖苷、木犀草素-7-O-α-L-吡喃鼠李糖(1-2)-β-D-吡喃葡萄糖苷、槲皮-3-O-β-D-吡喃葡萄糖苷、3-吲哚乙酸、β-谷甾醇、对-羟基苯乙酮、对-羟基苯甲酸甲酯、烷烃、芹菜素、芹菜素-7-O-β-D-葡萄糖苷、芹菜素-7-O-α-L-吡喃鼠李糖基(1-2)-β-D-吡喃葡萄糖苷、秋水仙碱、多糖[2]。

【理化鉴别】

取本品粉末 1 g，加甲醇 50 ml，超声处理 20 min，过滤，滤液蒸干，加甲醇 2 ml 溶解，作为供试品溶液。另取东莨菪素和伞形花内酯对照品，加乙醇制成 1 ml 各含 0.1 mg 的混合溶液，作为对照品溶液。按照薄层色谱法（2015 年版《中国药典》通则 0502）试验，量取上述两种溶液各 5 μl，分别点于同一以羧甲基纤维素钠为黏合剂的硅胶 G 薄层板上，以 CHCl$_3$-甲醇（10∶0.5）为展开剂展开，取出，晾干，置紫外光灯（365 nm）下检视。供试品色谱中，在与对照品色谱相应位置上，显相同颜色的褐色斑点[3]。

【含量测定】

按照紫外-可见分光光度法（2015 年版《中国药典》通则 0401）测定。

（1）对照品溶液的制备：取芦丁对照品约 3.52 mg，精密称定，置于 100 ml 容量瓶中，以甲醇溶解，定容，即得。精密量取 1.0，2.0，3.0，4.0，5.0 ml 对照品溶液，分别置于 25 ml 容量瓶中，分别加入 30%甲醇溶液 6 ml，依次加入 5% NaNO$_3$ 溶液 1 ml，摇匀，放置 5 min，依次加入 10% Al(NO$_3$)$_3$ 溶液 1 ml，摇匀，静置 10 min 后，依次加入 10% NaOH 溶液 1 ml，最后以 30%甲醇定容，密塞摇匀，放置 15 min。

（2）供试品溶液的制备：取本品粉末约 5 g（过 40 目筛），精密称定，置于具塞锥形瓶中，加入 70%甲醇，80 ℃ 超声提取 30 min，冷却，用少量 70%甲醇多次冲洗药渣，合并，过滤，滤液浓缩干燥，用 30%甲醇溶解，定容，摇匀，即得。

（3）测定法：精密量取供试品溶液，置于 25 ml 容量瓶中，同"对照品溶液的制备"操作，同法制备空白溶液。410 nm 波长处测定。

本品中总黄酮含量不少于 1.0%[4]。

参考文献

[1] 卫生部药典委员会. 中华人民共和国卫生部药品标准 藏药（第一册）[S]. 1995：94.

[2] 任玉琳，杨峻山. 西藏雪莲花化学成分的研究 I [J]. 中国药学杂志，2000（11）：16-18.

[3] 徐振文，等. 水母雪莲花药材的薄层鉴别[J]. 中国药业，2006，15：64-65.

[4] 韩鸿萍，等. 水母雪莲花中总黄酮的提取工艺及含量测定研究[J]. 青海师范大学学报：自然科学版，2010（3）：68-69.

◆ 斑 蝥

 བུང་བ། （相巴）

MYLABRIS

本品为芫青科昆虫南方大斑蝥（*Mylabris phalerata* Pallas）或黄黑小斑蝥（*Mylabris cichorii*

Linnaeus）的干燥体。夏、秋两季捕捉，闷死或烫死，晒干[1]。

【化学成分】

本品含肉豆蔻酸甲酯、棕榈油酸甲酯、棕榈酸甲酯、十七烷酸甲酯、亚油酸甲酯、油酸甲酯、硬脂酸甲酯、十九烷酸甲酯、花生酸甲酯、山嵛酸甲酯[4]、斑蝥素、n-十六烷酸、6-十八碳烯酸、十八碳烷酸、十四酸、十四酸乙酯、9-十八碳烯酰胺、11-十六碳烯酸、三十烷[6]。

【理化鉴别】

取本品粉末 2 g，加 CHCl₃ 20 ml，超声处理 15 min，过滤，滤液蒸干，残渣用石油醚（30~60 °C）洗 2 次，每次 5 ml，小心倾去上清液，残渣加 CHCl₃ 1 ml 使溶解，作为供试品溶液。另取斑蝥素对照品，加 CHCl₃ 制成 1 ml 含 5 mg 的溶液，作为对照品溶液。按照薄层色谱法（2015 年版《中国药典》通则 0502）试验，量取上述两种溶液各 5 μl，分别点于同一硅胶 G 薄层板上，以 CHCl₃-丙酮（49：1）为展开剂展开，取出，晾干，喷以 0.1%溴甲酚绿乙醇溶液，加热至斑点显色清晰。供试品色谱中，在与对照品色谱相应的位置上，显相同颜色的斑点[1]。

【含量测定】

（1）液相色谱法

按照高效液相色谱法（2015 年版《中国药典》通则 0512）测定。

❶ 方法一

a. 色谱条件与系统适用性试验：以十八烷基硅烷键合硅胶为填充剂；以甲醇-水（23：77）为流动相；检测波长为 230 nm。理论板数按斑蝥素峰计算应不低于 3000。

b. 对照品溶液的制备：取斑蝥素对照品适 量，精密称定，加甲醇制成 1 ml 含 1 mg 的溶液，即得。

c. 供试品溶液的制备：取本品粗粉约 1 g，精密称定，置具塞锥形瓶中，加 CHCl₃ 超声处理 2 次（每次 30 ml，15 min），合并 CHCl₃ 液，过滤，用少量 CHCl₃ 分次洗涤容器，洗液与滤液合并，回收溶剂至干，残渣加甲醇使溶解，并转移至 10 ml 容量瓶中，加甲醇至刻线，摇匀，过滤，取续滤液，即得。

d. 测定法：分别精密量取对照品溶液与供试品溶液各 10 μl，注入液相色谱仪，测定，即得。

本品含斑蝥素（C₁₀H₁₂O₄）不得少于 0.35%[1]。

❷ 方法二

a. 色谱条件与系统适用性试验：C₁₈ 柱（4.6 mm×250 mm，5 μm）；流动相：甲醇-水（30：70）；检测波长：230 nm；柱温：30 °C；进样量：10 μl，流速：1.0 ml/min。在此条件下，样品中斑蝥素峰与杂质峰的分离良好。

b. 对照品溶液的制备：取斑蝥素对照品适 量，精密称定，加甲醇制成 1 ml 含 1 mg 的溶液，即得。

c. 供试品溶液的制备：取斑蝥虫体，于 50 °C 干燥 6 h，粉碎，过 60 目筛，于干燥器中保存备用。本实验采用 2 种方法制备样品，取药材粗粉 1 g，精密称定，置 100 ml 锥形瓶中，加 CHCl₃ 30 ml，70 °C 水浴回流提取 1 h，过滤，用少量 CHCl₃ 洗涤容器，合并滤液，于 70 °C 水浴挥干，残渣加甲醇溶解，置于 10 ml 容量瓶中，用甲醇定容至刻线，摇匀，即得[2]。

❸ 方法三

采用 C₁₈ BDS 色谱柱（200 mm×4.6 nm，5 μm），以 1%的醋酸水溶液（A）-1%的醋酸乙腈溶液（B）为流动相，进行梯度洗脱（0~5 min，0%B；5~11 min，0%~3%B；11~22 min，3%~6%B；22~30 min，

6%~12%B；30~45 min，12%~25%B，45~60 min，25%~40%B)，流速 1.0 ml/min，检测波长 265 nm，柱温为（30.0±0.14）℃，进样量 10 μl。

（2）GC-MS 法

❶ 气相色谱条件：HP-5（5010 PH ME Silloxane，30 m×0.25 mm×0.25 μm)；载气：高纯 He（99.990 00)；流速：1.0 ml/min；进样口温度：270 ℃；程序升温：初始温度 100 ℃，以 10 ℃/min 升至 180 ℃，保持 10 min，以 20 ℃/min 升至 220 ℃，以 10 ℃/min，升至 260 ℃；分流比：50：1，进样量：1 μl。

❷ 质谱条件：离子源（EI）温度：230 ℃；四级杆温度：150 ℃；倍增电压：1424 V；电子能量：70 eV；接口温度：290 ℃；溶剂延迟时间：2 min；扫描范围：50~550 amu[4]。

（3）LC-MS 法

❶ 供试品溶液的制备：取药材 1 g，精密称定，加入95%乙醇20 ml回流提取3次，每次30 min，合并乙醇提取液，用少量乙醇洗涤容器，合并，过滤，回收溶剂至干，残渣转移至 25 ml 容量瓶中，加甲醇定容至刻线，0.45 μm 微孔滤膜过滤，取续滤液，即得。

❷ 色谱条件：色谱柱：Thermo Scientific Hypersil Gold（2.1 mm×150 mm，3 μm)；柱温：35 ℃；流动相：0.1%甲酸水（A）-乙腈（B)；梯度洗脱，0~50 min，乙腈 5%~100%；流速：0.3 ml/min，，进样量：1 μl；检测长：310 nm。

❸ 质谱条件：离子源：HESI，喷雾电压：3.0 kV，鞘气压力：4.0×10^6 Pa，辅助气压力：1.0×10^6 Pa，离子传输管温度：300 ℃，加热器温度：350 ℃，扫描模式：Full MS（分辨率 70 000）和 dd-MS2（分辨率 17 500，NCE35，Stepped NCE 50%)，扫描范围：100~1000 amu[5]。

参考文献

[1] 国家药典委员会. 中华人民共和国药典[S]. 北京：中国医药科技出版社，2015：331.

[2] 曾瑶波，等. LC-MS/MS 研究斑蝥中斑蝥素类化学成分.[J]世界科学技术：中医药现代化，2014（4)：876-882.

[3] 孙国祥，等. HPLC 数字化指纹图谱研究[J]. 药物分析杂志，2008，28（7)：1031-1036.

[4] 刘沁，陈建伟，李祥，等. HPLC 法测定 5 个产地斑蝥药材中斑蝥素的含量[J]. 海南医学院学报，2011（05)：582-585.

[5] 李晓飞，等. 不同产地与品种斑蝥中化学成分的 GC-MS 分析[J]. 湖北农业科学，2012，20：4621-4623.

[6] 刘沁，陈建伟. 斑蝥炮制前后脂肪酸成分的 GC-MS 分析[J]. 中国药房，2011，22（19)：1788-1789

◆ 酸藤果

ཆེ་དང་རག （齐当嘎）

FRUCTUS EMBELIAE

本品为紫金牛科植物矩叶酸藤果（*Embelia oblongifolia* Hemsl.）的干燥成熟果实。初秋果熟时采收，晒干[1]。

【化学成分】

本品含（+)-儿茶素、β-谷甾醇、胡萝卜苷[2]、摁贝素[4]、长链烷基取代的苯酚类化合物[3]。

【理化鉴别】

（1）取少量本品，粉碎，置于试管中，加入乙醚 4 ml，振摇。取橙色乙醚层提取液少量，加入25%盐酸 2 滴，加入少量锌粉，提取液变为无色。

（2）取本品粉末 3 g，加入甲醇 20 ml，超声处理 30 min，过滤，滤液浓缩至 1 ml，作为供试品溶液。另取本品对照药材少许，同法制成对照药材溶液。量取上述两种溶液各 10 μl，分别点于同一块硅胶 G 薄层板上。以 CHCl₃-甲苯-丙酮（5：3.5：1.5）作为展开剂展开，取出，晾干，置于 365 nm 紫外光灯下观察。在供试品色谱中，与对照药材色谱相应的位置上，显示相同颜色的斑点。

（3）取本品粉末 3 g，加入乙酸乙酯 20 ml，超声处理 30 min，过滤，滤液浓缩至 1 ml，作为供试品溶液。另取本品对照药材少许，同法制成对照药材溶液。量取上述两种溶液各 10 μl，分别点于同一块硅胶 G 薄层板上。以 CHCl₃-甲苯-丙酮-甲酸（4：2：1：0.1）作为展开剂展开，取出，晾干，置于 365 nm 紫外光灯下观察。在供试品色谱中，与对照药材色谱相应的位置上，显示相同颜色的斑点。

【含量测定】

（1）标准曲线的绘制：精密称取酸藤果酸 10 ml，置于 25 ml 容量瓶中，加无水乙醇溶解并定容至刻线。精密量取上述标准液 10.0、5.0、2.5、1.0 ml，置于 10 ml 容量瓶中，加入无水乙醇至刻线。量取上述溶液各 4 ml，加入20%苯胺的无水乙醇溶液 6 ml，混合均匀，放置 10 min。以无水乙醇作为空白对照，测定 500 nm 处的吸光度，以吸光度为纵坐标、酸藤果酸浓度为横坐标绘制标准曲线。

（2）样品的测定：取本品粉末（过 4 号筛）5 g，精密称定，加入 50 ml 乙醚，回流提取 4 h。蒸干乙醚，残渣加入石油醚 15 ml 分多次提取色素。每次石油醚洗液过滤。将滤渣和提取残渣合并，挥干石油醚，放入干燥器放置过夜。加入无水乙醇溶解，过滤。滤液置于 250 ml 容量瓶中，用无水乙醇定容至刻线，作为供试品溶液。精密量取供试品溶液 4 ml，按照"标准曲线的绘制"项下相同的方法测定吸收度，按照标准曲线计算酸藤果酸的含量。

本品中酸藤果酸[C₁₇H₂₄O₂(OH)₂]含量不得少于 1.5%。

参考文献

[1] 卫生部药典委员会. 中华人民共和国卫生部药品标准 藏药（第一册）[S]. 1995：120.

[2] 林鹏程, 李帅, 王素娟, 等. 白花酸藤果中苯酚类化学成分的研究[J]. 中草药, 2006, 37 (6)：818-821.

[3] 林鹏程, 李帅, 王素娟, 等. 白花酸藤果化学成分的研究[J]. 中国中药杂志, 2005, 30 (15)：1215-1216.

[4] 曾宪彪, 韦宝伟, 韦桂宁. 应用水溶助长剂从酸藤果中提取摁贝素[J]. 实用药物与临床, 2014, 17 (11)：1439-1441.

◆ 荆 芥

ཤེ་རུ་ག（吉如格）

HERBA SCHIZONEPETAE

本品为唇形科植物荆芥（*Schizonepeta tenuifolia* Briq.）的干燥地上部分。夏、秋两季花开到顶、穗绿时采割，除去杂质，晒干[1]。

【化学成分】

裂叶荆芥地上部分、穗、梗各含挥发油 1.12%、1.69%、0.60%。其主要成分均为胡薄荷酮（pulegone）、薄荷酮（menthone）、异薄荷酮（isomenthone）、异胡薄荷酮（isopulegone）、薄荷醇（menthol）、柠檬烯（llmonene）、丁香烯（caryophyllen）等多种成分[2]。穗状花序含单萜类成分：荆芥苷（schizonepetoside）A、B、C、D、E，荆芥醇（schizonol）、荆芥二醇（schizonodiol）[3-5]；黄酮类成分：香叶木素（diosmetin）、橙皮苷（hesperidi）等[5]；还含多种有机酸及其酯类[6]。多裂叶荆芥穗含挥发油 1.34%，其中主要成分为胡薄荷酮和薄荷酮，还含环己酮（cyclohexanone）、异松油烯（terpinolene）等多种成分；还含琥珀酸（succinic acid）等多种有机酸及多种微量元素[7]。

【理化鉴别】

（1）薄层色谱法

取本品粗粉 0.8 g，加石油醚(60~90 ℃) 20 ml，密塞，时时振摇，放置过夜，过滤，滤液挥发浓缩至 1 ml，作为供试品溶液。另取荆芥对照药材 0.8 g，同法制成对照药材溶液。按照薄层色谱法（2015 年版《中国药典》通则 0502）试验，量取上述两种溶液各 10 µl，分别点于同一硅胶 H 薄层板上，以正己烷-乙酸乙酯(17∶3)为展开剂展开，取出，晾干，喷以 5%香草醛的 5%硫酸乙醇溶液，在 105 ℃ 加热至斑点显色清晰。供试品色谱中，在与对照药材色谱相应的位置上，显相同颜色的斑点[1]。

（2）化学法

❶ 取荆芥全草挥发油 2 滴，放入小试管中，加乙醇 2 ml 溶解后加 1%香草醛浓硫酸 2 滴，振摇混匀，滤液呈淡红色（检查胡薄荷酮）[8]。

❷ 取荆芥全草挥发油 2 滴，加入小试管中，加 2,4-二硝基苯肼试液 0.5 ml，试摇，试液显黄色，并呈混浊状；继将试管放入沸水浴中加热 5 min，溶液澄清，分层，上层显红色（检查酮类成分）[9]。

【含量测定】

（1）挥发油

按照挥发油测定法（2015 年版《中国药典》通则 2204）测定。

本品含挥发油不得少于 0.60%（ml/g）。

（2）胡薄荷酮

按照高效液相色谱法(2015 年版《中国药典》通则 0512）测定。

❶ 色谱条件与系统适用性试验：以十八烷基硅烷键合硅胶为填充剂；以甲醇-水（80∶20）为流动相；检测波长为 252 nm。理论板数按胡薄荷酮峰计算应不低于 3000。

❷ 对照品溶液的制备：取胡薄荷酮对照品适量，精密称定，加甲醇制成 1 ml 含 10 µg 的溶液，即得。

❸ 供试品溶液的制备：取本品粉末（过二号筛）约 0.5 g，精密称定，置具塞锥形瓶中，加甲醇 10 ml，超声处理 20 min，过滤，滤渣和滤纸加甲醇 10 ml，同法超声处理 1 次，过滤，加甲醇适量洗涤 2 次，合并滤液和洗液，转移至 25 ml 容量瓶中，加甲醇至刻线，摇匀，即得。

❹ 测定法：分别精密量取对照品溶液与供试品溶液各 10 µl，注入液相色谱仪，测定，即得。

本品按干燥品计算，含胡薄荷酮（$C_{10}H_{16}O$）不得少于 0.020%[1]。

参考文献

[1] 国家药典委员会. 中华人民共和国药典：一部 [S]. 北京：中国医药科技出版社, 2015：232.

[2] 叶定江, 丁安伟, 俞琏, 等. 荆芥不同药用部位及炒炭后挥发油的成分研究[J]. 中国中药

杂志, 1985（7）.

[3] SASAKI H, TAGUCHI H, ENDO T, et al. The constitutents of Schizonepeta tenuifolia Briq. Ⅰ. structures of two new monoterpene glucosides, Schizonepetosides A and B. [J]. Chemical & Pharmaceutical Bulletin, 1981, 29（6）: 1636-1643.

[4] KUBO M, MATSUDA H, TANI T, et al. Studies on Scutellariae radix. Ⅻ. Anti- thrombic actions of various flavonoids from Scutellariae radix[J]. Chemical & Pharmaceutical Bulletin, 1985, 33（6）: 2411-2415.

[5] OSHIMA Y, TAKATA S, HIKINO H. Schizonodiol, Schizonol, and Schizonepetosides D and E, Monoterpenoids of Schizonepeta tenuifolia Spikes1[J]. Planta Medica, 1989, 55（2）: 179-180.

[6] KUBO M, et al. C A, 1993, 118: 240923b.

[7] 臧友维, 马冰如, 杨玲, 等. 多裂荆芥穗挥发油的化学研究[J]. 中国药学杂志, 1988, 23（10）: 594-595.

[8] 张贵君, 等. 常用中药鉴定大全[M]. 哈尔滨: 黑龙江科学技术出版社, 1993: 1082.

[9] 杨启德. 中药理化鉴别(二)[J]. 中药材, 1981（4）.

◆ 珊 瑚

ཚ་སྲི（许如）

OS CORALLII

本品为矾花科动物桃花珊瑚（*Corallium japonicum* Kishinouye）等分泌的石灰质骨骼。一般用网垂入海底采收，洗净，晒干[1]。

【化学成分】

本品的主要成分是碳酸钙和烃类有机物[1]；还含有几丁质、角质、有机酸等物质；矿物质元素有钙、镁、钠、锶、锰、铁、铜、铝等。

【理化鉴别】

本品遇到盐酸产生剧烈的气泡，显示碳酸盐和钙盐的鉴别反应[3]。

【含量测定】

（1）钙指示剂法

将本品粉碎研磨，取粉末 0.2 g，精密称定，加入 2 mol/L 盐酸 10 ml，加热至微微沸腾，使其溶解，加入水 100 ml、10%三乙醇胺溶液 10 ml、0.05%甲基红指示剂 4 滴，滴加 10%氢氧化钠试液至溶液出现黄色，加 10%氢氧化钠试液 5 ml、0.4%钙指示剂 15 滴，用 0.05 mol/L EDTA 溶液滴定至溶液由酒红色变为纯蓝色。计算钙的含量[4, 5]。

（2）钙黄绿素法

将本品粉碎研磨，取粉末 0.2 g，精密称定，加入 2 mol/L 盐酸 10 ml，加热至微微沸腾，使其溶解，加入水 100 ml、10%三乙醇胺溶液 10 ml、0.05%甲基红指示剂 4 滴，滴加 10%氢氧化钠试液至溶液出现黄色，加 10%氢氧化钠试液 5 ml、钙黄绿素指示剂 20 mg，用 0.05 mol/L EDTA 溶液滴定至溶液中的黄绿色荧光消失显示出橙色。计算钙的含量[5]。

参考文献

[1] 卫生部药典委员会. 中华人民共和国卫生部药品标准 藏药（第一册）[S]. 1995: 340.

[2] 冯亮, 卢慧, 张倩怡. 珊瑚成分结构特点研究（上）[J]. 超硬材料工程, 2014, 26（2）：50-54.

[3] 青海省药品检验所, 等. 中国藏药（第三卷）[M]. 上海：上海科学技术出版社, 1996：216.

[4] 王培红. 石灰石中碳酸钙含量测定方法的改进[J]. 大氮肥, 2013, 36（6）：427-429.

[5] 常琳, 朱传静. 花蕊石主成分碳酸钙含量测定方法[J]. 中国实验方剂学杂志, 2011, 17（4）：60-61.

◆ 五灵脂

ཐག་ལུག（查驯）

FAECES TROGOPTERORI

五灵脂为鼯鼠科动物复齿鼯鼠 *Trogopterus xanthipesmilne*-Edwards 的干燥粪便[1]。

【化学成分】

本品含月桂酸、月桂酸乙酯、雪松醇、肉豆蔻酸、肉豆蔻酸甲酯、肉豆蔻酸乙酯、(*E*)-3, 7, 11, 15-四甲基-2-十六碳烯-1-醇、正十五烷酸、棕榈酸甲酯、氧杂环十七烷-2-酮、棕榈酸、棕榈酸乙酯、13-异丙基柏烯、油酸、香紫苏醇、西柏烯7-乙烯基-1, 1, 4a, 7-四甲基-3, 4, 4b, 5, 6, 8, 10, 10a-八氢菲-2-酮、4b*S*-反-8, 8-三甲基-4b, 5, 6, 7, 8, 8a, 9, 10-八氢-1-异丙基-2-菲酚、4b, 8, 8-三甲基-2-异丙基-5, 6, 7, 8a, 9, 10-六氢菲-3-醇、正四十一烷醇[2]。

【理化鉴别】

（1）取样品粉末 1 g, 加甲醇-25%盐酸（4：1）40 ml, 80 ℃ 水浴回流提取 3 h, 过滤, 取续滤液 10 ml 浓缩至干, 用甲醇 5 ml 溶解, 作为供试品溶液。另取山奈酚对照品, 加甲醇配成 1 ml 含 0.02 mg 的浴液, 作为对照品溶液。按照薄层色谱法（2015 年版《中国药典》通则 0502）试验, 量取供试品溶液与对照品溶液各 5 μl, 分别点于同一以草酸制备的硅胶 G 薄层板（取草酸 0.3 g, 加 0.5%羧甲基纤维素钠溶液 25 ml, 调匀, 加 7.5 g 硅胶 G 调成糊状, 铺板成 20 cm×20 cm 的薄层板, 室温自然干燥, 于 105 ℃ 活化 30 min, 取出, 放凉, 于干燥器中保存, 备用）上, 以 CHCl$_3$-甲醇-水（6：1：0.2）为展开剂, 在双槽展开缸中预饱和薄层板 20 min, 上行展开, 展至约 15 cm, 取出, 晾干, 以 10%三氯化铝乙醇溶液喷雾显色, 紫外光灯（365 nm）下检视[3]。

（2）取本品粉末 2 g, 加 CHCl$_3$ 20 ml, 浸泡 4 h, 过滤, 滤液浓缩至 1 ml 作为供试品溶液。另取五灵脂对照药材 2 g, 同法制成对照药材溶液。按照薄层色谱法（2015 年版《中国药典》通则 0502）试验, 量取上述两种溶液各 5 μl, 分别点于同一硅胶 G 薄层板上, 以石油醚（60~90 ℃）-乙酸乙酯（3：1）为展开剂展开, 取出, 晾干, 置紫外光灯（365 nm）下检视。供试品色谱中, 在与对照药材色谱相应的位置上, 显相同颜色的荧光斑点[4]。

【含量测定】

（1）色谱条件：Diamonsil ODS C$_{18}$ 柱（4.6 mm×250 mm, 5 μm）；流动相：乙腈（A）-0.5%冰醋酸（B）水溶液, 梯度洗脱：0~15 min, 85%~65%B, 15~35 min, 65%~40%B, 35~40 min,

40%~25%B，40~60 min，25%~10%B，60~65 min，10%~0%B；流速：0.8 ml/min；检测波长：265 nm；柱温：室温；进样量：对照品溶液 10 μl，供试品溶液 20 μl。

（2）供试品溶液的制备：取药材粉末 2 g，精密称定，加 80% 乙醇 100 ml，密塞，称定质量，加热回流 1 h，放冷，称定质量，用 80% 乙醇补足减失的质量，摇匀，过滤，精密量取续滤液 25 ml，蒸干，残渣加甲醇溶解，转移至 10 ml 容量瓶中，加甲醇至刻线，摇匀，过滤，即得。

（3）混合对照品溶液的制备：取原儿茶酸对照品适量，精密称定，置 25 ml 容量瓶中，加甲醇使溶解并定容至刻线，摇匀，制成质量浓度为 165 mg/L 的溶液，作为原儿茶酸对照品储备液[5]。

（4）测定法：分别精密量取对照品溶液与供试品溶液，分别进样 10 μl 与 20 μl，注入液相色谱仪，测定，即得。

参考文献

[1] 卫生部药典委员会. 中华人民共和国卫生部药品标准 藏药（第一册）[S]. 1995：342.

[2] 朱翔宇，等. 五灵脂石油醚部分化学成分的气相色谱-质谱联用分析[J]. 中国实验方剂学杂志，2010（4）：18-20.

[3] 崔晓娟，等. 五灵脂药材中山柰酚的薄层色谱鉴别[J]. 中国药业，2011，20（18）：68.

[4] 湖南省食品药品监督管理局. 湖南省中药材标准（2009 年版）[S]. 长沙：湖南科技出版社，2010：301.

[5] 焦玉. 五灵脂药材的 HPLC 指纹图谱分析[J]. 中国实验方剂学杂志，2012，18（5）：98-100.

◆ 石 花

ཤག་སྐྱ་དཀར་པོ།（查加哈韦）

PARMELIA SAXATILIS

本品为梅衣科梅衣属植物藻纹梅花衣（Parmelia saxatilis Ach.）的干燥叶状体。全年可采，从石上铲下，除去杂质，晒干[1]。

【化学成分】

藻纹梅花衣含藻纹苔酸（salazinic acid）；此外，还有含棕榈酸、油酸、地衣酸、硬脂酸、山萮酸、荔枝素、3，5-二羟基甲苯等。变种 Parnelia saxatilis vat. omphalodes 含黑茶渍素（atranorin）、松萝剔酸（usnetic acid）和大量的石花酸（parmafic acid）。牛皮叶含石茸酸（gyrophofic acid）等[2]。

【含量测定】

（1）苯酚溶液的制备：称取 100 g 苯酚、0.05 g 碳酸氢钠和 0.1 g 铝片，置圆底烧瓶中加热蒸馏，收集 182 ℃ 的馏分，取馏分 5 g，定容至 100 ml，摇匀，即得 5% 的苯酚溶液。

（2）供试品溶液配制：称取预处理后的石花粗粉 50 g，加 10 倍量的水，在 100 ℃ 条件下提取 3 次，每次 3 h，同时搅拌。水煮后放置冷却至室温，将提取液用纱布过滤，在 4000 r/min 条件下离心 30 min。除去沉淀，合并上清液，用旋转蒸发仪浓缩至 1 ml 含生药量为 0.5 g，加入浓缩液 3 倍体积的无水乙醇沉淀多糖，静置 12 h，抽滤，沉淀依次用 20 ml 无水乙醇、20 ml 乙醚、20 ml 丙酮各洗涤 3 次，抽滤至无液体流出，所得沉淀于

40 ℃ 真空干燥 8 h，研成细粉，即得石花粗多糖。精密称取石花粗多糖 20 mg，置 100 ml 容量瓶中，加蒸馏水溶解并定容，即得供试品溶液。

（3）对照品溶液配制：精密称取 105 ℃ 干燥至恒重的葡萄糖对照品 10 mg，置 50 ml 容量瓶中，加蒸馏水溶解并定容，摇匀，即得浓度为 0.2 mg/ml 的对照品储备液。

（4）标准曲线的绘制：精密量取对照品储备 0.1，0.2，0.4，0.6，0.8，1.0 ml，分别置于 10 ml 具塞试管中，依次加蒸馏水补至最终体积为 1.0 ml。以同体积的蒸馏水为空白，向各试管中分别加入 5%苯酚溶液 1.0 ml，摇匀，迅速加入浓硫酸 5.0 ml（直接加在液面上，勿沿壁加），充分振摇，使反应完全，置 40 ℃ 水浴保温 15 min，取出，室温放置 30 min，置比色杯中，在 490 nm 处测定吸光度，以葡萄糖浓度为横坐标、吸光度为纵坐标，绘制标准曲线，计算回归方程。

（5）样品的测定：精密量取供试品溶液 2.0 ml，按上述方法操作，测定石花粗多糖的吸光度，并代入回归方程计算供试品溶液中葡萄糖的浓度，然后按下式计算样品中总糖含量：

总糖含量（%）=[供试品溶液中多糖的浓度（mg/ml）×供试品溶液体积（ml）×供试品溶液的稀释倍数/总生药量]×100%[3]

参考文献

[1] 张贵君. 常用中药鉴定大全[M]. 哈尔滨：黑龙江科学技术出版社，1993：209.

[2] 包勒朝鲁，等. 蒙药石花概况[J]. 中国民族医药杂志，2012，18（2）：31-32.

[3] 谭浩. 石花多糖的提取、分离、结构分析及其抗肿瘤活性的研究[D]. 天津：天津医科大学，2008.

◆ 菥冥子

ཟེ་ཀ།（寨卡）

SEMEN THLASPI

本品为十字花科植物菥冥（*Thlaspi arvense* L.）的干燥成熟种子。秋季果实成熟时采收，晒干，打下种子，除去杂质[1]。

【化学成分】

全草和种子含芥子苷、芥子酶、吲哚。种子含脂肪油达 34% 以上，挥发油约 0.8%，并含蔗糖 1.84%、卵磷脂 1.6%、氨基酸多种。叶含维生素 C 和胡萝卜素。又据报道，种子含烯丙基异硫氰酸酯 0.418%；种子油中含饱和脂肪酸 3%、油酸 16%、亚油酸 12%、二十碳烯酸 7%、芥子酸 37%。芥子苷的酶解物是烯丙基硫氰酸酯[2]。

【理化鉴别】

（1）取本品粉末适量，置试管内，加氢氧化钠 1 小粒，置酒精灯上灼热，放冷，加水 2 ml 使溶解，过滤。取滤液 1 ml，加 5%盐酸酸化，即有硫化氢气体产生，遇新制的醋酸铅试纸，则显有光泽的棕黑色[1]。

（2）取亚硝基铁氰化钠 1 小粒，置白瓷板上，加水 1~2 滴使溶解，加鉴别（1）项下剩余的滤液 1~2 滴，即显紫红色[1]。

参考文献

[1] 卫生部药典委员会. 中华人民共和国卫生部药品标准 藏药（第一册）[S]. 1995：90.

[2] 罗达尚，等. 中华藏本草[M]. 北京：民族出版社，1997：109.

◆ 手 参

དབང་པོ་ལག་པ། （旺拉）

RHEZOMA GYMNADENIAE

本品为兰科植物手参[*Gymnadenia conopsea* (L.) R. Br.]的干燥块茎。秋末采收，洗净泥土，晒干[1]。

【化学成分】

手参中主要含有机酸苄酯苷类、二苯乙烯（芪）类、菲类、酚、酚醛和酚酸类化合物等，还含黏液质 50%、淀粉 27%、蛋白质 3%、糖 5%、草酸钙和无机盐等[2]。

（1）有机酸苄酯苷类

这类成分的特点是由 2-异丁基酒石酸或 2-异丁基苹果酸与 4-糖基苄醇形成的单酯或双酯类衍生物。根据结构中有机酸部分的不同，可分为(2*R*, 3*S*)-2-异丁基酒石酸和（2*R*)-2-异丁基苹果酸两类的衍生物。到目前为止，分离鉴定的化合物包括 dactylorhin B、loroglossin、dactylorhin A、militarine 和 gyrnnosides Ⅶ~Ⅰ[2]。

（2）二苯乙烯（芪）类衍生物

从手参中分离鉴定的二苯乙烯类化合物包括 batatacin Ⅲ、3'-*O*-methylbatatacin Ⅲ、3', 5-dihydroxy-2-(4-hydroxybenzyl)-3-methoxybibenzyl、3, 3'-dihydroxy-(4-hydroxybenzyl)-5-methoxybibenzyl、gymconopin D、3, 3'-dihydroxy-2,6-bis(4-hydroxyl-benzyl)-5-methoxybibenzyl、5-*O*-methylbatatacin Ⅲ、2-(4-hydroxybenzyl)-3'-*O*-methylbatatacin Ⅲ、arundinin、arundin、bulbocodin C 和 bulbocodin D。可见，从手参中分离鉴定的所有这类化合物都以二氢芪为基本母核，取代多发生在 2-、3-、4-、5-、6-和 3'-位，取代基类型除常见的羟基和甲氧基外，还有 4-羟基苄基[2]。

（3）菲类衍生物

从手参中分离鉴定的菲类化合物有 gymconopins A~C、1-（4-hydroxybenzyl）-4-methoxy-9, 10-dihydrophenanthrene-2, 7-diol、1-（4-hydroxybenzyl）-4-methoxyphenanthrene-2, 7-diol、2-methoxy-9, 10-dihydrophenanthrene-4, 5-diol、4-methoxy-9, 10-dihydrophenanthrene-2, 7-diol 和 blestriarene A。这些化合物的特点体现在多以二氢菲为基本母核，取代基类型与该植物中的芪类化合物相同，包括羟基、甲氧基和 4-羟基苄基，取代多发生在 1-、2-、3-、4-、5-和 7-位。此外，也发现有二聚的二氢菲衍生物[2]。

（4）简单酚类化合物

从手参块茎中分离鉴定的简单酚类化合物相对较多，除常见的羟基和甲氧基取代的苯酚外，大多数化合物以羟基取代的苯甲醇、苯甲醛、苯甲酸、苯乙醇、苯丙醇及其衍生物的形式存在。其中，包括 4-羟基苯甲酸、香草酸、*p*-香豆酸、4-羟基苯甲醛、4-羟基苄基甲醚、3, 5-二甲氧基苯甲醛、4-[（4-hydroxyphenyl）methoxy]benzenemethanol、松脂酚、苯酚、5-羟甲基糠醛、1, 2-二羟基苯、2, 6-二甲氧基苯酚、丁香酚、4-羟基苯甲醇、4-羟基苯丙醇、4-甲氧基苯丙醇、4-乙氧基苯丙醇、4, 4'-dihydroxydiphenyl methane、对羟基苄基二硫醚、4, 4'-对羟基苄基亚砜和天麻素[2]。

（5）其他类

此外，目前从手参的块茎中分离得到的化合物还有甾体及其苷类，如胡萝卜苷、薯蓣皂苷、β-谷甾醇、黄酮、quercitin-3, 7-dl-*O*-β-D-glucopyranoside-β-D-正丁基吡喃果糖苷、腺苷（adenosine）、果糖、十八烷基酸[3]。

【理化鉴别】

（1）取本品细粉 0.5 g，加水 10 ml，振摇，使均匀，放置 15 min，呈冻胶状，取出少量，置载玻片上，加墨汁 1~2 滴，置显微镜下观察，冻胶为淡黄色、不规则片状物，冻胶不被染成黑色[1]。

（2）取本晶粗粉少量，加水适量，煮沸，放冷，滴加碘试液，显深蓝色。

【含量测定】

（2）有机酸苄酯糖苷类化合物含量测定

❶ 色谱条件：色谱柱：C₁₈ 柱（150 mm× 4.6 mm i.d., 5 μm）；柱温：25 ℃；流速：1 ml/min；检测波长：221.5 nm；流动相：5%乙腈（含 0.3%乙酸）（A 相）-100%乙腈（含 0.3%乙酸）（B 相）。梯度洗脱：0~27 min，10%B；27~30 min，10%~12%；30~55 min，45%~70%。

❷ 供试品溶液的制备：取粉碎过 40 目筛的干燥药材粉末，精密称定适量，置 100 ml 圆底烧瓶中。精密加入 70%乙醇 35 ml，精密称定总重。加热回流提取 1 h，放冷至室温，精密称定总重，用同种溶剂补足减少的重量，摇匀，过滤。精密量取续滤液 25 ml，减压回收溶剂至干，用甲醇转移残渣到 5 ml 容量瓶中并加至刻线（部分物质不溶于甲醇），超声后摇匀。经 0.45 μm 滤膜过滤，取续滤液 20 μl，进样。

❸ 对照品溶液的制备：精密称定对照品 daetylornin B 8.80 mg、daectylorhin E 2.14 mg、loroglossin 1.88 mg、dactyforhin A 4.36 mg、militarine 1.90 mg，分别置于 2 ml 容量瓶中，加甲醇使其溶解并定容至刻线，摇匀。

❹ 标准曲线的绘制：分别精密量取上述 5 种对照品溶液各 6, 12, 24, 48, 96, 120 μl，分别定容至 6 个 1 ml 容量瓶，制成 6 种不同浓度的对照品溶液，各进样 20 μl，以峰面积为纵坐标（Y）、对照品进样量（X）为横坐标，绘制标准曲线，计算回归方程。

❺ 样品的测定：精密称取手参粉末，按上述方法制备供试品溶液，并在上述色谱条件下测定，根据标准曲线计算各组分含量[3]。

（2）腺苷含量测定

❶ 色谱条件：C₁₈ 柱（250 mm×4.6 mm，5 μm）；流动相：磷酸盐缓冲液（pH 6.8，取 0.2 mol/L 磷酸二氢钾溶液 250 ml，加 0.2 mol/L 氢氧化钠溶液 118 ml，用水稀释至 1000 ml，即得）-四氢呋喃（99：1），流速：1.0 ml/min；检测波长：260 nm，进样量：10 μl。

❷ 样品溶液的制备：取本品 1.2 g，精密称定，加 90%甲醇 10 ml，精密称定，超声处理 20 min，放冷，加 90%甲醇补足减失的重量，过滤，取续滤液，用 0.45 μm 微孔滤膜过滤，作为供试品溶液。

❸ 对照品溶液的制备：精密称取腺苷对照品，加 90%甲醇制成 0.01 mg/ml 的对照品溶液。

❹ 测定法：分别精密量取对照品与样品溶液各 10 μl，注入液相色谱仪，按上述色谱条件测定，记录色谱图，以外标法计算样品中腺苷的含量[4]。

参考文献

[1] 卫生部药典委员会. 中华人民共和国卫生部药品标准 藏药（第一册）[S]. 1995：15.

[2] 訾佳辰. 手参的化学成分研究[D]. 北京：中国协和医科大学，2008.

[3] 李敏. 手参块茎化学成分及 2-异丁基苹果酸葡萄糖氧基苄酯定量分析方法研究[D]. 北京：中国协和医科大学，2007.

[4] 聂凌云. 高效液相色谱法测定手参肾宝胶囊中腺苷的含量[J]. 解放军药学学报, 2003, 19 (5): 378-379.

◆ 马 宝

 དབང་རིས། (旺日)

CALCULUS EQUI

本品为马科动物马 (*Equus caballus* L.) 胃肠道或膀胱中的结石。洗净后剥掉外面筋膜，放置于通风处晾干[1]。

【化学成分】

本品主要含有碳酸镁、磷酸镁、磷酸氢镁、磷酸镁铵[2]，以及钴、铁、铜、锰、锌等微量元素[3]。

【理化鉴别】

取本品粉末少许，用火烘烤，可观测到迅速由分散聚集到中心，并有马尿的气味。

【含量测定】

铷含量的测定：

精密称取样品 0.200 g，放置于聚四氟乙烯烧杯中，加入少量水，加入浓硝酸 2 ml、浓盐酸 0.5 ml、氢氟酸 1 ml，加热，加入浓硫酸 0.5 ml，蒸发至近干，用水提取并定容至 5 ml。取样品溶液 0.5 ml，置于 10 ml 容量瓶中，加入钾溶液（称取 0.9551 g 氯化钾，加水溶解并定容至 25 ml）1 ml，硫酸(1+1) 0.2 ml，用水定容至刻线，使用原子吸收分光光度计测定。发射波长 780 nm，光谱通带 2.0 nm，燃烧器高度 10 mm，助燃气 $1.6×10^5$ Pa，燃气 $2.5×10^5$ Pa。测量方式为积分[4]。

参考文献

[1] 中华人民共和国卫生部. 卫生部药品标准中药材（第一册）（1992 年版）[S]. 1992：8.

[2] 朱育平. 马宝成分的分析与鉴别[J]. 中国中药杂志, 1996, 21 (7): 394-395.

[3] 陈逸珺. 马宝成分与结构的分析研究[J]. 南京大学学报：自然科学版, 1993, 29 (4): 703-710.

[4] 陈逸珺. 中药材马宝中铷的测定[J]. 理化检验：化学分册, 2000, 36 (5): 225-225.

◆ 冬虫夏草

དབྱར་རྩྭ་དགུན་འབུ། (牙扎衮布)

CORDYCEPS

本品为麦角菌科真菌冬虫夏草菌[*Cordyceps sinensis* (Berk.) Sacc.]寄生在蝙蝠蛾科昆虫幼虫上的子座和幼虫尸体的干燥复合体。夏初子座出土、孢子未发散时挖取，晒至六七成干，除去似纤维状的附着物及杂质，晒干或低温干燥[1]。

【化学成分】

野生冬虫夏草含粗蛋白 29.1%~33%、粗脂肪 8.62%、总糖 13.94%~24.20%、粗纤维 18.5%、水分 10.8%、灰分 8.64%。冬虫夏草中还含有氨基酸、脂肪酸、核苷类物质、甾醇、甘露醇、多糖等。

（1）氨基酸

野生冬虫夏草或人工菌丝体都含有 18 种常

见的水解氨基酸。二者必需氨基酸的含量接近。

（2）核苷类

本品中所含核苷类化合物主要为腺苷、腺嘌呤、次黄嘌呤、胸腺嘧啶、尿嘧啶、尿苷和脱氧腺苷等。冬虫夏草是否含有虫草素，报道不一。但一般来说，虫草素即使在冬虫夏草中存在，其含量也是很低的，远低于蛹虫草中的含量。与蛹虫草相比，冬虫夏草中腺嘌呤和次黄嘌呤的含量较高，而虫草素、腺苷的含量则较低。

（3）甾醇类

本品中所含甾醇类主要包括 $5\alpha, 8\alpha$-双氧化-24（R）-甲基胆甾-6, 22-间-3β-D-吡喃葡萄糖苷、5,6-环氧-24（R）-甲基胆甾-7, 22-间-3β-醇、麦角甾醇-3-O-β-D-吡喃葡萄糖和 22-二氢麦角甾醇-3-O-β-D-吡喃葡萄糖。

（4）甘露醇

甘露醇是虫草的一个重要质量指标。虫草中D-甘露醇的含量为 7%~9%。

（5）多糖类

虫草多糖大多为半乳甘露聚糖，由 D-半乳糖和 D-甘露糖以物质的量之比 1：1 组成。一般主链结构为（1→2）甘露糖基，高度分支。此外，还分离出一种多糖为含少量蛋白质的半乳甘露聚糖。

（6）脂肪酸

冬虫夏草子实体中至少含有 10 种脂肪酸，其中不饱和脂肪酸的含量很高，反油酸含量为58.38%，亚油酸为 19%。

（7）环状缩羧肽

从冬虫夏草中分离到一株中国弯颈霉，能产生一种名为环孢菌类（Cyclosporin）的环状缩羧肽，是一种有价值的免疫剂及抗真菌剂[1-2]。

【理化鉴别】

（1）薄层色谱

取正品冬虫夏草及其伪品粉末各 0.5 g，分别加稀乙醇 10 ml，超声处理 30 min，过滤，滤液置水浴上蒸干，残渣加稀乙醇 1 ml 使溶解，作为供试品溶液。另取腺苷、腺嘌呤、尿苷对照品适量，加稀乙醇制成 1 ml 各含 2 mg 的混合溶液。量取正品、伪品供试品溶液各 10 μl 及对照品溶液 10 μl，分别点于同一块以含 4%磷酸氢二钠的羧甲基纤维素钠溶液为黏合剂的硅胶 GF$_{254}$ 薄层板上，以 CHCl$_3$-乙酸乙酯-异丙醇-水-浓氨试液（8：2：6：0.3：0.2）为展开剂展开，取出，晾干，置紫外光灯（254 nm）下检视。供试品色谱中，正品冬虫夏草在与对照品相应的位置上显相同颜色的斑点，自下而上分别为尿苷、腺苷、腺嘌呤；伪品无尿苷斑点[3]。

（2）紫外吸收光谱

取正品冬虫夏草及其伪品粉末各 0.5 g，分别加水 50 ml，温浸 30 min，过滤，滤液置 200 ml容量瓶中，用水分数次洗涤滤纸和残渣，加水至刻线，摇匀，于紫外-可见分光光度计 240~350 nm 波长间扫描。正品冬虫夏草在 259 nm 和309 nm 波长处有最大吸收峰；伪品在 259 nm 波长处有最大吸收峰，在 309 nm 波长处无最大吸收峰[3]。

（3）取冬虫夏草硫酸乙醇提取液（1：7）1 ml，在荧光灯（365 nm）下观察，溶液呈淡蓝色荧光[4]。

（4）冬虫夏草甲醇提取液（1：7）1 ml，加入浓盐酸4~5 滴及少量锌粉，沸水浴上加热 3 min，正品不呈红色，伪品呈红色[4]。

（5）取样品 0.5 g，加水 5 ml，浸泡 1 h 后，摇匀，过滤，取溶液 1 ml，置荧光灯（365 nm）

下观察，溶液呈黄蓝色荧光[4]。

（6）取样品粉末 1 g，用乙醚溶出杂质后，用 $CHCl_3$ 提取，过滤，滤液挥去 $CHCl_3$；滴加冰醋酸 2 滴、乙酸酐 2 滴，最后加浓硫酸 1~2 滴，正品显棕黄色、红紫色或污绿色[4]。

【含量测定】

（1）腺苷的含量测定

按照高效液相色谱法(2015 年版《中国药典》通则 0512）测定[1]。

❶ 色谱条件与系统适用性试验：以十八烷基硅烷键合硅胶为填充剂；以磷酸盐缓冲液(pH 6.5，取 0.01 mol/L 磷酸二氢钠 68.5 ml 与 0.01 mol/L 磷酸氢二钠 31.5 ml，混合-甲醇(85：15)为流动相；检测波长为 260 nm。理论板数按腺苷峰计算应不低于 2000。

❷ 对照品溶液的制备：取腺苷对照品适量，精密称定，加 90%甲醇制成 1 ml 含 20 μg 的溶液，即得。

❸ 供试品溶液的制备：取本品粉末（过三号筛）约 0.5 g，精密称定，置具塞锥形瓶中，精密加入 90%甲醇 10 ml，密塞，摇匀，称定重量，加热回流 30 min，放冷，称定重量，用 90%甲醇补足减失的重量，摇匀，过滤，取续滤液，即得。

❹ 测定法：分别精密量取对照品溶液与供试品溶液各 10 μl，注入液相色谱仪，测定，即得。

本品含腺苷($C_{10}H_{13}N_5O_4$)不得少于 0.010%[1]。

（2）多糖的含量测定

❶ 对照品液的制备：精密称取 105 ℃ 干燥至恒重的 D-无水葡萄糖 5.0 mg，于 25 ml 容量瓶中加蒸馏水溶解并稀释至刻线，摇匀，即得。

❷ 供试品液的制备：精密称取冬虫夏草粗多糖 15.0 mg，用蒸馏水溶解，置于 50 ml 容量瓶中定容，摇匀，即得。

❸ 标准曲线的制备：精密量取对照品溶液 0.0、0.5、1.0、1.5、2.0、2.5、3.0 ml，分别置 10 ml 容量瓶中，用蒸馏水定容，摇匀。分别精密量取 1.0 ml 置干燥具塞试管中，各加蒽酮试剂 0.5 ml 和浓硫酸 3.0 ml，立即摇匀，放置，冷却至室温。以 1.0 ml 蒸馏水加 0.5 ml 蒽酮试剂和 3.0 ml 浓硫酸为空白，在 λ_{max}=624 nm 处测定其吸收度，以 A 对葡萄糖浓度 C 绘制标准曲线，得回归方程。

❹ 测定法：精密量取供试品溶液 3.0 ml，置于 10 ml 容量瓶中，用蒸馏水定容至刻线，摇匀。精密量取 1.0 ml，按标准曲线项下"精密量取 1.0 ml……"开始操作，按下式计算粗多糖中多糖的含量。

$$粗多糖中多糖含量/\%=（0.0564A+0.0019）\times 500/3m\times100\%$$

式中　　A——吸光度；
　　　　m——样品质量，mg[5]。

参考文献

[1] 国家药典委员会. 中华人民共和国药典：一部[S]. 北京：中国医药科技出版社，2015：115.

[2] 刘高强，等. 冬虫夏草化学成分及其药理活性的研究[J]. 食品科技，2007：203-204.

[3] 顾峥嵘. 冬虫夏草及其伪品的鉴别[J]. 江苏药学与临床研究，2003，11（4）：30-31.

[4] 刘琴，等. 冬虫夏草的真伪鉴别概述[J]. 今日药学，2013，23（1）：30-32，35.

[5] 白云娥，等. 冬虫夏草多糖的含量测定[J]. 山西医科大学学报，2000，31（2）：129-130.

◆ 唐古特铁线莲

དབྱི་མོང་ནག་པོ།（叶芒那布）

RAMULUS CLEMATIDIS

本品为毛茛科植物唐古特铁线莲[*Clematis tangutica*（Maxim.）Korsh.]的干燥茎枝。7~8 月花果期采集地上部分，晒干[1]。

【化学成分】

本品含有木犀草素、Clemaphenol A、α-亚麻酸、胡萝卜苷、常春藤-3-*O*-α-L-阿拉伯糖（1→3）-α-L-鼠李糖（1→4）-β-D-葡萄糖、Acanjaposide G、常春藤配基、芹菜素[2]。

【理化鉴别】

唐古特铁线莲中齐墩果酸的薄层色谱鉴定：

取 55 g 供试药材，加 500 ml 石油醚冷浸脱脂 24 h，过滤，加入 1 mol/L 盐酸 400 ml，水浴加热回流水解 4 h，放冷后加入 400 ml $CHCl_3$，继续回流 1 h，在分液漏斗中分离 $CHCl_3$ 层，残液用 $CHCl_3$ 萃取 2 次，合并 $CHCl_3$ 层，回收 $CHCl_3$ 至 8 ml，作为供试品溶液。以齐墩果酸作为对照品，点在同一硅胶 G 薄层板上，以 $CHCl_3$-丙酮（95：5）为展开剂展开，取出，晾干，喷以 10% 硫酸甲醇溶液，115 °C 烘干，显色 15 min，置于荧光下观察[3]。

【含量测定】

（1）HPLC 测唐古特铁线莲中齐墩果酸含量

❶ 色谱条件：采用 Phenomenex Luna C_{18}（250 mm×4.6 mm，5 μm），流动相：乙腈-0.2% H_3PO_4（35：65），流速：1 ml/min，柱温：室温（25℃），检测波长：205 nm。

❷ 对照品溶液的制备：精密称取干燥至恒重的齐墩果酸 0.1400 mg，置于 10 ml 容量瓶中，加甲醇溶解并定容至刻线，作为对照品溶液。

❸ 供试品溶液的制备：取 15 g 唐古特铁线莲药材粉末，加 100 ml 石油醚冷浸脱脂 24 h，过滤，加入 1 mol/L HCl，水浴加热回流水解 4 h，放冷后加入 40 ml $CHCl_3$ 继续回流 1 h，在分液漏斗中分离 $CHCl_3$ 层，残液用 $CHCl_3$ 萃取 2 次，合并 $CHCl_3$ 层，回收至干，加甲醇溶解，过滤，甲醇溶液置 5 ml 容量瓶中，定容至刻线，即得。

❹ 测定法：取对照品溶液、供试品溶液各 10 μl，注入高效液相色谱仪，记录 65 min 的色谱图，根据峰面积采用外标法计算含量[4]。

（2）RP-HPLC 法测定唐古特铁线莲中芦丁的含量

❶ 色谱条件：C_{18}柱（4.6 mm×250 mm，5 μm），流动相：甲醇-0.4% H_3PO_4（55：45），流速：1.0 ml/min，柱温：30 °C，检测波长：360 nm。

❷ 对照品溶液的制备：精密称取经 P_2O_5 干燥过夜的芦丁对照品适量，加甲醇制成 0.12 mg/ml 的溶液，摇匀，0.45 μm 微孔滤膜过滤后作为对照品溶液。

❸ 供试品溶液的制备：取唐古特铁线莲样品约 0.5 g，精密称定，置具塞锥形瓶中，加甲醇 25 ml，超声处理 40 min，放置 1 h 后，过滤，将滤液转移至 25 ml 容量瓶中，用甲醇定容，摇匀，经 0.45 μm 微孔滤膜过滤，备用。

❹ 测定法：取对照品溶液和供试品溶液，分别进样 10 μl，测定芦丁含量（*n*=3），取 3 次测定的平均值[5]。

162

参考文献

[1] 卫生部药典委员会. 中华人民共和国卫生部药品标准 藏药（第一册）[S]. 1995：86.

[2] 牛江进, 等. 唐古特铁线莲化学成分研究[J]. 天然产物研究与开发, 2014（6）：864-867.

[3] 刘玉萍, 等. 青海省唐古特铁线莲质量控制标准的研究[J]. 广东微量元素科学, 2013（1）：11-17.

[4] 苏旭, 等. 青海省唐古特铁线莲中齐墩果酸含量的测定[J]. 分析试验室, 2012（5）：18-21.

[5] 张兴旺, 等. RP-HPLC 法测定唐古特铁线莲中芦丁的含量[J]. 分析试验室, 2009, S1：64-66.

◆ 草 莓

འབྲི་ཏ་ས་འཛིན། （志达萨增）

HERBA FRAGARIAE

本品为蔷薇科植物东方草莓（*Fragaria orientalis* Lozinsk）及同属多种植物的干燥全草。花期采收，除去杂质及根须，晾干[1]。

【化学成分】

全草含有黄酮类化合物，并含大量的鞣质等。果实含糖类 5.0%~7.0%，总酸量 1.175%~1.326%，果汁占果实的 70%~80%[2]。

参考文献

[1] 卫生部药典委员会. 中华人民共和国卫生部

药品标准 藏药（第一册）[S]. 1995：67.

[2] 青海省药品检验所, 等. 中国藏药（第一卷）[M]. 上海：上海科学技术出版社, 1996：371.

◆ 藏紫草

འབྲི་མོག （哲莫）

RADIX ONOSMATIS

本品是紫草科植物细花滇紫草（*Onoasma hookeri* C.B.Clarke）或长花滇紫草（*Onosma hookeri Clarke.var.longiforum* Duthie）的根。秋季采摘挖取[1]。

【化学成分】

本品含有 β, β'-二甲基丙烯酰阿卡宁[2]、β-谷甾醇、紫草素、齐墩果酸、苯甲酸、阿魏酸、胡萝卜苷、山柰酚、咖啡酸等[3]。

【理化鉴别】

取本品粉末 1.0 g，置于具塞锥形瓶中，加入（60~90 ℃）石油醚 10 ml，超声处理 30 min。过滤，将滤液浓缩至 1 ml，即得供试品溶液。另取本品对照药材粉末 1.0 g，同法制成对照药材溶液。另取 β, β'-二甲基丙烯酰阿卡宁对照品 1 mg，置于 5 ml 石油醚中溶解，得到对照品溶液。分别取上述溶液各 5 μl，点于同一块羧甲基纤维素钠的硅胶 G 薄层板上，以二氯甲烷-甲苯-丙酮-甲酸（50：50：1：1）为展开剂展开，取出，晾干，在日光下观察。供试品色谱中，在与对照药材色谱及对照品色谱相应位置，显相同颜色的紫红色斑点[2]。

【含量测定】

（1）色谱条件：使用 kromasil C$_{18}$（250 mm×4.6 mm，5 μm）色谱柱。流动相 A：含有 0.5%冰醋酸、0.3%三乙胺的乙腈溶液，流动相 B：含有 0.5%冰醋酸和 0.3%二乙胺的水溶液。按照表 9 进行梯度洗脱。柱温 30 ℃，流速 1.0 ml/min，检测波长 275 nm，进样量 10 μl。

（2）供试品溶液的制备：取本品过 4 号筛粉末，称取 0.5 g，精密称定，置于锥形瓶中，加入 25 ml（60~90 ℃）石油醚，称定重量，超声处理 30 min，称定重量，并用上述石油醚补足失去的重量。混合均匀，过滤。精密量取 10 ml 续滤液。蒸干，残渣转移至 10 ml 容量瓶中，用流动相溶解并定容，即为供试品溶液。

表 9 HPLC 法测定藏紫草中 β, β′-二甲基丙烯酰阿卡宁含量梯度洗脱设置

时间/min	流动相 A 含量/%	流动相 B 含量/%
0~5	67~70	33~30
5~15	70~75	30~25
15~35	75	25

（3）对照品溶液的制备：精密称取 8.92 mg β, β′-二甲基丙烯酰阿卡宁对照品，置于 10 ml 容量瓶中，用乙醇溶解并定容至刻线，即得 89.2 μg/ml 的对照品溶液。

（4）测定法：分别精密量取对照品和供试品溶液各 10 μl，注入液相色谱仪，测定，即得[2]。

参考文献

[1] 卫生部药典委员会. 中华人民共和国卫生部药品标准 藏药（第一册）[S]. 1995：134.

[2] 李卒，欧洋，马静，等. 藏紫草的生药学研究及其含量测定[J]. 华西药学杂志，2014（4）：413-416.

[3] 黄艳. 藏紫草化学成分及其抑菌活性研究[D]. 成都：西南交通大学，2012.

◆ 附：紫草

འབྲི་མོག（哲莫）

ARNEBIAE RADIX

本品为紫草科植物新疆紫草 [*Arnebia euchroma* (Royle) Johnst.]或内蒙古紫草 (*Arnebia guttata* Bunge) 的干燥根。春、秋两季采挖，除去泥沙，干燥[1]。

【化学成分】

草根含萘醌类色素：紫草素（shikonin）、去氧紫草素（deoxyshikonin）、乙酰紫草素（acetylshikonin）、β-羟基异戊酰紫草素（β-hydroxyisovalerylshikonin）、β, β-二甲丙烯酰紫草素（β, β-dimethvlacrvlshikonin）、异戊酰紫草素（isovalerylshiko-nn）、α-甲基丁酰紫草素（α-methyl-*n*-butyr-ylshikonin）、异丁酰紫草素（isobutyrylsh-ikonin）、2, 3-二甲基丙烯酰紫草素、紫草定（lithospermidin）A 及 B；还含咖啡酸（caffeic acid）、十八烷醇（stearyl alcohol）、二十烷醇、二十二烷醇及二十四烷醇所形成的酯类混合物[2-5]。新疆紫草根含萘醌类色素：脱水阿卡宁（an-hydroalkannin）、3, 4-二甲基戊烯酰紫草素、β, β-二甲丙烯酰阿卡宁、β-乙酰氧基异戊酸阿卡宁、β-羟基异戊酰阿卡宁（β-hydroxylsovalerylalkannin）、乙酰阿卡宁（acetylalkannin）、1-甲氧基乙酰紫草素（1-methoxyacetylshikonin）等[6,7]；还含酚性的苯型

及苯醌型的单萜类成分：软紫草萜酮(arnebinone)、软紫草萜醇（arnebinol）、软紫草呋喃萜酮(arnebifuranone)、紫草呋喃萜(shikonofuran) B 及 C、去-O-甲基毛色二孢素(des-O-methel-lasiodiplodin)等[8]。

【理化鉴别】

取本品粉末 0.5 g，加石油醚(60~90 ℃) 20 ml，超声处理 20 min，过滤，滤液浓缩至 1 ml，作为供试品溶液。另取紫草对照药材 0.5 g，同法制成对照药材溶液。按照薄层色谱法（2015 年版《中国药典》通则 0502) 试验，量取两种溶液各 4 μl，分别点于同一硅胶 G 薄层板上，以环己烷-甲苯-乙酸乙酯-甲酸(5：5：0.5：0.1)为展开剂展开，取出，晾干。供试品色谱中，在与对照药材色谱相应位置，显相同颜色的紫红色斑点；喷以 10% 氢氧化钾甲醇溶液，斑点变为蓝色[1]。

【含量测定】

（1）羟基萘醌总色素

取本品适量，在 50 ℃ 干燥 3 h，粉碎（过三号筛），取约 0.5 g，精密称定，置 100 ml 容量瓶中，加乙醇至刻线，4 h 内时时振摇，过滤。精密量取续滤液 5 ml，置 25 ml 容量瓶中，加乙醇定容至刻线，摇匀。按照紫外-可见分光光度法（2015 年版《中国药典》通则 0401)，在 516 nm 波长处测定吸光度，按左旋紫草素（$C_{16}H_{16}O_5$）的吸收系数（$E_{1cm}^{1\%}$）为 242 计算，即得。

本品含羟基萘醌总色素以左旋紫草素（$C_{16}H_{16}O_5$）计，不得少于 0.80%。

（2）β, β'-二甲基丙烯酰阿卡宁

按照高效液相色谱法(2015 年版《中国药典》通则 0512) 测定。

❶ 色谱条件与系统适用性试验：以十八烷基硅烷键合硅胶为填充剂；以乙腈-水-甲酸 (70：30：0.05) 为流动相；检测波长为 275 nm。理论板数按 β, β'-二甲基丙烯酰阿卡宁峰计算应不低于 2000。

❷ 对照品溶液的制备：取 β, β'-二甲基丙烯酰阿卡宁对照品适量，精密称定，加入乙醇制成 1 ml 含 0.1 mg 的对照品溶液，即得。

❸ 供试品溶液的制备：取本品粉末（过四号筛）约 0.5 g，精密称定，置具塞锥形瓶中，精密加入石油醚（60~90 ℃) 25 ml，称定重量，超声处理 30 min，放冷，称定重量，用石油醚(60~90 ℃) 补足减失的重量，摇匀，过滤。精密量取续滤液 10 ml，蒸干，残渣加流动相溶解，转移至 10 ml 容量瓶中，加流动相至刻线，摇匀，过滤，取续滤液，即得。

❹ 测定法：分别精密量取对照品溶液与供试品溶液各 10 μl，注入液相色谱仪，测定，即得。

本品按干燥品计算，含 β, β'-二甲基丙烯酰阿卡宁（$C_{21}H_{22}O_6$）不得少于 0.30%[1]。

参考文献

[1] 国家药典委员会. 中华人民共和国药典：一部 [S]. 北京：中国医药科技出版社，2015：340.

[2] 〔日]京极和旭，等. 生药学杂志，1973, 27(1)：31.

[3] ICHIRO M, et al. Tetra Lett, 1966 (3)：3677.

[4] 久道周次, 吉崎文彦. 紫根の研究（第 1 报）：硬紫根中の新微量色素の构造と 2 种类の Shikonin 诱导体异性体の单离[J]. 生薬学雑誌, 1982, 36（2)：154-159.

[5] 久道周次, 吉崎文彦, 近藤嘉和. 紫根の研究：硬紫根より得られた无色结晶[J]. 生薬学杂志, 1982, 36（2)：170-172.

[6] 傅善林，尚天民，肖培根. 几种国产药用紫草中萘醌色素的分析[J]. 药学学报，1984，19（12）：921.

[7] 傅善林，肖培根. 新疆软紫草中萘醌色素的研究[J]. 中草药，1986，17（10）：2-5.

[8] YAO X S, et a1. Chern Pharm Bull, 1.

◆ 龙 骨

འབྲུག་རུས། （周日）

FOSSILIA OSSIS MASTODI

本品为古代哺乳动物如三趾马、犀类、鹿类、牛类、象类等的骨骼化石或象类门齿的化石[1]。

【化学成分】

龙骨主要含 CaO、P_2O_5、MgO、Fe_2O_3 及少量 Al、Mg、Cl 等，还含有甘氨酸、胱氨酸、蛋氨酸、异亮氨酸、苯丙氨酸等[2]。

【理化鉴别】

取本品粉末于试管中，滴加 2~3 滴稀盐酸，立即泡沸，产生大量气体，能使澄清石灰水变浑浊，滴加 3~4 滴稀盐酸，浑浊液立即变澄清。取伪品龙骨粉末于带支试管中，滴加 2~3 滴稀盐酸，无泡沸现象，仅有少量气体产生[3]。

【含量测定】

（1）比色法：取本品细粉约 0.12 g，精密称定，置锥形瓶中，加稀盐酸 5 ml，超声溶解，加水 100 ml、甲基红指示剂 1 滴。滴加氢氧化钾试液至溶液显黄色，继续多加 5 ml，加钙黄绿素指示剂少量[4]。

（2）EDTA 法：取龙骨及其炮制品的细粉约 0.12 g，精密称定，置锥形瓶中，加稀盐酸 5 ml，超声溶解，加水 100 ml、甲基红指示剂 1 滴，滴加氢氧化钾试液至溶液显黄色，继续多加 5 ml，加钙黄绿素指示剂少量，用乙二胺四乙酸二钠滴定液（0.05 mol/L）滴定，至溶液的黄绿色荧光消失，并显橙色。1 ml 乙二胺四乙酸二钠滴定液（0.05 mol/L）相当于 5.004 mg 碳酸钙（$CaCO_3$），测定龙骨及其炮制品的重金属、砷盐含量[4]。

参考文献

[1] 卫生部药典委员会. 中华人民共和国卫生部药品标准 藏药（第一册）[S]. 1995：43.

[2] 郭海宁，李耀. 龙骨牡蛎之临床应用[J]. 陕西中医，2008，27（3）：82.

[3] 李娜，高昂巩江，等. 龙骨药材的鉴别及药学研究进展[J]. 安徽农业科学，2011，39（15）：8922-8923.

[4] 张迎，传娟娟. 龙骨及其炮制品的质量标准控制[J]. 西北药学杂志，2008，23（6）：366-367.

◆ 林 蛙

སྦལ་པ། （白巴）

LUMBRICUS RANAE

本品为蛙科动物中国林蛙（*Rana tamporaria chensinensis* David）和高山蛙（*Alterana parkeri* Stejneger）的干燥全体。9 月前后捕杀，除净内脏，

晾干[1]。

【化学成分】

林蛙含有蛙醇、腺苷类蛋白质、氨基酸、性激素、缓激肽，林蛙血液含有糖、脂类、蛋白质、核酸及核酸代谢产物、胆固醇、低密度脂蛋白、免疫球蛋白及补体、酶类、多种酯类、乳酸脱氢残根和无机盐。

林蛙的腓肠肌含三磷酸腺苷、二磷酸腺苷，以及雌二醇、睾酮、孕酮等性激素。卵和去除内脏躯体两个部位氨基酸组成模式接近，都是谷氨酸和天冬氨酸含量最高，胱氨酸、蛋氨酸和色氨酸最低。

血液中的酶类有丙氨酸氨基转移酶（ALT）、天门冬氨酸氨基转移酶（AST）、胆碱酯酶（CHE）、碱性磷酸酶（AKP）、谷氨酸脱氢酶（GLOH）、异柠檬酸脱氢酶（TCOH）、γ-谷氨酰转肽酶（γ-GT）、亮氨酸基肽酶（LAP）、磷酸肌酸激酶（CK-NAC）、磷酸肌酸激酶同工酶（CK-MB）、乳酸脱氢酶（LDH）、B-羟丁酸脱氢酶（B-HBDH）。

脂类及泌脂蛋白有甘油三酯（TG）、总胆固醇（CHO）、磷脂（PL）、游离脂肪酸（NFFA）、总胆酸（TBA）、高密度脂蛋白胆固醇（HDL-C）、低密度脂蛋白胆固醇（LDL-C）、载脂蛋白 A（Apo-A）。

蛋白质包括总蛋白（TP）、白蛋白（ACB）、环蛋白（GOL）、前白蛋白（PA）、尿素氮（BUN）、肌酐（CR）。

无机元素有钙（Ca）、磷（P）、钾（K）、钠（Na）、氯（Cl）[2]。

【含量测定】

（1）胆固醇的含量测定

❶ 色谱条件：C_{18}柱（150 mm×4.6 mm，5 μm），流动相：甲醇-水（99∶1），流速：1.0 ml/min，检测波长：210 nm，柱温：35 ℃，进样量：20 μl。

❷ 供试品溶液的制备：将阴干的活体林蛙卵、肉、肝、油粉碎，过 2000 目筛，取样品粉末约 0.4 g，精密称定，置 50 ml 具塞锥形瓶中，精密加石油醚 20 ml，超声提取 20 min，放冷，摇匀，过滤，滤液减压回收溶剂后，残渣用甲醇溶解并转移至 10 ml 棕色容量瓶中，用甲醇定容至刻线，摇匀，用 0.22 μm 微孔滤膜过滤，取续滤液作为供试品溶液。

❸ 对照品溶液的制备：精密称取胆固醇对照品适量，置 25 ml 棕色容量瓶中，用甲醇溶解并定容至刻线，摇匀，制成质量浓度为 417.6 mg/L 的对照品储备液。

❹ 测定法：取上述供试品溶液和对照品溶液，进样测定，结果根据外标一点法计算含量[3]。

（2）胶原蛋白的含量测定

❶ 对照品溶液的制备：精密称取 L-羟脯氨酸 11.9 mg，置于 25 ml 容量瓶中，加入 1 滴 6 mol/L 浓盐酸，溶解后用蒸馏水定容至刻线，摇匀，即得对照品溶液。

❷ 供试品溶液的制备：精密称取蛙皮约 2 g，用清水浸泡至舒展、变软，然后浸泡于 50 ml 质量分数为 10%的 Na_2CO_3 溶液中 30 min，清水洗去碱液，重复浸泡 1 次，用蒸馏水反复洗涤至中性，置于锥形瓶中，加入 6 mol/L 浓盐酸 50 ml，置于 100 ℃ 水浴锅中加热 8 h，过滤，滤液挥干盐酸，置于 100 ml 容量瓶中，用蒸馏水定容至刻线，即得供试品溶液。

❸ 标准曲线的绘制：精密量取 L-羟脯氨酸对照品储备液 0.5、1、1.5、2、2.5 ml，置于 100 ml 容量瓶中，加蒸馏水分别定容至刻线。以蒸馏水为空白溶剂，在 560 nm 波长处测定吸光度，以浓度为横坐标、吸光度为纵坐标，绘制标准曲线，计算得到回归方程。

❹ 测定法：分别精密量取对照品储备液和供

试品溶液 2 ml，置于 100 ml 容量瓶中，用 1 mol/L NaOH 溶液调节 pH=6，加蒸馏水定容至刻线，560 nm 处测定吸光度。根据标准曲线计算含量[4]。

参考文献

[1] 卫生部药典委员会. 中华人民共和国卫生部药品标准 藏药（第一册）[S]. 1995：53.

[2] 李建生，高益民，卢颖. 中国动物药现代研究[M]. 北京：人民卫生出版社，2010：203.

[3] 康岚，等. 林蛙皮中胶原蛋白的含量测定研究[J]. 吉林中医药，2014, 34(10)：1011-1013.

[4] 曹阳，等. RP-HPLC 法测定林蛙不同组织中胆固醇的含量[J]. 沈阳药科大学学报，2010, 27(8)：656-658.

◆ 蜂 蜜

 སྦྲང་རྩི།（章孜）

MEL

本品为蜜蜂科昆虫中华蜜蜂（*Apis cerana* Fabricius）或意大利蜂（*Apis mellifera* Linnaeus）所酿的蜜。春至秋季采收，过滤[1]。

【化学成分】

本品主含葡萄糖和果糖（70%~80%），还含少量蔗糖、糊精、有机酸、蛋白质、挥发油、蜡、花粉粒、维生素类、酶类、乙酰胆碱、无机盐等。维生素包括 B_1、B_2、B_6、C、K、H；含生长刺激素、泛酸、烟酸、胡萝卜素，酶类有淀粉酶、转化酶、过氧化酶及脂酶等，无机盐类包括微量的镁、硫、磷、钙、钾、钠、碘等[2, 3]。

【理化鉴别】

（1）酸度检查：取本品 10 g，加新沸过的冷水 50 ml，混匀，加酚酞指示液 2 滴与氢氧化钠液（0.1 mol/L）4 ml，应显粉红色，10 s 内不消失[4]。

（2）取本品 2 g，加水 10 ml，加热煮沸，放冷，加碘试液 1 滴，不得显蓝色、绿色、红褐色[4]。

【含量测定】

（1）高效液相色谱法

按照高效液相色谱法（2015 年版《中国药典》通则 0512）测定。

❶ 色谱条件与系统适用性试验：以 Prevail Carbohyrate ES 为色谱柱，以乙腈-水（75：25）为流动相；示差折光检测器检测。理论板数按果糖峰计算应不低于 2000。

❷ 标准曲线的绘制：分别精密称取果糖对照品 1.0 g、葡萄糖对照品 0.8 g，置同一具塞锥形瓶中，精密加入 40%乙腈 20 ml，溶解，摇匀，作为果糖、葡萄糖对照品储备液。另精密称取蔗糖对照品 0.2 g、麦芽糖对照品 0.2 g，置同一具塞锥形瓶中，精密加入 40%乙腈 10 ml，溶解，摇匀，作为蔗糖、麦芽糖对照品储备液。分别精密量取果糖、葡萄糖对照品储备液和蔗糖、麦芽糖对照品储备液，加 40%乙腈配成不同浓度的果糖、葡萄糖、蔗糖、麦芽糖混合对照品溶液。每一浓度溶液配制中，储备液的用量和稀释体积见表 10。

精密量取混合对照品溶液各 15 μl，注入液相色谱仪，分别测定。以对照品浓度为横坐标、峰面积值为纵坐标，绘制标准曲线，计算回归方程。

❷ 供试品溶液的制备：取本品约 1 g，精密称定，置具塞锥形瓶中，精密加入 40%乙腈 20 ml，溶解，摇匀，过滤，取续滤液，即得。

表 10 储备液配制混合对照品溶液用量

序号	蔗糖、葡萄糖对照品储备液体积/ml	果糖、麦芽糖对照品储备液体积/ml	稀释体积/ml	混合对照品溶液浓度/（mg/ml）			
				果糖	葡萄糖	蔗糖	麦芽糖
1	1.0	0.125	5	10	8	0.5	0.5
2	3.0	0.5	10	15	12	1.0	1.0
3	2.0	0.5	5	20	16	2.0	2.0
4	5.0	2.0	10	25	20	4.0	4.0
5	3.0	1.5	5	30	24	6.0	6.0

❸ 测定法：精密量取供试品溶液 15 μl，注入液相色谱仪，测定，按标准曲线法计算含量。

本品含果糖（$C_6H_{12}O_6$）和葡萄糖（$C_6H_{12}O_6$）的总量不得少于 60.0%，果糖与葡萄糖含量比值不得小于 1.0[1]。

（2）滴定法

❶ 碱性酒石酸铜试液的标定：取葡萄糖约 0.5 g，于 105 ℃ 干燥至恒重，精密称定，置 100 ml 容量瓶中，加水使溶解并定容至刻线，摇匀。另精密量取碱性酒石酸铜试液 20 ml，置锥形瓶中，加热并保持在微沸的情况下，用上述葡萄糖溶液滴定至溶液的蓝色几乎消失，继续沸腾 1 min，加 1%亚甲蓝溶液 1 滴，仍在微沸状态下，继续缓缓滴定至溶液的蓝色消失，预测得所需葡萄糖溶液的体积(ml)。另精密量取碱性酒石酸铜试液 20 ml，自滴定管中加上述葡萄糖溶液滴定至终点前约剩 1 ml。照上述预滴定的方法，自"加热并保持在微沸的情况下"起，依法滴定。根据滴定结果算出每 1 ml 碱性酒石酸铜试液相当于无水葡萄糖的重量（g），即得。

❷ 测定法：取本品约 1 g，精密称定，置 250 ml 容量瓶中，加水使溶解并定容至刻线，摇匀，移置滴定管中。照上述碱性酒石酸铜试液的标定，自"另精密量取碱性酒石酸铜试液 20 ml"起，依法滴定，根据滴定结果按下式计算还原糖含量：

$$还原糖含量/\% = \frac{\dfrac{无水葡萄糖的重量（g）\times 20}{供试品重量（g）}}{250} \times 100\% \times 滴定所耗供试品溶液的体积（ml）$$

本品含还原糖不得少于 64.0%[1]。

参考文献

[1] 国家药典委员会. 中华人民共和国药典：一部[S]. 北京：中国医药科技出版社，2015：359.

[2] 李广勋. 中药药理毒理与临床[M]. 天津：天津科技翻译出版公司，1992：360.

[3] 全国中草药汇编组. 全国中草药汇编（上册）[M]. 北京：人民卫生出版社，1975：879.

[4] 张贵君，等. 常用中药鉴定大全[M]. 哈尔滨：黑龙江科学技术出版社，1993：87.

◆ 藏木香

ཨ་ཛུ།（玛奴）

RADIX INULAE RACFMOSAE

本品为菊科植物总状青木香（*Inula racemosa* Hook. f.）的干燥根。秋末采挖，去净残基、泥土，粗大者切片或块，晒干[1]。

【化学成分】

藏木香含挥发油 1%~3%，油中主要成分是土木香内酯异土木香内酯、二氢土木香内酯、二氢异土木香内酯、土木香酸、土木香醇、三萜类成分、达马二烯醇乙酸酯、豆甾醇、廿九烷、羽扁醇、γ-及β-豆甾醇葡萄糖苷等[2]。

【含量测定】

（1）高效液相色谱法

❶ 色谱条件：色谱柱为 C_{18}（150 mm× 4.5 mm，5.0 μm），流动相为乙腈-0.01%醋酸水溶液（55：45），检测波长 202 nm，体积流量 1.0 ml/min，柱温 30 ℃，进样量 10 μl。

❷ 对照品溶液的制备：精密称取对照品土木香内酯 8.8 mg、异土木香内酯 9.6 mg，置于 10 ml 容量瓶中，加甲醇分别定容至刻线，摇匀，得对照品溶液。精密量取各对照品溶液 5.0 ml，置于 10 ml 容量瓶中，摇匀，得土木香内酯 0.44 mg/ml、异土木香内酯 0.48 mg/ml 的混合对照品溶液。

❸ 供试品溶液的制备：取藏木香药材粉末 0.500 g，置于 100 ml 具塞三角瓶中，加甲醇 50 ml，密塞，称定质量，超声 40 min，放冷后，密塞，称定质量，用甲醇补足减失的质量，摇匀，过滤，即得。

❹ 测定法：按上述方法测定藏木香供试品中异土木香内酯和土木香内酯的量。采用外标法计算含量[3]。

（2）气相色谱法

❶ 色谱条件：SUPELCOWAX™10 色谱柱（30 m×0.25 mm×0.25 μm）；FID 检测器；采用程序升温法：初始温度 50 ℃，以 20 ℃/min 升至 250 ℃，停留 6 min，以 5 ℃/min 升至 260 ℃，停留 5 min；进样口温度 250 ℃，分流进样，分流比为 10：1；检测器温度 260 ℃；载气为氮气，流速为 1.0 ml/min。

❷ 对照品溶液制备：精密称取土木香内酯对照品 25.00 mg，置 25 ml 容量瓶中，以乙酸乙酯定容至刻线，配成 1.00 mg/ml 的储备液。分别量取土木香内酯对照品储备液 0.10, 0.30, 0.50, 0.70, 0.90, 1.00 ml，置 6 支 1 ml 的容量瓶中，加乙酸乙酯定容

至刻线，得到土木香内酯系列对照品溶液。

❸ 供试品溶液制备：取藏木香药材粉末（过三号筛）约 1.0 g，精密称定，精密加入乙酸乙酯 30 ml，称定重量，超声处理 30 min，取出，放冷至室温后，称定重量，用乙酸乙酯补足减失的重量，摇匀，过滤，取续滤液作为供试品溶液。

❹ 标准曲线的绘制：从上述配置的土木香内酯系列对照品溶液中，分别量取 1.0 μl 进入气相色谱仪，按上述色谱条件进行测定。以对照品浓度为横坐标、峰面积为纵坐标，绘制标准曲线。

❺ 测定法：按上述方法测定供试品溶液，计算土木香内酯的含量。

此法亦可测定藏木香中异土木香内酯的含量[4]。

（3）GC-MS 法

❶ 仪器：气相色谱-质谱联用仪；HP-5 毛细管柱（30 m×0.25 mm）；计算机谱库：NIST 标准谱库。

❷ 供试品的制备：将采摘的藏木香阴干、粉碎后，先用乙醇浸泡提取 12 h，浓缩至干燥，用水捏溶后用石油醚萃取，石油醚萃取部位有特殊浓郁香味，冷藏备用。

❸ GC-MS 条件：HP-5 毛细管柱（30 m×0.25 mm），柱温 50~250 ℃（5 ℃/min），进样温度 250 ℃，载气为氦气，分流比 20：1，进样量 1 μl。质谱条件：电离方式 EI，离子源温度 200 ℃，质量扫描范围 30~500 amu。

❹ 测定法：上述实验条件下，用毛细管气相色谱法从藏木香中分离出各组分，以面积归一化法测得脂肪油的各组分相对含量，按上述 GC-MS 条件对脂肪油进行分析，得其总离子流图。对总离子流图中的各峰，经质谱扫描后得到质谱图，经计算机数据系统检索，人工谱图解析，按各色

谱峰的质谱裂片图与文献核对，对基峰、质荷比和相对丰度等方面进行直观比较，分别对各个色谱峰加以确认[5]。

参考文献

[1] 卫生部药典委员会. 中华人民共和国卫生部药品标准　藏药（第一册）[S]. 1995：309.

[2] 罗达尚，等. 中华藏本草[M]. 北京：民族出版社，1997：254.

[3] 董琦，等. HPLC法测定不同采收期栽培藏木香中内酯类成分[J]. 中草药，2010（7）：1186-1187.

[4] 热增才旦，等. 气相色谱法测定藏木香药材中土木香内酯的含量[J]. 首都师范大学学报：自然科学版，2008, 29（5）：34-36.

[5] 利毛才让，等. 藏木香脂肪油的GC-MS分析[J]. 西北药学杂志，2008, 23（4）：211-212.

◆ 紫铆子

ཨ་རུ་ཅེ། （麻如子）

SEMEN BUTEAE MONSSPERMAE

本品为豆科植物紫铆 [*Butea monosperma* (Lan.) Kuntze]的干燥成熟种子。夏季荚果成熟时采收，打下种子，除尽杂质，晒干[1]。

【化学成分】

本品中所含驱虫成分为紫铆子内酯（$C_{16}H_{22}O_6$）0.025%~0.03%，具两个—COOH及内酯基，为单甲苯胺的衍生物，其结构式未完全弄清；其另一内酯也被命名为 palasonin（$C_{12}H_{16}O_3$）。紫铆子又含正二十一烷酸-δ-内酯 0.0024%、酰亚胺-α-苦杏精、β-谷甾醇-β-O-葡萄糖苷、蔗糖；另含脂肪油 18%、蛋白质 19%、脂肪水解酶、蛋白水解酶[2]。

紫铆子中还含有一种紫铆子虫胶，其中 90%为软树脂。软树脂中含有茉莉酸，即壳脑酸的酯甲，紫茉莉酸酯以及虫胶紫茉莉酸；其硬树脂组成的酸，含3分子桐油酸、5分子紫茉莉酸、1分子虫胶紫茉莉酸。

【理化鉴别】

取本品粉末 2 g，加入乙醇 20 ml，置水浴上加热回流 20 min，放冷，过滤，取滤液 2 ml，置于试管中，加入 7%盐酸羟胺乙醇液 3 滴、10%氢氧化钠乙醇液 6~7 滴，于水浴中微沸，冷却，用稀盐酸调至溶液 pH 3~4，加入 1%三氯化铁乙醇液 1~2 滴，溶液呈淡紫红色[2]。

参考文献

[1] 卫生部药典委员会. 中华人民共和国卫生部药品标准　藏药（第一册）[S]. 1995：107.

[2] 青海省药品检验所，等. 中国藏药（第一卷）[M]. 上海：上海科学技术出版社，1996：361.

◆ 水牛角

ཨ་ཉེ་ར། （玛黑拉）

CONUS BUBALI

本品为牛科动物水牛（*Bubalus Bubalis* L.）的角。取角后，水煮，除去角塞，干燥[1]。

【化学成分】

水牛角含有胆甾醇、肽类，牛磺酸、谷氨酸等多种氨基酸[2]；还含微量元素铁、锌、铜、锰、钴等[3]。

【理化鉴别】

（1）取本品粉末 0.5 g，置丁具塞锥形瓶中，加入 6 mol/L 盐酸 10 ml 封口，置于 110 ℃ 烘箱中加热 24 h。打开封口，过滤。滤液蒸干，残渣加水溶解、过滤，置于 50 ml 容量瓶中，定容至刻线，即得供试品溶液。取供试品液 5 μl，点于硅胶 G 板上，以正丁醇-乙酸-水（4∶2∶2）为展开剂展开，取出，晾干，喷以茚三酮试液显色[4]。

（2）取本品粉末 0.1 g，加入正己烷 10 ml，放置 12 h，过滤，将滤液进行紫外光谱测定。扫描范围 400~200 nm，吸收度量程为 0~2 nm，狭缝宽度 2 nm，波长标尺放大 40 nm/cm，在(255±2) nm 和(220±1) nm 波长处有最大吸收[5]。

【含量测定】

（1）游离氨基酸含量的测定

将本品粉末干燥至恒重，取 40 mg，加入 25 ml 水，加热回流 24 h。冷却后过滤，置于 50 ml 容量瓶中，并加入水定容至刻线。精密量取 25 ml，在水浴上蒸发至干；加入 1 ml 硫化钠稀释液溶解后，在氨基酸分析仪上测定[6]。

（2）水溶性浸出物含量的测定

精密称取样品 5 g，加入蒸馏水 100 ml，静置 1 h，直火回流 1 h，放置冷却至室温。置于 100 ml 容量瓶中，用蒸馏水定容至刻线，摇匀，过滤。精密量取滤液 25 ml，置于干燥至恒重的蒸发皿中，水浴蒸干。在 105 ℃ 烘箱烘干 3 h，置于干燥器中冷却 30 min，精密称重，得到浸出物的含量。

参考文献

[1] 国家药典委员会. 中华人民共和国药典：一部[S]. 北京：中国医药科技出版社，2015：83.

[2] 刘睿，段金廒，李友宾，等. 水牛角主要药效学评价及解热活性物质基础研究[J]. 南京中医药大学学报，2007，23（5）：297-301.

[3] 陈赤. 水牛角的研究与应用[J]. 广西中医学院学报，2004，7（4）：72-74.

[4] 画红顺. 羚羊角与水牛角的薄层色谱法比较[J]. 江西中医学院学报，1998，10（2）：84.

[5] 贾元印. 水牛角和羚羊角中氨基酸和微量元素的比较分析[J]. 时珍国药研究，1997，8（3）：216-217.

◆ 垂头菊

ষེང་ཚན་གསེར་པོ།（芒间赛保）

FLOS CREMANTHODII

本品为菊科植物条叶垂头菊（*Cremanthodium lineare* Maxim.）的干燥花序。秋季采收，晾干 [1]。

【化学成分】

本品含倍半萜类：cyclodecane；三萜甾体类：α-香树脂醇、香树脂醇、蒲公英甾醇、豆甾醇、棕榈酸-16, 3-羟基蒲公英甾醇酯、棕榈酸-160, 28-二羟基羽扇醇酯、棕榈酸-160-羟基假蒲公英甾醇酯、棕榈酸-16, 3-二羟基-12-烯-齐墩果烯醇酯[2]；苯丙素类[3]；挥发油类：[1S]-2, 6, 6-三甲基二环[3.1.1]2-庚烯、1, 3, 3-三甲基-2-乙烯基-环己烯、1, 2, 3, 5, 6, 7, 8, 8a-八氢-1, 8e-二甲基-7-[1-甲基乙烯基]-1-萘、正十六烷酸[4]。

【理化鉴别】

（1）取本品粉末 2 g，加乙醇 20 ml，回流提取 20 min，过滤，取滤液 1 ml，加入锌粉少许及盐酸数滴，在水浴上煮沸 2 min，显红色[1]。

（2）取上述滤液 1 ml，加 5%的三氯化铁乙醇试液，显绿色[1]。

（3）取上述滤液适量，置蒸发皿中，蒸发至干，残渣加 5%的硫酸溶液 3 ml，使溶解，过滤。取滤液 1 ml，加磷铝酸试液 1~2 滴，产生黄绿色沉淀[1]。

（4）取上述滤液 1 ml，加碘化铋钾试液 1~2 滴，产生红棕色沉淀[1]。

参考文献

[1] 卫生部药典委员会. 中华人民共和国卫生部药品标准 藏药（第一册）[S]. 1995：59.

[2] CHEN H, ZHU, SHEN X M, el at. Four new sesquiterpene polyolesters from Cremanthodium ellixa[J]. J Nul Prod, 1996, 59：1117.

[3] CHEN H, JIA Z J, TAN R X. Two new oplopanol eslers from Cremmanthodium ellisu[J]. Plan la Med, 1997, 63（3）：245.

[4] 涂永勤，等. 侧茎垂头菊挥发油化学成分的研究[J]. 中国中药杂志, 2006, 31（6）：522.

◆ 附：矮垂头菊

ꠉ（芒间赛保）

HERBA HUMILE

本品为菊科垂头菊属植物矮垂头菊

（*Cremanthodium humile* Maxim.）的干燥全草。7~8 月采集全草，洗净，晾干[1]。

【化学成分】

本属植物含有倍半萜类、三萜甾体类、苯丙素类、黄酮类、挥发油等[2]。

参考文献

[1] 青海省药品检验所，等. 中国藏药（第三卷）[M]. 上海：上海科学技术出版社，1996：238.

[2] 范小飞，景临林，等. 垂头菊属植物化学成分及药理活性研究进展[J]. 药学实践杂志, 2013, 31（4）：254-257.

◆ 熏倒牛

ꠉ（芒间那保）

HERBA BIEBERSTEINIAE

熏倒牛是蔷薇纲牻牛儿亚纲熏倒牛科植物（*Biebersteinia heterostemon* Maxim）的干燥地上部分[1]。

【化学成分】

本品含有山羊豆碱、反式-4-羟基山羊豆碱、甘露糖醇、伞形花内酯、槲皮素[2]，还含有 β-谷甾醇、胡萝卜苷、木犀草素-7-葡萄糖苷等[3]。

【含量测定】

（1）木犀草素的含量测定

❶ 色谱条件与系统适应性：十八烷基键合硅胶色谱柱；流动相采用甲醇-0.4%磷酸的水溶液（48：

52），流速 1 ml/min；柱温 25 ℃；检测波长 350 nm。理论板数按照木犀草素峰计算不应低于 4000。

❷ 对照品溶液的制备：精密称取木犀草素对照品适量，加入甲醇制成 1 ml 含 0.152 mg 的对照品溶液，即得。

❸ 供试品溶液的制备：将本品粉碎，过 3 号筛，精密称取粉末 3.0 g，置于 100 ml 烧瓶中，加入 2.5 mol/L 盐酸甲醇溶液 30 ml，精密称定质量。水浴加热，回流提取 1 h。冷却，称定质量，用上述浓度的盐酸甲醇溶液补足减失的重量。摇匀，过滤。量取续滤液 2 ml，置于 10 ml 容量瓶中，水浴蒸干，加甲醇溶解并定容至刻线。经过 0.45 μm 微孔滤膜过滤，即得供试品溶液。

❹ 测定法：分别精密量取对照品和供试品溶液各 20 ml，注入液相色谱仪，测定即得[4]。

（2）山羊豆碱的含量测定

❶ 色谱条件：C$_{18}$ 色谱柱（4.6 mm×200 mm，5 μm），流动相：甲醇-0.4%磷酸（50∶50），流速 1 ml/min，柱温 25 ℃，检测波长 205 nm，进样量 20 μl。

❷ 供试品溶液的制备：将本品全草粉碎，过 60 目筛，70 ℃ 烘干至恒重。精密称取 0.5 g，置于具塞三角瓶中，精密加入甲醇 10 ml，加塞后称重，超声处理 1 h，取出冷至室温，称重，用甲醇补足减失的重量，摇匀，过滤，取滤液，以 0.45 μm 滤膜过滤，作为供试品溶液。

❸ 对照品溶液的制备：精密称取山羊豆碱对照品 4.45 mg，置 10 ml 容量瓶中，加甲醇溶解并定容至刻线，摇匀，即得 0.445 mg/ml 的对照品溶液。

❹ 标准曲线的绘制：精密称取山羊豆碱对照品 11.15 mg，置 50 ml 容量瓶中，加甲醇定容至刻线，摇匀，作为贮备液；精密量取上述贮备液 2, 4, 6, 8, 10 ml，置于 10 ml 容量瓶中，加甲醇定容至刻线，即得质量浓度分别为 0.0446, 0.0892, 0.1338, 0.1784,

0.2230 mg/ml 的对照品溶液，精密量取上述溶液各 10 μl，按上述色谱条件分别注入色谱仪测定，以进样量对峰面积绘制标准曲线得回归方程。

❺ 测定法：分别取不同地区熏倒牛供试品，按供试品溶液制备方法处理后在上述色谱条件下测定，以外标法计算供试品中山羊豆碱的含量[5]。

参考文献

[1] 卫生部药典委员会. 中华人民共和国卫生部药品标准 藏药（第一册）[S]. 1995：341.

[2] 王维恩，张晓峰. 藏药熏倒牛化学成分研究 [J]. 天然产物研究与开发，2009, 21（2）：199-202.

[3] 张晓峰，胡伯林，周炳南. 藏药薰倒牛的活性物质研究[J]. 药学学报，1995, 30（3）：211-214.

[4] 王晶晶，景明，李炀，等. 藏药熏倒牛质量标准研究[J]. 中国中医药信息杂志，2013, 20（4）：48-49.

[5] 王维恩，杨晓艳，张晓峰. HPLC 法测定熏倒牛中山羊豆碱的含量[J]. 分析实验室，2010.

◆ **珍 珠**

སུ་ཏིག（墨斗）

MARGARITA

本品为珍珠贝科动物马氏珍珠贝 [*Pteria martensii*（Dunker）]、蚌科动物三角帆蚌[*Hyriopsis cumingii*（Lea）]或褶纹冠蚌[*Cristaria plicata*（Leach）]等双壳类动物受刺激形成的珍珠。自动物体内取出，洗净，干燥[1]。

【化学成分】

本品的主要成分是碳酸钙，并含有碳酸镁、磷酸钙、二氧化硅、氧化铝和氧化铁[2]。淡水养殖珍珠中，磷、锰、钡的含量较高。海水珍珠中，锶、锌、铬、镍的含量较高[3]。

【理化鉴别】

（1）取本品粉末，加入稀盐酸，产生大量气泡。过滤，滤液显钙盐的鉴别反应[1]。

（2）取本品，在 365 nm 紫外光灯下观察，显示浅蓝紫色或亮黄绿色荧光。通常环周部分较明亮[1]。

【含量测定】

（1）钙指示剂法

将本品粉碎研磨，取粉末 0.2 g，精密称定。加入 2 mol/L 盐酸 10 ml，加热至微微沸腾使其溶解，加入水 100 ml、10%三乙醇胺溶液 10 ml、0.05%甲基红指示液 4 滴，滴加 10%氢氧化钠试液至溶液出现黄色。加 10%氢氧化钠试液 5 ml、0.4%钙指示剂 15 滴，用 0.05 mol/L EDTA 溶液滴定至溶液由酒红色变为纯蓝色即可。计算钙的含量[4, 5]。

（2）钙黄绿素法

将本品粉碎研磨，取粉末 0.2 g，精密称定。加入 2 mol/L 盐酸 10 ml，加热至微微沸腾使其溶解，加入水 100 ml、10%三乙醇胺溶液 10 ml、0.05%甲基红指示液 4 滴，滴加 10%氢氧化钠试液至溶液出现黄色。加 10%氢氧化钠试液 5 ml、钙黄绿素指示剂 20 mg，用 0.05 mol/L EDTA 溶液滴定至溶液中的黄绿色荧光消失而显示出橙色即可，计算钙的含量[5]。

参考文献

[1] 国家药典委员会. 中华人民共和国药典：一部[S]. 北京：中国医药科技出版社，2015：231.

[2] 罗达尚，等. 中华藏本草[M]. 北京：民族出版社，1997：299.

[3] 欧阳茜茜，杨磊，罗剑秋，等. 珍珠的成分、结构及呈色机理研究进展[J]. 广州化工，2012，40（12）：23-26.

[4] 王培红. 石灰石中碳酸钙含量测定方法的改进[J]. 大氮肥，2013，36（6）：427-429.

[5] 常琳，朱传静. 花蕊石主成分碳酸钙含量测定方法[J]. 中国实验方剂学杂志，2011，17（4）：60-61.

◆ 青金石

 སྔུ་མེན། （墨门）

LAPIS LAZULI

本品为硅酸盐类矿物青石。采挖后，除去泥沙及杂石[1]。

【化学成分】

本品主要含 $Na_6Ca[AlSiO_4]_6(SO_4, Cl, S)_2$[1]。

参考文献

[1] 卫生部药典委员会. 中华人民共和国卫生部药品标准　藏药（第一册）[S]. 1995：48.

◆ 硫 黄

སུ་ཞི། （木思）

SULFUR

本品为自然元素类矿物硫族自然硫，采挖后，加热熔化，除去杂质；或用含硫矿物经加工制得[1]。

【化学成分】

本品主含硫（S），还杂有砷（As）、硒（Se）、碲（Te）等。

【理化鉴别】

（1）本品燃烧时易熔融，火焰为蓝色，并有二氧化硫的刺激性臭气[1]。

（2）本品置于湿银面上摩擦，银面变黑色（检查硫）。

【含量测定】

取本品粉末约 0.2 g，精密称定，置锥形瓶中，精密加入氢氧化钾乙醇滴定液（0.5 mol/L）50 ml，加水 10 ml，置水浴中加热使溶解，并挥去乙醇（直至无气泡、无醇臭）。加水 40 ml，于瓶颈插入一小漏斗，微沸 10 min，冷却，小心滴加过氧化氢试液 5 ml，摇匀，置沸水浴中加热 10 min，冷却至室温，用水冲洗漏斗及瓶内壁，加入甲基橙指示液 2 滴，用盐酸滴定液（0.5 mol/L）滴定，并将滴定结果用空白试验校正。1 ml 氢氧化钾乙醇滴定液（0.5 mol/L）相当于 8.015 mg 硫（S）。

本品含硫（S）不得少于 98.5%[1]。

参考文献

[1] 国家药典委员会. 中华人民共和国药典：一部[S]. 北京：中国医药科技出版社，2015：336.

◆ 山苦荬

མེ་ཏོག་གསེར་ཆེན། （杂赤曼）

HERBA IXERIS

本品为菊科植物山苦荬 [*Ixeris chinensis* (Thunb.) Nakai]的新鲜或干燥全草。夏、秋两季采收，除去杂质，鲜用或晒干[1]。

【化学成分】

本品含有黄酮类、香豆素类等，还含 β-谷甾醇、木犀草素、芹菜素、木犀草素-7-*O*-β-葡萄糖苷[2]。

【理化鉴别】

（1）取本品粉末 1 g，加入 20 ml 乙醇，加热回流 1 h，过滤。滤液挥干，残渣加 5 ml 无水乙醇使溶解，即得供试品溶液。另取山苦荬对照药材 1 g，同法制成对照药材溶液。取木犀草苷对照品，加甲醇制成浓度为 0.2 mg/ml 的溶液，即得对照品溶液。量取上述三种溶液各 6 μl，分别点于同一聚酰胺薄膜上，以二氯甲烷-乙酸乙酯-甲醇（5∶3∶2）为展开剂展开，取出，喷以 5% 的三氯化铝乙醇溶液，晾干，放置于 365 nm 紫外光灯下观察。供试品色谱中，在与对照品色谱相应位置，显相同颜色的荧光斑点[3]。

（2）取本品 0.5 g，加入 10 ml 甲醇，超声处理 30 min，过滤。滤液挥干，加入 0.5 ml 甲醇溶解，作为供试品溶液。称取适量 β-谷甾醇对照品，用甲醇溶解，并稀释制得浓度为 0.5 mg/ml 的对照品溶液。量取供试品溶液和对照品溶液各 10 μl，分别点于同一块硅胶 G 薄层板上，用石油醚-丙酮（2∶1）作为展开剂，饱和 10 min，展开，取出，晾干，喷以 5%硫酸乙醇溶液，在 105 ℃ 下加热至出现显色清晰的斑点。供试品色谱中，在与对照品色谱相应位置，显相同颜色的红色斑点[3]。

【含量测定】

（1）色谱条件与系统适用性试验：用十八烷基硅烷键合硅胶为填充剂。流动相 A：甲醇，流动相 B：0.5%乙酸水溶液，按表 11 中的规定进行梯度洗脱。柱温 30 ℃。流速为 1.0 ml/min。检测波长为 350 nm。理论板数按木犀草苷峰计算应不低于 5000。

表 11　HPLC 法测定山苦荬中木犀草苷含量梯度洗脱设置

时间/min	流动相 A 含量/%	流动相 B 含量/%
0~10	30~32	70~68
10~45	32~40	68~60
45~55	40~75	60~25

（2）对照品溶液的制备：取木犀草苷对照品适量，精密称定，加入 70%乙醇制成 1 ml 含 40 μg 的对照品溶液，即得。

（3）供试品溶液的制备：将本品粉末过 3 号筛，精密称定 1 g，置于锥形瓶中，精密加入 50 ml 70%乙醇，称重。加热回流 1 h，放置至室温，称重，用 70%乙醇补足减失的重量，摇匀，过滤，取续滤液，即得。

（4）测定法：分别精密量取对照品溶液与供试品溶液各 10 μl，注入液相色谱仪，测定，即得。

参考文献

[1] 卫生部药典委员会. 中华人民共和国卫生部药品标准　藏药（第一册）[S]. 1995：4.

[2] 张垠，童志平，薛鹏禧，等. 藏药山苦荬化学成分研究[J]. 安徽农业科学，2010（29）：16222.

[3] 周珊珊，谭睿，宋良科，等. 藏药山苦荬的生药鉴定[J]. 川北医学院学报，2013.（1）：2-5.

◆ 藏紫菀

མེ་ཏོག་ལུག་མིག（美多路梅）

FLOS ASTERIS SOULIEI

本品为菊科植物缘毛紫菀（Aster souliei Franch.）的干燥花序。秋季采收，阴干[1]。

【化学成分】

本品的主要化学成分有三萜及三萜皂苷、黄酮、肽类及挥发油等，还富含 20 种氨基酸和 8 种矿质元素。从藏紫菀中分离的甾体类化合物有 β-谷甾醇、胡萝卜苷、α-菠菜甾醇、豆甾醇、β-香树素等，黄酮类化合物有芹菜素、山柰酚、橙皮苷、槲皮素、芦丁、芸香苷、洋芹素等，三萜皂苷类有续断皂苷 B、臭瓜皂苷 A、三皱脉紫菀皂苷 A 和东风菜皂苷 A4 等，除此之外还含有水杨酸、齐墩果酸等成分[2]。

【理化鉴别】

取本品粉末 0.1 g，加 80%甲醇 5 ml，超声提取 15 min，过滤，滤液作为供试品溶液。另取对照药材 0.1 g，按供试溶液制备方法，制备相应的对照药材溶液。按照薄层色谱法（2015 年版《中国药典》通则 0502）试验，量取对照药材溶液与供试品溶液各 4 µl，分别点于同一以羧甲基纤维素钠为黏合剂的硅胶 GF$_{254}$薄层板上，以乙酸乙酯-丙酮-水-甲酸（20：3：1.5：1.5）为展开剂展开，取出，晾干，置紫外光灯（366 nm）下检视。供试品色谱中，在与对照药材色谱相应位置，显相同颜色的荧光斑点[3]。

参考文献

[1] 卫生部药典委员会. 中华人民共和国卫生部药品标准　藏药（第一册）[S]. 1995：135.

[2] 余平等. 藏紫菀化学成分及药理作用研究进展[J]. 亚太传统医药, 2014, 10（12）：9-10.

[3] 张志锋. 藏药材重冠紫菀的质量标准研究[J]. 西南民族大学学报：自然科学版, 2014, 40（2）：233-236.

◆ 黄 连

 སྱང་ཚེ་སྐྱས། （娘孜泽）

COPTIDIS RHIZOMA

本品为毛茛科植物黄连（*Coptis chinensis* Franch.）、三角叶黄连（*Coptis deltoidea* C.Y.Cheng et Hsiao）或云连（*Coptis teeta* wall.）的干燥根茎。以上三种分别习称"味连""雅连""云连"。秋季采挖，除去须根和泥沙，干燥，撞去残留须根[1]。

【化学成分】

黄连的主要成分为多种生物碱，包括小檗碱（berberine）、黄连碱（coptisine）、甲基黄连碱（worenine）、巴马汀（palmatine）、药根碱（jatrorrhizine）、非洲防己碱（eolumbamine）、表小檗碱（epiberberine）、Groenlandi Cine、5-羟基小檗碱（berberastine）、木兰花碱（magnoflorine）。非碱成分有阿魏酸（ferulicacid）、绿原酸（ehlorogenie）、棚皮素（quereetin）、对羟基肉桂酸、唐松草苷（thalietin）、黄柏酮（obaeunone）、黄柏内酯（obaeutactone）、3, 4-二羟基苯乙醇葡萄糖酸（3, 4-dihydroxy-phenylethylalcoholglueoside、3-羧基-4-羟基苯氧基葡萄糖苷（3-earboxy-4- hydroxy-phenoxygluCoside）、2, 3, 4-三羟基苯丙酸（2, 3, 4-trihydroxy- benzenpropanoicacid），自由基清除剂（+）落叶松脂素、反式阿魏酸对羟基苯乙酯等。黄连中还含有人体必需的宏量元素和有关的微量元素[2]。

【理化鉴别】

取本品粉末 0.25 g，加甲醇 25 ml，超声处理 30 min，过滤，取滤液作为供试品溶液。另取黄连对照药材 0.25 g，同法制成对照药材溶液。取盐酸小檗碱对照品，加入甲醇制成 1 ml 含 0.5 mg 的对照品溶液。按照薄层色谱法（2015 年版《中国药典》通则 0502）试验，量取上述三种溶液各 1 µl，分别点于同一高效硅胶 G 薄层板上，以环己烷-乙酸乙酯-异丙醇-甲醇-水-三乙胺（3：3.5：1：1.5：0.5：1）为展开剂，置于用浓氨试液预饱和 20 min 的展开缸内，展开，取出，晾干，置紫外光灯（365 nm）下检视。供试品色谱中，在与对照药材色谱相应位置，显 4 个以上相同颜色的荧光斑点；在与对照品色谱相应位置，显相同颜色的荧光斑点[1]。

【含量测定】

按照高效液相色谱法（2015 年版《中国药典》

通则 0512）测定。

（1）色谱条件与系统适用性试验：以十八烷基硅烷键合硅胶为填充剂；以乙腈-0.05 mol/L 磷酸二氢钾溶液（50∶50）（每 100 ml 中加十二烷基硫酸钠 0.4 g，以磷酸调节 pH 值为 4.0）为流动相；检测波长为 345 nm。理论板数按盐酸小檗碱峰计算应不低于 5000。

（2）对照品溶液的制备：取盐酸小檗碱对照品适量，精密称定，加入甲醇制成 1 ml 含 90.5 μg 的溶液，即得。

（3）供试品溶液的制备：取本品粉末（过二号筛）约 0.2 g，精密称定，置具塞锥形瓶中，精密加入甲醇-盐酸（100∶1）的混合溶液 50 ml，密塞，称定重量，超声处理 30 min，放冷，称定重量，用甲醇补足减失的重量，摇匀，过滤，精密量取续滤液 2 ml，置 10 ml 容量瓶中，加甲醇至刻线，摇匀，过滤，取续滤液，即得。

（4）测定法：分别精密量取对照品溶液与供试品溶液各 10 μl，注入液相色谱仪，测定。以盐酸小檗碱对照品的峰面积为对照，分别计算小檗碱、表小檗碱、黄连碱和巴马汀的含量，用待测成分色谱峰与盐酸小檗碱色谱峰的相对保留时间确定。

表小檗碱、黄连碱、巴马汀、小檗碱的峰位，其相对保留时间应在规定值的±5%范围之内，即得。相对保留时间见表 12。

表 12　黄连中四种主要生物碱的 HPLC 相对保留时间

待测成分（峰）	相对保留时间
表小檗碱	0.71
黄连碱	0.78
巴马汀	0.91
小檗碱	1.00

本品按干燥品计算，以盐酸小檗碱计，含小檗碱（$C_{20}H_{17}NO_4$）不得少于 5.5%，表小檗碱（$C_{20}H_{17}NO_4$）不得少于 0.80%，黄连碱（$C_{19}H_{13}NO_4$）不得少于 1.6%，巴马汀（$C_{21}H_{21}NO_4$）不得少于 1.5%[1]。

参考文献

[1] 国家药典委员会. 中华人民共和国药典：一部[S]. 北京：中国医药科技出版社，2015：303.

[2] 李峰. 黄连的化学成分及质量标准的研究[D]. 成都：四川大学，2007.

◆ 香　附

སྨན་གྲ་སྣདཾ།（曼拉岗）

CYPERI RHIZOMA

本品为莎草科植物莎草（*Cyperus rotundus* L.）的干燥根茎。秋季采挖，燎去毛须，置沸水中略煮或蒸透后晒干，或燎后直接晒干[1]。

【化学成分】

本品含葡萄糖、果糖、淀粉、挥发油。挥发油中主要为香附子烯（Cyperene）、香附醇（Cy-perol）、异香附醇（Isocyperol），β-蒎烯（β-Pinene）、莰烯（Camphene）、1, 8-桉叶素（1, 8-Cineole）、柠檬烯（Limonene）、芹子三烯（Selinatriene）、β-芹子烯（β-Selinene）、α-香附酮（α-Cyperone）、β-香附酮（β-Cyperone）、香附醇酮（Cyperolone）、莎草薁酮（Rotundone）、环氧莎草薁酮（Epoxyguaine）、考布松（Kobusone）及异考布松（Isokobusone）。亦含三萜类、黄酮类

及生物碱等[2]。

【理化鉴别】

取本品粉末 1 g，加乙醚 5 ml，放置 1 h，时时振摇，过滤，滤液挥干，残渣加乙酸乙酯 0.5 ml 使溶解，作为供试品溶液。另取 α-香附酮对照品，加入乙酸乙酯制成 1 ml 含 1 mg 的溶液，作为对照品溶液。按照薄层色谱法（2015 年版《中国药典》通则 0502）试验，量取上述两种溶液各 2 μl，分别点于同一硅胶 GF$_{254}$ 薄层板上，以二氯甲烷-乙酸乙酯-冰醋酸（80：1：1）为展开剂展开，取出，晾干，置紫外光灯（254 nm）下检视。供试品色谱中，在与对照品色谱相应位置，显相同颜色的深蓝色斑点；喷以二硝基苯肼试液，放置片刻，斑点渐变为橙红色[1]。

【含量测定】

（1）挥发油含量

按照挥发油测定法（2015 年版《中国药典》通则 2204）测定。

本品含挥发油不得少于 1.0%（ml/g）[1]。

（2）香附烯酮、圆柚酮和 α-香附酮含量测定

❶ 色谱条件：C$_{18}$ 色谱柱（4.6 mm×250 mm，5 μm）；流动相为甲醇-水（68：32）；检测波长为 242 nm；体积流量为 1.0 ml/min；柱温为 30 ℃。在选定条件下，各色谱峰与供试品中其他组分色谱峰达基线分离，其理论塔板数均大于 4000。

❷ 对照品溶液的制备：取香附烯酮、圆柚酮、α-香附酮对照品适量，精密称定，置于 50 ml 容量瓶内，用色谱甲醇溶解并定容至刻线，得混合对照品贮备液，质量浓度分别为 0.6512，0.0702，0.2004 mg/ml。精密量取上述贮备液 1 ml，置 10 ml 容量瓶内，用色谱甲醇溶解并定容至刻线，得对照品溶液，质量浓度分别为 65.12，7.02，20.04 μg/ml。

❸ 供试品溶液的制备：取香附粉末约 0.5 g，精密称定，置具塞锥形瓶中，精密加入甲醇 25 ml，称定质量，超声处理 30 min，放冷，称定质量，用甲醇补足减失的质量，摇匀，过滤，取续滤液，用微孔滤膜（0.45 μm）过滤，即得。

❹ 标准曲线的绘制：精密量取混合对照品溶液，分别进样 4，6，8，10，12，14 μl，测定各色谱峰面积。以对照品进样量（μg）为横坐标，色谱峰面积为纵坐标，绘制标准曲线，计算回归方程。

❺ 测定法：精密量取对照品溶液和供试品溶液 10 μl，注入液相色谱仪，测定，计算含量[3]。

参考文献

[1] 国家药典委员会. 中华人民共和国药典：一部[S]. 北京：中国医药科技出版社，2015：258.

[2] 南京中医药大学. 中药大辞典（下）[M]. 2 版. 上海：上海科学技术出版，2006：2340.

[3] 王世宇，李文兵，卢君蓉，等. HPLC 法同时测定不同产地香附药材中香附烯酮，圆柚酮和 α-香附酮[J]. 中成药，2015：328.

◆ 高良姜

སྨན་སྒ། ན་སྨུག (嘎玛)

ALPINIAE OFFICINARUM RHIZOMA

本品为姜科植物高良姜（*Alpinia officinarum* Hance）的干燥根茎。夏末秋初采挖，除去须根和

残留的鳞片，洗净，切段，晒干[1]。

【化学成分】

本品所含主要成分为挥发油和黄酮类，其中挥发油成分主要有：1,8-桉叶素、桂皮酸甲酯、丁香油酚、蒎烯、荜澄茄烯等；黄酮类成分主要有：山奈素、槲皮素、高良姜素、山奈酚、异鼠李素等和高良姜酚；此外还含鞣质、鞣红等[2]。

【理化鉴别】

取本品粉末 5 g，置圆底烧瓶中，加水 200 ml，连接挥发油测定器，自测定器上端加水使充满刻线部分，并溢流入烧瓶为止，加正己烷 3 ml，连接回流冷凝管，加热至微沸，并保持 2 h，放冷，取正己烷液作为供试品溶液。另取高良姜对照药材 5 g，同法制成对照药材溶液。按照薄层色谱法（2015 年版《中国药典》通则 0502）试验，量取上述两种溶液各 10 μl，分别点于同一硅胶 G 薄层板上，以甲苯-乙酸乙酯（19：1）为展开剂展开，取出，晾干，喷以 5%香草醛硫酸溶液，在 105 ℃ 加热至斑点显色清晰。供试品色谱中，在与对照药材色谱相应位置，显相同颜色的斑点[2]。

【含量测定】

按照高效液相色谱法（2015 年版《中国药典》通则 0512）测定。

（1）色谱条件与系统适用性试验：以十八烷基硅烷键合硅胶为填充剂；以甲醇-0.2%磷酸溶液（55：45）为流动相；检测波长为 266 nm。理论塔板数按高良姜素峰计算应不低于 6000。

（2）对照品溶液的制备：取高良姜素对照品适量，精密称定，加入甲醇制成 1 ml 含 40 μg 的溶液，即得。

（3）供试品溶液的制备：取本品粉末（过四号筛）约 0.2 g，精密称定，置具塞锥形瓶中，精密加入甲醇 50 ml，密塞，称定重量，加热回流 1 h，放冷，称定重量，用甲醇补足减失的重量，摇匀，过滤，取续滤液，即得。

（4）测定法：分别精密量取对照品溶液与供试品溶液各 10 μl，注入液相色谱仪，测定，即得。

本品按干燥品计算，含高良姜素（$C_{15}H_{10}O_5$）不得少于 0.70%[2]。

参考文献

[1] 国家药典委员会. 中华人民共和国药典：一部[S]. 北京：中国医药科技出版社，2015：287.

[2] 黄慧珍，杨丹. 高良姜的化学成分及其药理活性研究进展[J]. 广东化工，2009，36（1）：77-80.

◆ 天竺黄

ཀྱག་ཚ་གགས། （尼吉刚）

BAMBUSAE CONCRETIO SILICEA

本品为禾本科植物青皮竹（*Bambusa textilis* McClure）或华思劳竹（*Schizostachyum chinese* Rendle）等秆内的分泌液干燥后的块状物[1]。秋、冬两季采收。

【化学成分】

本品含二氧化硅约90%，并含氢氧化钾1.1%、硅质9%，以及氧化铁、钙胆碱、甜菜碱、氯化钾、甘露醇、竹红菌甲素及多种氨基酸等[2]。

【理化鉴别】

（1）取本品适量，炽灼灰化后，残渣中加盐酸与硝酸的等容混合液，过滤，滤液加钼酸铵试液，振摇，加硫酸亚铁试液，即显蓝色[2]。

（2）取上述（1）中滤纸，加亚铁氰化钾试液1滴，待干后，加盐酸1滴、水10滴与0.1%茜红的乙醇溶液1滴，置氨蒸气中熏后，滤纸上可见紫色斑中有红色的环。

（3）取本品粉末2 g，加水30 ml，煮沸15 min，过滤，滤渣用水洗涤，合并滤液和洗液，置于50 ml容量瓶中，用水稀释至刻线，取25 ml，加酚酞指示液2滴，溶液不变色。

（4）取本品0.5 g，加水10 ml、盐酸3滴，浸泡1 h过滤，滤液加高锰酸钾试液10滴。天然天竺黄红色马上消褪，而合成天竺黄数分钟后红色逐渐消褪[2]。

（5）取本品粉末1 g，置20 ml气相顶空进样瓶或其他耐压容器中，加6 mol/L盐酸10 ml，加盖密封，置水浴中加热2 h，取出，放冷，离心，取上清液，蒸干，残渣加稀乙醇2 ml使溶解，作为供试品溶液。另取天竺黄对照药材1 g，同法制成对照药材溶液。再取亮氨酸对照品、丙氨酸对照品，分别加稀乙醇制成1 ml各含0.5 mg的溶液，作为对照品溶液。按照薄层色谱法（2015年版《中国药典》通则0502）试验，量取上述4种溶液各2 μl，分别点于同一硅胶G薄层板上，以正丁醇-冰醋酸-水（19∶5∶5）为展开剂展开，取出，晾干，喷以茚三酮试液，在105 ℃加热至斑点显色清晰，在日光下检视。供试品色谱中，在与对照药材色谱及对照品色谱相应的位置上，显相同颜色的斑点[1]。

参考文献

[1] 国家药典委员会. 中华人民共和国药典：一部[S]. 北京：中国医药科技出版社，2015：56.

[2] 王筠默. 中药研究与临床应用[M]. 上海：上海中医药大学出版社，2006：94.

◆ **鲜竹沥**

སྤུག་ཕྱིན་ཚེ་བ། （牛嗯次瓦）

SUCCUS BAMBUSAE

本品为禾本科植物粉绿竹（*Phyllostachys glauca* Mcclure）、净竹（*Phyllostachys nuda* Mcclure）及同属的数种植物的茎部经加热后自然沥出的黄绿色汁液[1]。

【化学成分】

竹沥中主要含酚类、氨基酸、无机元素及有机酸等成分，如15种氨基酸、愈创木酚、葡萄糖酸、水杨酸、苯酚，锗、硅等化合物成分[2-5]。

参考文献

[1] 卫生部药典委员会. 中华人民共和国卫生部药品标准　藏药（第一册）[S]. 1992：99.

[2] 贾红慧，等. 慈竹沥的药理作用初探[J]. 中药材，1992，15（10）：85.

[3] 殷玉生，等. 竹沥止咳成分探讨及临床疗效观察[J]. 中国医院药学杂志，1988（11）：519.

[4] 柯铭清. 中草药有效成分理化与药理特性[M]. 长沙：湖南科技出版社，1982：83.

[5] 李本山，等. 鲜竹沥化学成分的研究[J]. 中草药，1984，16（3）：3-4.

◆ 紫檀香

ཙན་དན་དམར་པོ།（赞旦玛布）

LIGGNUM PTEROCARPI INDICI

本品为豆科植物青龙木（*Pterocarpus indicus* Willd.）的干燥心材[1]。采伐后，除去外皮和边材，锯成小段，用水浸泡后，晾干[1]。

【化学成分】

心材含哥拉紫檀素（angolensin）、紫檀素（pterocarpin）、高紫檀素（homopterocarpin）、刺芒柄花素（formononetin），还含挥发油成分（oreudesmol）、β-桉叶醇（β-eudesmol）[2]。

【理化鉴别】

（1）取紫檀香标准药材 0.1 g，置 7 ml 真空管中，加 5 ml 丙酮，常温下提取 15 min，时时振摇，过滤，滤液于通风橱中自然挥干，加甲醇 2 ml 使溶解，作为供试品溶液。量取 1 ml 供试品溶液至 5 ml 烧杯中，加镁粉少许及浓盐酸 3~5 滴，溶液即时显樱红色，说明该药材的丙酮提取液有黄酮类化合物[3]。

（2）薄层色谱鉴别

❶ 取紫檀香的乙醇液 5 ml，作为供试品。分别量取供试品溶液 2~3 μl，点于同一高效硅胶 G 薄层板上，以环己烷-乙酸乙酯-冰乙酸（4∶1∶1）为展开剂展开，取出，晾干，置紫外光灯（365 nm）下检视[4]。

❷ 取紫檀香的乙醚液 5 ml 作为供试品；取檀香醇对照品，加入乙醚制成 1 ml 含 5 mg 的溶液，作为对照品溶液。分别量取上述供试品与对照品溶液 2~4 ml，点于同一硅胶 G 薄层板上，以石油醚（30~60 ℃）-乙酸乙酯（85∶15）为展开剂展开，取出，晾干，置碘蒸气中显色[4]。

【含量测定】

总黄酮含量的测定：

（1）对照品溶液的制备：精密称取芦丁对照品 5.01 mg，置 50 ml 棕色容量瓶中，加甲醇少许使溶解并定容至刻线，摇匀；精密量取该芦丁对照品溶液 20 ml，置 50 ml 棕色容量瓶中，加甲醇至刻线，即得浓度为 40.08 μg/ml 的对照品溶液。

（2）供试品溶液的制备：精密称取紫檀香药材 0.1 g，置于 50 ml 锥形瓶中，加丙酮 15 ml，超声处理 30 min，放冷，过滤，同法提取至无黄酮反应为止，合并滤液，通风橱中自然挥干，残渣加甲醇少许使溶解，转移至 50 ml 棕色容量瓶中，用甲醇冲洗烧杯 2~3 次，液体并到 50 ml 棕色容量瓶中，加甲醇至刻线，摇匀，作为供试品溶液。

（3）标准曲线的绘制：取对照品溶液 1.0, 2.0, 3.0, 4.0, 5.0, 6.0 ml，分别置 25 ml 棕色容量瓶中，各加水 6 ml、5%亚硝酸钠溶液 1 ml，摇匀，放置 6 min；加 10%硝酸铝溶液 1 ml，摇匀，放置 6 min；加氢氧化钠试液 10 ml，加水至刻线，摇匀，放置 15 min。以显色剂系统 $Al(NO_3)_3$-NaOH- $NaNO_2$ 及水为空白参比平行试验，在 340 nm 处测定吸光度。以吸光度（A）为纵坐标、浓度（C）为横坐标，绘制标准曲线，用最小二乘法进行线性回归，得回归方程。

（4）样品的测定：精密称取紫檀香药材 0.1 g，按上述操作，制备成供试品溶液，分别从中量取 3 ml，按"标准曲线的绘制"项下方法操作，测定吸光度。代入回归方程计算供试品溶液中总黄酮含量。

$$C = \frac{C_A \times V_1 \times V_3}{V_2 \times m}$$

式中　C——样品中黄酮含量；

　　　C_A——由标准曲线回归方程求得黄酮含量；

　　　V_1——样液体积；

　　　V_2——定容体积；

　　　V_3——显色剂反应测定取用样品体积；

　　　m——样品质量[5]。

参考文献

[1] 卫生部药典委员会. 中华人民共和国卫生部药品标准　藏药（第一册）[S]. 1995：109.

[2] 国家中医药管理局《中华本草》编委会. 中华本草（维吾尔药卷）[M]. 上海：上海科学技术出版社, 2005, 362.

[3] 朱明, 王静, 张小宁. 蒙药紫檀香药材质量评价研究现状[J]. 中国民族医药杂志, 2014（10）：33-34.

[4] 侯世海. 檀香、紫檀香、降香及苏木的紫外光谱和薄层色谱鉴别[J]. 青海医药杂志, 1999（10）：54-55.

[5] 朱明, 王静, 张小宁. 紫外光谱法测定蒙药紫檀香总黄酮的含量[J]. 中华中医药杂志, 2012（10）：2517-2520.

◆ 文冠木

ᚉᚊ་ᚦᚨᚦ་ᚦᚦᚦᚦᚦᚦ།（赞旦生等）

LIGNUM XANTHOCERAIS SORBIFOLIAE

本品为无患子科植物文冠木（*Xanthoceras sorbifolia* Bunge）的枝条或者茎干的木部。夏季采取茎干，除去枝叶，晒干即得[1]。

【化学成分】

本品含有黄酮醇及其苷类、二氢黄酮醇类、香豆素及其苷类、苯醌类、三萜类和大分子鞣质、黄酮聚合物等，如齐墩果烷、乌苏烷、羽扇豆烷、木栓烷、杨梅皮素、槲皮素[2,3]、大黄素、大黄素甲醚、大黄酚、β-谷甾醇[4]。从自然界首次分离得到了文冠木素（xanthocerin）[5]。

【理化鉴别】

取本品干燥粗粉 5 g，加入 $CHCl_3$ 50 ml，超声处理 30 min，放置冷却至室温，过滤。滤液放入已装好 60 g D101 大孔树脂的色谱柱中。用 100 ml 20%乙醇洗脱，用 200 ml 无水乙醇洗脱。将无水乙醇部分减压蒸发至干燥，加入 $CHCl_3$-甲醇（1：1）混合液体 5 ml，即可制得供试品溶液。另外用槲皮素对照品制成对照品溶液。用苯-$CHCl_3$-乙酸乙酯-乙酸（5：1：4：1）作为展开剂，在硅胶 G 板上进行两次展开，取出，晾干，在 254 nm 紫外光灯下观察。供试品色谱中，在与对照品色谱相应位置，显相同颜色的暗棕色斑点[6]。

【含量测定】

高效液相色谱法测定文冠木中双氢杨梅树皮素和文冠木素的含量。

（1）色谱条件与系统适应性：Hypersil ODS2 柱。流动相采用乙腈-0.2%磷酸梯度洗脱（表13），流速 1 ml/min，检测波长 274 nm。理论塔板数按照双氢杨梅树皮素和文冠木素计算不应低于 4000。

表 13　HPLC 法测定文冠木中双氢杨梅树皮素和
文冠木素含量梯度洗脱设置

时间/min	磷酸含量/%	乙腈含量/%
0	70	30
10	60	40
15	45	55
25	25	75
35	15	85
45	15	85

　　(2) 供试品溶液的制备：取本品干燥粉末 5 g，精密称定，加入 $CHCl_3$ 50 ml，超声处理 30 min，放置冷却至室温，过滤。滤液放入已装好 60 g D101 大孔树脂的色谱柱中。用 100 ml 20%乙醇溶液洗脱，用 200 ml 无水乙醇洗脱。无水乙醇的洗脱液蒸干，置于 25 ml 容量瓶中，加甲醇溶解并定容至刻线，即得。

　　(3) 对照品溶液的制备：精密称取双氢杨梅树皮素适量，加入乙腈溶解并配制成浓度为 2 mg/ml 的对照品液。精密称取文冠木素适量，加入甲醇溶解并配制成 1 mg/ml 的对照品溶液。

　　(4) 测定法：分别精密量取对照品和供试品溶液各 20 μl，注入液相色谱仪，测定即得[6]。

参考文献

[1] 卫生部药典委员会. 中华人民共和国卫生部药品标准　藏药（第一册）[S]. 1995：19.

[2] 刘玉磊. 文冠木的研究进展[J]. 中国民族医药杂志, 2009, 15（2）：73-74.

[3] 倪慧艳. 文冠木化学成分研究[J]. 中药材, 2009, 32（5）：702-704.

[4] 董玉, 王宏伟, 陈朝军, 等. 文冠木化学成分的研究[J]. 北京中医药大学学报, 2008, 31（12）：844-846.

[5] 张文霞. 文冠木化学成分的研究[J]. 药学学报, 2000, 35（2）：124-127.

[6] 赵军. 蒙药文冠木的质量标准研究[J]. 中国民族医药杂志, 2011, 17（8）：43-46.

◆ 降　香

ཙན་དན་སྨུག་པོ།（赞旦木保）

DALBERGIAE ODORIFERAE LIGNUM

本品为豆科植物降香檀（*Dalbergia odorifera* T. Chen）树干和根的干燥心材。全年均可采收，除去边材，阴干[1]。

【化学成分】

本品所含主要成分为挥发油和黄酮类。挥发油的主要成分为橙花叔醇、2, 4-二甲基-2, 4-庚二烯醛、氧化石竹烯、蒎烯、金合欢醇等；黄酮类化合物主要包括：异黄酮类、查尔酮类、二氢黄酮类、新黄酮类、异黄烷类、异黄烷酮、紫檀素类、双异黄烷类[2]。

【理化鉴别】

　　(1) 取本品粉末 1 g，加甲醇 10 ml，超声处理 30 min，放置，取上清液作为供试品溶液。另取降香对照药材 1 g，同法制成对照药材溶液。按照薄层色谱法(2015 年版《中国药典》通则 0502)试验，量取上述两种溶液各 2 μl，分别点于同一硅胶 G 薄层板上，以甲苯-乙醚-$CHCl_3$（7：2：1）为展开剂展开，取出，晾干，喷以 1%香草醛硫酸溶液-无水乙醇（1：9）混合溶液，在 105 ℃ 加热至斑点显色清晰。供试品色谱中，在与对照药材色谱相应位置，显相同颜色的斑点[1]。

（2）取上述（1）项下供试品溶液和对照药材溶液，按照薄层色谱法（2015 年版《中国药典》通则 0502）试验，量取上述两种溶液各 2 μl，分别点于同一硅胶 G 薄层板上，以甲苯-乙酸乙酯(2：1)为展开剂展开，取出，晾干，置紫外光灯（365 nm）下检视。供试品色谱中，在与对照药材色谱相应位置，显相同颜色的荧光斑点[1]。

【含量测定】

挥发油：照挥发油测定法（2015 年版《中国药典》通则 2204）测定。

本品含挥发油不得少于 1.0%（ml/g）[1]。

参考文献

[1] 国家药典委员会. 中华人民共和国药典：一部[S]. 北京：中国医药科技出版社，2015：229.

[2] 杨志宏，梅超，何雪辉，等. 降香化学成分、药理作用及药代特征的研究进展[J]. 中国中药杂志，2013, 38（11）：1679-1682.

◆ 檀 香

ཙན་དན། （占登）

SANTALI ALBI LIGNUM

本品为檀香科植物檀香（*Santalum album* L.）树干的干燥心材[1]。

【化学成分】

心材含挥发油（白檀油）3%~5%。挥发油含 α-檀香萜醇和 β-檀香萜醇（α-, β-santalol）90%以上、檀萜烯（santene）、α-檀香萜烯和 β-檀香花烯（α-, β-santalene）、檀萜烯酮（santenone）、檀萜烯酮醇（santenonealcohol）及少量檀香萜酸（santalic acid）、檀油酸（teresantalicacid）、紫檀萜醛（santal aldehyde）。树干、枝和根的心材含挥发油（白檀油）1.6%~6%，根部心材产油率达 10%，茎部心材次之[2]。

【理化鉴别】

（1）取本品的挥发油，加乙醚制成 1 ml 含 10 μl 的溶液，作为供试品溶液。另取檀香醇对照品，加入乙醚制成 1 ml 含 5 μl 的溶液（或用印度檀香的挥发油加入乙醚制成 1 ml 含 10 μl 的溶液）作为对照品溶液。照薄层色谱法（2015 年版《中国药典》通则 0502）试验，量取上述两种溶液各 10 μl，分别点于同一硅胶 G 薄层板上，以石油醚（60~90 ℃）-乙酸乙酯（17：3）为展开剂展开，取出，晾干，喷以对二甲氨基苯甲醛溶液（取对二甲氨基苯甲醛 0.25 g，溶于冰醋酸 50 g 中，加 85%磷酸溶液 5 g 与水 20 ml，混匀），在 80~90 ℃ 加热至斑点显色清晰。供试品色谱中，在与对照品色谱相应位置，显相同颜色的紫蓝色斑点[1]。

（2）取本品，用刀削成碎屑，取 1 g，加无水乙醇 5 ml，浸渍 10 min，振摇 2 min，静置，取上清液作为供试品溶液。另取檀香油对照品，加入无水乙醇制成 1 ml 含 5 μl 的溶液，作为对照品溶液（或取檀香对照药材粉末 1 g，同法制成对照药材溶液）。量取供试品溶液 2 μl，对照品（或对照药材溶液）2 μl，分别点于同一硅胶 GF254 薄层板上，以环己烷-乙酸乙酯（17：3）为展开剂展开，取出，晾干，置碘蒸气中熏至斑点显色清晰。供试品色谱中，在与对照品色谱相应位置，显相同颜色的主斑点[3]。

（3）取檀香粉末 0.1 g，分别加乙醚 20 ml，密塞，浸渍 0.5 h，并时加振摇。取上述（1）（2）中两种供试品溶液各 5 ml，分别置蒸发皿中低温蒸干，残留物各滴加 1%香草醛硫酸溶液 2 滴，观察颜色变化。结果由淡紫色渐变成深紫红色[4]。

【含量测定】

（1）挥发油测定法

取本品刨花（厚 1 mm）30 g，按照挥发油测定法（2015 年版《中国药典》通则 2204）测定。

本品含挥发油不得少于 3.0%（ml/g）[1]。

（2）GC-MS 法

❶ 供试品溶液的制备：将檀香药材切割成小碎片，粉碎，过 20 目筛，称取粉末 30 g，照挥发油测定法（2015 年版《中国药典》通则 2204）提取，经无水硫酸钠干燥后得到无色至淡黄色的挥发油。精密量取上述提取的挥发油 10 μl，置 1 ml 容量瓶中，用乙醚溶解并定容至刻线，即得供试品溶液。

❷ 气相色谱条件：RTX-5MS（5%苯基-95%二甲基硅氧烷）（30 m×0.25 mm×0.25 μm）石英毛细管柱；进样口温度 250 ℃；载气为高纯度氦气，流速 1.0 ml/min；分流比 40：1，进样量为 1 μl。程序升温：起始温度 70 ℃，先以 2 ℃/min 升温至 140 ℃，保持 20 min，以 2 ℃/min 升温至 180 ℃，最后以 10 ℃/min 升温至 220 ℃，保持 10 min。

❸ 质谱条件：电离方式为 EI，电子能量 70 eV，离子源温度 230 ℃，接口温度 230 ℃；检测电压 0.8 kV；溶剂延时 5 min，质量扫描范围 40~400 amu。

❹ 测定法：取供试品溶液进行 GC-MS 分析，得到总离子流图，所得各组分的质谱数据用 NIST2005 等数据库进行检索，并结合相关文献进行图谱分析，确定挥发油成分；用峰面积归一化法测定各化学成分在挥发油中的相对含量[5]。

参考文献

[1] 国家药典委员会. 中华人民共和国药典：一部[S]. 北京：中国医药科技出版社，2015：380.

[2] 刘永新. 国家药典中药实用手册（中卷）[M]. 北京：中医古籍出版社，2011：278.

[3] 边振甲，等. 药品快速检测技术研究与应用（中药卷）[M]. 北京：化学工业出版社，2013：195.

[4] 彭强，等. 檀香及其掺伪品檀香边材的鉴别比较[J]. 中草药，2002，33（11）：1043-1044.

[5] 陈晓颖，等. 市售檀香挥发油化学成分的 GC-MS 分析[J]. 中药材，2012，35（3）：418-421.

◆ 小米辣

ཙི་ད་ཀ།（子扎嘎）

FRUCTUS CAPSICI

本品为茄科植物小米辣（*Capsicum frutescens* L.）的干燥成熟果实。秋季果实成熟时采收，晒干[1]。

【化学成分】

本品的主要活性成分为含有酚羟基的生物碱，主要有辣椒素、二氢辣椒素，还含有降二氢辣椒素、高辣椒素、高二氢辣椒素等[2]。

【理化鉴别】

取本品粗粉 1 g，加入丙酮 25 ml，超声处理 25 min，置于 45 ℃ 水浴中温浸 2 h，过滤。滤液置于 70 ℃ 的水浴上，蒸干。残渣加入 2 ml 乙醚-丙酮混合溶液（1∶1）溶解，作为供试品溶液。取辣椒素的对照品，加入甲醇制成 1 ml 含 0.5 mg 的对照品溶液。量取 2~10 μl 供试品溶液和 5 μl 对照品溶液，分别点于同一块硅胶 G 薄层板上。用石油醚（60~90 ℃）-乙酸乙酯-二氯甲烷-浓氨水（10∶10∶5∶0.05）作为展开剂展开，取出，晾干。喷以 0.5% 的 2,6-二苯醌-4-氯亚胺甲醇溶液，在氨蒸气的环境下熏至出现显色清晰的斑点。供试品色谱中，在与对照品色谱相应位置，显相同颜色的荧光斑点[3]。

【含量测定】

（1）色谱条件与系统适应性：Phenomenex C_{18} 色谱柱；流动相采用乙腈-0.2% 磷酸（48∶52），流速 1.0 ml/min；检测波长 280 nm；柱温 40 ℃。理论塔板数按照辣椒素峰计算不应低于 3000。

（2）供试品溶液的制备：取本品粉末 0.5 g，精密称定，置于具塞锥形瓶中，精密加入甲醇-四氢呋喃（1∶1）25 ml，称定重量，超声处理 30 min，冷却至室温，称定重量，用甲醇-四氢呋喃（1∶1）补足减少的重量，摇匀，过滤，取续滤液，即为供试品溶液[2, 4]。

（2）对照品溶液的制备：精密称取辣椒素对照品适量，加入甲醇制成 1 ml 含 0.1422 mg 的辣椒素溶液。精密称取二氢辣椒素对照品适量，加入甲醇制成 1 ml 含 0.1233 mg 的二氢辣椒素溶液。取上述辣椒素溶液 3.50 ml，二氢辣椒素溶液 1.60 ml，混合，置于 10 ml 容量瓶中，用甲醇定容至刻线，混匀，即为混合对照品溶液[2, 4]。

（4）测定法：分别精密量取对照品和供试品溶液各 10 μl，注入液相色谱仪，测定即得[4]。

参考文献

[1] 罗达尚，等. 中华藏本草[M]. 北京：民族出版社，1997：209.

[2] 张晶，孙长波，石磊岭，等. RP-HPLC 法测定辣椒中辣椒素、二氢辣椒素和降二氢辣椒素含量[J]. 药物分析杂志，2011，31（2）：244-246.

[3] 左宏笛，鲍家科，茅向军，等. 辣椒的质量标准研究[J]. 药物分析杂志，2010（12）：2293-2298.

[4] 张幸福，骆桂法，刘海青，等. 藏药小米辣的定性定量方法研究[J]. 药物分析杂志，2014，05：929-933.

◆ 藏羚角

གཙོད་རྭ།（佐如）

CORNU PANTHOLOPIS HODESONI

本品为牛科动物藏羚（*Pantholops hodgsoni* Aebl.）的角。捕杀后取角，风干[1]。

【化学成分】

本品含角蛋白、肽类、氨基酸、脂类、磷酸钙、不溶性无机盐[2]。

参考文献

[1] 卫生部药典委员会. 中华人民共和国卫生部药品标准 藏药（第一册）[S]. 1995：133.

[2] 罗达尚，等. 中华藏本草[M]. 北京：民族出版社，1997：338.

◆ 赭 石

 བཙག (砸)

HAEMATITUM

本品为氧化物类矿物刚玉族赤铁矿，主要含有三氧化二铁（Fe_2O_3）。采挖后除去杂质[1]。

【化学成分】

本品主要含有三氧化二铁，还含有杂质 Ti、Mg、Al、Si、Mn、Ca 等和水分[2]。

【理化鉴别】

取本品粉末 0.1 g，置于试管中，加入盐酸 2 ml，振荡，静置。取上清液 2 滴，加入硫氰酸铵试液 2 滴，溶液即显示血红色。另取上清液 2 滴，加入亚铁氰化钾试液 1~2 滴，即生成蓝色沉淀；加入 25% 氢氧化钠溶液 5~6 滴，沉淀变为棕色[1]。

【含量测定】

取本品细粉 0.25 g，精密称定，置于锥形瓶中，加入 15 ml 盐酸和 3 ml 氟化钾溶液。盖上表面皿，加热至微沸。加入 6% 氯化亚锡溶液，不断摇动，等到瓶底只剩白色残渣时，停止加热，用少量水冲洗表面皿和锥形瓶内壁。趁热滴加 6% 氯化亚锡溶液至出现浅黄色（如果氯化亚锡过量，可滴加高锰酸钾溶液至浅黄色）。加水 100 ml 和 15 滴 25% 钨酸钠溶液，并滴加 1% 三氯化钛溶液至变为蓝色。小心加入重铬酸钾滴定液（0.1667 mol/L）至蓝色刚好消褪。立即加入硫酸-磷酸-水（2：3：5）混合溶液 10 ml 和 5 滴二苯胺磺酸钠指示液。用重铬酸钾滴定液（0.1667 mol/L）滴定至溶液出现稳定的蓝紫色。1 ml 滴定液相当于 5.585 mg 铁。

本品含铁量不得少于 45%[1]。

参考文献

[1] 国家药典委员会. 中华人民共和国药典：一部[S]. 北京：中国医药科技出版社，2015：371.

[2] 康莲薇. 矿物药赭石的成分分析[D]. 保定：河北大学，2008.

◆ 草 乌

བཙན་དུག (暂毒)

ACONITI KUSNEZOFFII RADIX

本品为毛茛科植物北乌头（*Aconitum kusnezoffii* Reichb.）的干燥块根。秋季茎叶枯萎时采挖，除去须根和泥沙，干燥[1]。

【化学成分】

乌头的块根含六种结晶性生物碱：次乌头碱（hypaconitine）、乌头碱（aconitine）、中乌头碱（mesaconitine）、塔拉弟胺（Talatisamine）、川乌碱甲（Chuan-Wu baseA）、川乌碱乙（Chuan-Wu base B），其中以次乌头碱较多[2]。

【理化鉴别】

取本品粉末 2 g，加氨试液 2 ml 润湿，加乙醚 20 ml，超声处理 30 min，过滤，滤液挥干，残渣加二氯甲烷 1 ml 使溶解，作为供试品溶液。另取乌头碱对照品、次乌头碱对照品、新乌头碱对照品，加入异丙醇-CHCl₃（1∶1）混合溶液，制成 1 ml 各含 1 mg 的混合溶液，作为对照品溶液。按照薄层色谱法(2015 年版《中国药典》通则 0502)试验，量取上述两种溶液各 5 μl，分别点于同一硅胶 G 薄层板上，以正己烷-乙酸乙酯-甲醇(6.4∶3.6∶1) 为展开剂，置氨蒸气饱和 20 min 的展开缸内，展开，取出，晾干，喷以稀碘化铋钾试液。供试品色谱中，在与对照品色谱相应位置，显相同颜色的斑点[1]。

【含量测定】

按照高效液相色谱法(2015 年版《中国药典》通则 0512) 测定。

（1）色谱条件与系统适用性试验：以十八烷基硅烷键合硅胶为填充剂；以乙腈-四氢呋喃（25∶15）为流动相 A，以 0.11 mol/L 醋酸铵溶液（每 1000 ml 加冰醋酸 0.5 ml）为流动相 B，按表 14 中的规定进行梯度洗脱；检测波长为 235 nm。理论塔板数按新乌头碱峰计算应不低于 2000。

表 14　HPLC 法测定草乌中乌头碱、次乌头碱、新乌头碱含量梯度洗脱设置

时间/min	流动相 A 含量/%	流动相 B 含量/%
0~48	15→26	85→74
48~48.1	26→35	74→65
48.1~58	35	65
58~65	35→15	65→85

（2）对照品溶液的制备：取乌头碱对照品、次乌头碱对照品、新乌头碱对照品适量，精密称定，加入异丙醇-CHCl₃（1∶1）混合溶液，制成 1 ml 含乌头碱 0.3 mg、次乌头碱 0.18 mg、新乌头碱 1 mg 的混合溶液，即得。

（3）供试品溶液的制备：取本品粉末（过三号筛）约 2 g，精密称定，置具塞锥形瓶中，加氨试液 3 ml，精密加入异丙醇-乙酸乙酯(1∶1)混合溶液 50 ml，称定重量，超声处理 30 min，放冷，称定重量，用异丙醇-乙酸乙酯（1∶1）混合溶液补足减失的重量，摇匀，过滤。精密量取续滤液 25 ml，40 ℃ 以下减压回收溶剂至干，残渣精密加入异丙醇-CHCl₃（1∶1）混合溶液 3 ml 溶解，密塞，摇匀，过滤，取续滤液，即得。

（4）测定法：分别精密量取对照品溶液与供试品溶液各 10 μl，注入液相色谱仪，测定，即得。

本品按干燥品计算，含乌头碱（$C_{34}H_{47}NO_{11}$）、次乌头碱（$C_{33}H_{45}NO_{10}$）和新乌头碱（$C_{33}H_{45}NO_{11}$）的总量应为 0.10%~0.50%[1]。

参考文献

[1] 国家药典委员会. 中华人民共和国药典：一部[S]. 北京：中国医药科技出版社，2015：236.

[2] 四川省药品监督管理局. 四川省中药材标准[S]. 成都：四川科学技术出版社，2010：171.

◆ **褐毛风毛菊**

 རྩ་མཁྲིས་བ་མོ་ཁ།（杂赤巴莫卡）

HERBA SAUSSUREAE BRUNNEOPILOSAE

本品为菊科植物褐毛风毛菊（*Saussurea brunneopliosa* H.-M）、禾叶风毛菊（*Saussurea graminea* Dunn.）的干燥地上部分。夏秋花期采收，

洗净，稍晾，切段，揉搓出香气，阴干[1]。

【化学成分】

风毛菊全草含抗癌活性成分：洋蓟苦素（cynaropicrin）、去酰基洋蓟苦素（desacylcynaropicrin），还含蒿属香豆精（scoparone）[2]。

【理化鉴别】

（1）取本品粉末 2 g，加水 30 ml，振摇，放置 30 min，过滤。取滤液置水浴上浓缩至 2 ml，取 1 ml 于试管中，加镁粉少量及盐酸 1 ml，加热，即显红棕色[1]。

（2）取本品粉末 1 g，加水 25 ml，煮沸 5 min，趁热过滤。取滤液置水浴上浓缩至 1 ml，移至试管中，加 5% α-萘酚溶液 2~3 滴，沿管壁加硫酸 1 ml，两液交界处显紫红色环[1]。

参考文献

[1] 卫生部药典委员会. 中华人民共和国卫生部药品标准 藏药（第一册）[S]. 1995：123.

[2] 国家中医药管理局《中华本草》编委会. 中华本草（藏药卷）[M]. 上海：上海科学技术出版社，2002：132.

◆ 岩　参

ཙ་མཁྲིས། （扎赤确）

HERBA CICERBITAE MACRORHIZAE

本品为菊科植物岩参[Cicerbitae macrorhizae (Royle) Beauv.]的干燥全草。秋季采收，洗净，晒干[1]。

参考文献

[1] 卫生部药典委员会. 中华人民共和国卫生部药品标准 藏药（第一册）[S]. 1995：58.

◆ 金钱草

རྩ་ཅེན། （砸千）

LYSIMACHIAE HERBA

本品为报春花科植物过路黄（*Lysimachia christinae* Hance）的干燥全草。夏、秋两季采收，除去杂质，晒干[1]。

【化学成分】

全草含黄酮类成分：槲皮素（quercetin）、异槲皮苷即槲皮素-3-O-葡萄糖苷（isoquercitrin，quercetin-3-O-gluco-side）、山柰酚（kaempferol）、三叶豆苷即山柰酚-3-O-半乳糖苷（trifolin，kaempferol-3-O-galactosids）、3, 2', 4', 6'-四羟基-4, 3'-二甲氧基查尔酮（3, 2', 4', 6'-tetrahydroxy-4, 3'-dimethoxychal-cone）、山柰酚-3-O-珍珠菜三糖苷（kaempferol-3-O-lysi-machiatrioside）、山柰酚-3-O-葡萄糖苷（kaemp-ferol-3-O-glucoside）、鼠李柠檬素-3, 4-二葡萄糖（rhamnocitrin-3, 4'-diglucoside）、山柰酚-3-O-芸香糖苷（kaempferol-3-O-rutinoside）、山柰酚-3-O-鼠李糖苷-7-O-鼠李糖基（1→3）-鼠李糖苷（kaempferol-3-O-rhamnoside-7-O-rhamnosyl（1→3）-rhamnosi-de]；还含对-羟基苯甲酸（*p*-hydroxybenzoic acid）、尿嘧啶（uridine）、氯化钠、氯化钾、亚硝酸盐、环腺苷酸（cAMP）、环鸟苷酸

（cGMP）样物质，多糖和钙、镁、铁、锌、铜、锰、镉、镍、钴等 9 种元素，其中钙、镁、铁含量最多，锌、铜、锰、镉、镍、钴含量也很丰富[2]。

【理化鉴别】

（1）薄层色谱法

取本品粉末 1 g，加 80%甲醇 50 ml，加热回流 1 h，放冷，过滤，滤液蒸干，残渣加水 10 ml 使溶解，用乙醚振摇提取 2 次，每次 10 ml，弃去乙醚液，水液加稀盐酸 10 ml，置水浴中加热 1 h，取出，迅速冷却，用乙酸乙酯振摇提取 2 次，每次 20 ml，合并乙酸乙酯液，用水 30 ml 洗涤，弃去水液，乙酸乙酯液蒸干，残渣加甲醇 1 ml 使溶解，作为供试品溶液。另取槲皮素对照品、山柰素对照品，加甲醇制成 1 ml 各含 0.5 mg 的溶液，作为对照品溶液。按照薄层色谱法（2015 年版《中国药典》通则 0502）试验，量取供试品溶液 5 μl，对照品溶液各 2 μl，分别点于同一硅胶 G 薄层板上，以甲苯-甲酸乙酯-甲酸（10∶8∶1）为展开剂展开，取出，晾干，喷以 3%三氯化铝乙醇溶液，在 105 ℃ 加热数分钟，置紫外光灯（365 nm）下检视。供试品色谱中，在与对照品色谱相应的位置上，显相同颜色的荧光斑点[1]。

【含量测定】

按照高效液相色谱法（2015 年版《中国药典》通则 0512）测定。

（1）色谱条件与系统适用性试验：以十八烷基硅烷键合硅胶为填充剂；以甲醇-0.4%磷酸溶液（50∶50）为流动相；检测波长为 360 nm。理论塔板数按槲皮素峰计算应不低于 2500。

（2）对照品溶液的制备：取槲皮素对照品、山柰素对照品适量，精密称定，加 80%甲醇制成 1 ml 各含槲皮素 4 μg、山柰素 20 μg 的溶液，即得。

（3）供试品溶液的制备：取本品粉末（过三号筛）约 1.5 g，精密称定，置具塞锥形瓶中，精密加入 80%甲醇 50 ml，密塞，称定重量，加热回流 1 h，放冷，称定重量，用 80%甲醇补足减失的重量，摇匀，过滤。精密量取续滤液 25 ml，精密加入盐酸 5 ml，置 90 ℃ 水浴中加热水解 1 h，取出，迅速冷却，转移至 50 ml 容量瓶中，用 80%甲醇稀释至刻线，摇匀，过滤，取续滤液，即得。

（4）测定法：分别精密量取对照品溶液与供试品溶液各 10 μl，注入液相色谱仪，测定，即得。

本品按干燥品计算，含槲皮素（$C_{15}H_{10}O_7$）和山柰素（$C_{15}H_{10}O_6$）的总量不得少于 0.10%[1]。

参考文献

[1] 国家药典委员会. 中华人民共和国药典：一部[S]. 北京：中国医药科技出版社，2015：219.

[2] 卫生部药典委员会. 中华人民共和国卫生部药品标准　藏药（第一册）[S]. 1995：78.

◆ 萝 蒂

ཙ་ལ་བ།（杂阿哇）

萝蒂是百合科植物西藏萝蒂（*Lloydia tibetaca* Baker）、洼瓣花[*Lloydia serotina*（L.）Reichb.]的干燥地上部分[1]。

【化学成分】

萝蒂药材中含有大量的黄酮类成分[2]。

【理化鉴别】

取 5 批本品粉末各 1 g，加乙醇 25 ml，加热回流 30 min，放冷，过滤，取滤液 10 ml，置具塞锥形瓶中，加盐酸 2 ml，加热水解 1 h，浓缩至约 2 ml，加水 5 ml，用乙酸乙酯提取 2 次，每次 5 ml，合并乙酸乙酯液，蒸干，残渣加甲醇 1 ml 使溶解，作为供试品溶液。另取萝蒂对照药材，同法制成对照药材溶液。取槲皮素对照品，加入甲醇制成 1 ml 含 0.5 mg 的对照品溶液。按照薄层色谱法（2015 年版《中国药典》通则 0502）试验，量取上述 5 种溶液各 5 μl，分别点于同一用 3%醋酸钠溶液制备的硅胶 G 薄层板上，以甲苯-乙酸乙酯-甲酸（5∶2∶1）上层溶液为展开剂展开，取出，晾干，喷以三氯化铝试液，置紫外光灯（365 nm）下检视。供试品色谱中，在与对照品色谱相应位置，显相同颜色的荧光斑点[3]。

【含量测定】

（1）色谱条件：C_{18} 色谱柱（4.6 mm×150 mm，5 μm）；柱温：35 ℃；流动相：甲醇-0.4%磷酸溶液（50∶50）；流速：0.8 ml/min；检测波长：360 nm。理论塔板数按槲皮素峰计算应不低于 2500。

（2）供试品溶液的制备：取本品粉末（过 3 号筛）约 0.2 g，精密称定，置具塞锥形瓶中，精密加入 80%甲醇 50 ml，密塞，称定重量，加热回流 1 h，放冷，称定重量，用 80%甲醇补足减失的重量，摇匀，过滤。精密量取续滤液 25 ml，精密加入盐酸 5 ml，置 90 ℃ 水浴中加热水解 1 h，取出，迅速冷却，转移至 50 ml 容量瓶中，用 80%甲醇定容至刻线，摇匀，即得[3]。

参考文献

[1] 卫生部药典委员会. 中华人民共和国卫生部药品标准　藏药（第一册）[S]. 1995：341.

[2] 王艳芳，王新华. 槲皮素药理作用研究进展 [J]. 天然产物研究与开发，2003，15（2）：171-173.

[3] 刘倩伶，等. 藏药萝蒂的质量标准研究[J]. 中国民族医药杂志，2009，15（3）：70-71.

◆ 藏茜草

ཙོད། （佐）

RADIX ET RHIZOMA RUBIAE

本品为茜草科植物光茎茜草（*Rubia cordifolia* L.）和西藏茜草（*R.tibetica* Hook.f.）及同属数种植物的干燥根和根茎。春、秋两季采挖，除去泥沙，晒干[1]。

【化学成分】

本品含蒽醌类化合物：茜素、1-羟基-2-甲基蒽醌、1，3，6-三羟基-2-甲基蒽醌-3-O-（O-6-乙酰基）新橙皮苷、1，3，6-三羟基-2-甲基蒽醌-3-O-新橙皮糖苷、1，3，6-三羟基-2-甲基蒽醌-3-O-（O-6-乙酰基）-β-D-吡喃葡萄糖苷[2]；环己肽类；萘醌类：茜草内酯[3]；多糖类：L-鼠李糖、L-阿拉伯糖、D-木糖、D-甘露糖、D-葡萄糖和 D-半乳糖[4]；微量元素：Fe、Zn、Cr、Mg、Ca、Mn、Cn、Pb、Cd、As、Al[5]；萜类[6]：β-谷甾醇、胡萝卜苷、羟基茜草素、伪羟基茜草素、茜草酸、异茜草素、茜根酸、大黄素甲醚等[7]。

【理化鉴别】

（1）取本品粉末 0.2 g，加乙醚 5 ml，振摇数分钟，过滤，滤液加氢氧化钠试液 1 ml，振摇，静置使分层，水层显红色；醚层无色，置紫外光灯（365 nm）下观察，显天蓝色荧光[8]。

（2）取本品粉末 0.5 g，加甲醇 10 ml，超声处理 30 min，过滤，滤液浓缩至 1 ml，作为供试品溶液。另取茜草对照药材 0.5 g，同法制成对照药材溶液。取大叶茜草素对照品，加入甲醇制成 1 ml 含 2.5 mg 的对照品溶液。按照薄层色谱法（2015 年版《中国药典》通则 0502）试验，量取上述三种溶液各 5 μl，分别点于同一硅胶 G 薄层板上，以石油醚（60~90 ℃）-丙酮（4∶1）为展开剂展开，取出，晾干，置紫外光灯（365 nm）下检视。供试品色谱中，在与对照品色谱相应位置，显相同颜色的荧光斑点[8]。

【含量测定】

按照高效液相色谱法（2015 年版《中国药典》通则 0512）测定。

（1）方法一

❶ 色谱条件与系统适用性试验：以十八烷基硅烷键合硅胶为填充剂；以甲醇-乙腈-0.2%磷酸溶液（25∶50∶25）为流动相；检测波长为 250 nm。理论塔板数按大叶茜草素、羟基茜草素峰计算均应不低于 4000。

❷ 对照品溶液的制备：取大叶茜草素对照品、羟基茜草素对照品适量，精密称定，加入甲醇分别制成 1 ml 含大叶茜草素 0.1 mg、含羟基茜草素 40 μg 的对照品溶液，即得。

❸ 供试品溶液的制备：取本品粉末（过二号筛）约 0.5 g，精密称定，置具塞锥形瓶中，精密加入甲醇 100 ml，密塞，称定重量，放置过夜，超声处理 30 min，放冷，称定重量，用甲醇补足减失的重量，摇匀，过滤，精密量取续滤液 50 ml，蒸干，残渣加甲醇-25%盐酸（4∶1）混合溶液 20 ml 使溶解，置水浴中加热水解 30 min，立即

冷却，加入三乙胺 3 ml，混匀，转移至 25 ml 容量瓶中，加甲醇至刻线，摇匀，过滤，取续滤液，即得。

❹ 测定法：分别精密量取对照品溶液 10 μl 与供试品溶液 20 μl，注入液相色谱仪，测定，即得。

本品按干燥品计算，含大叶茜草素（C₁₇H₁₅O₄）$(C_{17}H_{15}O_4)$ 不得少于 0.40%，羟基茜草素（$C_{14}H_8O_5$）不得少于 0.10%[8]。

（2）方法二

❶ 色谱条件与系统适用性试验：C₁₈ 色谱柱（250 mm×4.6 mm，5 μm）；流动相为甲醇-乙腈-0.2%磷酸（25∶52∶23）；流速：1.0 ml/min；检测波长：250 nm；柱温：30 ℃。在此色谱条件下，大叶茜草素和羟基茜草素的保留时间分别为 16.5 min 和 4.9 min。

❷ 供试品溶液的制备：取本品粉末（过二号筛）约 0.5 g，精密称定，置具塞锥形瓶中，精密加入甲醇 100 ml，密塞，称定重量，放置过夜，超声处理 30 min，放冷，称定重量，用甲醇补足减失的重量，摇匀，过滤，取续滤液，作为供试品溶液 A，用于大叶茜草素的含量测定。精密量取续滤液 50 ml，蒸干，残渣加甲醇-25%盐酸（4∶1）混合溶液 20 ml 使溶解，置水浴中加热回流水解 30 min，立即冷却，加入三乙胺 3 ml，混匀，转移至 25 ml 容量瓶中，加甲醇定容至刻线，摇匀，过滤，取续滤液，作为供试品溶液 B，用于羟基茜草素的含量测定。供试品溶液使用前均以 0.45 μm 微孔滤膜过滤，即得[9]。

❸ 测定法：分别精密量取对照品溶液 10 μl 与供试品溶液 20 μl，注入液相色谱仪，测定，即得。

（3）方法三

❶ 色谱条件及系统适用性试验：C₁₈ 色谱柱

（2.1 mm×50 mm，1.7 μm）；柱温 30 ℃。流动相 A
为 0.3%甲酸溶液，流动相 B 为甲醇，梯度洗脱，
0~1 min，90%A；1~4 min，90%~65%A；4~9 min，
65%~40%A；9~15 min，40%~30%A；15~20 min，
30%~10%A；20~22 min，10%~90%A。流速
0.2 ml/min。DAD 扫描 190~400 nm，经选择在
276 nm 下进行测定；进样量 2 μl。

②供试品溶液的制备：取茜草炭粉末（过 2
号筛）约 0.5 g，精密称定，置于 50 ml 具塞锥形
瓶中，精密加入甲醇 10 ml，密塞，称定质量，超
声处理 30 min，放冷，称定质量，用甲醇补足减
失的重置，静置，上清液过 0.22 μm 微孔滤膜，
取滤液作为供试品溶液[10]。

参考文献

[1] 卫生部药典委员会. 中华人民共和国卫生
部药品标准　藏药（第一册）[S]. 1995：129.

[2] 王纱肾，华会明，吴立军. 茜草中新蒽醌苷
的结构鉴定[J]. 沈阳药学院学报，1991，8（3）：
211.

[3] 华会明，王素贤，吴立军. 茜草中萘酸酯类
成分的研究[J]. 药学学报，1992，27（4）：
279-282.

[4] 黄荣清，王作华，王红霞. 茜草多糖 RPS-Ñ、
RPS-Ò 和 RPS-Ó 的组成研究[J]. 中药材，
1996，19（1）：25-26.

[5] 许兰芝，刘成立，于淑敏，等. 茜草 11 种元
素的测定与分析[J]. 微量元素与健康研究，
2002，19（2）：35-36.

[6] 王素贤，华会明，吴立军. 茜草中新环烯醚
萜苷的结构鉴定[J]. 沈阳药学院学报，1991，
8（1）：58.

[7] 张敏生. 茜草科药用植物的化学成分的研
究概况[J]. 中国药学杂志，1992，27（2）：
72-74.

[8] 国家药典委员会. 中华人民共和国药典[S].
北京：中国医药科技出版社，2015：87.

[9] 郭桂明，蔡乐，梁小雨，等. HPLC 法测定茜
草饮片中大叶茜草素和羟基茜草素的含量[J].
北京中医药，2011，07：541-543.

[10] 陈星，等. UPLC 测定茜草炭中 4 种醌类成分
的含量[J]. 中国中药杂志，2012（19）：
2922-2925.

◆ 附：茜草

ཙོད།（佐）

RUBIAE RADIX ET RHIZOMA

本品为茜草科植物茜草（*Rubia cordifolia* L.）的
干燥根和根茎。春、秋两季采挖，除去泥沙，干燥[1]。

【化学成分】

茜草根含蒽醌衍生物：茜草素（alizarin）、羟
基茜草素（purpurin）、异茜草素（purpuroxanthine，
xanthopurpurin）、1-羟基-2-甲基蒽醌、1, 4 二羟基
-6- 甲基蒽醌（1, 4-dihydroxy-6-methylanthraq-
uinone）、去甲虎刺醛（nordamnacantal）、大黄素
甲醚（physcion）、1-羟基-2-甲氧基蒽醌（1-
hydroxy-2- methoxyanthraquinone）、1, 4-二羟基-2-
甲基-5-（或 8）-甲氧基蒽醌[1, 4-dihydroxy-2-
methyl-5（or 8）-methoxyanthraquinone]、1, 3-二
甲氧基-2-羧基蒽醌（1, 3-dimethoxy-2-carbox-
yanthraquinone）、1, 3-二羟基-2-甲基蒽醌（1,

3-dihydroxy-2- methylanthraquinone，rubiadin）、1，3-二羟基-2-乙氧基甲基蒽醌（1，3-hydroxy-2-ethoxymethylanthraquinone）、2-甲基-1，3，6-三羟基蒽醌（2-methyl-1,3,6-trihydroxyanthraquin one）、1，4-二羟基-2-乙氧基羰基蒽醌（1,4-dihydroxy-2-carbocthoxyanthraquinonc）、1-羟基 2 羧基 3 甲氧基 蒽 醌 （1-hydroxy-2-carboxy-3-methoxyanthra-quinone）、1-羟基-2-甲基-6（或 7）-甲氧基蒽醌[1-hydroxy-2-methyl- 6 (or 7) -methoxyanthraquin-one]、1，3-二羟基-2-甲氧基甲基蒽醌（1,3-dihy-droxy-2-methoxymethylanthraquinone）、1-甲氧基-2-甲氧基甲基-3-羟基蒽醌（1-methox-2-methoxy-methyl-3-hydroxyanthraquinone）、4-羟基-2-羧基蒽醌（4-hydroxy-2-carbexyanthraquinone）、1，4-二羟基-2-羟甲基蒽醌（1, 4-dihydrox-2-hydroxymethyl-lanthraquinone）、1-羟基-2-羟甲基蒽醌（1-hydroxy-2-hydroxymethylanthraquinone）、3-甲酯基-1-羟基蒽醌（3-carbomethoxy-1-hydroxyanthraquinone）、1，4-二羟基-2-甲基蒽醌（1, 4-dihydrox-2- methy-lanthraquinone）、乌楠醌（tectoquinone）、1，2-二羟基蒽醌-2-O-β-D-木糖（1→6）-β-D-葡萄糖苷[1,2-dihydroxyanthraquinone-2-O-β-D-xylosyl（1→6）-β-D-glucoside, ruberythric acid]、1，3，6-三羟基-2-甲基蒽醌-3-O-（6'-O-乙酰基）-α-鼠李糖-（1→2）-β-葡萄糖苷[1, 3, 6-trihydroxy-2- methylanthra-quinone-3-O-（6'-O-aceiyl）-α-rhamnosyl-（1→2）-β-glucoside]、1，3，6-三羟基-甲基蒽醌-3-O-α-鼠李糖-（1→2）-β-葡萄糖苷[1, 3, 6-trihydrox-2- methy-lanthraquinone-3-O-α-rhamnosyl-（1→2）-β-glucoside]、1，3-二羟基-2-羟甲基蒽醌-3-O-木糖（1→6）-葡萄糖苷 [1, 3-dihydroxy-2-hydroxy-methylanthraquinone-3-O-xylosyl-（1→6）-glucoside，lucidinprimevoroside]、1-乙酰氧基-6-羟基-2-甲基蒽醌-3-O-α-鼠李糖-（1→4）-α-葡萄糖苷[1-acetoxyihydroxy-2-methylanthraquinone-3-O-α-rhamnosyl-（1→4）-α-glucoside]、1，3，6-三羟基-2-甲基蒽醌-3-O-（6'-O-乙酰基）-β-D-葡萄糖苷[1, 3, 6-trihydroxy-2-methylanthraquinone-3-O-（6'-O-aceiy）-β-D-glucoside]、1，3，6 三羟基-2-甲基蒽醌-3-O-（3'-O-乙酰基）-α-鼠李糖-（1→2）-葡萄糖苷[1, 3, 6-trihydroxy-2-methylanthraq-uinone-3-O-（3'-O-acetyl）-α-rhamnosyl-（1→2）-glucoside]及异茜草素 -3-O-β-D- 葡 萄 糖 苷 （xanthopurpurin-3-O-β-D-glucoside）；萘醌衍生物：大叶茜草素(mollugin, rubimaillin)、2-氨基甲酰基-3-甲氧基-1，4-萘醌（2-carbamoyl-3-methoxy-1, 4-naphthoquinone）、2-氨基甲酰基-3-羟基-1，4-萘醌（2-carbamoyl-3-hydroxy-1, 4-naphthoquinone）、去氢-α-拉杷醌（dehydro-α-lapachone）、呋喃大叶茜草素（furomollugin）、二氢大叶茜草素(dihydromollugin)、茜草内酯（rubilactone）、2'-甲氧基大叶茜草素(2'-methoxymollugin)、2'-羟基大叶茜草素（2'-hydroxymollugin）、1-甲氧基-2'-羟基二氢大叶茜草素（1'-methoxy-2'-hydroxyl-dihydromollugin）、1'，2'-二羟基二氢大叶茜草素（1', 2'-dihydroxydihydromollugin）、2-羧甲基-3-异戊烯基-2，3-环氧-1，4-萘醌（2-carboxymethyl-3-prenyl-2, 3-epoxy-1, 4-naphthpeuinone）、钩毛茜草聚萘醌（rubioncolin）；萘氢醌衍生物：2-甲酯基-3-异戊烯基-1，4-萘氢醌-双-β-D-葡萄糖苷（2-carbomeiboxy-3-prenyl-1, 4-naphthohydroqun-one-di-β-D-glucoside）、3-甲酯基-2-（3'-羟基）-异戊基-1，4-萘氢醌-1-O-β-D-葡萄糖苷 [3-carbomethoxy-2-（3'-hydroxy）-isopentyl-1, 4-naphthohydroquinone-1-O-β-D-glucoside]等；三萜化合物：黑果茜草萜（rubiprasin）A、B，茜草阿

波醇（rubiarbenol）D、齐墩果酸乙酸酯（oleanolic acid acetate）、齐墩果醛乙酸酯（oleanolic aldehyde acetate）；其他：6-甲氧基都桷子苷酸（6-methoxy-genipeidicacid）、东莨若素（scopoletol, scopoletin）、脂肪酸（fattyacids）、β-谷甾醇（β-sitosterol）及胡萝卜苷（daucosterol）等。

另有报道，茜草还含 1, 3, 6-三羟基-2-甲基蒽醌-3-O-木糖-（1→2）-（6'-O-乙酰基）-葡萄糖苷[1, 3, 6-trihydroxy-2-methylanthraquinones-3-O-xylosyl-（1→2)-(6'-O-acetyl)-glucoside]、茜草萜三醇（rubiatriol）及右旋-异落叶松脂醇（isolariciresinol）[2]。

【理化鉴别】

（1）薄层色谱法

取本品粉末 0.5 g，加甲醇 10 ml，超声处理 30 min，过滤，滤液浓缩至 1 ml，作为供试品溶液。另取茜草对照药材 0.5 g，同法制成对照药材溶液。取大叶茜草素对照品，加入甲醇制成 1 ml 含 2.5 mg 的对照品溶液。按照薄层色谱法（2015 年版《中国药典》通则 0502）试验，量取上述三种溶液各 5 µl，分别点于同一硅胶 G 薄层板上，以石油醚（60~90 °C）-丙酮（4:1）为展开剂展开，取出，晾干，置紫外光灯（365 nm）下检视。供试品色谱中，在与对照药材色谱和对照品色谱相应位置，显相同颜色的荧光斑点[1]。

（2）化学法

取本品粉末 0.2 g，加乙醚 5 ml，振摇数分钟，过滤，滤液加氢氧化钠试液 1 ml，振摇，静置使分层，水层显红色；醚层无色，置紫外光灯（365 nm）下观察，显天蓝色荧光[1]。

【含量测定】

按照高效液相色谱法（2015 年版《中国药典》通则 0512）测定。

（1）色谱条件与系统适用性试验：以十八烷基硅烷键合硅胶为填充剂；以甲醇-乙腈-0.2%磷酸溶液（25:50:25）为流动相；检测波长为 250 nm。理论塔板数按大叶茜草素、羟基茜草素峰计算均应不低于 4000。

（2）对照品溶液的制备：取大叶茜草素对照品、羟基茜草素对照品适量，精密称定，加入甲醇分别制成 1 ml 含大叶茜草素 0.1 mg、含羟基茜草素 40 µg 的对照品溶液，即得。

（3）供试品溶液的制备：取本品粉末（过二号筛）约 0.5 g，精密称定，置具塞锥形瓶中，精密加入甲醇 100 ml，密塞，称定重量，放置过夜，超声处理 30 min，放冷，称定重量，用甲醇补足减失的重量，摇匀，过滤，精密量取续滤液 50 ml，蒸干，残渣加甲醇-25%盐酸（4:1）混合溶液 20 ml 溶解，置水浴中加热水解 30 min，立即冷却，加入三乙胺 3 ml，混匀，转移至 25 ml 容量瓶中，加甲醇至刻线，摇匀，过滤，取续滤液，即得。

（4）测定法：分别精密量取对照品溶液 10 µl 与供试品溶液 20 µl，注入液相色谱仪，测定，即得。

本品按干燥品计算，含大叶茜草素（$C_{17}H_{15}O_4$）不得少于 0.40%，羟基茜草素（$C_{14}H_8O_5$）不得少于 0.10%[1]。

参考文献

[1] 国家药典委员会. 中华人民共和国药典：一部[S]. 北京：中国医药科技出版社，2015：234.

[2] 张琳，等. 茜草的化学成分研究进展[J]. 现代中医药，2008, 28（2）：52-53.

[3] 张贵君，等. 常用中药鉴定大全[M]. 哈尔滨：黑龙江科学技术出版社，1993：582.

◆ 硼 砂

ཚ་ལ། (察拉)

BORACIS

本品为四硼酸钠，含 $Na_2B_4O_7 \cdot 10H_2O$ 应为 99.0%~100.0%[1]。

【化学成分】

本品的主要成分为十水合四硼酸二钠，纯品含有氧化钠 16.26%、三氧化二硼 36.51%、水 47.23%[2]。

【理化鉴别】

(1) 取本品粉末 0.5 g，溶于 10 ml 水中，作为供试品溶液。取铂丝，用盐酸润洗后蘸取供试品溶液，在无色火焰中灼烧，火焰变为鲜黄色。

(2) 取本品，按上述制成供试品溶液，调节 pH 至中性。加入乙酸铀酰锌溶液，即出现黄色沉淀。

(3) 取本品，按上述制成供试品溶液。用盐酸调节 pH 至酸性，用姜黄试纸检测，即显示出红棕色；放置干燥，颜色变为绿色；加入氨试液，颜色变为绿黑色。

【含量测定】

(1) 精密称定 3 g 样品，溶于 50 ml 水中，加入甲基橙指示液少量。用 0.5 mol/L 盐酸滴定液滴定至终点。1 ml 盐酸滴定液相当于 95.34 mg $Na_2B_4O_7 \cdot 10H_2O$[3]。

(2) 精密称定本品 0.4 g，加水 25 ml 溶解后，加入 0.05%甲基橙溶液 1 滴，用 0.1 mol/L 盐酸滴定液滴定至橙红色。煮沸 2 min，冷却后如果溶液变为黄色，则继续滴定至溶液呈现橙红色，作为

供试品溶液。取甘油 80 ml，加水 20 ml 和 1 滴酚酞指示剂，用 0.1 mol/L 氢氧化钠溶液滴定至粉红色。供试品溶液中加入甘油和 8 滴酚酞指示剂，用 0.1 mol/L 氢氧化钠溶液滴定至粉红色，计算硼砂的含量[3]。

参考文献

[1] 国家药典委员会. 中华人民共和国药典：二部[S]. 北京：中国医药科技出版社，2015：1476.

[2] 罗达尚，等. 中华藏本草[M]. 北京：民族出版社，1997：7.

[3] 李步良，张倩，周平，等. 中美英欧四药典硼砂含量测定方法的比较[J]. 中国医药指南，2013, 11 (9)：453-455.

◆ 多刺绿绒蒿

ཆེར་སྨོན། (刺尔恩)

HERBA MECONOPSIS HORRIDULAE

本品为罂粟科植物多刺绿绒蒿（*Meconopsis horridula* Hook.f.et Thoms.）的花或全草。夏季采集，阴干[1]。

【化学成分】

本品主要化学成分有黄酮类化合物、生物碱和挥发性成分等，含有马齿苋酰胺 E、*N*-反式对羟基肉桂酰基-对羟基苯乙胺、金圣草黄素、芹菜素、大风子素、对羟基肉桂酸葡萄糖酯、*β*-谷甾醇[2, 3]。

参考文献

[1] 卫生部药典委员会. 中华人民共和国卫生部
    药品标准　藏药（第一册）[S]. 1995：39.

[2] 郭志琴, 郭强, 朱枝祥, 等. 藏药多刺绿绒蒿
    的化学成分研究[J]. 中国中药杂志, 2014, 39
    (7)：1152-1156.

[3] 袁瑞瑛, 旦欧, 次登, 等. 藏药多刺绿绒蒿化
    学成分研究现状[J]. 西藏科技, 2012, 05：
    64-66.

◆ 麻 黄

མཚེ་ལྡུམ། （才敦）

HERBAEPHEDRAE

本品为麻黄科植物草麻黄（*Ephedra sinica* Stapf）、中麻黄（*Ephedra intermedia* Schrenk et C.A.Mey.）或木贼麻黄（*Ephedra equisetina* Bge.）的干燥草质茎。秋季采割绿色的草质茎，晒干[1]。

【化学成分】

本品含有生物碱类，其中含量最高的为三对立体异构的苯丙胺类生物碱：左旋麻黄碱、右旋伪麻黄碱，左旋去甲基麻黄碱、右旋去甲基伪麻黄碱，左旋甲基麻黄碱和右旋甲基伪麻黄碱[2]；喹啉类生物碱[3, 4]；黄酮类[5]；挥发油[6]；有机酚酸类[7]、糖类及鞣质[8]。

【理化鉴别】

（1）取本品粉末 0.2 g, 加水 5 ml 与稀盐酸 1~2 滴, 煮沸 2~3 min, 过滤。滤液置分液漏斗中, 加氨试液数滴使呈碱性, 加 CHCl₃ 5 ml, 振摇提取。分取 CHCl₃ 液, 置两支试管中, 一管加氨制氯化铜试液与二硫化碳各 5 滴, 振摇, 静置, CHCl₃ 层显深黄色；另一管为空白, 以 CHCl₃ 5 滴代替二硫化碳 5 滴, 振摇后 CHCl₃ 层无色或显微黄色[1]。

（2）取本品粉末 1 g, 加浓氨试液数滴, 加 CHCl₃ 10 ml, 加热回流 1 h, 过滤, 滤液蒸干, 残渣加甲醇 2 ml 充分振摇, 过滤, 取滤液作为供试品溶液。另取盐酸麻黄碱对照品, 加入甲醇制成 1 ml 含 1 mg 的对照品溶液。按照薄层色谱法（2015 年版《中国药典》通则 0502）试验, 量取上述两种溶液各 5 μl, 分别点于同一硅胶 G 薄层板上, 以 CHCl₃-甲醇-浓氨试液（20：5：0.5）为展开剂展开, 取出, 晾干, 喷以茚三酮试液, 在 105 ℃加热至斑点显色清晰。供试品色谱中, 在与对照品色谱相应位置, 显相同颜色的红色斑点[1]。

【含量测定】

按照高效液相色谱法（2015 年版《中国药典》通则 0512）测定。

（1）方法一

❶ 色谱条件与系统适用性试验[1]：以极性乙醚连接苯基键合硅胶为填充剂；以甲醇-0.092%磷酸溶液（含 0.04%三乙胺和 0.02%二正丁胺）（1.5：98.5）为流动相；检测波长为 210 nm。理论塔板数按盐酸麻黄碱峰计算应不低于 3000。

❷ 对照品溶液的制备：取盐酸麻黄碱对照品、盐酸伪麻黄碱对照品适量, 精密称定, 加入甲醇制成 1 ml 各含 40 μg 的混合溶液, 即得。

❸ 供试品溶液的制备：取本品细粉约 0.5 g, 精密称定, 置具塞锥形瓶中, 精密加入 1.44%磷酸溶液 50 ml, 称定重量, 超声处理 20 min, 放冷, 称定重量, 用 1.44%磷酸溶液补足减失的重量,

摇匀，过滤，取续滤液，即得。

❹ 测定法：分别精密量取对照品溶液与供试品溶液各 10 μl，注入液相色谱仪，测定，即得。

本品按干燥品计算，含盐酸麻黄碱（$C_{10}H_{15}NO \cdot HCl$）和盐酸伪麻黄碱（$C_{10}H_{15}NO \cdot HCl$）的总量不得少于 0.80%[1]。

（2）方法二

❶ 色谱条件：C_{18} 色谱柱（5 μm，4.6 mm×150 mm）。流动相 A：乙腈，流动相 B：0.1%磷酸水溶液。采用二元泵梯度洗脱：0~12 min，2%A；12~65 min，20%A；65~70 min，2%A。检测波长：215 nm；参比波长：360 nm；柱温：40 ℃；流速：1.0 ml/min。

❷ 对照品溶液制备：精密称取盐酸麻黄碱 0.049 0 g，盐酸伪麻黄碱 0.055 8 g，置于 50 ml 容量瓶中，用甲醇-水（1∶1）溶液定容至刻线，摇匀，0.22 μm 微孔滤膜过滤，即得混合对照品溶液。

❸ 供试品溶液的制备：将麻黄草在 80 ℃ 的烘箱中干燥 4 h，后经捣碎机粉碎后（过 60 目筛）精密称取 1.20 g，置于 50 ml 容量瓶中，加入甲醇-水（1∶1）溶液 48 ml，超声提取 50 min，放至室温，加甲醇-水（1∶1）溶液至刻线，摇匀，0.22 μm 微孔滤膜过滤，进样 8 μl[9]。

❹ 测定法：分别精密量取对照品溶液与供试品溶液各 10 μl，注入液相色谱仪，测定，即得。

参考文献

[1] 国家药典委员会. 中华人民共和国药典[S]. 北京：中国医药科技出版社，2015：320.

[2] 孙静芸. 麻黄新的有效成分的研究[J]. 中草药，1983，14（8）：9-11.

[3] ABDEL-KADER M S, KASSEM F F, ABDALLAH R M. Two Alkaloids from Ephedra aphylla growing in Egypt[J]. Natural Product Sciences, 2003, 9（2）：1-4.

[4] ZHAO W, DENG A J, DU G H, et al. Chemical constituents of the stems of Ephedra sinica[J]. Journal of Asian Natural Products Research, 2009, 11（2）：168-171.

[5] 李姿娇，等. 麻黄非麻黄碱部分中黄酮、生物碱和有机酸的分析[J]. 分析试验室，2005，24（4）：67-69.

[6] 徐必达，等. 麻黄超临界 CO_2 萃取物的 GC-MS 分析[J]. 中药材，2003，26（10）：722-723.

[7] COTTIGLIA F, BONSIGNORE L, CASU L, et al. Phenolic constituentsfrom Ephedra nebrodensis[J]. Natural Product Research, 2005, 19（2）：117-123.

[8] KONNO C, MIZUNO T, HIROSHI H. Isolation and hypoglycemicactivity of ephedrans A, B, C, D and E glycans Ephedradistachya herbs[J]. Planta Med, 1985（2）：162-163.

[9] 符继红. 麻黄药材 HPLC 指纹图谱的研究[J]. 中成药，2008，30（2）：163-166.

◆ 肉豆蔻

ཛ་ཏི།（匝滴）

MYRISTICAE SEMEN

本品为肉豆蔻科植物肉豆蔻（*Myristica fragrans* Houtt.）的干燥种仁[1]。

【化学成分】

种仁含脂肪油 25%~46%、挥发油 8%~15%、淀粉 23%~32%、蛋白质及少量蔗糖、多聚木糖、戊聚糖、色素、果胶及一种皂苷。内含有毒物：肉豆蔻醚（myristicin）约 4%。挥发油主含香桧烯（sabinene）、α-及 β-蒎烯（α-, β-pinene）、松油-4-烯醇（terpinen-4ol）、γ-松油烯（γ-terpinene）、柠檬烯（limonene）、冰片烯（bornylene）、β-水芹烯（β-phellandrene）、对聚伞花素（p-cymene）、α-异松油烯（α-terpinolene）、α-松油醇（α-terpineol）、δ-荜澄茄烯（δ-cadinene）、肉豆蔻醚、榄香脂素（elemicin）、樟烯（camphene）、月桂烯（myrcene）、α-水芹烯（α-phellandrene）、3,4-二甲基苏合香烯（3, 4-dimethylstyrene）、芳樟醇（linalool）、顺式辣薄荷醇（cis-pinperitol）、反式辣薄荷醇（trans-piperitol）、龙脑（borneol）、顺式丁香烯（cis-caryophyllene）、香茅醇（citronellol）、对聚伞花素-α-醇（p-cymen-α-ol）、黄樟醚（safrole）、橙花醇（nerol）、β-澄茄油烯（β-cubebene）、乙酸牻牛儿醇酯（geranylacetate）、丁香油酚（eugenol）、甲基丁香油酚（methyleugenol）、异榄香脂素（isoelemicin）。脂肪油中主含三肉豆蔻酸甘油酯（trimyristin）和少量的三油酸甘油酯（triolein）等。

种子还含木脂素：1-（3,4-亚甲二氧基苯基）-2-（4-烯丙基-2,6-二甲氧基苯氧基）-1-丙醇[1-（3, 4-methylenedioxyphenyl）-2-（4-allyl-2, 6-dimethoxyphenoxy）-propan-1-ol]、1-（3-甲氧基-4-乙酰氧基苯基）-2-（4-烯丙基-6-二甲氧苯氧基）-1-丙醇乙酸酯[1-（3-methoxy-4-acetyloxyphenyl）-2-(4-allyl-6-dimethoxyphenoxy) propan-1-ol acetate]、1-（3, 4-亚甲二氧苯基）-2-（4-烯丙基-2, 6-二甲氧基苯氧基）-1-丙醇乙酸酯[1-（3, 4-methylenedioxyphenyl）-2-(4-allyl-2, 6-dimethoxy-phenoxy）propan-1-ol acetate]、1-（3, 4, 5-三甲氧基苯基）-2-（4-烯丙基-2, 6-二甲氧基苯氧基）丙烷[1-（3, 4, 5-trimethoxyphenyl）-2-（4-allyl-2, 6-dimethoxyphenoxy）propane]、去氢二异丁香油酚（dehydrodiisoeugenol）[即利卡灵 A（licarin A）]、5'-甲氧基去氢二异丁香油酚（5'-methoxydehydrodiisoeugenol）、2-（3, 4-亚甲二氧基苯基）-2, 3-二氢-7-甲氧基-3-甲基-5-[1-（E）-丙烯基]-苯并呋喃{2-（3, 4-methylenedioxyphenyl）-2, 3-dihydro-7-methoxy-3-methyl-5-[1-（E）-propenyl]- benzofuran}[即利卡灵 B（licarin B）]、2-（3, 4-亚甲二氧基-5-甲氧基苯基）-2, 3-二氢-7-甲氧基-3-甲基-5-[1-(E)-丙烯基]-苯并呋喃{2-（3, 4-methylenedioxy-5-methoxyphenyl）-2, 3-dihydro-7-methoxy-3- methyl-5-[1-（E）-propenyl]-benzofuran}、1-（3, 4-二甲氧基苯基）-2-（4-烯丙基-2, 6-二甲氧基苯氧基）-1-丙醇[1-（3, 4-dimethoxyphenyl）-2-（4-allyl-2, 6-dimethoxyphenoxy）propan-1-ol]、1-（3, 4-二甲氧基苯基）-2-（4-烯丙基-2, 6-二甲氧基苯氧基）-1- 丙醇 [1-（3-methoxy-4-hydroxyphenyl）-2-(4-allyl-2, 6-dimethoxyphenoxy）propan-1-ol]等。

脱脂种仁含肉豆蔻酸（myristic acid）及三萜皂苷，苷元为齐墩果酸（oleanolic acid）[2]。

本品还含氨基酸：天门冬氨酸、丝氨酸、谷氨酸、甘氨酸、丙氨酸、蛋氨酸、异亮氨酸、亮氨酸、酪氨酸、苯基丙氨酸、精氨酸、羟基脯氨酸、脯氨酸、缬氨酸、赖氨酸。无机元素：K、Na、Ca、Mg、Cu、Fe、Zn、Mn[3]。

【理化鉴别】

（1）薄层色谱法

取本品粉末 2 g，加石油醚（60~90 ℃）10 ml，超声处理 30 min，过滤，取滤液作为供试品溶液。

另取肉豆蔻对照药材 2 g，同法制成对照药材溶液。按照薄层色谱法（2015 年版《中国药典》通则 0502）试验，量取上述两种溶液各 5 μl，分别点于同一高效硅胶 G 预制薄层板上，以石油醚（60~90 ℃）-乙酸乙酯（9∶1）为展开剂，展开缸中预饱和 15 min，展开，取出，晾干，喷以 5% 香草醛硫酸溶液，在 105 ℃ 加热至斑点显色清晰。供试品色谱中，在与对照药材色谱相应位置，显相同颜色的斑点[1]。

（2）化学法

❶ 取本品粉末 2 g，加乙醚 8 ml，振摇，冷浸 2 h，过滤。取滤液 2 ml，置蒸发皿内，待乙醚挥散后，加茴香醛的硫酸试液 0.5 ml，则显粉红色，渐变成紫色[4]（检查挥发油）。

❷ 精密称取供试品约 1 g，置于 100 ml 具塞锥形瓶中，加入丙酮 10 ml，称量，超声 30 min，冷却，称量，补重，摇匀，过滤，即得供试品溶液。取供试品溶液 1 ml 于试管中，加入 0.5 ml 50% 硫酸乙醇溶液，水浴加热，颜色变为酒红色[5]。

【含量测定】

（1）挥发油含量测定

取本品粗粉约 20 g，精密称定，按照挥发油测定法（2015 年版《中国药典》通则 2204）测定。

本品含挥发油不得少于 6.0%（ml/g）[1]。

（2）去氢二异丁香酚含量测定

按照高效液相色谱法（2015 年版《中国药典》通则 0512）测定。

❶ 色谱条件与系统适用性试验：以十八烷基硅烷键合硅胶为填充剂；以甲醇-水（75∶25）为流动相；检测波长为 274 nm。理论塔板数按去氢二异丁香酚峰计算应不低于 3000。

❷ 对照品溶液的制备：取去氢二异丁香酚对照品适量，精密称定，加入甲醇制成 1 ml 含 30 μg

的对照品溶液，即得。

❸ 供试品溶液的制备：取本品粉末（过二号筛）约 0.5 g，精密称定，置具塞锥形瓶中，精密加入甲醇 50 ml，称定重量，超声处理 30 min，放冷，称定重量，用甲醇补足减失的重量，摇匀，过滤，取续滤液，即得。

❹ 测定法：分别精密量取对照品溶液与供试品溶液各 10 μl，注入液相色谱仪，测定，即得。

本品按干燥品计算，含去氢二异丁香酚（$C_{20}H_{22}O_4$）不得少于 0.10%[1]。

参考文献

[1] 国家药典委员会. 中华人民共和国药典：一部 [S]. 北京：中国医药科技出版社，2015：136.

[2] 罗达尚，等. 中华藏本草[M]. 北京：民族出版社，1997：90.

[3] 郑虎占，等. 中药现代研究与应用（第二卷）[M]. 北京：学苑出版社，1997：1863.

[4] 张贵君，等. 常用中药鉴定大全[M]. 哈尔滨：黑龙江科学技术出版社，1993：339.

[5] 王航宇，等. 维药肉豆蔻衣的生药鉴定[J]. 时珍国医国药，2014，25（4）：868.

◆ **蚤 缀**

ཙ་ཡ་གོད（杂阿仲）

HERBA ARENARIAE

本品是石竹科植物甘肃蚤缀（*Arenaria kansuensis* Maxim.）和卵瓣蚤缀（*Arenaria kansuensis* Maxim. vat. ovatipetata Tsui）的全草。夏季采挖，洗净泥土，晒干[1]。

【化学成分】

本品主要含有甾类、生物碱类和黄酮类化合物等。本品分离得到牡荆苷、荭草苷、异荭草苷、金雀花素、木犀草素-7-*O*-β-D-葡萄糖苷、阿魏酸、咖啡酸、对羟基肉桂酸、木犀草素、芹菜素、白杨黄酮、苜蓿素-7-*O*-β-D-葡萄糖苷、苜蓿素-4'-*O*-β-愈创木基甘油基酯、异金雀花素、异牡荆素、棕榈酸、棕榈酸乙酯、二十六烷醇、正三十烷酸、正二十二碳酸二十六烷醇酯、β-谷甾醇、α-菠甾醇、α-菠甾酮、豆甾醇、β-胡萝卜苷、22,23-二氢菠甾醇、麦甾醇-5,8-过氧化物等[2]。

【含量测定】

(1)色谱条件:C₁₈ 色谱柱(250 mm×4.6 mm,5 μm);乙腈-0.5%磷酸为流动相,梯度洗脱:0~40 min,10%~63%乙腈,40~45 min,63%~90%乙腈;体积流量为 1.0 ml/min;柱温为 30 ℃;检测波长为 350 nm。

(2)对照品溶液的制备:分别精密称取苜蓿素、苜蓿素-4'-*O*-β-愈创木基甘油基酯、异牡荆素、异金雀花素和苜蓿素-7-*O*-β-D-葡萄糖苷对照品适量,用 80%乙腈溶解,并稀释成质量浓度分别为 272.0、238.0、326.0、246.0、320.0 μg/ml 的溶液。

(3)供试品溶液的制备:取甘肃蚤缀药材粉末 0.5 g,精密称定,置 100 ml 锥形瓶中,加入 80%乙腈 50 ml,称量,超声提取 60 min,取出放冷,称定质量,用 80%乙腈补足减失的质量,摇匀,过滤,将滤液回收溶剂至小体积后转移至 25 ml 容量瓶中,加 80%乙腈定容至刻线,即得。

(4)标准曲线的绘制:分别精密量取苜蓿素、苜蓿素-4'-*O*-β-愈创木基甘油基酯、异牡荆素和异金雀花素对照品溶液 2.0 ml、苜蓿素-7-*O*-β-D-葡萄糖苷对照品溶液 0.5 ml,置于同一 100 ml 容量瓶中,加乙腈至刻线,摇匀,即得苜蓿素、苜蓿素-4'-*O*-β-愈创木基甘油基酯、异牡荆素、异金雀花素和苜蓿素-7-*O*-β-D-葡萄糖苷质量浓度分别为 5.44、4.76、6.52、4.92、1.60 μg/ml 的对照品混合溶液。精密量取上述对照品混合溶液 1、3、7、10、13、15、18 μl 进样,测定其峰面积。分别以进样量为横坐标(*X*)、峰面积为纵坐标(*Y*)绘制标准工作曲线,并进行回归分析。

(5)样品的测定:取甘肃蚤缀干燥药材粉末,按上述供试品溶液制备方法操作,制备供试品溶液,在上述色谱条件下进行分析,根据标准曲线计算甘肃蚤缀中苜蓿素、苜蓿素-4'-*O*-β-愈创木基甘油基酯、异牡荆素、异金雀花素和苜蓿素-7-*O*-β-D-葡萄糖苷的质量分数[3]。

参考文献

[1] 卫生部药典委员会. 中华人民共和国卫生部药品标准 藏药(第一册)[S]. 1995:74.

[2] 雷宁, 等. 藏药甘肃蚤缀的化学成分研究Ⅲ [J]. 北京师范大学学报:自然科学版, 2010(4):510-512.

[3] 雷宁, 等. PR-HPLC 法测定甘肃蚤缀中苜蓿素、苜蓿素-4'-*O*-β-愈创木基甘油基酯、异牡荆素、异金雀花素和苜蓿素-7-*O*-β-D-葡萄糖苷[J]. 中草药, 2009(10):1653-1655.

◆ **鬼箭锦鸡儿**

མཛོ་མོ་ཤིང་། (佐模相)

LIGNUM GARAGANAE JUBATA

本品为豆科植物鬼箭锦鸡儿[*Caratana jubata*

(pall.) Poir]的树干[1]。

【化学成分】

本品含生物碱、苷类、鞣质、皂苷、黄酮类、挥发油和糖类。嫩枝中含杨梅树皮素、槲皮素、异鼠李素、槲皮素-3-α-L-鼠李呋喃糖苷、异鼠李素-3-α-L-鼠李呋喃糖苷、槲皮素-3-β-D-半乳吡喃糖苷、异鼠李素-3-β-D-半乳吡哺糖苷、槲皮素-3-β-D-木吡喃糖苷和异鼠李素-3-α-L-阿呋喃糖苷。

【理化鉴别】

取本品粉末2 g，加石油醚（60~90 ℃）20 ml，冷浸过夜，过滤，滤液蒸干，残渣加石油醚（60~90 ℃）2 ml，使溶解，作为供试品溶液。另取藏锦鸡儿对照药材2 g，同法制成对照药材溶液。量取上述2种溶液各5 μl，分别点于同一硅胶D薄层板上，以 CHCl$_3$-丙酮（25∶1）为展开剂展开，取出，晾干，喷以10%硫酸乙醇溶液，加热至斑点显色清晰，置日光下检视[2]。供试品色谱中，在与对照药材色谱相应位置，显相同颜色的斑点。

【含量测定】

（1）HPLC 法测定芒柄花素的含量

❶ 色谱条件：Phenomenex C$_{18}$（250 mm×4.6 mm，5 μm）色谱柱；流动相：乙腈-0.2%磷酸（35∶65）；检测波长：248 nm；流速：1.0 ml/min；柱温：30 ℃；进样量：10 μl。

❷ 对照品溶液的制备：精密称取芒柄花素对照品 19.03 mg，置 25 ml 容量瓶中，加甲醇溶解并定容至刻线，摇匀，得 0.7612 mg/ml 的对照品储备液。精密量取 1.0 ml 储备液置于 25 ml 容量瓶中，加甲醇定容至刻线，制得浓度为 0.0304 mg/ml 的对照品溶液（扣除纯度后浓度为 0.0302 mg/ml）。

❸ 供试品溶液的制备：取本品细粉约 0.5 g，精密称定，置 100 ml 具塞锥形瓶中，精密加入 75% 甲醇溶液 50 ml，密塞，称定重量，置水浴上加热回流 1 h，放冷，称定重量，用 75%甲醇补足减失的重量，摇匀，过滤，取续滤液，既得供试品溶液。

❹ 测定法：按上述色谱条件，精密量取芒柄花素对照品溶液、供试品溶液各 10 μl，分别注入液相色谱仪。

（2）花和叶中总黄酮含量的测定

❶ 对照品溶液的制备：精密称取芦丁标准样品 0.0250 g，用 75%乙醇溶解并定容至 100 ml 容量瓶中，即得芦丁对照品标准溶液。使用时稀释成所需浓度即可。

❷ 供试品溶液的制备：准确称取已粉碎过筛的鬼箭锦鸡儿花和叶 1.000 g 于烧瓶中，加入 75%乙醇 10 ml，回流提取 3 次，每次 30 min，弃去滤渣，合并滤液后进行蒸馏浓缩，置于 50 ml 容量瓶中，用 75%乙醇定容至刻线，即得供试品总黄酮提取物，可用于含量的测定。

❸ 标准曲线的绘制：精密量取芦丁标准溶液 0.0、1.0、2.0、3.0、4.0、5.0、6.0、7.0、8.0 ml，分别置于 50 ml 容量瓶中，各加 5%亚硝酸钠溶液 1.0 ml，摇匀，放置 5 min，加 10%硝酸铝溶液 1.5 ml，摇匀，放置 5 min，加 10%氢氧化钠溶液 10 ml，然后用 75%乙醇溶液定容至刻线，摇匀，放置 10 min 后，分别在 510 nm 处测定其吸光度。应用最小二乘法，以浓度 C（g/ml）为横坐标、吸光度 A 为纵坐标绘制标准曲线，进行线性拟合，得回归方程。

❹ 供试品的测定：称取鬼箭锦鸡儿花和叶供试品按上述方法制备得供试品溶液，取试样离心，除去悬浮杂质，准确量取上层清液 4 份，每份 1 ml，

分别置于 50 ml 容量瓶中，其中 1 份用 75%乙醇定容至刻线，作为参比溶液。其余三份按"标准曲线的绘制"项下的实验方法测定吸光度 A 值，取平均值，代入标准曲线回归方程中可得浓度数据，经计算后可得藏锦鸡儿花和叶中总黄酮含量[3]。

参考文献

[1] 卫生部药典委员会. 中华人民共和国卫生部药品标准 藏药（第一册）[S]. 1995：68.

[2] 张幸福, 骆桂法, 王燕. 藏锦鸡儿的薄层鉴别和含量测定方法研究[J]. 中国新药杂志, 2014（22）：2678-2680, 2693.

[3] 宋萍, 杨赵立, 赵明德. 鬼箭锦鸡儿花和叶中总黄酮含量的测定[J]. 化学世界, 2009（5）：271-272, 267.

过滤。滤液浓缩至 1 ml，即得供试品溶液。另取山矾叶对照药材，同法制成对照药材溶液。量取上述两种溶液各 10 µl，分别点于同一块硅胶 G 薄层板上。以 CHCl₃-甲苯-丙酮（4∶2∶1）作为展开剂展开，取出，晾干，置于 365 nm 紫外光灯下观察。供试品色谱中，在与对照药材色谱相应位置，显相同颜色的荧光斑点[1]。

参考文献

[1] 卫生部药典委员会. 中华人民共和国卫生部药品标准 藏药（第一册）[S]. 1995：5.

[2] 谢平, 白央. 藏药材山矾叶的质量标准研究[J]. 中国民族民间医药杂志, 2012, 21（15）：9-10.

◆ 山矾叶

ཤུ་མཁན་ལོ་མ། （西坎）

FOLIUM SYMPIOCOS

本品为山矾科植物白檀[Sympiocos paniculata (Thumb.) Miq.]的干燥叶。夏季采集，晾干[1]。

【化学成分】

本品含有牛角碱、7-O-甲基白蹄纹天竺素-3-葡萄糖苷、4-O-甲基白蹄纹天竺素-3-葡萄糖苷等物质。

【理化鉴别】

取本品细粉 1 g，加入乙醇超声提取 30 min，

◆ 川西獐牙菜

ཟངས་ཏིག（桑蒂）

HERBA SWERTIAE MUSSOTII

本品为龙胆科植物川西獐牙菜（Swertia mussotii Franch.）的干燥全草。秋季花期采收，晾干[1]。

【化学成分】

川西獐牙菜中化学成分主要为呫吨酮类、环烯醚萜苷类、三萜类等，另外还含多糖、挥发油、矿物质、甾体等[2-9]。

【理化鉴别】

取本品粉末 1.0 g，加乙酸乙酯 10 ml，超声处

理 30 min，过滤，即得。照薄层色谱法（2015 年版《中国药典》通则 0502）试验。量取上述 2 种溶液各 5~15 µl，分别点于同一以羧甲基纤维素钠为黏合剂的硅胶 G 薄层板上，以 CHCl₃-甲醇（40：1）为展开剂展开，取出，晾干，喷以 10%硫酸乙醇溶液，在 105 ℃加热至斑点显色清晰，于日光及紫外光灯（365 nm）下检视。供试品色谱中，在与对照品色谱相应位置显相同颜色的斑点[11]。

【含量测定】

（1）色谱条件：色谱柱为 C₁₈（4.65 mm×150 mm，5 µm）色谱柱和 SB-C₁₈ 保护柱流动相甲醇-水（90：10），检测波长 207 nm，流速 1.00 ml/min，进样体积 5 µl，柱温为室温。

供试品溶液的制备：精密称取适量本品粉末，置于 50 ml 锥形瓶中，加入一定量甲醇(约 25 ml)，室温下超声 20 min，取出，放冷后过滤，重复提取三次，合并滤液置于 100 ml 容量瓶中，并用甲醇定容至刻线，即得[12]。

测定法：按上述色谱条件，精密量取对照品溶液、供试品溶液各 10 µl,分别注入液相色谱仪，进样测定。

（2）色谱条件与系统适用性试验：C₁₈（4.6 mm×150 mm，5 µm），流动相：水-乙腈（92：8），流速：1 ml/min，柱温：25 ℃，检测波长：238 nm，进样量：10 µl。

对照品溶液配制 精密称取干燥衡重的样品约 0.1 g，甲醇溶解于 100 ml 容量瓶中定容，即得。

供试品溶液制备 精密称取獐牙菜风干粉碎样品 3 g，用约 30 ml 甲醇超声提取 30 min,过滤，重复提取 3 次，合并滤液，置于 100 ml 容量瓶中，加甲醇定容至刻线，备用[13]。

测定法 按上述色谱条件，精密量取对照品溶液、供试品溶液各 10 µl，分别注入液相色谱仪，进样测定。

（3）色谱条件与系统适应性 色谱柱为大连依利特公司 HYPERSIL BDS C₁₈ 柱（416 mm×200 mm，5 µm），流动相为甲醇-水梯度洗脱（MeOH%：0 min 15%，40 min 45%），流速为 110 ml/min，检测波长为 240 nm，柱温为 25 ℃。采用外标峰面积法计算含量，理论塔板数均大于 5000，对称因子分别为 0.92 和 0.97，与相邻杂质峰的分离度均大于 1.5。

供试品溶液的制备 取干燥药材粗粉约 2.0 g，精密称定，加甲醇 20 ml/次，超声提取 2 次，每次 30 min，过滤，滤液合并，转移至 50 ml 容量瓶中，甲醇定容至刻线，摇匀，过滤，即得[14]。

测定法 按上述色谱条件，精密量取对照品溶液、供试品溶液各 10 µl，分别注入液相色谱仪，进样测定。

参考文献

[1] 卫生部药典委员会. 中华人民共和国卫生部药品标准（藏药第一册）[S]. 1995：6.

[2] 张建胜，等. 川西獐牙菜化学成分研究[J]. 中药材，2009, 32（4）：511-514.

[3] 孙洪发，丁经业. 川西獐牙菜中酮成分的分离与鉴定[J]. 植物学报，1981, 23（6）：464-469.

[4] 文荣荣，等. 獐牙菜的化学成分研究[J]. 云南民族大学学报：自然科学版，2010, 19（2）：93-96.

[5] 孙洪发，等. 川西獐牙菜苷类成分[J]. 植物学报，1991, 33（1）：31-37.

[6] 周永福，等. 川西獐牙菜的化学成分研究（Ⅱ）[J]. 云南民族大学学报：自然科学版，2011,

20（1）：14-16.

[7] 张建胜, 等. 川西獐牙菜化学成分研究[J]. 中药材, 2009, 32（4）：511-514.

[8] 李磊. 川西獐牙菜多糖的提取及含量测定[J]. 西南民族大学学报：自然科学版, 2007, 33（1）：52-55.

[9] 李天才, 等. 野生与种植青海川西獐牙菜中矿物质元素含量特征[J]. 广东微量元素科学, 2005, 12（6）：31-34.

[10] 李作平, 卫恒巧, 刘玉明, 郝存淑, 范桂敏. 薄层比色法测定獐牙菜中齐墩果酸的含量[J]. 河北医学院学报, 1994, 02：68-70.

[11] 阳勇, 等. 常用藏药"蒂达（藏茵陈）"各品种的薄层色谱鉴别研究[J]. 中国中药杂志, 2013, 05：757-761.

[12] 余丽梅, 等. HPLC法测定不同品种獐牙菜中齐墩果酸的含量[J]. 大理学院学报, 2007, 10（3）：4-12.

[13] 肖怀, 宋玉林, 王胤, 张桢. 不同种獐牙菜中獐牙菜苦苷含量比较[J]. 中国现代应用药学, 2009, 09：730-732.

[14] 丁兰, 等. 两种獐牙菜属植物中两种苦苷的含量分析[J]. 中药材, 2008, 04：533-535.

◆ 臭 蒿

ཟམས་རྩི་ནག་པོ།（桑子那布）

HERBA ARTEMISIAE HEDINII

本品为菊科植物臭蒿（*Artemisia hedinii* Ostenf.）的干燥地上部分。秋季采收，除去老茎、枯叶，切段，揉搓出香气，阴干[1]。

【化学成分】

本品含东莨菪内酯、植物蜡、甾醇和脂肪酸[2]。

【理化鉴别】

取本品粉末 1 g, 加石油醚（30~60 ℃）30 ml, 浸渍 30 min, 时时振摇, 过滤, 置水浴（50 ℃）上挥干。残渣加甲醇 5 滴使溶解, 加 25%香荚兰醛硫酸液 1 滴, 显紫红色[1]。

【含量测定】

东莨菪内酯的含量测定：按照高效液相色谱法（2015 年版《中国药典》通则 0512）测定。

（1）色谱条件与系统适用性试验：以十八烷基硅烷键合硅胶为填充剂；以甲醇-0.3%磷酸溶液为流动相，洗脱程序：0~25 min（28%~30%甲醇），25~30 min（30%~40%甲醇），30~40 min（40%~48%甲醇）；检测波长为 344 nm。

（2）对照品溶液的制备：取东莨菪内酯对照品适量，精密称定，加入甲醇制成 1 ml 含 0.1 mg 的对照品溶液，即得。

（3）供试品溶液的制备：取本品粉末（过三号筛）约 0.5 g, 精密称定, 置具塞锥形瓶中, 精密加入甲醇 25 ml, 称定重量, 超声处理 40 min, 放冷, 称定重量, 用甲醇补足减失的重量, 摇匀, 过滤, 取续滤液, 即得。

（4）测定法：分别精密量取对照品溶液与供试品溶液各 10 µl, 注入液相色谱仪, 测定, 即得。

本品按干燥品计算, 含东莨菪内酯不得少于 0.68 mg/g[2]。

参考文献

[1] 中华人民共和国卫生部. 中华人民共和国卫

生部药品标准　藏药（第一册）[S]. 1995：81.

[2] 刘小珍, 童志平, 谭睿, 等. HPLC 法测定臭蒿中东莨菪内酯的含量[J]. 世界科学技术——中医药现代化★中药研究, 2014, 16（10）：2233-2235.

◆ 黑种草子

ཟེ་ར་ནག་པོ།（斯拉那保）

NIGELLAE SEMEN

本品为毛茛科植物腺毛黑种草（*Nigella glandulifera* Freyn et Sint.）的干燥成熟种子。夏、秋两季果实成熟时采割植株，晒干，打下种子，除去杂质，晒干 [1]。

【化学成分】

（1）脂肪酸

肉豆蔻酸、棕榈酸、9-十六烯酸、硬脂酸、油酸、亚油酸、亚麻酸、花生酸、二十碳二烯酸、二十二酸等[3]。

（2）挥发性成分

1-甲基-2-异丙基苯、3, 7-二甲基-1, 6-辛二烯-3-醇乙酯、2-异丙基-5-甲基-2, 5-环己二烯-1, 4-二酮、2, 4-癸二烯醛、百里酚、长叶松萜烯、2, 4-二羟基-3-甲基苯乙酮、3, 7, 11-三甲基-1,（6-Z）, 10-十二碳三烯-3-醇、3, 7, 11-三甲基-1, 6, 10-十二碳三烯-3-醇、9, 12-十八碳二烯酸、β-维生素 E、*E, Z*-2, 13-十八碳二烯醇、4-甲基-（3β, 4α）-胆甾醇-8, 24-二烯-3-醇、3, 5-脱二氢豆甾烷-6, 22-二烯、22, 23-脱二氢豆甾醇、胆甾醇-4-烯-3-酮等[2]。

此外，本品还含百里醌（thymoquinone）、黑种草酮（nigellon）、脂肪油、蛋白质和甾体化合物。植物中含黄酮类化合物，主要为山奈酚、槲皮素、皂苷等。

【理化鉴别】

（1）取常春藤皂苷元对照品，加入甲醇制成 1 ml 含 1 mg 的溶液，作为对照品溶液。按照薄层色谱法（2015 年版《中国药典》通则 0502）试验，量取【含量测定】（1）项下的供试品溶液 2~5 μl 和上述对照品溶液 2 μl，分别点于同一硅胶 G 薄层板上，以环己烷-乙酸乙酯-冰醋酸（6：4：0.25）为展开剂展开，取出，晾干，喷以 10%硫酸乙醇溶液，在 105 ℃加热至斑点显色清晰，分别置日光和紫外光灯（365 nm）下检视。供试品色谱中，在与对照品色谱相应位置，显相同颜色的斑点或荧光斑点[1]。

（2）取种子粉末 2 g，加乙醇 10 ml，振摇后浸泡 1 h，过滤，取滤液 1 ml，加 10%氢氧化钠 4~5 滴，振摇片刻，溶液呈紫红色[4]。

【含量测定】

（1）常春藤皂苷元的测定

按照高效液相色谱法（2015 年版《中国药典》通则 0512）测定。

❶ 色谱条件与系统适用性试验：以十八烷基硅烷键合硅胶为填充剂；以甲醇-水-冰醋酸-三乙胺（87：13：0.04：0.02）为流动相；检测波长为 210 nm。理论塔板数按常春藤皂苷元峰计算应不低于 3000。

❷ 对照品溶液的制备：取常春藤皂苷元对照品适量，精密称定，加入甲醇制成 1 ml 含 0.6 mg 的对照品溶液，即得。

❸ 供试品溶液的制备：取本品粉末（过三号

筛）约 1 g，精密称定，置索氏提取器中，加石油醚（60~90 ℃）适量，加热回流提取 2 h，弃去石油醚液，药渣挥干，加甲醇适量，继续加热回流提取 4 h，回收溶剂至干，残渣加正丁醇饱和的水 15 ml 使溶解，并转移至分液漏斗中，加水饱和的正丁醇振摇提取 3 次，每次 20 ml，合并正丁醇液，回收溶剂至干，残渣加甲醇 20 ml、盐酸 2 ml，加热回流 4 h，放冷，加水 10 ml，摇匀，用 CHCl₃ 振摇提取 3 次，每次 20 ml，合并 CHCl₃ 液，回收溶剂至干，残渣加甲醇溶解，转移至 10 ml 容量瓶中，加甲醇至刻线，摇匀，过滤，取续滤液，即得。

❹ 测定法：分别精密量取对照品溶液与供试品溶液各 10 μl，注入液相色谱仪，测定，即得。

本品按干燥品计算，含常春藤皂苷元（$C_{30}H_{48}O_4$）不得少于 0.50%[1]。

（2）总黄酮含量的测定

❶ 供试品溶液的制备：取黑种草子 25 g，精密称定，置 100 ml 圆底烧瓶中，加入甲醇 50 ml，回流 3 h，过滤，提取液置 100 ml 容量瓶中，加甲醇至刻线，摇匀，待用。

❷ 标准曲线的绘制：精密称取芦丁对照品 100 mg，置 50 ml 容量瓶中，加入甲醇 70 ml，置水浴中微热使溶解，放冷，加甲醇至刻线，摇匀，得浓度为 2.0 mg/ml 的标准溶液。精密量取对照品溶液 0.0、0.4、0.8、1.2、1.6、2.0 ml，置 10 ml 容量瓶中，分别加水至 2.4 ml，分别加 5% $NaNO_2$ 溶液 0.4 ml，摇匀，放置 6 min；加 10% $Al(NO_3)_3$ 溶液 0.4 ml，摇匀，放置 6 min；加 10% NaOH 溶液 4.0 ml，摇匀，室温放置 15 min。在 500 nm 波长处测定吸光度，同时以试剂空白作参比。以吸光度为纵坐标、溶液质量浓度为横坐标，绘制标准曲线。

❸ 样品总黄酮含量的测定：精密量取样品溶液 0.5 ml，置 10 ml 容量瓶中，余下部分按"标准曲线的绘制"项方法操作，在 500 nm 波长处平行测定 5 次，同以样品空白做参比。根据回归方程，计算总黄酮浓度。根据下列公式计算：

$$总黄酮含量/\% = \frac{黄酮化合物质量}{样品质量} \times 100\%$$

参考文献

[1] 国家药典委员会. 中华人民共和国药典：一部[S]. 北京：中国医药科技出版社，2015：345.

[2] 刘亚婷. 维药瘤果黑种草子指纹图谱及化学成分研究[D]. 乌鲁木齐：新疆医科大学，2010.

[3] 张贵君，等. 常用中药鉴定大全[M]. 哈尔滨：黑龙江科学技术出版社，1993：841.

[4] 艾尼娃尔·艾克木. 新疆黑种草子化学成分的基础研究[D]. 乌鲁木齐：新疆医科大学，2005.

[5] 艾尼娃尔·艾克木，等. 维吾尔药黑种草子中总黄酮含量的测定[J]. 时珍国医国药，2008，19（5）：1167.

◆ 芒 硝

ཚྭ་ཚ།（色嚓）

NATRII SULFAS

本品为硫酸盐类矿物芒硝族芒硝，经加工精制而成的结晶体。主含含水硫酸钠（$Na_2SO_4 \cdot 10H_2O$）[1]。

【化学成分】

本品含结晶水 55.9%、硫酸钠 44.1%。纯矿物含 Na_2O 19.3%，SO_3 24.8%[2]。

【理化鉴别】

(1) 铁盐与锌盐：取本品 5 g，加水 20 ml 溶解后，加硝酸 2 滴，煮沸 5 min，滴加氢氧化钠试液中和，加稀盐酸 1 ml、亚铁氰化钾试液 1 ml 与适量的水使成 50 ml，摇匀，放置 10 min，不得发生浑浊或显蓝色[1]。

(2) 镁盐：取本品 2 g，加水 20 ml 溶解后，加氨试液与磷酸氢二钠试液各 1 ml，5 min 内不得发生浑浊[1]。

(3) 干燥失重：取本品，在 105 ℃ 干燥至恒重，减失重量应为 51.0%~57.0%（2015 年版《中国药典》通则 0831）[1]。

(4) 重金属：取本品 2.0 g，加稀醋酸试液 2 ml 与适量的水溶解使成 25 ml，依法检查（2015 年版《中国药典》通则 0821 第一法），重金属含量不得超过百万分之十[1]。

(5) 砷盐：取本品 0.20 g，加水 23 ml 溶解后，加盐酸 5 ml，依法检查（2015 年版《中国药典》通则 0822），含砷量不得超过百万分之十[1]。

(6) 取两支 10 ml 具塞比色管，各加入鲜牛奶 3 ml，其中一支加入一定量的芒硝，使之成为含芒硝的掺假奶样，另一支不加，作为空白对照样，然后向上述两支比色管中各加入相同量的乙酸溶液、氯化钡溶液和玫瑰红酸钠溶液，混匀后观察比色管中奶样颜色的变化。若出现不同深度的黄色，均判为掺芒硝阳性，而此时不掺芒硝的对照品则呈现红色（淡红色）[3]。

【含量测定】

取本品约 0.4 g，精密称定，加水 200 ml 溶解后，加盐酸 1 ml，煮沸，不断搅拌，并缓缓加入热氯化钡试液（约 20 ml），至不生成沉淀，置水浴上加热 30 min，静置 1 h，用无灰滤纸或称定重量的古氏坩埚过滤，沉淀用水分次洗涤，至洗液不显氯化物的反应，干燥，并炽灼至恒重，精密称定，与 0.6086 相乘，即得供试品中含有硫酸钠（Na_2SO_4）的质量。

本品按干燥品计算，含硫酸钠（Na_2SO_4）不得少于 99.0%[1]。

参考文献

[1] 国家药典委员会. 中华人民共和国药典：一部[S]. 北京：中国医药科技出版社，2015：127.

[2] 田红星. 中国矿业氧吧之三十七芒硝[M]. 资源与人居环境，2009，34.

[3] 闫斌斌，等. 鲜奶中芒硝快速检测方法研究[M]. 新疆农业科学，2008，45（6）：1193.

◆ 白苞筋骨草

ཟིན་ཏིག（森蒂）

HERBA AJUGAE

本品为唇形科植物白苞筋骨草（*Ajuga lupulina* Maxim.）的干燥全草。夏季花期采收，洗净，晾干[1]。

【化学成分】

全草含金圣草（黄）素（chrysoeriol）、香叶木素（diosmetin）、山奈素（kaemferide）、槲皮素

(quercetin)、香草酸（vanillic acid）及 β-谷甾醇（sitosterol）[2]。此外，还含近 20 种微量元素，如镁、铝、硅、磷、钙、钒、铬、锰、铁、钴、镍、铜、锌、砷、钼、锡、硒、锶等[3]。

【理化鉴别】

（1）薄层鉴别法：取本品粗粉 2 g，加乙醇 20 ml，置水浴回流 10 min，过滤，取滤液点于圆形滤纸上，用石油醚-乙酸乙酯（95∶5）展开，以 5%香草醛浓盐酸显色，可见圆点周围有紫红色环[4]。

（2）化学法：取本品粉末 2 g，加乙醇 20 ml，置水浴上回流 10 min，过滤，取滤液 1 ml，加浓盐酸 4~5 滴及少量镁粉，水浴上加热 3 min，产生紫色[1]。

参考文献

[1] 卫生部药典委员会. 中华人民共和国卫生部药品标准　藏药（第一册）[S]. 1995：31.

[2] WANG M G, et al. CA, 1993, 118：19270.

[3] 张兆林, 等. 中草药, 1983, 14（12）：539.

[4] 青海省药品检验所, 等. 中国藏药（第一卷）[M]. 上海：上海科学技术出版社, 1996：417.

◆ 荨 麻

ཟ་འབྲུམ།（萨真）

HERBA URTICAE

本品为荨麻科植物宽叶荨麻（*Urtica laetevirens* Maxim.）或裂叶荨麻（*U. fissa* Pritz.）的干燥地上部分。秋季采收，去根，洗净，晾干水气，切段，用木棒敲打，微出香气，阴干[1]。

【化学成分】

全草含维生素 A、C 及 K，少量鞣质、香叶木苷、小苏碱；茎皮含蚁酸、丁酸[1]。

荨麻叶含水溶性成分：枸橼酸、延胡索酸、甘油酸、苹果酸、草酸、磷酸、奎宁酸、琥珀酸、苏糖酸、苏糖酸-1, 4-内酯、丝氨酸-*O*-半乳糖苷、糖肽键的水溶性糖蛋白、半乳糖醛；胡萝卜素成分：β-胡萝卜素、羟基-*α*-胡萝卜素、黄体呋喃素、叶黄素环氧化物、堇黄质；黄酮类成分：倾皮素、山奈酚、异鼠李素、槲皮素-3-*O*-葡萄糖苷、山奈酚-3-*O*-葡萄糖苷、异鼠李素-3-*O*-葡萄糖苷、槲皮素-3-*O*-芸香糖苷、山奈酚-3-*O*-芸香糖苷、异鼠李素-3-*O*-芸香糖苷、三半乳糖基甘油二酯、咖啡酸、阿魏酸、芥子酸、马栗树皮素；另含钾、钙、镁、钴、铜、铁、锰、镍、锌等无机元素，维生素 C[1]。

花含黄酮类成分，除叶中所有黄酮类成分外，还有异鼠李素-3-*O*-新橙皮糖苷[1]。

【理化鉴别】

取本品粉末 1 g，加石油醚（60~90 ℃）超声处理，过滤，滤液作为供试品溶液。吸取供试品溶液 10 μl，点于硅胶 G 薄层板上，以环己烷-乙酸乙酯（9∶1）为展开剂展干，取出，晾干，喷以 10%磷钼酸乙醇溶液，置 105 ℃加热至斑点清晰[2]。

参考文献

[1] 卫生部药典委员会. 中华人民共和国卫生部药品标准[S]. 北京：化工出版社, 1995：69.

[2] 李天巍, 等. 藏药材荨麻的质量标准研究[J]. 西藏科技. 2012, 10：66.

◆ 蒺藜

 གཟེ་མ། (赛玛)

TRIBULI FRUCTUS

本品为蒺藜科植物蒺藜（*Tribulus terrestris* L.）的干燥成熟果实。秋季果实成熟时采割植株，晒干，打下果实，除去杂质[1]。

【化学成分】

本品含皂苷类化合物：吉托皂苷元（gitogenin）、薯蓣皂苷元（diosgenin）、鲁斯可皂苷元（ruscogenin）、螺甾、延龄草苷、薯蓣二葡萄糖苷、纤细薯蓣苷、原薯蓣苷、原纤细薯蓣苷、蒺藜苷F、新海柯皂苷、刺蒺藜素（Tribulosin）、薯蓣素、海柯酮、奇枯巴皂苷、3-脱氧薯蓣皂苷元、提果皂苷元、新曼诺皂苷元等；生物碱：哈尔满（harmane）、哈尔碱（harmine）、哈尔醇（harmol）、B-咔啉（B-carboline）、imdoleamines、去甲哈尔满（norharmane）、*N*-对羟基苯乙酮基-3-甲氧基-4-羟基取代桂皮酰胺、Tribulusamides A、Tribulusamides B、*N*-反式-对羟基苯乙基阿魏酰胺（*N*-transferuloyl tyramine）、蒺藜酰胺（terrestriamide）、*N*-反式-香豆酰基酪胺（*N*-transcoumaroyl tyramine）等；黄酮类化合物：山奈酚（kaempferol）、山奈酚-3-葡萄糖苷、山奈酚-3-芸香糖苷（kaempferol-3-rutinoside）、刺蒺藜苷（Tribuloside）、槲皮素（quercetin）、异鼠李素（isorhamnetin）、山奈酚-3-芦丁糖苷、蒺藜苷（山奈酚-3-*β*-D-葡萄糖苷，Tribuloside）、槲皮素-3-*O*-*β*-D-葡萄糖苷、槲皮素-3-*O*-龙胆二糖苷、山奈酚-3-*O*-龙胆二糖苷、山奈酚-3-*O*-*β*-D-葡萄糖苷、

紫云英苷（astragalin）等；氨基酸：苏氨酸、丙氨酸、撷氨酸、苯丙氨酸、亮氨酸、赖氨酸等；还含有蒺藜酸、琥珀酸、香草酸、棕榈酸单甘油酯、大黄素（emodin）、大黄素甲醚（physcion）、*β*-谷甾醇（*β*-sitosterol）、豆甾醇、胡萝卜苷（*β*-D-葡萄糖苷，dancosterol）等[2]。

【理化鉴别】

取本品粉末 3 g，加 CHCl₃ 50 ml，超声处理 30 min，过滤，弃去 CHCl₃ 液，药渣挥干，加水 1 ml，搅匀，加水饱和的正丁醇 50 ml，超声处理 30 min，分取上清液，加 2 倍量的氨试液洗涤，弃去洗液，取正丁醇液，蒸干，残渣加甲醇 1 ml 使溶解，作为供试品溶液。另取蒺藜对照药材 3 g，同法制成对照药材溶液。按照薄层色谱法（2015 年版《中国药典》通则 0502）试验，量取上述两种溶液各 5 μl，分别点于同一硅胶 G 薄层板上，以 CHCl₃-甲醇-水（13：7：2）10 ℃ 以下放置的下层溶液为展开剂展开，取出，晾干，喷以改良对二甲氨基苯甲醛溶液（取对二甲氨基苯甲醛 1 g，加盐酸 34 ml、甲醇 100 ml，摇匀，即得），在 105 ℃ 加热至斑点显色清晰。供试品色谱中，在与对照品色谱相应位置，显相同颜色的斑点[1]。

【含量测定】

紫外分光光度法测定总皂苷的含量：

（1）对照品溶液的制备：取蒺藜总皂苷对照品适量，精密称定，加入 70%乙醇制成 1 ml 中含 0.2 mg 的对照品溶液，即得。

（2）标准曲线的绘制：精密量取对照品溶液 0.3、0.5、0.7、0.9 ml，分别置具塞试管中，挥去溶剂，放冷，分别加入 E 试剂（2 g 对二甲氨基苯甲醛溶解于 50 ml 浓盐酸中，加 50 ml 水稀释即得）

5 ml，置 40 ℃ 水浴中加热 5 min，立即取出，于冰水浴中冷却后，加入硫酸乙醇溶液（10→100）5 ml，摇匀，放置 30 min 后，立即测定，以试剂同法操作的溶液为空白，按照分光光度法（2015 年版《中国药典》通则 0401），在（520±1）nm 波长处测定吸光度，以吸光度为纵坐标、对照品浓度为横坐标，绘制标准曲线。

（3）测定法：取供试品 6 mg，精密称定，用 70%乙醇溶解，制成 1 ml 中含 0.24 mg 的溶液（必要时超声处理），作为供试品溶液。精密量取供试品溶液 1 ml，置具塞试管中，按照"标准曲线的绘制"项下的方法，自"挥去溶剂"起，依法测定吸光度，从标准曲线上读出供试品溶液中含蒺藜皂苷的质量，计算，即得[3]。

参考文献

[1] 国家药典委员会. 中华人民共和国药典：一部 [S]. 北京：中国医药科技出版社，2015：352.

[2] 赵百岁，等. 蒙药材蒺藜的化学成分研究进展[J]. 中国民族医药杂志，2008，11：73-75.

[3] 李艳，等. 蒺藜总皂苷含量测定研究[J]. 江西中医药大学学报，2014，26（1）：60.

◆ 芫荽果

ཨུ་སུ།（吾苏）

FRUCTUS CORIANDRI SATIVI

本品为伞形科植物芫荽（*Corianddrum sativum* L.）的干燥成熟果实。采集成熟果实，晒干[1]。

【化学成分】

本品主含挥发油 1.01%~1.49%。油中主要成分为芳樟醇（linalool）（70%~80%）。此外含松油（terpinene）、樟脑 2%~6.7%、对伞花烃 5.4%~6.2%、牻牛儿醇（geraniol）2%~4%、醋酸牻牛儿酯（geranyl actetate）2%~3%、α-和 β-蒎烯、龙脑、癸醛、樟烯、柠檬烯和水芹烯等 40 余种成分。

果实含脂肪油 13%~21%，其中总脂肪 91.9%、油约 37.80%、岩芹酸（petroselinic acid）38.5%及亚油酸 14%、不皂化物及少量 5, 6-十八烯酸、蛋白质 11%~17%、戊聚糖约 10%、糖醛约 6%、维生素 C、绿原酸、咖啡酸、鞣酸、葡萄糖、蔗糖、淀粉约 10%，还含草酸钙、D-甘露糖醇、黄酮、β-谷甾醇、伞形花酮、东莨菪素（scopoletin）[2]。

【理化鉴别】

（1）薄层色谱法：取本品粉末（过 60 目筛）2 g，加乙醚 6 ml，冷浸 4 h，过滤，将滤液浓缩至干，残渣用 $CHCl_3$ 溶解至 1 ml，点样于硅胶 G 板上，以石油醚-乙酸乙酯（8.5∶1.5）为展开剂，展距 17.5 cm，喷以 3%香草醛乙醇溶液显色[3]。

（2）化学法：取本品粉末 0.5 g，加乙醚适量，冷浸 1 h，过滤，滤液浓缩至约 1 ml，加 7%盐酸羟胺甲酸液 2~3 滴、20%氢氧化钾乙醇液 3 滴，在水浴上微热，冷却后，加稀盐酸调节 pH 3~4，加 1%三氯化铁乙醇液 1~2 滴，呈紫红色[3]。

【含量测定】

（1）气相色谱法

❶ 色谱条件：色谱柱：10%聚乙二醇 20 000 于 Diatomite CQ 担体（60~80 目）上，2 m×4 mm 玻璃柱；检测器：氢火焰离子检测器；气化温度：250 ℃；检测温度：240 ℃；柱温：90 ℃保留 2 min，升温速度 6 ℃/min，升到 200 ℃保持 20 min；流

量：高纯氮 40 ml/min，氢气 35 ml/min，空气 350 ml/min；进样量：2.0 μl。

❷ 供试品溶液的制备：取芫荽子约 150 g，精密称定，按照挥发油测定法（2015 年版《中国药典》通则 2204）进行水蒸气蒸馏，读取挥发油的体积。精密量取挥发油 0.15 ml，置于 10 ml 容量瓶中，用乙醇稀释并定容至刻线，精密量取 2.00 ml 此溶液于 10 ml 容量瓶中，用乙醇定容至刻线，作为供试品溶液。

❸ 标准曲线的绘制：精密称取芳樟醇对照品 0.1140 g，置 10 ml 容量瓶内，加乙醇定容至刻线，摇匀，精密量取 0.50、1.00、1.50、2.00、3.5 ml，分别置 10 ml 容量瓶中，加乙醇定容至刻，摇匀，作为对照品溶液。分别精密量取上述各浓度的对照品溶液 2.0 μl，注入气相色谱仪，测定。以对照品的量为横坐标、峰面积为纵坐标作图，计算回归方程。

❹ 测定法：精密称取芫荽子，按上述方法制成供试品溶液，精密量取供试品溶液 2 μl 进样测定。根据标准曲线计算含量[3]。

（2）GC-MS 法

❶ GC-MS 条件：色谱柱：VF-5MS（30 m×0.25 mm×0.25 μm）；载气：氦气；流速：1 ml/min；进样口温度：250 ℃；升温程序：40 ℃ 保持 1 min，以 5 ℃/min 升温至 250 ℃，保持 10 min；进样量：1 μl；分流进样，分流比：10∶1。EI 离子源，电离能量：70 eV；离子源温度：280 ℃；传输线温度：280 ℃；扫描范围：50~450 amu；使用 WILEY 和 MAINILIB 谱库检索。

❷ 供试品溶液的制备：准确称取本品挥发油提取物 5.00 g，置于锥形瓶中，依次加入 20.00 g 无水乙醇和 10.00 g 无水 Na₂SO₄，摇匀，静置过夜，过滤，取续滤液用于 GC-MS 分析。

❸ 样品的测定：采用 GC-MS 分析芫荽子油中挥发性成分，通过 WILEY 和 MAINILIB 谱库自动检索，结合保留指数（可接受误差为±1%）共同确定，相对含量采用峰面积归一化法计算[4]。

参考文献

[1] 卫生部药典委员会. 中华人民共和国卫生部药品标准　藏药（第一册）[S]. 1995：43.

[2] 中华人民共和国卫生部药政管理局，等. 现代实用本草（中册）[M]. 北京：人民卫生出版社，2000：176.

[3] 曾元儿. GC 法测定芫荽子挥发油中芳樟醇含量[J]. 药物分析杂志，1996，16（6）：404-405.

[4] 李列，等. 芫荽子超临界 CO₂ 萃取及其成分分析[J]. 香料香精化妆品，2014（1）：5-7.

◆ 鬼　臼

ཚོལ་མོ་སེ།（奥毛赛）

SINOPODOPH MLLI FRUCTUS

本品系藏族习用药材。为小檗科植物桃儿七 [Sinopodo-phullumhexandrum（Roule）Ying]的干燥成熟果实。秋季果实成熟时采摘，除去杂质，干燥[1]。

【化学成分】

桃儿七干燥果实含有鬼臼毒素、去氧鬼臼毒素（deoxypodophyllotoxin）、4-去甲去氧鬼臼毒素（4-demethyldesoxypodophyllotoxin）、8-异戊烯基山柰酚（8-prenylkaempferol）、柠檬酚（citrusinol）及 β-谷甾醇。

桃儿七的根及根茎中主要含有木脂素类、黄酮类、皂苷、多糖及鞣质等化学成分。木脂素类成分主要为鬼臼毒素、去甲鬼臼毒素、鬼臼苦素（picropodophyllin）、去氢鬼臼毒素（dehydropodo-phyllotoxin）、鬼臼毒酮（podophyllotoxone）、去氧鬼臼毒素（deoxypodophyllotoxin）、异鬼臼苦酮（isopicropodophyllone）、4-去甲鬼臼毒酮（4-demethylpodophyllotoxone）、山荷叶素（diphyllin）；黄酮类成分主要为槲皮素和山柰酚（kaempferol）及其苷类等。

桃儿七的茎叶中也含有少量鬼臼毒素[2]。

【理化鉴别】

（1）取本品粉末 5 g，加甲醇 10 ml，超声处理 20 min，过滤，滤液蒸干，残渣加甲醇 2 ml 使溶解，作为供试品溶液。另取鬼臼毒素对照品，加入甲醇制成 1 ml 含 0.5 mg 的溶液，作为对照品溶液。按照薄层色谱法（2015 年版《中国药典》通则 0502）试验，量取上述两种溶液各 4 μl，分别点于同一硅胶 G 薄层板上，以环己烷-水饱和正丁醇-甲酸（6.5∶2.5∶0.8）的上层溶液为展开剂展开，取出，晾干，喷以 1%的香草醛硫酸溶液，加热至斑点显色清晰。供试品色谱中，在与对照品色谱相应位置，显相同颜色的斑点[2]。

（2）取本品 0.5 g，加乙醇 5 ml，冷浸 30 min，过滤，同法制成为对照药材溶液。按照薄层色谱法（2015 年版《中国药典》通则 0502）试验，量取供试品溶液和上述对照药材溶液各 5 μl，分别点于同一以羧甲基纤维素钠为黏合剂的硅胶 G 薄层板上，以 $CHCl_3$-乙酸乙酯（6∶4）为展开剂展开，取出，晾干，喷以 50%硫酸乙醇溶液，在 110 ℃烘约 5 min。供试品色谱中，在与对照品色谱相应位置，显相同颜色的斑点[3]。

【含量测定】

（1）色谱条件：C_{18} 色谱柱（4.6 mm×250 mm，5 μm），流动相乙腈（A）-0.02%甲酸水溶液（B），梯度洗脱（0~5 min，10%~15%A，5~30 min，15%~35%A，30~50 min，35%~50%A，50~70 min，50%~70%A），流速 1.0 ml/min，柱温 25 ℃，检测器波长 254 nm，进样量 20 μl，分析时间 70 min。在此条件下各成分分离情况良好。

（2）对照品溶液制备：精密称取对照品 4'-去甲鬼臼毒素、鬼臼毒素适量，加入 70%甲醇制成 1 ml 含 18.425，268.50 mg 的混合溶液，即得。

（3）供试品溶液制备：分别取样品桃儿七、小叶莲粉末（过 5 号筛）0.2 g，精密称定，置 50 ml 锥形瓶中，精密加入 70%甲醇 20 ml，称定质量，超声提取 30 min，放冷，称定质量，用 70%甲醇补足质量，摇匀，0.22 μm 微孔滤膜过滤，即得。

（4）标准曲线的绘制：分别精密量取对照品溶液（4'-去甲鬼臼毒素 18.425 mg/ml，鬼臼毒素 268.5 mg/ml）2，5，8，10，16，20 μl，注入液相色谱仪，以进样量（μg）为横坐标、峰面积为纵坐标，绘制标准曲线。

（5）测定法：取本品粉末约 0.2 g，精密称定，按供试品溶液制备方法制备。分别量取对照品溶液与供试品溶液，按照上述色谱条件进行含量测定[4]。

参考文献

[1] 卫生部药典委员会. 中华人民共和国卫生部药品标准 藏药（第一册）[S]. 1995：340.

[2] 刘海军，徐艳，苏国庆，等. 桃儿七的研究进展[J]. 中草药，2004, 35（1）：98-100.

[3] 郑笑为，马双成. 疣克净擦剂质量标准的研究[J]. 中草药，1999, 30（4）：264-266.

[4] 叶耀辉，马越兴，等. 藏药桃儿七与小叶莲

HPLC 分析及其毒性差异研究[J]. 中国实验方剂学杂志, 2014, 20（18）：80-84.

◆ 假楼斗菜

ཡུ་མོ་མདེའུ་འབྲེག （益母得金）

HERBA PARAQUILEGIAE

本品为毛茛科植物假楼斗菜 [*Paraquilegia microphylla*（*Royle*）Drumm. et Hutch.]的干燥地上部分。春季采收，洗净，晾干水气，切段，揉搓出香气，阴干[1]。

【化学成分】

本品含有生物碱、氰苷[2]。

参考文献

[1] 卫生部药典委员会. 中华人民共和国卫生部药品标准　藏药（第一册）[S]. 1995：95.

[2] 国家中医药管理局《中华本草》编委会. 中华本草（藏药卷）[M]. 上海：上海科学技术出版社, 2002：306.

◆ 姜 黄

ཡུང་བ། （永哇）

CURCUMAE LONGAE RHIZOMA

本品为姜科植物姜黄（*Curcuma longa* L.）的干燥根茎[1]。冬季茎叶枯萎时采挖，洗净，煮或蒸至透心，晒干，除去须根。

【化学成分】

姜黄的化学成分主要为姜黄素类及挥发油两大类，此外还有糖类、甾醇等，分述如下：

（1）姜黄素类：主要有姜黄素（curcumin）、去甲氧基姜黄素（demethoxycurc-umin）及双去甲氧基姜黄素（bisdemethoxycurcumin）；此外还有二氢姜黄素（dihyd-rocurcumin）等。

（2）挥发油类：从姜黄根茎挥发油中分离并鉴定出的成分有 α, β-姜黄酮（α, β-tumerone）、姜烯（Zingiberene）、芳姜黄烯（artumerene）、芳姜酮（arzingberone）及1种没药烷骨架的倍半萜（curtone）。

（3）其他类成分：姜黄还含糖类（阿拉伯糖 1.1%、果糖 12%、葡萄糖 28%），豆甾醇、β-谷甾醇、脂肪酸、单烯酸及二烯酸，微量元素（Mn、Cu、Zn、Mg、Fe 等）[2]。

【理化鉴别】

取本品粉末 0.2 g，加无水乙醇 20 ml，振摇，放置 30 min，过滤，滤液蒸干，残渣加无水乙醇 2 ml 使溶解，作为供试品溶液。另取姜黄对照药材 0.2 g，同法制成对照药材溶液。取姜黄素对照品，加入无水乙醇制成 1 ml 含 0.5 mg 的对照品溶液。按照薄层色谱法（2015 年版《中国药典》通则 0502）试验，量取上述三种溶液各 4 µl，分别点于同一硅胶 G 薄层板上，以 CHCl₃-甲醇-甲酸（96：4：0.7）为展开剂展开，取出，晾干，分别置日光和紫外光灯（365 nm）下检视。供试品色谱中，在与对照药材色谱和对照品色谱相应位置，分别显相同颜色的斑点或荧光斑点[1]。

【含量测定】

（1）挥发油的测定

按照挥发油测定法（2015 年版《中国药典》

通则 2204）测定[1]。

本品含挥发油不得少于 7.0%（ml/g）。

（2）姜黄素的测定

❶ 高效液相法

按照高效液相色谱法（2015 年版《中国药典》通则 0502）测定。

a. 色谱条件与系统适用性试验：以十八烷基硅烷键合硅胶为填充剂；以乙腈-4%冰醋酸溶液（48：52）为流动相；检测波长为 430 nm。理论塔板数按姜黄素峰计算应不低于 4000。

b. 对照品溶液的制备：取姜黄素对照品适量，精密称定，加入甲醇制成 1 ml 含 10 μg 的对照品溶液，即得。

c. 供试品溶液的制备：取本品细粉约 0.2 g，精密称定，置具塞锥形瓶中，精密加入甲醇 10 ml，称定重量，加热回流 30 min，放冷，称定重量，用甲醇补足减失的重量，摇匀，离心，精密量取上清液 1 ml，置 20 ml 容量瓶中，加甲醇定容至刻线，摇匀，即得。

d. 测定法：分别精密量取对照品溶液与供试品溶液各 5 μl，注入液相色谱仪，测定，即得[1]。

❷ 分光光度计法

精密称取用五氧化二磷真空干燥 48 h 的姜黄素对照品 5.00 mg，置 50 ml 棕色容量瓶中，加乙醇溶解并定容至刻线，摇匀，即得对照品溶液。依次量取对照品溶液 0.5, 1.0, 2.0, 3.0, 4.0, 5.0 ml，分别置于 50 ml 棕色容量瓶中，用乙醇定容至刻线，摇匀，编号为 1、2、3、4、5、6，以无水乙醇作为空白对照，在 420 nm 处测吸光度，以吸光度为纵坐标、浓度为横坐标，绘制标准曲线，并考察线性关系、线性范围。

❸ 高效液相法

a. 色谱条件：色谱柱为 C$_{18}$（5 μm，4.6 mm×150 mm），流动相为乙腈，流速为 0.9 ml/min；柱温 40 °C，检测波长为 425 nm，进样量为 10 μl。

b. 样品的测定：准确称取 5 g 干燥的姜黄根，用 75%乙醇提取，摇匀，作为姜黄素提取溶液。在上述色谱条件下分别进样分析，测定峰面积。

❹ 薄层扫描法

以高效硅胶为层析板，用 CHCl$_3$-甲醇-甲酸（96：4：0.7）溶剂系统展开，用双波长薄层色谱扫描仪，参比波长为 480 nm，测定波长为 428 mm。在硅胶 G 薄板上以正丁醇-20%氨水-无水乙醇（30：3：1）为展开剂，薄层扫描测定。以甲苯-乙酸乙酯-冰乙酸（62：32：2）的溶剂系统为展开剂，薄层扫描测定[3]。

参考文献

[1] 国家药典委员会. 中华人民共和国药典：一部[S]. 北京：中国医药科技出版社，2015：264.

[2] 韩婷. 姜黄的化学成分及药理活性研究进展[J]. 解放军药学学报，2001，17（2）：95-97.

[3] 段雪芹. 姜黄属药用植物姜黄素的提取、含量测定及抗氧化活性研究[D]. 雅安：四川农业大学，2013.

◆ 芥 子

ཡུངས་དཀར།（永嘎）

SINAPIS SEMEN

本品为十字花科植物白芥（*Sinapis alba* L.）或芥[*Brassica juncea*（L.）Czern.et Coss.]的干燥成熟种子。前者习称"白芥子"，后者习称"黄芥子"。夏末秋初果实成熟时采割植株，晒干，打下种子，除去杂质[1]。

【化学成分】

本品含白芥子苷、芥子碱、芥子酸[2]；脂肪酸多以甘油单．双酯，三脂肪酰基甘油酯形式存在[3]；饱和脂肪酸以棕榈酸为主，不饱和脂肪酸含量为 93.8%，以芥酸、亚油酸和亚麻酸为主[4]；维生素及甾类[5]：维生素 A 类[6]。

【理化鉴别】

取本品粉末 1 g，加甲醇 50 ml，超声处理 1 h，过滤，滤液蒸干，残渣加甲醇 5 ml 使溶解，作为供试品溶液。另取芥子碱硫氰酸盐对照品，加入甲醇制成 1 ml 含 1 mg 的对照品溶液。按照薄层色谱法（2015 年版《中国药典》通则 0502）试验，量取上述两种溶液各 5~10 µl，分别点于同一硅胶 G 薄层板上，以乙酸乙酯-丙酮-甲酸-水（3.5∶5∶1∶0.5）为展开剂展开，取出，晾干，喷以稀碘化铋钾试液。供试品色谱中，在与对照品色谱相应位置，显相同颜色的斑点[1]。

【含量测定】

（1）高效液相色谱法

按照高效液相色谱法（2015 年版《中国药典》通则 0512）测定。

❶ 方法一

a. 色谱条件与系统适用性试验：以十八烷基硅烷键合硅胶为填充剂；以乙腈-0.08 mol/L 磷酸二氢钾溶液（10∶90）为流动相；检测波长为 326 nm。理论塔板数按芥子碱峰计算应不低于 3000。

b. 对照品溶液的制备：取芥子碱硫氰酸盐对照品适量，精密称定，加入流动相制成 1 ml 含 0.2 mg 的对照品溶液，即得。

c. 供试品溶液的制备：取本品细粉约 1 g，精密称定，置具塞锥形瓶中，加甲醇 50 ml，超声处理 20 min，过滤，滤渣用甲醇同法提取 3 次，合并滤液。减压回收溶剂至干，残渣加流动相溶解，转移至 50 ml 容量瓶中，用流动相定容至刻线，摇匀，过滤，取续滤液，即得。

d. 测定法：分别精密量取对照品溶液与供试品溶液各 10 µl，注入液相色谱仪，测定，即得。

本品按干燥品计算，含芥子碱以芥子碱硫氰酸盐（$C_{16}H_{24}NO_5 \cdot SCN$）计，不得少于 0.50%[1]。

❷ 方法二

a. 色谱条件与系统适用性试验：采用 C_{18} 柱，乙腈-0.1%磷酸溶液梯度洗脱，检测波长 254 nm，流速 1.0 ml/min，柱温 35 ℃。

b. 供试品溶液的制备：取本品细粉约 1 g，精密称定，置具塞锥形瓶中，加甲醇 50 ml，超声处理 20 min，过滤，滤渣用甲醇同法提取 3 次，合并滤液。减压回收溶剂至干，残渣加流动相溶解，转移至 50 ml 容量瓶中，用流动相定容至刻线，摇匀，过滤，取续滤液，即得[7]。

（2）GC-MS 法

❶ 供试品的制备：称取白芥子药材粗粉 50 g，照挥发油提取法（2015 年版《中国药典》通则 2204）提取挥发油，并计算供试品中挥发油含量。收集挥发油，量取 20 µl，置于 2 ml 容量瓶中，用乙酸乙酯定容至刻线，以无水 Na_2SO_4 干燥，备用。

❷ GC-MS 条件：美国 HP-5988A 型气相色谱-质谱-计算机联用仪。EI 离子源，离子能量：70 eV，离子源温度：240 ℃，连接线温度：250 ℃，进样方式：GC，扫描方式：Scan，真空度：0.1×133.31 Pa，色谱柱：FFAD 25 m×0.2 mm，进样量：0.6 µl，柱温：120~240 ℃、10 ℃/min，载气：He，进样口温度：250 ℃，柱前压：50 kPa，电子倍增器高

压：1900 V，质量扫描：30~400 amu[8]。

参考文献

[1] 国家药典委员会. 中华人民共和国药典[S]. 北京：中国医药科技出版社，2015：160.

[2] SOLEDADE M. PEDRAS, C. IRINA L, et al. Phytoalexins from Sinapis alba：elicitation, isolation, and synthesis[J]. Phytochemistry, 2000, 55：213-216.

[3] 余正江. 白芥子化学成分及镇咳活性研究[D]. 沈阳：沈阳药科大学，2005.

[4] 陈振德，等. 白芥子油含量及其脂肪酸测定[J]. 广东药学院学报，2000, 17（2）：113.

[5] 吴国欣，欧敏锐，林跃鑫，等. 白芥子谷甾醇的分离与测定[J]. 海峡药学，2002, 14（3）：40-41.

[6] SOLEDADE, M. PEDRAS C., KEVIN C, et al. A phytoalexin from white mustard elicited by destruxin b and alternaria brassicae[J]. Phytochemistry, 1997, 46（5）：833-837.

[7] 逄镇，等. 白芥子及其炮制品的 HPLC 鉴别[J]. 北京中医药大学学报，2008, 31（10）：699-701.

[8] 陈振德，等. 白芥子油含量及其脂肪酸测定[J]. 广东药学院学报，2001, 17（2）：113.

◆ 金腰草

གཡའ་རྒྱི་མ།（雅吉玛）

HERBA CHRYSOSPLENII

本品为虎耳草科植物课茎金腰子（*Chrysosp-lenium nudicaule* Bge.）及同属数种植物的干燥全草。秋季采集，除去枯叶，洗净，晒干[1]。

【化学成分】

本品含有包括黄酮类化合物和一些挥发性化学成分在内的多种有效成分[2]。

【理化鉴别】

取本品细粉 2 g，加乙醇 20 ml，浸泡 30 min，过滤，滤液蒸干，残渣加 2%盐酸溶解，过滤，取滤液加碘化铋钾，即产生橙黄色沉淀[1]。

参考文献

[1] 卫生部药典委员会.中华人民共和国卫生部药品标准　藏药（第一册）[S].1995：61.

[2] 杨云裳，等. 藏药裸茎金腰挥发性化学成分研究[J]. 天然产物研究与开发，2004, 16（1）：38.

◆ 松 石

གཡུ།（瑜）

TURQUOISIS

本品为一种表生条件下由含铜水溶液与含氧化铝矿物及磷矿物的岩石作用后，在裂隙中沉淀而成的矿物。主含铜铝的含水磷酸盐 $CuAl_6(PO_4)_4(OH)_3 \cdot 4H_2O$[1]。

参考文献

[1] 卫生部药典委员会. 中华人民共和国卫生部药品标准　藏药（第一册）[S]. 1995：54.

◆ 花 椒

གཡེར་མ།（叶尔玛）

ZANTHOXYLI PERICARPIUM

本品为芸香科植物青椒（*Zanthoxylum schinifoliun* Sieb. et Zucc.）或花椒（*Zanthoxylum bungeanum* Maxim.）的干燥成熟果皮。秋季采收成熟果实，晒干，除去种子和杂质[1]。

【化学成分】

本品所含主要成分，挥发油中含牦牛儿醇、柠檬烯、枯醇、1,8-桉脑素、月桂烯等；萜类成分主要是芳樟醇和柠檬烯，另外还含有植物甾醇、川椒素、爱草脑、香茅酯、香叶醇、乙醇香叶酯、花椒烯等[2]。

【理化鉴别】

取本品粉末 2 g，加乙醚 10 ml，充分振摇，浸渍过夜，过滤，滤液蒸干至 1 ml，作为供试品溶液。另取花椒对照药材 2 g，同法制成对照药材溶液。按照薄层色谱法(2015 年版《中国药典》通则 0502) 试验，量取上述两种溶液各 5 μl，分别点于同一硅胶 G 薄层板上，以正己烷-乙酸乙酯（4∶1）为展开剂展开，取出，晾干，置紫外光灯（365 nm）下检视。供试品色谱中，在与对照药材色谱相应位置，显相同颜色的红色荧光主斑点[1]。

【含量测定】

按照挥发油测定法（2015 年版《中国药典》通则 2204）测定。

本品含挥发油不得少于 1.5%（ml/g）[1]。

参考文献

[1] 国家药典委员会. 中华人民共和国药典：一部[S]. 北京：中国医药科技出版社，2015：159.

[2] 袁娟丽，王四旺. 花椒的化学成分及其药效学研究[J]. 现代生物医学进展，2009, 10 (3)：552-554.

◆ 黄 精

ར་མཉེ།（拉聂）

RHIZOMAPOLYGONATI

本品为百合科植物滇黄精（*Polygonatum kingianum* Coll. et Hemsl.）、黄精（*Polygonatum sibiricum* Red.）或多花黄精（*Polygonatum cyrtonema* Hua）的干燥根茎。按形状不同，习称"大黄精""鸡头黄精""姜形黄精"。春、秋两季采挖，除去须根，洗净，置沸水中略烫或蒸至透心，干燥[1]。

【化学成分】

糖类：糖类是黄精中含量最多的主要化学成分，主要有黄精多糖、黄精低聚糖、淀粉，黄精多糖有甲、乙、丙 3 种类型[2]；皂苷类：两种皂苷成分，即呋喃甾烷类皂苷（黄精皂苷 A，sibiricosides A）、螺旋甾烷类皂苷（黄精皂苷 B，sibiricodes B）[3]；黄酮蒽醌类化合物：牡荆素木糖苷（vitexin xyloside）和 5,4-二羟基黄酮的糖苷、吖啶-2-羧酸（azetidine-2-carboxylicacid）、毛地黄精苷（digitalisglycoside）[4]。木脂素类化合物[5]；其他成分：黄精还含有 11 种氨基酸、铜、锌、铁、锰、镁等多种微量元素，维生素、生物碱、色素氨基酸和挥发性物质等[6]。

【理化鉴别】

（1）取本品粉末 1 g，加 70%乙醇 20 ml，加热回流 1 h，抽滤，滤液蒸干，残渣加水 10 ml 使溶解，加正丁醇振摇提取 2 次，每次 20 ml，合并正丁醇液，蒸干，残渣加甲醇 1 ml 使溶解，作为供试品溶液。另取黄精对照药材 1 g，同法制成对照药材溶液。按照薄层色谱法（2015 年版《中国药典》通则 0502）试验，量取上述两种溶液各 10 μl，分别点于同一硅胶 G 薄层板上，以石油醚（60~90 ℃）-乙酸乙酯-甲酸（5∶2∶0.1）为展开剂展开，取出，晾干，喷以 5%香草醛硫酸溶液，在 105 ℃ 加热至斑点显色清晰。供试品色谱中，在与对照药材色谱相应位置，显相同颜色的斑点[1]。

（2）取上述（1）中制备好的供试品溶液和黄精药材对照品溶液各 10 μl，分别点于同一硅胶 G 薄层板上，以 $CHCl_3$-甲醇（9∶1）为展开剂展开，展距 10 cm，取出，晾干，喷以 10%硫酸乙醇溶液，在 105 ℃ 加热至斑点显色清晰，置紫光外灯（365 nm）下检视。供试品色谱中，在与对照药材色谱相应位置，显相同颜色的斑点[7]。

【含量测定】

（1）对照品溶液的制备：称取经 105 ℃ 干燥至恒重的无水葡萄糖对照品 33 mg，精密称定，置 100 ml 容量瓶中，加水溶解并定容至刻线，摇匀，即得（1 ml 含无水葡萄糖 0.33 mg）。

（2）标准曲线的绘制：精密量取对照品溶液 0.1、0.2、0.3、0.4、0.5、0.6 ml，分别置 10 ml 具塞刻线试管中，各加水至 2.0 ml，摇匀，在冰水浴中缓缓滴加 0.2%蒽酮-硫酸溶液至 10 ml 刻线，混匀，放冷后置水浴中保温 10 min，取出，立即置冰水浴中冷却 10 min，取出，以相应试剂为空白，按照紫外-可见分光光度法（2015 年版《中国药典》通则 0401），在 582 nm 波长处测定吸光度。以吸光度为纵坐标、浓度为横坐标，绘制标准曲线。

（3）测定法：称取 60 ℃ 干燥至恒重的本品细粉约 0.25 g，精密称定，置圆底烧瓶中，加 80%乙醇 150 ml，置水浴中加热回流 1 h，趁热过滤；残渣用 80%热乙醇洗涤 3 次，每次 10 ml，将残渣及滤纸置烧瓶中，加水 150 ml，置沸水浴中加热回流 1 h，趁热过滤，残渣及烧瓶用热水洗涤 4 次，每次 10 ml，合并滤液与洗液，放冷，转移至 250 ml 容量瓶中，加水至刻线，摇匀，精密量取 1 ml，置 10 ml 具塞干燥试管中，按照"标准曲线的绘制"项下的方法，自"加水至 2.0 ml"起，依法测定吸光度，从标准曲线上读出供试品溶液中含无水葡萄糖的重量（mg），计算，即得。

本品按干燥品计算，含黄精多糖以无水葡萄糖（$C_6H_{12}O_6$）计，不得少于 7.0%[1]。

参考文献

[1] 国家药典委员会. 中华人民共和国药典：一部[S]. 北京：中国医药科技出版社, 2015：306.

[2] 黄志刚, 刘志荣, 夏泉, 等. 不同产地黄精中多糖含量的比较[J]. 时珍国医国药, 2003, 14（9）：527.

[3] 徐德平, 孙婧, 齐斌, 等. 黄精中三萜皂苷的

提取分离与结构鉴定[J]. 中草药, 2006, 37 (10)：1470-1471.

[4] 陈兴荣, 王成军. 滇黄精的化学成分及药理研究进展[J]. 时珍国医国药, 2002, 13 (9)：560.

[5] 杨胜坤. 黄精多糖对糖尿病大鼠血糖水平的影响[J]. 中国实验方剂学杂志, 2011, 16：297.

[6] 王曙东, 宋炳生, 金亚丽, 等. 黄精根茎中及须根中微量元素及氨基酸的分析[J]. 中成药, 2001, 23 (5)：369-370.

[7] 刘国斌, 张青云. 黄精及其一种伪品的鉴别[J]. 中外医疗, 2009 (16)：105-106.

◆ 珠芽蓼

རམ་བུ། （然布）

RHIZOMA POLYGONI VIVIPARI

本品为蓼科植物珠芽蓼（*Polygonum viviparum* L.）的根茎。秋季采挖，除去茎叶、细根、泥沙，晒干[1]。

【化学成分】

本品含有 *β*-谷甾醇、胡萝卜苷、槲皮素、6-*O*-没食子酰熊果苷、蔗糖，挥发油、黄酮类化合物、鞣质、二苯乙烯类化合物、糖酯类化合物、蒽醌及其衍生物、萜类、甾体等[2]。

【理化鉴别】

取本品粗粉 0.5 g，加入稀硫酸 5 ml，在水浴上加热 5 min，趁热过滤，放冷，取滤液加入等体积苯，振摇提取，分取苯液，加氨试液 2 ml，振摇，氨液呈黄色[3]。

【含量测定】

（1）黄酮类含量测定

❶ 色谱条件：C$_{18}$ 色谱柱（4.6 mm×250 mm, 5 μm）；流动相：甲醇（A 相）-0.25% 磷酸溶液（B 相），梯度洗脱（0~30 min，A 相 25%~35%；30~40 min，A 相 35%~60%；40~45 min，A 相 60%~95%；45~50 min，A 相 95%~25%）；流速：1 ml/min；检测波长：360 nm；柱温：30 ℃；进样量：10 μl。

❷ 标准曲线的绘制：精密称取牡荆素、槲皮素、槲皮苷对照品适量，用甲醇溶解，制成浓度分别为 40, 50, 53.3 μg/ml 的混合对照品溶液。精密量取混合对照品溶液 1.0, 2.0, 4.0, 6.0, 8.0, 10.0 ml，置于 10 ml 容量瓶中，用甲醇定容至刻线，分别注入液相色谱仪，按上述色谱条件分别测定峰面积积分值。以进样量为横坐标（X）、峰面积积分值为纵坐标（Y），进行回归处理，绘制标准曲线。

❸ 供试品溶液的制备：取本品粉末约 1 g，精密称定，加入 20 ml CHCl$_3$，回流 2 h，过滤。减压挥干 CHCl$_3$，滤渣加 40 ml 乙醇，回流 4 h。提取液减压挥干溶剂，残渣加 25 ml 80% 甲醇（含有 2.4 mol/L 盐酸），80 ℃ 水浴回流 2 h，过滤，滤液置于 100 ml 容量瓶中，定容至刻线，即得供试品储备液。量取储备液，用 0.45 μm 滤膜过滤，即得。

❹ 样品的含量测定：取本品药材粉末，按上述方法制备供试品溶液，精密量取供试品溶液 10 μl，注入色谱仪进行测定。根据标准曲线计算各成分的含量[4]。

（2）β-谷甾醇的含量测定

❶ 色谱条件：C_{18}色谱柱（100 mm×2.1 mm，1.7 μm），以甲醇-水为流动相，体积流量 0.4 ml/min；柱温 40 ℃。蒸发光散射检测器参数为漂移管温度 40 ℃，雾化器温度为 70 ℃，增益为 500，载气（压缩空气）体积流量为 2.5 L/min。

❷ 对照品溶液制备：精密称取β-谷甾醇对照品 7.50 mg，置 25 ml 容量瓶中，加甲醇超声使溶解并定容至刻线，摇匀，即得。β-谷甾醇对照品溶液浓度为 0.30 mg/ml。

❸ 供试品溶液制备：取本品，研成中粉，取 4 g，精密称定，置索氏提取器中，加 $CHCl_3$适量，加热回流 5 h，提取液蒸干，残渣加甲醇溶解，并转移至 10 ml 容量瓶中，用甲醇定容至刻线，摇匀，过滤，取续滤液，即得。

❹ 标准曲线的绘制：按上述色谱条件，分别精密量取上述对照品溶液（0.3 mg/ml）1，2，4，6，10 μl，注入液相色谱仪，测得峰面积。以峰面积（Y）的对数值为纵坐标、β-谷甾醇对照品进样量（X）的对数值为横坐标，绘制标准曲线，计算得回归方程。

❺ 测定法：取珠芽蓼样品，按供试品溶液制备项下的方法制成供试品溶液。按上述色谱条件测定β-谷甾醇含量，按干燥品计算结果[5]。

参考文献

[1] 卫生部药典委员会. 中华人民共和国卫生部药品标准　藏药（第一册）[S]. 1995：75.

[2] 郭红玉，等. 珠芽蓼研究进展[J]. 青海畜牧兽医杂志, 2014, 44（2）：33-34.

[3] 青海省药品检验所，等. 中国藏药（第一卷）[M]. 上海：上海科学技术出版社, 1996：445.

[4] 续艳丽，等. RP-HPLC 法同时测定藏药珠芽蓼中牡荆素、槲皮苷和槲皮素的含量[J]. 天然产物研究与开发, 2011, 23（5）：894-897.

[5] 魏玉海，等. 藏药材珠芽蓼中β-谷甾醇含量的超高液相色谱-蒸发光散射检测法测定[J]. 时珍国医国药, 2012, 23（2）：495-497.

◆ 木　香

རུ་ཏ།（如达）

RADIXAUCKLANDIAE

本品为菊科植物木香（*Aucklandia lappa* Decne.）的干燥根。秋、冬两季采挖，除去泥沙和须根，切段，大的纵剖成瓣，干燥后撞去粗皮[1]。

【化学成分】

对木香类药材化学成分的研究集中于挥发油，挥发油在木香药材中含 0.3%~3.0%，其中相对含量较高的成分为萜内酯类，有去氢木香内酯、木香烃内酯，还有少量的酮、醛、酚等化合物。木香中还含天冬氨酸、谷氨酸、α-氨基丁酸等 20 种氨基酸，还有胆胺，木香萜胺 A、B、C、D、E，左旋马尾松树脂醇-4-*O*-β-D-吡喃葡萄糖苷、毛连菜苷 B、醒香苷、豆甾醇、木香碱[2]。

【理化鉴别】

（1）取本品粉末 0.5 g，加甲醇 10 ml，超声处理 30 min，过滤，取滤液作为供试品溶液。另取去氢木香内酯对照品、木香烃内酯对照品，加入甲醇分别制成 1 ml 含 0.5 mg 的对照品溶液。按照薄层色谱法（2015 年版《中国药典》通则 0502）试验，量取上述三种溶液各 5 μl，分别点于同一硅胶 G 薄层板上，以环己烷-甲酸乙酯-甲酸（15：5：1）的上层溶液为展开剂展开，取出，晾干，喷以 1%香草醛硫酸溶液，加热至斑点显色清晰。供试品色谱中，在与对照品色谱相应位置，显相同颜色的斑点[1]。

（2）按照上述（1）项下方法操作，全点样后，薄层色谱法条件，正己烷-$CHCl_3$-乙酸乙酯（10：12：0.3）为展开剂，展开槽的另一侧加饱和的氯化钠溶液，展开，取出，晾干。用 1%香草醛-硫酸溶液显色，置 105 ℃ 加热至显色清晰，取出，盖一同样大小的玻璃板，用透明胶封好。按照薄层色谱法（2015 年版《中国药典》通则 0502）于波长 544 和 700 nm 处进行扫描，测量供试品和对照品的吸光度积分值，计算，即得[3]。

【含量测定】

按照高效液相色谱法（2015 年版《中国药典》通则 0512）测定。

（1）方法一

❶ 色谱条件与系统适用性试验[1]：以十八烷基硅烷键合硅胶为填充剂；以甲醇-水（65：35）为流动相；检测波长为 225 nm。理论塔板数按木香烃内酯峰计算应不低于 3000。

❷ 对照品溶液的制备：取木香烃内酯对照品、去氢木香内酯对照品适量，精密称定，加入甲醇制成 1 ml 各含 0.1 mg 的混合溶液，即得。

❸ 供试品溶液的制备：取本品粉末（过四号筛）约 0.3 g，精密称定，置具塞锥形瓶中，精密加入甲醇 50 ml，密塞，称定重量，放置过夜，超声处理 30 min，放冷，称定重量，用甲醇补足减失的重量，摇匀，过滤，取续滤液，即得[4]。

❹ 测定法：分别精密量取对照品溶液与供试品溶液各 10 μl，注入液相色谱仪，测定，即得。

本品按干燥品计算，含木香烃内酯（$C_{15}H_{20}O_2$）和去氢木香内酯（$C_{15}H_{18}O_2$）的总量不得少于 1.8%[1]。

（2）方法二

❶ 色谱条件与系统适用性试验：ODS 柱（150 mm×6.0 mm，5 μm），流动相：甲醇-水（70：30）；体积流量：1 ml/min，柱温：常温，检测波长：225 nm。理论塔板数按去氢木香内酯峰计不低于 3000。

其他同（1）中操作。

参考文献

[1] 国家药典委员会. 中华人民共和国药典[S]. 北京：中国医药科技出版社，2015：62.

[2] TALWAR K K, SINGH I P, KALSI P S. A sesquiterpenoid with plant growth regulatory activity from Sarssurea lappa[J]. Phytochemistry, 1992, 31（1）：336-338.

[3] 王朝蓉, 倪南珍. 薄层色谱法测定大活络丸中去氢木香内酯的含量[J]. 中药新药与临床药理, 2006, 17（4）：284-285.

[4] 徐宇, 方鲁延, 谈红, 等. HPLC 法测定木香中去氢木香内酯的含量[J]. 中草药, 2004, 35（12）：1416-1417.

◆ **瑞香狼毒**

 རེ་ལྕག་པ། （热甲巴）

RADIX STELLERAE CHAMAEJASMES

本品是瑞香科狼毒属植物瑞香狼毒（*Stellera*

chamaejasme L.）的干燥根[1]。秋季采挖，除去杂质，晒干[1]。

【化学成分】

本品含三萜、胡萝卜苷、皂苷、鞣质、多糖、富马酸、蒽苷苯丙素类（烯酚醇糖苷类）化学成分。目前分离、鉴定出的化学成分主要有香豆素类、黄酮类、二萜类和木脂素类等[2]。

【理化鉴别】

（1）取本品粗粉 5 g，加乙醇 20 ml，置水浴上回流 1 h。将提取液浓缩至 5 ml，过滤，取滤液 1 ml，加镁粉少许、盐酸数滴，置水浴中加热数分钟，放置，显现品红色[1]。

（2）取上述滤液 1 ml，置蒸发皿中蒸干，加硼酸的饱和丙酮溶液及 10%枸橼酸丙酮试液各 1 ml，徐徐蒸干，置紫外光灯（365 nm）下观察，显黄色荧光[1]。

（3）称取本品粉末（80 目）1 g，加 95%乙醇 10 ml，冷浸 24 h，过滤，滤液作为供试品溶液。点于一硅胶 G 薄板上，以石油醚-乙酸乙酯（8∶2）为展开剂，展开 12 cm，20% H_2SO_4 试液喷雾显色。24-亚甲基环阿尔廷醇显红褐色斑点，β-谷甾醇显紫红色斑点[3]。

【含量测定】

（1）总黄酮含量的测定

❶ 供试品溶液的制备：称取 5.000 g 瑞香狼毒原料，经体积分数 95%乙醇微波辅助提取后，挥发溶剂得浸膏，经甲醇溶解，置于 50 ml 容量瓶中，加甲醇定容至刻线。取 0.2 ml 溶液置于 25 ml 容量瓶中，用甲醇定容至刻线，取 2 ml 稀释液置于 10 ml 容量瓶中，加甲醇定容至刻线，即得供试品溶液。原料在微波辐射前均需用相应提取溶剂预浸泡 2 h，使溶剂充分浸透原料，利于吸收微波辐射。

❷ 总黄酮含量的测定：以槲皮素对照品为对照品，采用紫外-可见分光光度法进行测定。精密称取 110 ℃ 干燥至恒重的对照品 2.002 mg，置于 50 ml 容量瓶中，用甲醇定容至刻线，取 0.2 ml 溶液置于 25 ml 容量瓶中，加甲醇定容至刻线，得质量浓度为 0.32 mg/L 的标准溶液。精密量取上述标准溶液 0.1、0.2、0.3、0.4、0.5、0.6 ml，分别置于 10 ml 容量瓶中，加甲醇定容，依次在 298 nm 波长处测定吸光度。以吸光度（A）对质量浓度（C）进行直线回归，计算得回归方程，以此方程测算供试品溶液总黄酮含量[4]。

（2）瑞香狼毒药材 HPLC 指纹图谱研究

❶ 色谱条件：C_{18} 色谱柱（250 mm×4.6 mm，5 μm）；流动相：乙腈（A 相）-0.5%磷酸溶液（B 相）（线性梯度洗脱程序见表 15），体积流量：1.0 ml/min；柱温：15 ℃；检测波长：297 nm；分析时间：60 min；进样体积 10 μl。

表 15 瑞香狼毒 HPLC 指纹图谱研究梯度洗脱程序

时间/min	流动相 A 比例/%	流动相 B 比例/%
0~60	10→65	90→35

❷ 供试品溶液的制备：取本品粉末约 0.5 g，精密称定，置具塞锥形瓶中，精密加入 70%乙醇 50 ml，称定重量，加热回流 45 min，放冷，称定重量，用 70%乙醇补足减失的重量，过滤，摇匀，微孔滤膜（0.45 μm）过滤，即得。

❸ 对照品溶液的制备：精密称取在 60 ℃ 减压干燥至恒重的狼毒色原酮对照品适量，加入甲醇制成 1 ml 含 80 μg 的对照品溶液，即得。

❹ 测定法：精密量取对照品和供试品溶液各 10 μl，注入高效液相色谱仪，记录峰面积，并根

据标准曲线计算含量[5]。

参考文献

[1] 卫生部药典委员会. 中华人民共和国卫生部药品标准 藏药（第一册）[S]. 1995：112.

[2] 刘文程, 等. 瑞香狼毒的化学成分、生物活性及应用研究进展[J]. 现代药物与临床, 2010, 25（1）：27.

[3] 赵奎君. 瑞香狼毒与黄花瑞香狼毒的生药鉴定[J]. 中药材, 2000, 23（1）：16-19.

[4] 龚磊, 等. 微波辅助提取瑞香狼毒总黄酮工艺条件的优化[J]. 郑州大学学报：医学版, 2013, 48（2）：243.

[5] 卓兆莲, 等. 内蒙古地区瑞香狼毒药材HPLC指纹图谱研究[J]. 中成药, 2008, 30(6)：790-792.

◆ **矮紫堇**

 རེ་སྐོན། （日官子玛）

HERBA CORYDALIS

本品为罂粟科植物矮紫堇[*Corydalis hendersonii* Hemsl.（*C.nepaiesis kitamura*）]和扁柄紫堇[*C. mufionifera* Maxim.]的干燥全草。夏季连根挖起, 洗净, 阴干[1]。

【化学成分】

本品含有生物碱, 主要有原阿片碱类、原小檗碱类、苯酞类、苯菲啶类、阿朴啡类、螺苄异喹啉类、苄基异喹啉类以及其他类。代表性成分是原阿片碱、碎叶紫堇碱[1]。

参考文献

[1] 卫生部药典委员会. 中华人民共和国卫生部药品标准 藏药（第一册）[S]. 1995：115.

[2] 尚伟庆, 陈月梅, 高小力. 紫堇属藏药的化学与药理学研究进展[J]. 中国中药杂志, 2014, 39（7）：1190-1198.

◆ **萝 卜**

ལ་ཕུག （拉卜）

RADIX RAPHANI

本品为十字花科植物萝卜（*Raphanus sativus* L.）的根。秋、冬季采挖根, 洗净, 切片、丝, 晾干[1]。

【化学成分】

根含葡萄糖、蔗糖、果糖等糖类。鲜根含甲硫醇、维生素、莱菔苷、葫芦巴碱、胆碱、腺嘌呤、精氨酸、胱氨酸、半胱氨酸以及钙、锰、硼等无机元素。种子含微量挥发油（其中有 α-、β-烯醛和 β-、γ-乙烯醇等）和45%脂肪油（其中有多量芥酸、亚油酸、亚麻酸及芥酸甘油酯等）、抗菌物质莱菔素及植物甾醇、正十三烷、辛烯醛、邻苯二甲酸丁二酯、芥子碱；各部分还测得香豆酸、咖啡酸、阿魏酸、苯丙酮酸、龙胆酸、羟基苯甲酸及多种氨基酸[1]。

参考文献

[1] 罗达尚, 等. 中华藏本草[M]. 北京：民族出版社,1997：107.

◆ 蛇床子

ལ་ལ་ཕུད། （拉拉普）

FRUCTUS CNIDII

本品为伞形科植物蛇床[*Cnidium monnieri* (L.) Cuss]的干燥成熟果实。夏、秋两季果实成熟时采收，除去杂质，晒干[1]。

【化学成分】

本品含香豆素类成分[2]；挥发油类成分：相对含量最高的化合物是柠檬油烯，其次是 1, 7, 7-三甲基-双环 [2, 2, 1] 庚烷-2-醇-乙酸酯[3]；α-松萜、β-松萜、喔斯脑、L-龙脑、三烯薄荷、水合桧烯、芳樟醇氧化物、p-薄荷-1, 5, 8-三烯、反-p-2, 8-薄荷二烯-1-醇、新-罗勒烯（同分异构）、樟脑、萜品烯-4-醇、4-甲基-1-（1-甲乙基）-3-环己胺-1-醇、顺二氢香芹酮、8-（1-甲乙基）-二环辛烷、紫苏醇、2, 6-辛二烯酸-3, 7-二甲基甲酯、香芹酮乙酸酯、橙花醇乙酸酯、α-可巴烯、β-没药烯、12-羟-9, 10-二碘油酸醋酸盐、β-金合欢烯、δ-杜松烯、丁子香烯氧化物、香叶草基戊酸、顺细辛脑、2-十五烷酮、6, 10, 14-三甲基-（6, 10, 14-三甲基色氨酸-2-十五烷酮）[4]；微量元素：Cu、Fe、Zn、Mn、Sr、Ca、Mg 等[5]。

【理化鉴别】

取本品粉末 0.3 g，加乙醇 5 ml，超声处理 5 min，放置，取上清液作为供试品溶液。另取蛇床子对照药材 0.3 g，同法制成对照药材溶液。取蛇床子素对照品，加入乙醇制成 1 ml 含 1 mg 的对照品溶液。按照薄层色谱法（2015 年版《中国药典》通则 0502）试验，量取上述三种溶液各 2 μl，分别点于同一硅胶 G 薄层板上，以甲苯-乙酸乙酯-正己烷（3：3：2）为展开剂展开，取出，晾干，置紫外光灯（365 nm）下检视。供试品色谱中，在与对照品色谱相应位置，显相同颜色的荧光斑点[1]。

【含量测定】

按照高效液相色谱法（2015 年版《中国药典》通则 0512）测定。

（1）色谱条件与系统适用性试验：以十八烷基硅烷键合硅胶为填充剂；以乙腈-水（65：35）为流动相；检测波长为 322 nm。理论塔板数按蛇床子素峰计算应不低于 3000。

（2）对照品溶液的制备：取蛇床子素对照品适量，精密称定，加入乙醇制成 1 ml 含 45 μg 的对照品溶液，即得。

（3）供试品溶液的制备：取本品粉末（过三号筛）约 0.1 g，精密称定，置具塞锥形瓶中，精密加入无水乙醇 25 ml，密塞，称定重量，放置 2 h，超声处理 30 min，放冷，称定重量，用无水乙醇补足减失的重量，摇匀；精密量取上清液 5 ml，置 10 ml 容量瓶中，加无水乙醇至刻线，摇匀，即得。

（4）测定法：分别精密量取对照品溶液与供试品溶液各 10 μl，注入液相色谱仪，测定，即得。

本品按干燥品计算，含蛇床子素（$C_{15}H_{16}O_3$）不得少于 1.055%[1]。

参考文献

[1] 国家药典委员会. 中华人民共和国药典[S].

北京：中国医药科技出版社, 2015：315.

[2] 张开臣，李梅. 蛇床子总香豆素组分的含量
测定[J]. 中国中医药信息杂志, 2010, 17 (5)：
45-46.

[3] 朱缨. 蛇床子挥发油成分的气相色谱-质谱联
用分析[J]. 时珍国医国药, 2006, 17 (10)：
1962.

[4] 朱缨，顾瑶华，朱磊. GC-MS 法分析两产地
蛇床子中挥发油成分[J]. 中国药房, 2008, 19
(33)：2603-2605.

[5] 王小燕，薛云云，何邦平, 等. 分光光度法测
定蛇床子中铜、铁、锌含量的研究[J]. 药学
实践杂志, 2007, 25 (5)：325-327.

◆ 莨菪

ལང་ཐང་ཙེ།（郎唐则）

HYODCYSMUS

本品为茄科植物莨菪（*Hyoscyamus niger* L.）
的干叶[1]。

【化学成分】

本品含有生物碱，包括阿托品、莨菪碱、山
莨菪碱、东莨菪碱[2]、红古豆碱[3]等。

【理化鉴别】

取本品粉末 1.0 g，置于 50 ml 三角瓶中，用
0.3 ml 浓氨水湿润，加入 20.0 ml CHCl₃，振荡。
冷浸 16 h，用棉花过滤。取续滤液 10.0 ml，蒸干，
将残渣溶于 1.0 ml CHCl₃中，作为供试品溶液。

取山莨菪碱适量，加入甲醇制成 1 ml 含有 1 mg
的溶液，即为对照品溶液[3]。量取上述两种溶液
各 10 μl，分别点于同一块硅胶 G 薄层板上，以二
甲基甲酰胺-二乙胺-乙醇-乙酸乙酯（2：2：10：
20）为展开剂展开，取出，晾干，喷以碘化铋钾
溶液显色。在供试品色谱中，与对照品色谱相应
的位置，显示相同颜色的斑点[3]。

【含量测定】

取本品粉末（过 5 号筛）10 g，精密称定重
量，置于浸出用的纸筒中，加醇 10 ml、浓氨试液
8 ml、乙醚 20 ml。搅拌均匀后，静置 12 h。用乙
醚做溶媒，回流浸出 3 h，至供试品中含有的生物
碱完全浸出。浸出液水浴蒸发浓缩，移于分液漏
斗内，用 N/1 硫酸多次振摇，每次 10 ml。合并酸
液，过滤，滤液转入分液漏斗，加入过量的氨水
调至碱性。用 CHCl₃振摇提取 3 次（分别为 15，
15，5 ml），合并 CHCl₃液，置于水浴上蒸干，继
续加热 15 min。残渣用 CHCl₃溶解，蒸干，继续
加热 15 min，最后加入 5 ml CHCl₃溶解，加入 N/50
硫酸 15 ml。加热，挥发干净 CHCl₃，放置冷却。
加入甲基红指示剂数滴，用 N/50 氢氧化钠溶液滴
定剩余的酸量，即得。1 ml N/50 硫酸相当于
5.787 mg 莨菪碱。

本品含生物碱以莨菪碱（C₁₇H₂₃NO₃）计算，
不得低于 0.05%[1]。

$$本品含生物碱以莨菪碱（C_{17}H_{23}NO_3）$$

参考文献

[1] 国家药典委员会. 中华人民共和国药典：一
部[S]. 北京：人民卫生出版社, 1953：179.

[2] 起普干. 莨菪类成分药物临床应用发展简史
[J]. 中华医史杂志, 1999, 29 (1)：46-47.

[3] 李洁. 消旋山莨菪碱薄层鉴别方法的改进[J].
中国药事, 2000, 14 (6)：392.

◆ 丁 香

ལེ་ཤི།（列西）

CARYOPHYLLI FLOS

本品为桃金娘科植物丁香（*Eugenia caryophyllata* Thunb.）的干燥花蕾。当花蕾由绿色转红时采摘，晒干[1]。

【化学成分】

本品含挥发油即丁香油 15%~20%．油中含丁香油酚占挥发油的 78%~95%、乙酰丁香油酚（约 3%）、β-石竹烯，以及甲基正戊基酮、水杨酸甲酯、葎草烯、苯甲醛、苄酸、间甲氧基苯甲醛、乙酸苄酸、胡椒酚、α-衣兰烯等。野生种不含丁香油酚，而含丁香酮和香樱桃素。花中还含鼠李素、山奈酚、番樱桃素亭、异香樱桃素亭、异番樱桃酚等和对氧萘酮类化合物，还含三萜类齐墩果酸等[2]。

【理化鉴别】

（1）取本品粉末 0.5 g，加乙醚 5 ml，振摇 10 min，过滤，滤液作为供试品溶液。另取丁香酚对照品，加乙醚制成 1 ml 含 16 μl 的溶液，作为对照品溶液。按照薄层色谱法（2015 年版《中国药典》通则 0502）试验，量取上述两种溶液各 5 μl，分别点于同一硅胶 G 薄层板上，以石油醚（60~90 ℃）-乙酸乙酯（9∶1）为展开剂展开，取出，晾干，喷以 5%香草醛硫酸溶液，在 105 ℃ 加热至斑点显色清晰。供试品色谱中，在与对照品色谱相应的位置上，显相同颜色的斑点[1]。

（2）取本品切片，直接滴加碱液，加盖玻片，可见油室内有针状丁香酚钠结晶生成。

（3）取本品粉末 0.8 g，置试管中，加 2 ml CHCl$_3$，浸渍约 5 min，取 CHCl$_3$ 液 2~3 滴于载玻片上，速加 3%氢氧化钠的氯化钠饱和溶液 1 滴，加盖玻片，不久即有簇状细针形丁香酚结晶产生[3]。

【含量测定】

（1）丁香酚含量测定

❶ 气相色谱法测定

a. 色谱条件与系统适用性试验：以聚乙二醇 20000（PEG-20M）为固定相，涂布浓度为 10%；柱温 190 ℃。理论塔板数按丁香酚峰计算应不低于 1500。

b. 对照品溶液的制备：取丁香酚对照品适量，精密称定，加正己烷制成 1 ml 含 2 mg 的溶液，即得。

c. 供试品溶液的制备：取本品粉末（过二号筛）约 0.3 g，精密称定，量取正己烷 20 ml，称定重量，超声处理 15 min，放置至室温，称定重量，用正己烷补足减失的重量，摇匀，过滤，取续滤液，即得。

d. 测定法：分别精密量取对照品溶液与供试品溶液各 1 μl，注入气相色谱仪，测定，即得。

本品含丁香酚（C$_{10}$H$_{12}$O$_2$）不得少于 11.0%[1]。

❷ 高效液相色谱法

a. 色谱条件：以十八烷基硅烷键合硅胶为填充剂（4.6 mm×250 mm，5 μm）；以甲醇-水（65∶35）为流动相，检测波长为 280 nm，流速为 1.0 ml/min，柱温为 30 ℃。理论塔板数按丁香酚峰计算应不低于 5000。

b. 供试品溶液的制备：取本品粉末（过三号筛）0.5 g，精密称定，置具塞锥形瓶中，加乙醇 15 ml，密塞，称定重量，超声提取 30 min，放冷，称定重量，以乙醇补足减失的重量，摇匀，过滤，取续滤液，以 0.45 μm 微孔滤膜过滤，即得。

c. 对照品溶液的制备：取丁香酚对照品适量，精密称定，加甲醇溶解，制成 1 ml 含丁香酚 1.082 mg 的溶液，即为对照品溶液。

d. 标准曲线的绘制：精密量取对照品溶液 2.0, 4.0, 6.0, 8.0, 10.0 μl，注入液相色谱仪，测定峰面积值。以进样量为横坐标、峰面积积分值为纵坐标，绘制标准曲线，得丁香酚的回归方程。

e. 样品含量的测定：取本品粉末约 0.5 g，精密称定，按照上述方法制备样品溶液，以上述色谱条件进行测定，平行测定 3 次，取其平均值，由标准曲线计算出丁香酚含量[4]。

（2）总黄酮含量测定

❶ 对照品溶液的制备：精密称取 105 ℃ 干燥至恒重的山柰酚对照品 2 mg，置于 25 ml 容量瓶中，加 70%乙醇溶解并定容至刻线，摇匀，得到 0.08 mg/ml 标准溶液，即为对照品储备液。精密量取该储备液 5 ml，置于 10 ml 容量瓶中，用 70%乙醇定容至刻线，即得对照品溶液。

❷ 供试品溶液的制备：取本品粉末（过三号筛）3 g，置圆底烧瓶中，加 70%乙醇 50 ml，85 ℃ 回流提取 2 h，冷却，过滤，残渣用 70%乙醇洗涤，洗液并入同一干燥恒重的蒸发皿中，蒸干得流浸膏，常压干燥得干膏粉末，称重，精密称取 0.5 g，置于 25 ml 容量瓶中，用 70%乙醇定容至刻线，即得供试品溶液。

❸ 标准曲线的绘制：精密量取山柰酚对照品溶液 1.0, 2.0, 3.0, 4.0, 5.0 ml，分别置于 25 ml 比色管中，加 70%乙醇定容至刻线，摇匀，放置 15 min，以相应溶剂为空白对照，在 267 nm 波长处测定吸光度。以吸光度值为纵坐标、山柰酚浓度（μg/ml）

为横坐标绘制标准曲线，计算得回归方程。

❹ 测定法：精密量取供试品溶液 5 ml，置于 25 ml 容量瓶中，加 70%乙醇定容至刻线，摇匀，放置 15 min，以相应试剂作为空白，在 267 nm 处测定各溶液吸光度值，由标准曲线计算出黄酮含量[4]。

参考文献

[1] 国家药典委员会. 中华人民共和国药典：一部[S]. 北京：中国医药科技出版社，2015：4.

[2] 罗达尚，等. 中华藏本草[M]. 北京：民族出版社，1997：164.

[3] 李新娥. 丁香及其混伪品的鉴别[J]. 中国药业，2007, 16（18）：50-51.

[4] 张锐. 不同产地丁香中总黄酮和挥发性物质的比较研究[D]. 武汉：湖北中医药大学，2014.

◆ 灰枝紫菀

ལུག་ཆུང་། （露琼）

FLOS ASTERIS POLIOTHAMNI

本品为菊科植物灰枝紫菀（*Aster poliothamnus* Didls）的干燥花。花盛期采集，晾干[1]。

【化学成分】

本品含有大量挥发油类成分，其中大部分为倍半萜烯醇类化合物，如桉油烯醇、吉马烯、α-松油醇、β-谷甾醇、β-香树素、胡萝卜苷、菠甾醇、豆甾烷醇、3-β-羟基-20, 24-二烯达玛烷等[2-3]。

参考文献

[1] 卫生部药典委员会. 中华人民共和国卫生部药品标准　藏药（第一册）[S]. 1995：33.

[2] 张嘉明, 陈耀祖. 灰枝紫菀化学成分的研究[J]. 中国中药杂志, 1997, 22（2）：103-104.

[3] 涂永勤, 宗晓萍, 董小萍. GC-MS 分析灰枝紫菀中挥发油的化学成分[J]. 华西药学杂志, 2006, 05：445-447.

◆ 紫　菀

ལུག་མིག（露米）

ASTERIS RADIX ET RHIZOMA

本品为菊科植物紫菀（*Aster tataricus* L.f.）的干燥根和根茎。春、秋两季采挖，除去有节的根茎（习称"母根"）和泥沙，编成辫状晒干，或直接晒干[1]。

【化学成分】

本品含萜类及其皂苷：表紫菀酮(epishionol)、紫菀酮(shionone)、astertarone A 和 astertarone B；木栓烷型三萜：木栓酮（friedelin）、friedel-3-ene 和表木栓醇（epifriedelinol）；齐墩果烷型三萜：β-香树脂（β-amyrin）和蒲公英赛醇（taraxerol）；乌苏烷型三萜；还含有：东莨菪素（scopoletin）、大黄素（emodin）、大黄酚（chrysophanol）、大黄素甲醚（physcion）、槲皮素（quercetin）、山奈酚（kaempferol）、3-甲氧基山奈酚（kaempferol-3-OMe）、苯甲酸（benzoicacid）、对羟基苯甲酸（*p*-hydroxybenzoic acid）、咖啡酸（E-caffeic acid）、阿魏酸二十六烷酯（eferulic acid hexacosyl ester）、豆甾醇（stigmasterol）、β-谷甾醇（β-sitosterol）、胡萝卜苷（daucosterin）、菠菜甾酮（spinasterone）等[2]。

【理化鉴别】

（1）薄层色谱法

取本品粉末 1 g，加甲醇 25 ml，超声处理 30 min，过滤，滤液挥干，残渣加乙酸乙酯 1 ml 使溶解，作为供试品溶液。另取紫菀酮对照品，加乙酸乙酯制成 1 ml 含 1 mg 的溶液，作为对照品溶液。按照薄层色谱法（2015 年版《中国药典》通则 0502）试验，量取上述两种溶液各 3 µl，分别点于同一硅胶 G 薄层板上，以石油醚（60~ 90 ℃）-乙酸乙酯（9：1）为展开剂展开，取出，晾干，喷以 10%硫酸乙醇溶液，在 105 ℃ 加热至斑点显色清晰，分别置日光和紫外光灯（365 nm）下检视。供试品色谱中，在与对照品色谱相应的位置上，显相同颜色的斑点和荧光斑点[1]。

【含量测定】

按照高效液相色谱法(2015 年版《中国药典》通则 0512）测定。

（1）色谱条件与系统适用性试验：以十八烷基硅烷键合硅胶为填充剂；以乙腈-水（96：4）为流动相；检测波长为 200 nm；柱温 40 ℃。理论塔板数按紫菀酮峰计算应不低于 3500。

（2）对照品溶液的制备：取紫菀酮对照品适量，精密称定，加乙腈制成 1 ml 含 0.1 mg 的溶液，即得。

（3）供试品溶液的制备：取本品粉末（过三号筛）1 g，精密称定，置具塞锥形瓶中，精密加入甲醇 20 ml，称定重量，40 ℃温浸 1 h，超声处理 15 min，取出，放冷，称定重量，用甲醇补足减失的重量，摇匀，过滤，取续滤液，即得。

（4）测定法：分别精密量取对照品溶液与供试品溶液各 20 μl，注入液相色谱仪，测定，即得。

本品按干燥品计算，含紫菀酮（$C_{30}H_{50}O$）不得少于 0.15%[1]。

参考文献

[1] 国家药典委员会. 中华人民共和国药典：一部[S]. 北京：中国医药科技出版社，2015：342.

[2] 侯海燕，等. 紫菀化学成分及药理活性研究进展[J]. 中国药学杂志，2006，41（3）：161.

◆ 螃蟹甲

ལུག་མུར། （露木尔）

RADIX PHLOMII

本品为唇形科糙苏属植物螃蟹甲（*Phlomis younghusbandii* Mukerjee）的干燥块根。秋季采取，洗净，切片，晒干[1]。

【化学成分】

本品含环烯醚萜苷类：8-*O*-乙酰山栀苷甲酯、山栀苷甲酯、penstemoside、sesamoside、phloyosides Ⅰ、phloyosides Ⅱ、糙苏素、pulchelloside Ⅰ；呋喃拉布素型的二萜类：phlomisosides Ⅰ、phlomisosides Ⅲ、phlomisosides Ⅳ、phlomisosides Ⅵ；黄酮类：木犀草素、木犀草-7-*O*-β-D 葡萄糖苷、山柰酚；醌类化合物（蒽醌类）：大黄素、大黄酸；生物碱：小檗碱；三萜及甾体类化合物：熊果酸[9-10]、β-谷甾醇、胡萝卜苷；糖类及苷类：蔗糖、果糖丁苷；苯乙醇苷类：异类叶升麻苷（alyssonoside）、类叶升麻苷、红景天苷；脂肪酸类：三十烷酸、三十烷酸对羟基；挥发油：丁香酚、十六烷酸、9,12-（反，反）十八二烯酸、甲酯和愈创醇等[2-8]。

【理化鉴别】

取本品 1 g，研碎，加乙醇 10 ml，加热回流 15 min，过滤，滤液作为供试品溶液。另取螃蟹甲对照药材 1 g，加乙醇 10 ml，同法制成对照药材溶液。按照薄层色谱法（2015 年版《中国药典》通则 0502）试验，量取供试品溶液 5~10 μl、对照药材溶液 5 μl，分别点于同一硅胶 G 薄层板上，以 $CHCl_3$-甲醇（6∶4）为展开剂展开，取出，晾干，喷以 10%硫酸乙醇溶液，在 105 ℃ 加热至斑点显色清晰。供试品色谱中，在与对照药材色谱相应位置上，显相同的蓝色主斑点[9]。

【含量测定】

8-乙酰氧基山栀子苷甲酯含量测定

（1）方法一

❶ 色谱条件：C_{18} 色谱柱（4.6 mm×150 mm，5 μm）；洗脱流动相为：乙腈-水（6∶94），HAc 调 pH 至 4.50；流速 0.8 ml/min；检测波长 234 nm；柱温 20 ℃；进样量 20 μl。

❷ 对照品溶液制备：精密称取干燥至恒重的 8-乙酰氧基山栀子苷甲酯对照品 11.655 mg，置于 10 ml 容量瓶中，加水定容至刻线，取此液 1 ml 置 10 ml 容量瓶中，用 6%的乙腈定容，即得浓度为 116.5 μg/ml 的对照品母液。

❸ 供试品溶液制备：精密称取过 20 目筛的螃蟹甲根 1 g，置于 100 ml 具塞锥形瓶中，加 50%甲醇 50 ml，精密称重，60 ℃ 水浴加热 30 min，冷却称重，

补足重量，过滤，取续滤液适当稀释，即得[10]。

❹ 进样 10 μl，采用外标法计算，即得。

（2）方法二

❶ 色谱条件：ODS 色谱柱(150 mm× 416 mm，5 μm)；柱温：25 ℃；检测波长：240 nm；流速：1 ml/min；流动相：乙腈-水，梯度洗脱：0~5 min，7%A；5~10 min，7%~12%A；10~40 min，12%A。进样量：10 μl。

❷ 供试品溶液的制备：取螃蟹甲药材，粉碎，精密称取 1 g，加甲醇-水（1∶1）30 ml，超声提 1 h，过滤，残渣以甲醇-水（1∶1）反复洗涤并与滤液合并，浓缩，置于 10 ml 容量瓶中，以甲醇-水（1∶1）定容至刻线，摇匀，作为供试品溶液。

❸ 对照品溶液的制备：精密称取对照品 8-acetylshanzhisidemethyl ester、shanzhisidemethyl ester、sesamoside、pulchelloside Ⅰ各 5 mg，置于 10 ml 容量瓶中，加甲醇定容至刻线，摇匀，作为对照品溶液[11]。

❹ 进样 10 μl，采用外标法计算，即得。

参考文献

[1] 卫生部药典委员会. 中华人民共和国卫生部药品标准　藏药（第一册）[S]. 1995：126.

[2] 高咏莉，林瑞超，王钢力，等. 藏药螃蟹甲的化学成分研究[J]. 中药材，2007，30（10）：1239-1241.

[3] 范开，王平，张秀丽，等. 藏药螃蟹甲化学成分研究[J]. 中药材，2010，12(33)：1884-1886.

[4] 赵斌，董小萍，余娅芳，等. 藏药螃蟹甲化学成分研究（Ⅰ）[J]. 中药材，2008，31（8）：1170-1172.

[5] 赵斌，梁恒兴，余娅芳，等. 藏药螃蟹甲中一个新的呋喃拉布素型二萜苷[J]. 药学学报，2009，44（1）：60-62.

[6] 张超. 藏药螃蟹甲的化学成分研究[D]. 兰州：兰州大学，2011.

[7] 边巴次仁，旺姆，魏锋，等. 藏药螃蟹甲挥发油化学成分的 GC-MS 分析研究[J]中国药学杂志，2002，37（12）：904-905.

[8] 张军莉，徐娟，李茂星. HPLC 测定藏药螃蟹甲中 8-乙酰氧基山栀子苷甲酯的含量[J]. 解放军药学学报，2009，25（3）：261-263.

[9] 兰钧. 藏药催汤丸的薄层色谱研究[J]. 中国民族民间医药杂志，2011，20（3）：2-3.

[10] 高咏莉，林瑞超，王钢力，等. 藏药螃蟹甲 HPLC 指纹图谱研究[J]. 中药材，2007，30(8)：919-922.

[11] 李茂星，张超，尉丽力，等. HPLC 测定藏药螃蟹甲中 5 个环烯醚萜苷的含量[J]. 中国中药杂志，2011，36（5）：294-296.

◆ 斑唇马先蒿

ལྒ་རུ་སེར་པོ（露如赛保）

FLOS PEDICULARIS

本品为玄参科植物斑唇马先蒿[*Pedicularis longiflora* Rudolph. var. Tubiformis（Klotz.）Tsong]及其同属多种植物的干燥花。花盛期采集，晒干[1]。

【化学成分】

斑唇马先蒿含有木犀草素（luteolin）、芹菜素（apigenin）、金圣草黄素（chrysoeriol）、3, 5, 7-三羟基-3'，5'-二甲氧基黄酮（3, 5, 7-trihydroxy-3',

5'-dimethoxylflavone)、毛蕊花苷 (verbascoside)、异毛蕊花苷(isoverbascoside)、木犀草素-4'-O-β-D-葡萄糖苷 （luteolin-4'-O-β-D-glucoside） [2]。

【含量测定】

用高效液相色谱法测定毛蕊花苷的含量。

（1）色谱条件：C$_{18}$柱（250 mm×4.6 mm, 5 μm）；流动相：乙腈-1%冰醋酸溶液（20：80）；流速：1.0 ml/min；检测波长：331 nm；进样量：10 μl。

（2）对照品溶液的制备：称取毛蕊花苷对照品适量，精密称定，加乙腈-水（1：1）混合溶液溶解，制成 1 ml 含毛蕊花苷 0.1 mg 的溶液，即得。

（3）供试品溶液的制备：取本品 0.5 g，精密称定，置于 50 ml 具塞锥形瓶中，用甲醇 100 ml 超声提取 2 次，每次 30 min，合并两次提取液，过滤，减压回收甲醇，残渣置于 25 ml 容量瓶中，加乙腈-水（1：1）溶解并定容至刻线。过 0.45 μm 微孔滤膜，即得供试品溶液。

（4）标准曲线的绘制：取毛蕊花苷对照品溶液 1 ml，用乙腈-水（1：1）依次稀释成一系列浓度梯度的溶液，每个浓度的溶液依上述色谱条件进样测定 3 次，以进样量（μg）为横坐标（X），峰面积为纵坐标（Y），绘制标准曲线，计算得回归方程。

（5）样品的测定：精确称量本品粉末 0.5 g，按照上述方法制备供试品试液，精确量取 10 μl 进样测定，根据标准曲线计算含量[3]。

参考文献

[1] 卫生部药典委员会. 中华人民共和国卫生部药品标准　藏药（第一册）[S]. 1995：99.

[2] 张琳，等. 藏药斑唇马先蒿的化学成分研究[J]. 天然产物研究与开发，2013, 25（1）：40-43.

[3] 确生. HPLC 法测定毛盔马先蒿中毛蕊花苷的含量[J]. 青海师范大学学报：自然科学版，2008（3）：87-88.

◆ **藓生马先蒿**

ལུག་རུ་སྨུག་པོ།（露如木保）

FLOS PEDICULARIS MUSCICOLAE

本品为玄参科植物藓生马先蒿（*Pedicularis muscicola* Maxim.）的干燥花。夏季采收，阴干[1]。

【化学成分】

藓生马先蒿含有玉叶金花苷（mussaenoside）、小米草苷（euphroside）、栀子酸（geniposidic acid）、桃叶珊瑚苷（au-cubin）、玉叶金花酸（mussaenosidic acid）、甲基酯山栀子苷（shanzhisidemethyl ester）、钓钟柳苷（penstemonoside）、毛蕊花苷（verbascoside）、角胡麻苷（martynoside）、顺角胡麻苷（*cis*-martynoside）、马先蒿苷 A（pediculariosideA）、胡萝卜苷、乙基葡萄糖苷[2]、丁香醇-4''-O-β-D-吡喃葡萄糖苷（syringaresinolmono- β-D-glucoside）、胡麻苷（sesamoside）、糙苏苷Ⅱ（phloyosideⅡ）和山栀子苷（caryoptoside）[3]等。

【含量测定】

用高效液相色谱法测定桃叶珊瑚苷的含量。

（1）色谱条件：C$_{18}$柱（250 mm×4.6 mm, 10 μm）；流动相：甲醇-水（15：85）；检测波长：204 nm；流速：0.5 ml/min。

（2）标准曲线的绘制：精确称取桃叶珊瑚苷对

照品 3.33 mg, 置于 50 ml 容量瓶中, 加甲醇定容至刻线, 摇匀。量取对照品溶液 1, 3, 5, 7, 9 μl, 进样, 以对照品进样量对峰面积作图, 计算得回归方程。

（3）供试品溶液的制备：精确称量本品粉末（过 50 目筛）1.000 g, 置圆底烧瓶中, 加入 50 ml 乙醚提取 2 h, 弃乙醚液, 残渣用 40 ml 甲醇回流提取 2 次, 每次 1 h, 合并 2 次提取液, 置于 100 ml 容量瓶中, 加甲醇定容至刻线, 从其中精确量取 2.50 ml, 置于 10 ml 容量瓶中, 用甲醇定容至刻线, 微孔滤膜过滤, 即得供试品溶液。

（4）样品的测定：精确称量本品粉末（过 50 目筛）1.000 g, 按照上述方法制成供试品溶液, 精确量取 10 μl 进样测定, 根据标准曲线计算含量[4]。

参考文献

[1] 卫生部药典委员会. 中华人民共和国卫生部药品标准　藏药（第一册）[S]. 1995：135.

[2] 康金国, 贾忠建. 藓生马先蒿化学成分研究 [J]. 兰州大学学报, 1997, 33（1）：71-76.

[3] 康金国. 藓生马先蒿化学成分研究（Ⅱ）[J]. 中国中药杂志, 1997, 22（3）：167-168.

[4] 李发荣, 等. HPLC 法测定马先蒿属三种药用植物中桃叶珊瑚苷的含量[J]. 中草药, 2003, 34（8）：754-756.

◆ 羊　肉

ལུག་ཁ།（卢嘎夏）

MUSCULUS CAPRAE SEU OVIS

本品为牛科动物山羊[*Capra hircus*（Linnaeus）] 或绵羊[*Ovis aries*（Linnaeus）]的肉[1]。

【化学成分】

山羊或绵羊的肉, 因羊的种类、年龄、营养状况、体躯部位等而有差异。以瘦肉为例, 含水分 68%、蛋白质 17.3%、脂肪 13.6%、碳水化合物 0.5%、灰分 1%, 以及钙、磷、铁等; 尚含硫胺素（thiamin）、核黄素（riboflavine）、烟酸（nicotinic acid）、胆甾醇（cholesterol）; 另含胰蛋白酶原（trypsinogen）等[1]。

参考文献

[1] 湖南省中药材标准（2009 版）[S]. 长沙：湖南科学技术出版社, 2009：154.

◆ 无患子

ལུང་དོད།（隆东）

SEMENSAPINDI

本品为无患子科植物无患子（*Sapindusmukorossi* Gaertn.）及其数种无患子属植物的干燥种子。采集成熟果实, 除去果肉, 取种子, 晒干[1]。

【化学成分】

种仁含蛋白质 31.87%、灰分 5.19%、总非纤维碳水化合物 14.86%、戊聚糖 2.21%、淀粉 11.94%、粗纤维 14.14%。此外, 还检出脂肪酸（fatty acid）、山萮酸（behenilacid）及二十四烷酸。种子含脂肪油 43.18% 及糖脂（glycolipid）。无患子含天然表面活性物质, 该表面活性物质中含有萜类

(terpenoid)、甾体皂苷（steroid saponin）、氨基酸（amino acid）、蛋白质（protein）、维生素（vatamin）、油酸（oleic acid）、油脂（oil）、棕榈酸、硬脂酸、亚油酸、花生酸等脂类脂肪酸和1-氰-2-羟甲基-1-内烯-3-醇非甘油酯部分等[2]。

果皮含无患子倍半萜苷（mukurozioside）Ⅰa、Ⅰb、Ⅱa、Ⅱb，无患子皂苷（mukurozisaponin）X、Y_1、Y_2、E、G，无患子属皂苷（sapindoside）A、B，常春藤皂苷元（hederagenin）、常春藤皂苷元-α-L-吡喃阿伯糖基（1→3）-α-L-吡喃鼠李糖基（1→2）-α-L-吡喃阿拉伯糖苷[hederagenin-α-L-arabinopyranosyl（1→3）-α-L-rhamnopyranosyl（1→2）-α-L-arabinopyranoside]。

【理化鉴别】

取本品粉末 1.0 g，加甲醇 30 ml，超声提取 30 min，滤液浓缩至 1 ml，作为供试品溶液。另取无患子标准对照药材，同法制得对照药材溶液。取常春藤苷元、无患子皂苷、大戟烷三萜皂苷对照品，加甲醇制成 1 ml 各含 1 mg 的混合溶液，作为对照品溶液。取上述三种溶液各 5 μl，分别点于同一硅胶 G 板，以甲苯-乙酸乙酯-甲酸-CHCl₃（20∶8∶0.5∶5）为展开剂展开，喷 10%硫酸乙醇溶液，热风吹显色。供试品色谱中，在与对照品色谱相应的位置上，显相同颜色的斑点[3]。

【含量测定】

（1）皂苷类含量测定

❶ 色谱条件：C_{18} 色谱柱（4.6 mm×250 mm，5 μm）；柱温 30 ℃；检测波长 210 nm，流速 1.0 ml/min，以乙腈-水（85∶15）作为流动相。

❷ 对照品溶液的制备：精密称取经 40 ℃ 减压干燥至恒重的常春藤皂苷元对照品适量，加甲醇制成 1 ml 含 0.5 mg 的对照品溶液，即得。

❸ 供试品溶液的制备：取无患子药材细粉（80 目）2 g，精密称定，加甲醇 50 ml，超声处理 30 min，过滤，残渣用甲醇适量洗涤，合并滤液与洗液，回收溶剂至干，残渣加水 10 ml 溶解，用水饱和正丁醇萃取 3 次，每次 20 ml，合并提取液，蒸干，残渣加甲醇 20 ㎖、盐酸 2 ml，加热水解 5 h，水解物加水 10 ml，用 CHCl₃ 振摇提取 2 次，每次 20 ml，合并提取液，回收溶剂至干，残渣加甲醇溶解并定量转移至 5 ml 容量瓶中，加甲醇至刻线，摇匀，过滤，取续滤液，即得。

❹ 测定法：分别精密量取对照品溶液与供试品溶液各 10 μl，注入液相色谱仪，测定，即得[4]。

（2）无患子油含量测定

❶ 超临界 CO_2 萃取无患子油：称取一定量经粉碎后的无患子，置萃取釜中萃取。对萃取釜、分离釜Ⅰ、分离釜Ⅱ分别进行加热，并对冷机制冷，分离釜Ⅰ压力釜 14 MPa、温度釜 45 ℃，分离釜Ⅱ压力 6 MPa、温度 45 ℃，当达到设定值，开启 CO_2 钢瓶，通过高压泵对系统进行加压，当萃取压力、分离釜Ⅰ、分离釜Ⅱ压力达到设定值，关闭 CO_2 气瓶，开始循环，并保持恒温恒压。循环萃取，萃取结束后，在分离釜Ⅰ出料口出料，得无患子油。

❷ 样品甲酯化：取萃取得到的无患子油约 0.5 g，置于 15 ml 试管中，加入 0.5 mol/L 氢氧化钾-甲醇溶液 2 ml，水浴皂化 30 min，加入 15%BF_3 的甲醇溶液 2 ml，水浴 6 min，放冷，加入正己烷 2 ml、饱和氯化钠 2 ml，摇匀，等分层清晰，取上清液作为气相色谱分析试样。

❸ GC-MS 分析条件：色谱柱为 HP-5MS 毛细管柱（30 m×0.25 mm×0.25 μm）；程序升温：起始温度 60 ℃，保持 3 min，以升温速度 5 ℃/min，达到 150 ℃ 后保持 5 min，以升温速度 1 ℃/min，达到 220 ℃ 后保持 10 min；分流进样，分流比 20∶

1；进样口温度 220 ℃。MS 条件：EI 离子源，电子能量 70 eV，离子源温度 230 ℃；四极杆温度 150 ℃；GC-MS 接口温度 280 ℃；扫描范围：30~550 amu。

❹ 测定法：取甲酯化后的样品 1 μl，进行 GC-MS 分析，得到总离子流图，所得各组分的质谱数据，用 NIST08 等数据库进行检索，并结合相关文献进行图谱分析，确定挥发油成分，峰面积归一化法定量[5]。

参考文献

[1] 卫生部药典委员会. 中华人民共和国卫生部药品标准　藏药（第一册）[S]. 1995：11.

[2] 国家中医药管理局《中华本草》编委会. 中华本草（藏药卷）[M]. 上海：上海科学技术出版社，2002：88.

[3] 陈冲. 中药提取物鉴定与质量标准参考[M]. 北京：化学工业出版社，2013：482.

[4] 何宇新，等. 反相高效液相色谱法测定不同产地无患子药材中常春藤皂苷元的含量[J]. 时珍国医国药，2010, 21（9）：2189-2190.

[5] 吴燕，等. 响应曲面法优化无患子油超临界 CO_2 萃取工艺研究及其成分分析[J]. 中药材，2012, 35（2）：300-303.

◆ 鹿　鞭

ཤ་ཕོ་ཕོ་མཚན། （夏贝坡参）

PENIS ET TESITIS CERVI

本品为鹿科动物梅花鹿（*Cervus nippon* Temminck）或马鹿（*Cervus elaphus* Linnaeus）雄性的外生殖器[1]。

【化学成分】

本品含有腺苷、黄嘌呤、次黄嘌呤、尿嘧啶、尿苷、月桂酸、豆蔻酸、棕榈酸、棕榈油酸、硬脂酸、油酸、亚油酸、亚麻酸、花生酸、多种氨基酸、V_A、V_{B1}、V_{B2}、V_E；激素主要含有睾丸酮、雌二醇、皮质醇及 3 种前列腺素（PGA、PGE 和 PGF）；生物胺类主要为 5-羟色胺血小板素（5-HT）、5-羟基吲哚乙酸（5-HIAA）、多巴胺（DA）、组胺（Hm）等[2]。

【理化鉴别】

红外光谱法：样品分别用 50%乙醇、丙酮和石油醚 3 种溶剂提取后测定红外光谱，50%乙醇提取液在 1480~1800 cm^{-1} 出现一个高强吸收峰，此峰在低频一侧 1540 cm^{-1} 处有明显分裂；丙酮提取液在 1560~1800 cm^{-1} 出现一个多重分裂的宽峰，其特征是各裂峰强度相等；石油醚提取液在 1360~1500 cm^{-1} 出现一个二重分裂峰[3]。

【含量测定】

按照高效液相色谱法(2015 年版《中国药典》通则 0512) 测定。

（1）色谱条件与系统适用性试验：以十八烷基硅烷键合硅胶为填充剂；0.05 mol/L 磷酸氢二铵（pH 8.4）为流动相；检测波长为 254 nm；柱温为 30 ℃。

（2）对照品溶液的制备：分别精密称取对照品黄嘌呤 4.02 mg，加入重蒸水溶解，并稀释至刻线，摇匀，既得。

（3）供试品溶液的制备：取样品粉末（过 40 目）约 0.5 g，精密称定，置离心管中，加水 8 ml，超声提取 30 min，离心 20 min（3000 r/min），取上清液，过滤，置于 25 ml 容量瓶中，残渣同法处理 4 次，滤液置同一容量瓶中，加水至刻线，摇匀，经 0.45 μm 微孔滤膜过滤，即得。

（4）测定法 分别精密量取对照品溶液与供试品溶液各 10 μl，注入液相色谱仪，测定，即得[4]。

参考文献

[1] 国家药典委员会. 中华人民共和国药典：一部[S]. 中国医药科技出版社，2015：362.

[2] 李峰，康廷国. 中药鹿鞭的研究进展[J]. 中医药学刊，2006，24（2）：263-265.

[3] 熊付良，邓鸿，魏秀德. 鹿鞭与牛鞭的光谱鉴别研究[J]. 时珍国药研究，1992，3（2）：70-71.

[4] 李峰，姜泓，康廷国. 鹿鞭商品药材中核苷类成分分析[J]. 中成药，2009，31（8）：1254-1257.

◆ 川木香

ཤ་པོ་རུ་སྟག（夏坡如达）

VLADIMIRIAE RADIX

本品为菊科植物川木香[*Vladimira souliei* (Franch.) Ling]或灰毛川木香[*Vladimira souliei* (Franch.) Ling var. *cinerea* Ling]的干燥根。秋季采挖，除去须根、泥沙及根头上的胶状物，干燥[1]。

【化学成分】

川木香主要含倍半萜内酯类化合物，其中木香烃内酯和去氢木香内酯的含量较高。目前，从川木香提取出挥发油所含的约 53 种已知组分，包括去氢木香内酯、愈创木-1（10）-烯-11-醇、α-佛手柑油烯、β-榄香烯、γ-广藿香烯、α-葎草烯、α-姜黄烯、β-桉叶醇、γ-榄香烯、γ-古芸烯、木香烃内酯、木香醇、桉叶油醇、邻二甲苯、间苯二酚、雪松烯、三甲苯、依兰烯、香木兰烯等。从川木香中共分离得到 9 个木脂素，除此，从川木香中还分离得到木香内酯 B、豆甾醇、胡萝卜苷、β-香树脂、乙酸羽扇豆醇酯、胆甾醇等化合物 [2]。

【理化鉴别】

（1）取本品粉末 2 g，加乙醚 20 ml，超声处理 20 min，过滤，滤液挥干，残渣加甲醇 1 ml 使溶解，作为供试品溶液。另取川木香对照品 2 g，同法制成对照药材溶液。按照薄层色谱法（2015 年版《中国药典》通则 0502）试验，量取上述 3 种溶液各 5 μl，分别点于同一硅胶 G 薄层板上，以甲苯-乙酸乙酯（19：1）为展开剂展开，取出，晾干，喷以 5%香草醛硫酸溶液，加热至斑点显色清晰。供试品色谱中，在与对照药材色谱相应的位置上，显相同颜色的斑点[1]。

（2）硝酸银薄层鉴别

取川木香药材，粉碎，过 40 目筛，混匀，称取约 1 g，置具塞三角瓶中，加乙酸乙酯 20 ml，密塞，超声 30 min，过滤，取滤液，挥干溶剂，残渣加甲醇 1 ml 使溶解，取上清液作为供试品溶液。另取川木香对照药材，按上述取木香烃内酯、去氢木香内酯对照品，加甲醇制成 1 ml 含 1 mg 的溶液，作为对照品溶液。按照薄层色谱法（2015 年版《中国药典》通则 0502）试验，量取供试品溶液 5 μl，木香烃内酯、去氢木香内酯对照品溶液各 5 μl，川木香对照药材溶液 5 μl，分别点于同一以含 2.5%硝酸银的羧甲基纤维素钠为黏合剂的硅胶 G 薄层板上，以环己烷-乙酸乙酯-丙酮（8：1：1）为展开剂，置展开缸内，在 20 ℃ 左右展开，取出，晾干，喷 5%香草醛-浓硫酸溶液，105 ℃ 烘至显色，置可见光下观察，供试品色谱中，在与对照品色谱相应的位置上，显相同颜色的斑点[3]。

【含量测定】

按照高效液相色谱法(2015 年版《中国药典》通则 0512）测定。

（1）方法一

❶ 色谱条件与系统适用性试验：以十八烷基硅烷键合硅胶为填充剂；以甲醇-水（65：35）为流动相；检测波长为 225 nm。理论塔板数按木香烃内酯峰计算应不低于 6000。

❷ 对照品溶液的制备：取木香烃内酯对照品、去氢木香内酯对照品适量，精密称定，加甲醇制成 1 ml 各含 0.1 mg 的混合溶液，即得。

❸ 供试品溶液的制备：取本品粉末（过四号筛）约 0.3 g，精密称定，置具塞锥形瓶中，精密加入甲醇 50 ml，密塞，称定重量，放置过夜，超声处理 30 min，放冷，称定重量，用甲醇补足减失的重量，摇匀，过滤，取续滤液，即得。

❹ 测定法：分别精密量取对照品溶液与供试品溶液各 10 μl，注入液相色谱仪，测定，即得。

本品按干燥品计算，含木香烃内酯（$C_{15}H_{20}O_2$）和去氢木香内酯（$C_{15}H_{18}O_2$）的总量不得少于 3.2%[3]。

（2）方法二

❶ 色谱条件：以十八烷基硅烷键合硅胶为填充剂（250 mm×4.6 mm，5 μm）；流动相：甲醇-水（70：30）；流速：1.0 ml/min；柱温：35 ℃；检测波长：220 nm。

❷ 供试品溶液的制备：取本品粉末（过 40 目筛）0.5 g，精密称定，置圆底烧瓶中，精密加入甲醇 50 ml，称定重量，回流提取 45 min，放冷，称定重量，用甲醇补足减失的重量，摇匀，过滤，取续滤液 1 ml 置于 10 ml 容量瓶中，加甲醇定容至刻线，用微孔滤膜（0.45 μm）过滤，取续滤液作为供试品溶液。

❸ 对照品溶液的制备：精密称取去氢木香内酯对照品适量，加甲醇制成 1 ml 含 0.0214 mg 的溶液，即得对照品溶液。

❹ 测定法：分别精密量取对照品溶液与供试品溶液各 10 μl，注入液相色谱仪，记录色谱图，计算，即得[4]。

参考文献

[1] 国家药典委员会. 中华人民共和国药典：一部[S]. 北京：中国医药科技出版社，2015：35.

[2] 魏文丽，杨丽花. 川木香化学成分及质量控制研究进展[J]. 中药材，2011，34（5）：8151-819.

[3] 国家药典委员会. 中华人民共和国药典（第一增补本）[S]. 中国医药科技出版社，2010：82.

[4] 王战国，赖先荣. 川木香质量标准研究[J]. 成都中医药大学学报，2006，29（1）：54-56.

◆ **鹿　茸**

ཤ་བའི་བོག་ར་（夏贝保拉）

CERVI CORNU PANTOTRICHUM

本品为鹿科动物梅花鹿（*Cervus nippon* Temminck）或马鹿（*Cervus elaphus* Linnaeus）的

雄鹿未骨化密生茸毛的幼角。前者习称"花鹿茸"，后者习称"马鹿茸"。夏、秋两季锯取鹿茸，经加工后，阴干或烘干[1]。

【化学成分】

本品主要含有氨基酸、脂肪酸、脂类、含 N 化合物，此外还含有多糖以及对人体有益的多种微量元素等成分。氨基酸包括：色氨酸、赖氨酸、组氨酸、精氨酸、天冬氨酸、苏氨酸、丝氨酸、谷氨酸、脯氨酸、甘氨酸、丙氨酸等 19 种以上；脂肪酸类化合物包括：豆蔻酸、棕榈酸、硬脂酸、棕榈烯酸、油酸、亚油酸、亚麻酸、花生酸、花生二烯酸和花生四烯酸；含 N 化合物包括：尿嘧啶、次黄嘌呤、尿肝、脲、烟酸及肌酐，总多胺中腐胺的量最多，精脒次之，精胺最少；脂类化合物包括：磷脂酰乙醇胺（phosphatidyl ethanolamine）、神经鞘磷脂（sphingomyelin）、磷脂酰胆碱（phosphatidylcholine）、溶血磷脂酰胆碱（lysophosphatidylcholine）、磷脂酰肌醇（phosphatidyl inosito）等磷脂化合物以及胆固醇肉豆蔻酸酯（cholesterylmyristate）、胆固醇油脂（cholesteryl oleate）、胆固醇硬脂酸酯（cholesteryl stearate）等。此外，鹿茸中还含有硫酸软骨素 A 等多糖类物质、促雄激素样物质、雌二醇、具促 PC12 细胞增殖活性的蛋白组成分等[2]。

【理化鉴别】

（1）取本品粉末 0.1 g，加水 4 ml，加热 15 min，放冷，过滤，取滤液 1 ml，加茚三酮试液 3 滴，摇匀，加热煮沸数分钟，显蓝紫色；另取滤液 1 ml，加 10%氢氧化钠溶液 2 滴，摇匀，滴加 0.5%硫酸铜溶液，显蓝紫色[1]。

（2）取本品粉末 0.4 g，加 70%乙醇 5 ml，超声处理 15 min，过滤，取滤液作为供试品溶液。

另取鹿茸对照药材 0.4 g，同法制成对照药材溶液。取甘氨酸对照品，加 70%乙醇制成每 1 ml 含 2 mg 的溶液，作为对照品溶液。按照薄层色谱法（2015 年版《中国药典》通则 0502）试验，量取供试品溶液和对照药材溶液各 8 μl、对照品溶液 1 μl，分别点于同一硅胶 G 薄层板上，以正丁醇-冰醋酸-水（3∶1∶1）为展开剂展开，取出，晾干，喷以 2%茚三酮丙酮溶液，在 105 ℃ 加热至斑点显色清晰。供试品色谱中，在与对照药材色谱相应的位置上，显相同颜色的主斑点；在与对照品色谱相应的位置上，显相同颜色的斑点[1]。

【含量测定】

（1）色谱条件：采用 C_{18} 色谱柱（250 mm×416 mm，5 μm），流动相为含 0.07%醋酸的 3%甲醇溶液，流速 1.0 ml/min，检测波长 254 nm，柱温 25 ℃。

（2）供试品溶液的制备：称取干燥的鹿茸细粉（过 160 目筛）约 1.0 g，精密称定后，置 50 ml 具塞锥形瓶中，加 50%乙醇 10 ml，振荡提取 45 min，离心 10 min（12 000 r/min），残渣同法处理 3 次，合并 4 次离心液，置于 50 ml 容量瓶中，用 50%乙醇定容至刻线，用 0.45 μm 滤膜过滤，即得。

（3）混合对照品储备液的制备：分别精密称取对照品尿嘧啶、次黄嘌呤和尿苷各 17 mg，分别置于 10 ml 容量瓶中，加水溶解并稀释至刻线，然后各精密量取 1 ml，置于同一 10 ml 容量瓶中，加水至刻线，即得[10]。

（4）取供试品和对照品溶液，进样，计算。

参考文献

[1] 国家药典委员会. 中华人民共和国药典[S]. 北京：中国医药科技出版社，2015：323.

[2] 桂丽萍, 郭萍, 郭远强. 鹿茸化学成分和药理活性研究进展[J]. 药物评价研究, 2010, 33 (3): 237-240.

[3] 周冉, 李淑芬. RP-HPLC 同时快速测定鹿茸中尿嘧啶、次黄嘌呤、尿苷含量[J]. 药物分析杂志, 2009, 29 (4): 575-578.

◆ 鹿　角

ཤ་བའི་རྭ་རྐན། (夏贝拉干)

CERVI CORNU

本品为鹿科动物马鹿 (*Cervus elaphus* Linnaeus) 或梅花鹿 (*Cervus nippon* Temminck) 已骨化的角或锯茸后翌年春季脱落的角基, 分别习称"马鹿角"、"梅花鹿角""鹿角脱盘"。多于春季拾取, 除去泥沙, 风干[1]。

【化学成分】

本品主要含有无机元素、氨基酸和蛋白多肽类物质。无机元素主要有钙、镁、磷; 含有 17 种氨基酸, 主要有赖氨酸、甘氨酸、赖氨酸、组氨酸等[2]。

【理化鉴别】

化学法:

钙盐反应: 取鹿角粉 0.5 g, 加稀盐酸及蒸馏水各 5 ml, 振摇 0.5 h, 过滤。取滤液 1 ml, 加浓盐酸 1 ml, 振摇, 放置, 生成白色针状结晶[3]。

磷酸盐反应: 取鹿角粉 0.5 g, 加稀硝酸及蒸馏水各 5 ml, 振摇 0.5 h, 过滤。取滤液 1~2 滴, 加钼酸铵试液 7~8 滴, 生成黄色沉淀[3]。

【含量测定】

(1) 仪器: 氨基酸自动分析仪。

(2) 供试品的制备: 取样品粉末 60 mg, 置于安瓿中, 加 6 mol/L 盐酸 5 ml, 抽真空后封口。在 (105±2) ℃ 水解 24 h, 放冷, 取出, 过滤, 滤液置于 50 ml 容量瓶, 定容至刻线, 即得。

(3) 测定法: 取供试品溶液 2 ml, 水浴蒸干, 加超纯水, 蒸干, 重复 3 次。将所得样品置于 5 ml 容量瓶中, 加 0.02 mol/L 盐酸定容至刻线, 进行分析[4]。

参考文献

[1] 国家药典委员会. 中华人民共和国药典: 一部 [S]. 北京: 中国医药科技出版社, 2015: 321.

[2] 曹胜男, 包海鹰. 鹿角的化学成分及药理活性研究进展[J]. 经济动物报, 2011, 15 (4): 230-233.

[3] 中国医学科学院, 等. 中药志 (第六册) [M]. 北京: 人民卫生出版社, 1998: 146.

[4] 王静竹, 陈定一, 薛岚. 鹿茸与鹿角中氨基酸含量测定[J]. 中药材, 1990, 10: 13-14.

◆ 紫河车

ཤ་མ། (夏玛)

PLACENTA HOMINIS

本品为健康人的干燥胎盘。将新鲜的胎盘去除羊膜和脐带, 反复冲洗至去净血液, 蒸或置于沸水中略煮后干燥[1]。

【化学成分】

本品含有激素：绒毛膜促性腺激素、绒毛膜促乳素、促肾上腺皮质激素、红细胞生成素、雌二醇、醛固酮、可的松、催产素样物质等；多种细胞因子：干扰素、白介素、集落刺激因子、人胎盘免疫调节因子、表皮生长因子等；脂类：卵磷脂、神经鞘磷脂、溶血磷脂酰胆碱。此外还含有硫酸软骨素C、硫酸皮素、干扰素、维生素等[2]。

【理化鉴别】

薄层色谱法：取本品粉末3g，加入稀盐酸2ml，放置1h，加入75%乙醇50ml，加热回流2h，过滤。滤液蒸至快干燥的时候，加入无水乙醇40ml溶解并过滤。滤液蒸干，加入75%乙醇制成供试品溶液。取L-亮氨酸、甲硫氨酸、谷氨酸、丙氨酸、甘氨酸、赖氨酸对照品，加入75%乙醇制成1ml各含0.5mg的混合溶液，作为对照品溶液。分别量取对照品和供试品溶液各5μl，点于同一块硅胶G薄层板上，用正丁醇-冰醋酸-水（3∶1∶1）作为展开剂展开，取出晾干，以茚三酮溶液作为显色剂喷洒，热风吹至出现清晰的斑点。日光下检视，供试品的色谱中，在与对照品色谱相应的位置，显相同颜色的斑点。

【含量测定】

（1）HPLC法测定次黄嘌呤的含量

❶ 色谱条件：色谱柱Kromasil-C_{18}；流动相：甲醇-水(1∶9)；检测波长254nm，流速0.6ml/min，柱温35℃。理论塔板数按次黄嘌呤峰计算应大于5000。

❷ 对照品溶液的制备：精密称取次黄嘌呤对照品6.44mg，置于100ml容量瓶中，加稀乙醇溶解并定容至刻线，摇匀。精密量取3ml，置于25ml容量瓶中，用稀乙醇稀释并定容至刻线，即为对照品溶液。

❸ 供试品溶液的制备：精密称取本品粉末（过3号筛）2g，加入稀乙醇，超声处理，冷却至室温，置于5ml容量瓶中，用稀乙醇定容至刻线，摇匀，以4000r/min的转速离心10min，量取上清液2ml，置于10ml容量瓶中，用稀乙醇定容至刻线，经0.45μm滤膜过滤，取续滤液。

❹ 测定法：取对照品和供试品20μl，注入高效液相色谱仪，测定，即得[3]。

（2）HPLC法测定尿嘧啶的含量

❶ 色谱条件：色谱柱C_{18}；流动相甲醇-水（5∶95）；检测波长254nm；流速1ml/min；柱温30℃。

❷ 对照品溶液的制备：精密称取尿嘧啶对照品10.74mg，置于50ml容量瓶中，加50%乙醇适量，超声30min。冷却至室温，用50%乙醇定容，摇匀，即得1ml含0.21mg的对照品溶液。

❸ 供试品溶液的制备：精确称取本品粉末1g，置于50ml容量瓶中，加入50%乙醇约40ml，超声30min，冷却至室温，置于50ml容量瓶中，用50%乙醇定容至刻线，用0.45μm有机滤膜过滤，即得。

❹ 测定法：取对照品和供试品5μl，注入高效液相色谱仪，测定，即得[4]。

参考文献

[1] 国家药典委员会. 中华人民共和国药典：一部[S]. 北京：中国医药科技出版社，2010：

319.

[2] 杨桂芹. 胎盘及其提取物的化学成分、药理作用及临床应用研究进展[J]. 沈阳农业大学学报, 2003, 34（2）：150-154.

[3] 高明远, 胡珍. HPLC法测定紫河车中次黄嘌呤的含量[J]. 中国药事, 2007, 21（4）：253-254.

[4] 李欢, 潘林梅. HPLC法比较低温和常温粉碎紫河车中尿嘧啶的含量[J]. 中药新药与临床药理, 2010, 21（5）：537-539.

◆ 阿 魏

ཤིང་ཀུན། （香更）

FERULAE RESINA

本品为伞形科植物新疆阿魏（Ferula sinkiangensis K.M.Shen）或阜康阿魏（Ferula fukangensis K.M.Shen）的树脂。春末夏初盛花期至初果期，分次由茎上部往下斜割，收集渗出的乳状树脂，阴干[1]。

【化学成分】

本品的主要成分是树脂、树胶、挥发油、多糖等。其中含挥发油10%~17%、树脂40%~64%、树胶约25%。糖类有葡萄糖、半乳糖、阿拉伯糖、鼠李糖、葡萄糖醛酸等；挥发油主成分为：R-仲丁基-1-丙烯基二硫醚[R-2-butyl-1-propenyldisulfide]、1-（1-甲硫基丙基）-1-丙烯基二硫醚[1-（1-methylthiopropyl）-1-propenyl disulfide]、仲丁基-3-甲硫基烯丙基二硫醚（2-butyl-3-methylthioall-

yldisulfide）、二甲基三硫醚（dimethyl trisulfide）、仲丁基甲基二硫醚（2-butylmethyl disulfide）、仲丁基甲基三硫醚（2-butylmethyl trisulfide）、二-仲丁基二硫醚（di-2-butyl disulfide）、二-仲丁基三硫醚（di-2-butyltrisulfide）、二-仲丁基四硫醚（di-2-butyltetrasul-fide）等多种硫醚化合物，前三种硫醚化合物为本品具特殊臭味的来源，还含 α-蒎烯（α-pinene）、水芹烯（phelladrene）、十一烷基磺酰己酸（undecylsulfonyl acetic acid）等；香豆精类化合物：法尼斯淝醇（farnesiferol）A、B、C, 巴箅拉克明（badrakemin）、柯拉多宁（coladoni, koladonin）、荫玛坎亭己酸酯（samarcandin acetate）、左旋-波利安替宁（polyanthinin）、卡矛洛醇（kamdonol）、多胶阿魏素（gummosin）、阿魏种素（assafoetidin）及圆锥茎阿魏星（ferococlicin）等；还含阿魏酸酯（ferulic acid ester）和阿魏酸（ferulic acid）。本品还富含Al、Ca、K、Mg、Fe等元素，尤其是K含量最高[2]。

【理化鉴别】

（1）紫外-可见分光光度法

取本品粉末0.2 g, 置25 ml容量瓶中，加无水乙醇适量，超声处理10 min, 加无水乙醇稀释至刻线，摇匀，过滤，取滤液0.2 ml, 置50 ml容量瓶中，加无水乙醇至刻线，摇匀。按照紫外-可见分光光度法标准操作程序（2015年版《中国药典》通则0401）测定。在323 nm波长处应有最大吸收[1]。

（2）薄层色谱法

取本品粉末0.5 g, 加稀盐酸20 ml, 超声处理10 min, 取上清液（必要时离心）用乙醚振摇提取2次（40 ml、20 ml），合并乙醚液，挥干，残渣加无水乙醇1 ml使溶解，作为供试品溶液。

另取阿魏酸对照品，加乙醇-5%冰醋酸（1∶4）的混合溶液，制成 1 ml 含 1 mg 的溶液，作为对照品溶液。按照薄层色谱法（2015 年版《中国药典》通则 0502）试验，量取上述两种溶液各 2 μl，分别点于同一硅胶 G 薄层板上，以环己烷-二氯甲烷-冰醋酸（8∶8∶1）为展开剂展开，取出，晾干，喷以 1%三氯化铁乙醇溶液-1%铁氰化钾溶液（1∶1）混合溶液（临用配制）。供试品色谱中，在与对照品色谱相应的位置上，显相同颜色的斑点[1]。

（3）化学法

❶ 取本品少量，加盐酸 0.5 ml，煮沸，显淡黄棕色或淡紫红色，加间苯三酚少量，颜色即变浅，继续煮沸，变为紫褐色。以上水解溶液加氨液使成碱性，加水稀释，仍显蓝色荧光（检查阿魏酸）。

❷ 取块状者切断，在新鲜切面上滴加硝酸 1 滴，由草绿色渐变为黄棕色。

❸ 取本品少量，加硫酸数滴溶解后，显红棕色，加氨试液使呈碱性，应显蓝紫色荧光。

❹ 取本品少量，加盐酸 0.5 ml，煮沸，显粉红色，加间苯三酚少量，颜色应即消褪，继续煮沸，变为紫红色。

❺ 取本品少量，加硫酸数滴使溶解，显黄棕色至红棕色，滴加氨试液使呈碱性，置紫外光灯（365 nm）下观察，显亮天蓝色荧光[3]。

【含量测定】

取本品 5~10 g，按照挥发油测定法（2015 年版《中国药典》通则 2204）测定。

本品含挥发油不得少于 10.0%（ml/g）[1]。

参考文献

[1] 国家药典委员会. 中华人民共和国药典：一部 [S]. 北京：中国医药科技出版社，2015：190.

[2] 赵保胜，等. 阿魏化学成分、药理作用及毒性研究进展[J]. 中国实验方剂学杂志，2011, 17（17）：279-280.

[3] 苗明三，等. 现代实用中药质量控制技术[M]. 北京：人民卫生出版社，2000：574.

◆ 甘 草

ཤིང་མངར། （兴额尔）

RADIX GLYCYCYRRHIZAE

本品为豆科植物甘草（*Glycyrrhiza uralensis* Fisch.）、胀果甘草（*Glycyrrhiza inflata* Bat.）或光果甘草（*Glycyrrhiza glabra* L.）的干燥根和根茎。春、秋两季采挖，除去须根，晒干[1]。

【化学成分】

本品含三萜皂苷、香豆素、黄酮、大量甘草酸（甘草甜素）、甘草皂苷、甘草苷、甘草苷元、甘草香豆精、甘草酚、甘草醇、甘草香豆酮、生物碱、甘草酸、甘草次酸、甘草内酯及异甘草内酯、甘草葡聚糖、甘草多糖葡聚糖、鼠李糖、半乳糖、阿拉伯糖[2-4]。

【理化鉴别】

（1）取本品粉末 1 g，加乙醚 40 ml，加热回流 1 h，过滤，弃去醚液，药渣加甲醇 30 ml，加热回流 1 h，过滤，滤液蒸干，残渣加水 40 ml 使溶解，用正丁醇提取 3 次，每次 20 ml，合并正丁醇液，用水洗涤 3 次，弃去水液，正丁醇液蒸干，残渣加甲醇 5 ml 使溶解，作为供试品溶液。另取甘草对照药材 1 g，同法制成对照药材溶液。取甘草酸单铵盐对照品，加甲醇制成 1 ml 含 2 mg 的溶液，作为对照品溶液。按照薄层色谱法（2015 年版《中国药典》通则 0502）试验，量取上述三种溶液各 1~2 µl，分别点于同一用 1%氢氧化钠溶液制备的硅胶 G 薄层板上，以乙酸乙酯-甲酸-冰醋酸-水（15：1：1：2）为展开剂展开，取出，晾干，喷以 10%硫酸乙醇溶液，在 105 ℃ 加热至斑点显色清晰，置紫外光灯（365 nm）下检视。供试品色谱中，在与对照药材色谱相应的位置上，显相同颜色的荧光斑点；在与对照品色谱相应的位置上，显相同的橙黄色荧光斑点[1]。

（2）取本品 1 g，研细，加乙醚 40 ml，加热回流 1 h，过滤，弃去醚液，药渣加正丁醇 30 ml，加热回流 1 h，过滤，用正丁醇饱和水洗涤正丁醇液 3 次，弃去水液，取正丁醇液蒸干，残渣加甲醇 5 ml 使溶解，作为供试品溶液。另取甘草对照药材 1 g，同法制成对照药材溶液。分别量取供试品溶液、对照药材溶液各 2 µl，按照薄层色谱法（2015 年版《中国药典》通则 0502）试验，点于同一用 1%氢氧化钠制备的硅胶 G 薄层板上，以 CHCl₃-甲醇-水（40：10：1）为展开剂，在 5 ℃ 左右展开，取出，晾干，喷以 10%硫酸乙醇溶液，在 105 ℃ 加热至斑点显色清晰。供试品色谱中，在与对照药材色谱相应的位置上，显至少两个相同的黄色斑点。阴性对照溶液色谱中未见干扰[5]。

【含量测定】

按照高效液相色谱法（2015 年版《中国药典》通则 0512）测定。

（1）方法一

❶ 色谱条件与系统适用性试验：以十八烷基

硅烷键合硅胶为填充剂，以乙腈为流动相 A，以 0.05%磷酸溶液为流动相 B，按表 16 中的规定进行梯度洗脱；检测波长为 237 nm。理论塔板数按甘草苷峰计算应不低于 5000。

表 16　HPLC 法测定甘草中甘草苷、甘草酸铵含量梯度洗脱设置

时间/min	流动相 A 含量/%	流动相 B 含量/%
0~8	19	81
8~35	19→50	81→50
35~36	50→100	50→0
36~40	100→19	0→81

❷ 对照品溶液的制备：取甘草苷对照品、甘草酸铵对照品适量，精密称定，加 70%乙醇分别制成 1 ml 含甘草苷 20 µg、甘草酸铵 0.2 mg 的溶液，即得（甘草酸重量=甘草酸铵重量/1.0207）。

❸ 供试品溶液的制备：取本品粉末（过三号筛）约 0.2 g，精密称定，置具塞锥形瓶中，精密加入 70%乙醇 100 ml，密塞，称定重量，超声处理 30 min，放冷，称定重量，用 70%乙醇补足减失的重量，摇匀，过滤，取续滤液，即得。

❹ 测定法：分别精密量取对照品溶液与供试品溶液各 10 µl，注入液相色谱仪，测定，即得。

本品按干燥品计算，含甘草苷（$C_{21}H_{22}O_9$）不得少于 0.50%，甘草酸（$C_{42}H_{62}O_{16}$）不得少于 2.0%[1]。

（2）方法二

❶ 色谱条件与系统适用性试验　采用 C_{18} 色谱柱（250 mm×4.6 mm，5 µm），0.1%磷酸水溶液-乙腈梯度洗脱，流速 1.0 ml/min，检测波长为 276 nm（0~18 min）、360 nm（18~24 min）、276 nm（24~30 min）、250 nm（30~65 min），柱温 30 ℃。

❷ 供试品溶液的制备：取甘草头粉末（过 65 目筛）约 0.15 g，精密称定，置具塞锥形瓶中，

精密加入 70%乙醇 25 ml，密塞，称定重量，超声处理 30 min，放冷，称重，用 70%乙醇补足损失的重量，摇匀，过滤，取续滤液，即得[6]。

（3）方法三

❶ 色谱条件与系统适用性试验：ODS 色谱柱（416 mm×250 mm，5 μm）；柱温：35 ℃。流动相：3%醋酸水溶液（A）-乙腈（B），梯度洗脱程序：0~12 min，22%~25% B；12~15 min，25%~40% B；15~30 min，40%~60% B。检测波长 254 nm。进样量 20 μl，流速：0.6 ml/min，检测时间 30 min。

❷ 供试品溶液的制备：精密称取样品粉末（过 60 目筛，40 ℃ 干燥 12 h）0.5 g，置于 50 ml 具塞锥形瓶中，精密加入 70%甲醇 50 ml，超声提取 30 min，冷却后补足减失的重量，过滤，取续滤液过 0.22 μm 微孔滤膜，即得[7]。

参考文献

[1] 国家药典委员会. 中华人民共和国药典[S]. 北京：中国医药科技出版社，2015：86.

[2] 陶晡，刘晓清，屈振刚. 甘草化学成分研究进展[J]. 河南农业科学，2009，13（3）：77-79.

[3] 苑可武，杨波. 甘草酸的提取和精制法概述[J]. 中国医药工业杂志，2002，33（7）：362-364.

[4] 刘清华. 甘草的化学成分和药理作用的概述[J]. 中国中医药现代远程教育，2011，9（13）：84.

[5] 李湘平，袁橙樑，李汶. 薄层色谱法定性鉴别胃可舒片中的陈皮、甘草、木香[J]. 中国医药指南，2014，12（10）：51-53.

[6] 郭明晔，张燕玲. HPLC 法同时测定甘草及甘草头中 4 种成分含量[J]. 世界科学技术：中

医药现代化，2014（2）：358-363.

[7] 刘雅茜，王梦月，史海明，等. 高效液相色谱法测定甘草及其炮制品中 5 种活性成分的含量[J]. 中国药学杂志，2008，43（16）：1268-1271.

◆ 肉 桂

ཤིང་ཚ། (香察)

CINNAMOMI CORTEX

本品为樟科植物肉桂（*Cinnamomum cassia* Presl）的干燥树皮。多于秋季剥取，阴干[1]。

【化学成分】

肉桂中主要含有挥发油、多糖、倍半萜及其糖苷、二萜及其糖苷、黄烷醇及其多聚体等多种类型的化合物[2]。

（1）挥发性成分

桂皮醛、邻甲氧基肉桂醛、肉桂醇、肉桂酸、乙酸苯丙酯、冰片烯、龙脑、苯甲醛、香芹酚和香豆素等。

（2）多糖类成分

肉桂中含有由 L-阿拉伯糖和 D-木糖（4：3）组成的肉桂多糖。

（3）倍半萜、二萜及其糖苷类

桂皮醇、桂皮醇葡萄糖苷、肉桂苷、锡兰肉桂宁、锡兰肉桂醇、肉桂醇 A 及其葡萄糖苷、肉桂醇 B 及其葡萄糖苷、肉桂醇 C1、肉桂醇 C1 葡萄糖苷、肉桂醇 C2、肉桂醇 C3、脱水锡兰肉桂

宁、脱水锡兰肉桂醇、肉桂醇 D1 及其葡萄糖苷、肉桂醇 D3、肉桂醇 E 等[2]。

（4）黄烷醇及其多聚体化合物

表儿茶精、表儿茶精-3-O-β-D-吡喃葡萄苷、丙氰定 B-2、丙氰定 B-2、8-C-β-D-吡喃葡萄苷、丙氰定 B-2、6-C-β-D-吡喃葡萄糖苷、丙氰定 B-1、丙氰定 B-5、丙氰定 B-7、花丙氰定 A-2、丙氰定 C-1、表儿茶精-6-C-β-D-葡萄糖苷、表儿茶精-8-C-β-D-葡萄糖苷，肉桂鞣质 A2、A3、A4、山奈酚、山奈酚-3-O-2-L-鼠李糖苷、山奈酚-3-O-芦丁苷、茈草苷等黄酮类化合物[2]。

（5）其他成分

3-（2-羟基苯基）丙酸及其 O-葡萄糖苷，3，4，5-三羟基苯酚-β-D-洋芫荽糖（1→6）-β-D-吡喃葡萄糖苷、β-谷甾醇、原儿茶酸、香荚兰酸、紫丁香酸、D-葡萄糖等。肉桂中还含有 Ca、Mg、Fe、Si、Na、Al、Ba、Me、Ti、Zn、Sr、Cr、Ni、Cu、Zr、Ag 等 16 种微量元素[2]。

【理化鉴别】

（1）取本品粉末 0.5 g，加乙醇 10 ml，冷浸 20 min，时时振摇，过滤，取滤液作为供试品溶液。另取桂皮醛对照品，加乙醇制成 1 ml 含 1 μg 的溶液，作为对照品溶液。按照薄层色谱法（2015 年版《中国药典》通则 0502）试验，量取供试品溶液 2~5 μl、对照品溶液 2 μl，分别点于同一硅胶 G 薄层板上，以石油醚(60~90 ℃)-乙酸乙酯(17：3)为展开剂展开，取出，晾干，喷以二硝基苯肼乙醇试液。供试品色谱中，在与对照品色谱相应的位置上，显相同颜色的斑点[1]。

（2）取肉桂粉末 0.5 g，加乙醚 10 ml，振摇后，室温放置 4 h，取上清液供点样。另取桂皮醛对照品 0.1 ml，加乙醚 2 ml 溶解制成对照品溶液。吸取

样品提取液、桂皮醛对照品溶液各 5 μl，点于同一硅胶 G 薄层板上，以苯-乙酸-冰乙酸（18：1：1）为展开剂展开，展距 15 cm，取出，晾干。喷以 2% KMnO₄ 显色，供试品色谱中，在与对照品色谱相应位置，显相同颜色的棕黄色斑点；喷以 0.1% 2，4-二硝基苯肼溶液显色，供试品色谱中，在与对照品色谱相应位置，显相同颜色的枯黄色斑点[3]。

（3）化学法：取粉末 0.1 g，加 1 ml CHCl₃ 浸渍，量取 CHCl₃ 液 2 滴于载玻片上，待挥干，滴加 10%盐酸苯肼试液 1 滴，加盖玻片，镜下可见桂皮醛苯腙杆状结晶[4]。

【含量测定】

（1）挥发油含量测定

按照挥发油测定法（2015 年版《中国药典》通则 2204）测定。

本品含挥发油不得少于 1.2%（ml/g）[1]。

（2）桂皮醛含量测定

按照高效液相色谱法(2015 年版《中国药典》通则 0512）测定。

❶ 色谱条件与系统适用性试验：以十八烷基硅烷键合硅胶为填充剂；以乙腈-水（35：75）为流动相；检测波长为 290 nm。理论塔板数按桂皮醛峰计算应不低于 3000。

❷ 对照品溶液的制备：取桂皮醛对照品适量，精密称定，加甲醇制成 1 ml 含 10 μg 的溶液，即得。

❸ 供试品溶液的制备：取本品粉末（过三号筛）约 0.5 g，精密称定，置具塞锥形瓶中，精密加入甲醇 25 ml，称定重量，超声处理 10 min，放置过夜，同法超声处理一次，称定重量，用甲醇补足减失的重量，摇匀，过滤。精密量取续滤液 1 ml，置 25 ml 容量瓶中，加甲醇至刻线，摇匀，即得。

❹ 测定法：分别精密量取对照品溶液与供试

品溶液各 10 μl，注入液相色谱仪，测定，即得。

本品按干燥品计算，含桂皮醛（C₉H₈O）不得少于 1.5%[1]。

（3）肉桂总皂苷含量的测定方法（香草醛-高氯酸法）

❶ 标准曲线的绘制：精密称取十燥至恒重的人参皂苷对照品 Rg₁ 6.5 mg，置于 5 ml 容量瓶中，加甲醇溶解，定容至刻线，摇匀，作为对照品。分别精密量取对照品溶液 30、60、90、120、150、180 μl 于具塞试管中，水浴挥去溶剂，加入新配制的 5% 香草醛-冰乙酸溶液 0.2 ml、高氯酸 0.8 ml，在 60 ℃ 水浴中加热 15 min，流水冷却，加冰醋酸 5 ml，摇匀，放置 20 min，在 588 nm 处测定吸光度，同时以甲醇溶液作空白对照。以人参皂苷浓度为横坐标、吸光度为纵坐标，绘制标准曲线。

❷ 总皂苷含量测定：准确称取肉桂总皂苷样品 6.5 mg，置于 5 ml 容量瓶中，加甲醇定容至刻线，准确量取 0.2 ml 于具塞试管中，其余步骤同"标准曲线的绘制"项下。

总皂苷含量的计算方法：

总皂苷含量/%=测得肉桂皂苷含量/所用脱脂肉桂粉量×100%[5]

参考文献

[1] 国家药典委员会. 中华人民共和国药典：一部[S]. 北京：中国医药科技出版社，2015：136.

[2] 陈家源. 中药肉桂的研究概况[J]. 广西医学，2009，31（6）：872.

[3] 李勉，等. 市场常见肉桂混淆品鉴别[J]. 开封医专学报，1994，13（1）：55-56.

[4] 郑钧化，等. 生药学[M]. 北京：人民卫生出版社，1999：238.

[5] 李健，等. 超声辅助溶剂法提取肉桂总皂苷工艺的研究[J]. 食品科学，2008，29（4）：178.

◆ 石菖蒲

ཤུ་དག་དཀར་པོ།（续达嘎博）

RHIZOMAACORI TATARINOWII

本品为天南星科植物石菖蒲（*Acorus tatarinowii* Schott）的干燥根茎。秋、冬两季采挖，除去须根和泥沙，晒干[1]。

【化学成分】

本品含 β-细辛醚、α-细辛醚、甲基异丁香酚、榄香素、α-甜菜醇、β-蒎烯、桉脑、龙脑、桉油、土青木香烯、丁香酚甲醚、甲基丁香酚等[2]，还含有 α-律草烯、石菖醚、细辛醛、1-烯丙基-2, 4, 5-三甲基苯、二聚细辛醚、D-δ-杜松烯、肉豆蔻酸、γ-细辛醚、1, 2-二甲氧基-4-（E-3'-甲基环氧乙烷）苯、氨基酸、有机酸和糖类[3]，4, 5-三甲氧基苯甲酸、4-羟基-3-甲氧基苯甲酸、2, 4, 5-三甲氧基苯甲醛、丁二酸、辛二酸、5-羟甲基糠醛、双-[甲酰基糠基]-醚、2, 5-二甲氧基苯醌[4]。

【理化鉴别】

（1）取本品粉末 0.2 g，加石油醚（60~90 ℃）20 ml，加热回流 1 h，过滤，滤液蒸干，残渣加石油醚（60~90 ℃）1 ml 使溶解，作为供试品溶液。另取石菖蒲对照药材 0.2 g，同法制成对照药材溶液。按照薄层色谱法（2015 年版《中国药典》通则 0502）试验，量取上述两种溶液各 2 μl，分别点于同一硅胶 G 薄层板上,以石油醚(60~90 ℃)-乙酸乙酯(4∶1)为展开剂展开,取出,晾干,放置约 1 h,置紫外光灯(365 nm)下检视。供试品色谱中,在与对照药材色谱相应的位置上,显相同颜色的荧光斑点;以碘蒸气熏至斑点显色清晰,供试品色谱中,在与对照药材色谱相应的位置上,显相同颜色的斑点[1]。

(2)取石菖蒲粉末 0.2 g,加石油醚 20 ml,加热回流 1 h,过滤,滤液蒸干,残渣加石油醚 1 ml 使之溶解,作为供试品溶液。另取石菖蒲对照药材 0.2 g,同法制成对照药材溶液。按照薄层色谱法,量取供试品溶液和对照药材溶液各 2 μl,分别点于同一硅胶 G 薄层板上,以石油醚-乙酸乙酯(7∶1)为展开剂展开,取出,晾干,放置约 1 h,在紫外光灯(254 nm)下检视。供试品色谱中,在与对照药材色谱相应的位置上,显相同颜色的荧光斑点;以碘蒸气熏至斑点显色清晰,观察二者的显色情况[5]。

(3)取石菖蒲粉末 0.5 g,加乙酸乙酯 10 ml,浸泡 1 h,低温超声处理 20 min,过滤,滤液作为供试品溶液;取 β-细辛醚对照品,用乙酸乙酯配制成 1 ml 含 2 mg 的溶液,作为对照品溶液。量取上述 2 种溶液各 5~8 μl,分别点于同一硅胶 G 薄层板上,以石油醚-乙酸乙酯(12∶1)为展开剂,上行展开,取出晾干,喷以 5%磷钼酸乙醇液,热风吹至斑点显色清晰。供试品色谱中,在与对照品色谱相应的位置上,显相同颜色的深蓝绿色斑点[6]。

【含量测定】

(1)挥发油的含量测定

按照挥发油测定法(2015 年版《中国药典》通则 2204)测定。

本品含挥发油不得少于 1.0%(ml/g)[1]。

(2)GC-MS 法测定挥发油含量

❶ 挥发油的提取:称取石菖蒲 200 g,置于 2000 ml 圆底烧瓶中,加入沸石和 1600 ml 蒸馏水,浸泡 0.5 h 后,连接挥发油提取器与回流冷凝管,从冷凝管上端加水,使之充满挥发油测定器的刻线部分并溢流入烧瓶时为止。电热套缓慢加热,使水处于沸腾状态,保持 5 h,至测定器中油量不增加,停止加热,放置 1 h 以上,缓慢开启测定器下端的活塞,将油层与水层分别放出,弃去水层,得到的油层经无水硫酸钠充分脱水后,读取挥发油油量,并计算供试品中挥发油的含量。

❷ 色谱条件:HP-5MS 弹性石英毛细管色谱柱(0.25 mm×0.25 μm,30m);载气:99.999%氦气;流速:1 ml/min;柱温:初始 40 ℃,维持 5 min,以 3 ℃/min 程序升温至 250 ℃,维持 5 min;分流比:10∶1。

❸ 质谱条件:电离源:EI;电离能量:70 eV;离子源温度:230 ℃;4 级杆温度:150 ℃;质量扫描范围:35~500 amu;溶剂延迟时间:5 min。

本品含挥发油不得少于 1.0%(ml/g)[5]。

(3)高效液相色谱法测定 β-细辛醚的含量

❶ 色谱条件:C$_{18}$ 色谱柱(4.6 mm×250 mm,5 μm);流动相:水-甲醇(35∶65);检测波长:253 nm;流速:1 ml/min;进样量:10 μl。按上述色谱条件,理论塔板数按 β-细辛醚计算应不低 4000,分离度均大于 1.5。

❷ 供试品溶液的制备:取石菖蒲粉末(中粉)约 0.05 g,精密称定,置具塞锥形瓶中,精密加入甲醇 25 ml,摇匀,称定重量,浸泡 2 h,超声处理 20 min,放冷,称定重量,用甲醇补足减失的重量,过滤,取适量续滤液,用 0.45 μm 微孔滤膜过滤,滤液即为供试品溶液。

❸ 对照品溶液的制备:精密称取 β-细辛醚对

照品适量，用甲醇制成 1 ml 含 β-细辛醚 0.05 mg 的对照品溶液[5]。

❹ 测定法：分别精密量取对照品溶液与供试品溶液各 10 µl，注入液相色谱仪，测定，即得。

参考文献

[1] 国家药典委员会. 中华人民共和国药典[S]. 北京：中国医药科技出版社，2015：91.

[2] 刘春海，刘西京，杨华生. 石菖蒲挥发油的 GC-MS 分析[J]. 中医药学刊，2006，24（7）：1280-1281.

[3] 黄泰康. 常用中药成分与药理手册[M]. 北京：中国医药科技出版社，1994：686.

[4] 杨晓燕，等. 石菖蒲水煎液化学成分研究[J]. 中草药，1998，29（11）：730.

[5] 黎奕明. 石菖蒲的薄层鉴别及 β-细辛醚的含量测定[J]. 中药新药与临床药理，2009，20（4）：369-370.

◆ 藏菖蒲

ཤུ་དག་ནག་པོ།（续达纳博）

ACORI CALAMI RHIZOMA

本品是藏族习用药材。为天南星科植物藏菖蒲（*Acoruscalamus* L.）的干燥根茎。秋冬两季采挖，除去须根和泥沙，晒干。

【化学成分】

藏菖蒲根茎含挥发油 2%~5%。油中主要有 α-细辛醚约 1.3%、β-细辛醚约 37%，其次含细辛醛、白菖酮、表白菖酮、异白菖酮、菖蒲二醇、异菖蒲二醇、菖蒲酮、菖蒲螺酮、菖蒲螺酮烯、菖蒲螺酮次酮、白菖烯、石竹烯、榄香烯、姜黄素、芹子烯、白葛新嗣、异白菖新酮、α-蒎烯、莰烯、樟脑、龙脑、顺及反甲基丁香酚和甲异丁香酚、菖蒲苷、棕榈酸、淀粉[2]。

【理化鉴别】

取本品粉末 2 g，加乙醇 5 ml，加热回流 20 min，放冷，取上清液作为供试品溶液。另取藏菖蒲对照药材 2 g，同法制成对照药材溶液。按照薄层色谱法（2015 年版《中国药典》通则 0502）试验，量取上述两种溶液各 5 µl，分别点于同一硅胶 G 薄层板上，以 $CHCl_3$ 为展开剂展开，取出，晾干，喷以 10%硫酸乙醇溶液，在 105 ℃ 加热至斑点显色清晰。供试品色谱中，在与对照药材色谱相应的位置上，显相同颜色的主斑点。

【含量测定】

（1）挥发油含量测定

按照挥发油测定法（2015 年版《中国药典》通则 2204）测定。

本品含挥发油不得少于 2.0%（ml/g）。

（2）挥发油 GC-MS 分析

❶ 供试品溶液的制备：取 50 g 藏菖蒲饮片，粉碎后置于 1 000 ml 圆底烧瓶中，加入适量水浸泡，水蒸气蒸馏 7 h，油层取出，用无水硫酸钠脱水，得到黄色油状物，即挥发油。取适量挥发油，置于 10 ml 容量瓶中，加正己烷定容至刻线，作为供试品溶液，备用。

❷ 色谱条件：HP-5MS 石英毛细管色谱柱（0.25 mm×30m, 0.25 µm）；升温程序为：初始温度 60 ℃，第一阶段以 5 ℃/min 的速率上升到

120 °C，第二阶段以 2 °C/min 上升到 150 °C，第三阶段以 10 °C/min 上升到 280 °C；载气为高纯度 He（99.99%），载气流量为 1.0 ml/min，进样口温度 250 °C，进样体积为 1 μl，分流比 50∶1。

❸ 质谱条件：离子源为 EI，电离电压，离子源温度 230 °C，接口温度 230 °C，质量扫描范围：50~500 amu，溶剂延迟 3 min，质谱数据库 NIST08s.L 和 NIST08.LIB。

❹ 测定法：根据总离子流图，用数据库检索同时结合有关质谱图文献解析，确认藏菖蒲的挥发油化学成分，按照峰面积归一化法定量分析，确定各化学成分的相对含量[3]。

参考文献

[1] 国家药典委员会. 中华人民共和国药典：一部[S]. 北京：中国医药科技出版社，2015：379.

[2] 罗达尚，等. 中华藏本草[M]. 北京：民族出版社，1997：272.

[3] 欧小群，罗晓红，江吉村，等. 藏药藏菖蒲挥发油成分 GC-MS 分析[J]. 成都中医药大学学报，2014，37（3）：13-15.

◆ 胡芦巴

ཤུ་མོ་ཟ།（西毛洒）

TRIGONELLAE SEMEN

本品为豆科植物胡芦巴（*Trigonella foenum-graecu ml.*）的干燥成熟种子。夏季果实成熟时采割植株，晒干，打下种子，除去杂质[1]。

【化学成分】

本品中含有丰富的甾体皂苷类成分，胡芦巴中薯蓣皂苷元（diosgenin）和雅莫皂苷元（yamogenin）的含量在 0.16%~1%，而此属其他植物中仅含 0.15%~0.32%。胡芦巴中皂苷经水解分离得到薯蓣皂苷元、雅莫皂苷元、芰脱皂苷元（gitogenin）、新芰脱皂苷元（neogitogenin）、替告皂苷元（tigogenin）、新替告皂苷元（neotigogenin）、异菝葜皂苷元（smilagenin）、菝葜皂苷元（sarsasapogenin）、丝兰皂苷元（yuccagenin）、西托皂苷（sitogenin）、利拉皂苷元（lilage-nin）、25-*α*-spirosta-3, 5-diene 及 25-*β*-spirosta-3, 5-diene 苷元等；黄酮类成分：牡荆素（vitexin）、异牡荆素（saponaretin）、牡荆素-7-葡萄糖苷（vitexin-7-glucoside）、木犀草素（luteolin）、荭草素（orientin）、异荭草素（isoorientin）、荭草素及异荭草素的阿拉伯糖苷（araninoside of orientin orisoorientin）、胡芦巴苷Ⅰ（vicenin Ⅰ，6-*C*-木糖基-8-*C*-葡萄糖基芹菜素，apigenin-6-xy-loside-8-glucoside）、胡芦巴苷Ⅱ（vicenin Ⅱ，6, 8-二-*C*-葡萄糖基芹菜素，apigenin-6, 8-di-*C*-glucoside）、vitexin-2-*O*-pcoumarate、高黄草素（homoo rientin）、小麦黄素（tricin）、柚皮素（naringenin）、槲皮素（quercetin）、肥皂黄素（saponaretin，apigenin-6-*C*-8-*β*-D-glucopyanosyl-7-*O*-*β*-D-glucopyranoside）、小麦黄素-7-*O*-*β*-D-葡萄糖苷（tricin-7-*O*-*β*-D-glu-copyranoside），胡芦巴的茎叶中含有山柰酚（kaempferol）、槲皮素（quercetin）等；三萜类成分：羽扇豆醇（lupeol）、31-去甲环阿尔廷醇（31-norcycloartanol）、白桦醇（betulin）、白桦酸（betulinic acid）、大豆皂苷Ⅰ（soyasaponin

Ⅰ)、大豆皂苷Ⅰ甲酯（methyl soyas-aponin Ⅰ）；生物碱类：龙胆碱（gentianine）、番木瓜碱（carpaine）、胆碱（choline）、胡芦巴碱（trigonelline）等；香豆素类：东莨菪内酯（scoporin）、莨菪内酯（scopoletol）、8-methoxy-4-methylcoumarin、6-acetyl-5-hydroxyl-4-methylcoumarin、胡芦巴素（foenin）等；还含有多种微量元素：钙、镁、锌、铁、钾、铝、钠、铜、铷等[2]。

【理化鉴别】

（1）薄层色谱法

❶ 取本品粉末 1 g，加石油醚（30~60 ℃）30 ml，超声处理 30 min，静置，弃去上清液，残渣挥干，加甲醇 30 ml，超声处理 30 min，过滤，滤液蒸干，残渣加甲醇 1 ml 使溶解，作为供试品溶液。另取胡芦巴碱对照品，加甲醇制成 1 ml 含 2 mg 的溶液，作为对照品溶液。按照薄层色谱法（2015 年版《中国药典》0502）试验，量取上述两种溶液各 1 μl，分别点于同一硅胶 G 薄层板上，以正丁醇-盐酸-乙酸乙酯（8∶3∶1）为展开剂展开，取出，晾干，在 105 ℃ 加热 1h，放冷，喷以稀碘化铋钾-三氯化铁（2∶1）混合溶液。供试品色谱中，在与对照品色谱相应的位置上，显相同颜色的斑点[1]。

❷ 取 ❶ 项下的供试品溶液，置于 10 ml 容量瓶中，加甲醇稀释至刻线，作为供试品溶液。另取胡芦巴对照药材 0.1 g，按 ❶ 供试品溶液制备方法；制成对照药材溶液。按照薄层色谱法（2015 年版《中国药典》通则 0502）试验，量取上述两种溶液各 1 μl，分别点于同一聚酰胺薄膜上，以乙醇-丁酮-乙酰丙酮-水（3∶3∶1∶13）为展开剂展开，取出，晾干，喷以三氯化铝试液，热风加热 5 min，置紫外光灯（365 nm）下检视。供试品

色谱中，在与对照药材色谱相应的位置上，显相同颜色的荧光斑点[1]。

（2）化学法

取本品粉末 2 g，加水 20 ml，水浴温热 15 min，过滤，取滤液 2~3 ml，置具塞试管中，振摇 0.5 min，产生蜂窝状泡沫，放置 10 min，泡沫不消失[3]。

【含量测定】

（1）胡芦巴碱含量测定

按照高效液相色谱法(2015 年版《中国药典》通则 0512）测定。

❶ 色谱条件与系统适用性试验：以十八烷基硅烷键合硅胶为填充剂；以甲醇-0.05%十二烷基磺酸钠溶液-冰醋酸（20∶80∶0.1）为流动相；检测波长为 265 nm。理论塔板数按胡芦巴碱峰计算应不低于 4000。

❷ 对照品溶液的制备：取胡芦巴碱对照品适量，精密称定，加 50%甲醇制成 1 ml 含 60 μg 的溶液，即得。

❸ 供试品溶液的制备 取本品粉末（过三号筛)约 0.5 g，精密称定，精密加入 50%甲醇 50 ml，密塞，称定重量，放置 1 h，超声处理 45 min，放冷，密塞，称定重量，用 50%甲醇补足减失的重量，摇匀，过滤，取续滤液，即得。

❹ 测定法：分别精密量取对照品溶液与供试品溶液各 10 μl，注入液相色谱仪，测定，即得。

本品按干燥品计算，含胡芦巴碱（$C_7H_7O_2$）不得少于 0.45%[1]。

（2）总黄酮含量测定

❶ 对照品溶液制备：精密称取 120 ℃ 常压干燥至恒重的芦丁对照品 10.6 mg，置 50 ml 容量瓶中，加 60%乙醇约 20 ml，密塞，超声使其

溶解，放冷，加 60%乙醇至刻线，摇匀，得芦丁标准溶液。

❷ 供试品溶液制备：胡芦巴药材粉碎，过 20 目筛，60 ℃ 干燥至恒重。取约 0.5 g，置索氏提取器中，加石油醚（60~90 ℃）80 ml，加热回流 3 h，弃去石油醚，药渣挥干后加 60%乙醇 30 ml，回流提取 2 次，每次 3 h，提取液浓缩后置于 10 ml 容量瓶中，加乙醇定容至刻线，摇匀，过滤，得供试品溶液。

❸ 标准曲线绘制：精密量取对照品溶液 0.0、1.0、2.0、3.0、4.0、5.0、6.0 ml，分别置 25 ml 容量瓶中，加水至 6 ml，加 0.8 mol/L 亚硝酸钠溶液 1 ml，混匀，放置 6 min，加 1.1 mol/L 硝酸铝溶液 1 ml，摇匀，放置 6 min，加 1.1 mol/L 氢氧化钠试液 10 ml，60%乙醇加至刻线，摇匀，放置 15 min。以相应的溶液为空白，在波长 510 nm 处测定吸光度，以吸光度为纵坐标、质量浓度为横坐标，绘制标准曲线。吸光度（A）与质量浓度（C）之间的回归方程为：$A-12.565C-0.0071, r= 0.9996$。对照液浓度在 8.48~50.88 mg/L 内呈现良好的线性关系[4]。

（3）槲皮素含量测定

❶ 色谱条件：Kromasil ODS-1 色谱柱（4.6 mm×250 mm，5 μm），流动相：乙腈-1 g/L 磷酸（体积比 30∶70），流速：1.0 ml/min，检测波长：360 nm，柱温：30 ℃，进样量：20 μl。理论塔板数按槲皮素峰计算应不低于 4000。

❷ 对照品溶液制备：精密称取槲皮素对照品，加甲醇制成约 0.1 mg/ml 的溶液；精密量取 0.4 ml，置 10 ml 容量瓶中，加甲醇稀释至刻线，得 1 ml 含 10 μg 的对照品溶液。

❸ 供试品溶液制备：取胡芦巴药材，粉碎，过 20 目筛，60 ℃ 干燥至恒重。取约 0.5 g，精密

称定后置索氏提取器中，加石油醚（60~90 ℃）80 ml，加热回流 3 h，弃去石油醚，药渣挥干后置索氏提取器中加甲醇回流提取 8 h，减压回收溶剂，残渣用甲醇溶解后，定量转移至 10 ml 容量瓶中，加甲醇稀释至刻线，摇匀，经微孔滤膜（0.45 μm）过滤，作为供试品溶液。

❹ 测定法：分别精密量取对照品溶液与供试品溶液各 10 μl，注入液相色谱仪，测定，即得。

参考文献

[1] 国家药典委员会. 中华人民共和国药典：一部[S]. 北京：中国医药科技出版社，2015：242.

[2] 张新. 胡芦巴化学成分的研究进展[J]. 中国实用医药，2009, 4（6）：235-236.

[3] 黄泰康，等. 常用中药成分和药理手册（下册）[M]. 北京：中国医药科技出版社，1994：1343.

[4] 鲁鑫焱，等. 不同产地胡芦巴中总黄酮和槲皮素的含量测定[J]. 沈阳药科大学学报，2004, 21（6）：430-432.

◆ **刺 柏**

ཤུག་ཚེར།（秀才）

本品为柏科植物刺柏（*Juniperus formosana* Hayata）或杜松（*Juniperus rigida* Si eb. EtZucc）的带叶嫩枝和果实[1]。

【化学成分】

本品含三环烷、α-蒎烯、茨烯、β-旅烯、月桂烯、冰片烯、α-水芹烯、Δ³-carene、α-松油烯、

对-聚伞花素、柠檬烯、β-水芹烯、1, 8-桉叶素、反-β-罗勒烯、Δ^4-carene、正辛醇、异松油烯、小茴香酮、壬醛、小茴香醇、樟烯醛、松香芹醇、樟脑、camphere hydrate、松樟酮龙脑、异松樟酮、松油烯-4-醇、α-松油醇、桃金娘烯醇、甲酸龙脑酯、乙酸小茴香醇酯、香茅醇、胡椒酮、乙酸龙脑酯、乙酸松油-4-醇酯、α-橙椒烯、乙酸香叶酯、α-胡椒烯、波旁烯、甲基丁香酚、β-丁香烯、β-橙椒烯、芳萜烯、律草烯、别芳萜烯、十二碳醇、γ-木罗烯、γ-杜松烯、δ-杜松烯、4, 10-二甲基-7-异丙基-二环（4, 4, 0）-1, 4-癸二烯、α-木罗烯、橙花叔醇、δ-杜松醇、十五碳醛[2-3]。

【理化鉴别】

取本品粉末 2 g，加水 20 ml，超声处理 40 min，过滤，滤液蒸干，用无水乙醇 1 ml 溶解，作为供试品溶液。另取刺柏对照药材 2 g，同法制成对照药材溶液。按照薄层色谱法（2015 年版《中国药典》通则 0502）试验，量取上述溶液各 3 μl，分别点于同一硅胶 G 薄层板上，以甲苯-乙酸乙酯-甲酸（5：4：2）为展开剂，展距 11 cm，展开，取出，晾干，置紫外光灯（365 nm）下检视。供试品色谱中，在与对照药材色谱相应的位置上，显相同颜色的蓝色荧光斑点。另喷以 1%三氯化铝乙醇试液，供试品色谱中，在与对照药材色谱相应的位置上，显相同颜色的绿色荧光斑点[4]。

【含量测定】

（1）色谱条件：Diamonsil C_{18}（4.6 mm×250 mm, 5 μm）和 Shim-Pack C_{18}（4.6 mm×250 mm, 5 μm）色谱柱，流动相：甲醇-0.01 mol/L 磷酸二氢钾溶液-冰醋酸（40：60：1.5），检测波长：254 nm，流速：1.0 ml/min，柱温：30 °C。

（2）供试品溶液的制备：取本品粉末（过 2 号筛）约 0.2 g，精密称定，置具塞锥形瓶中，精密加入甲醇 20 ml，密塞，称定重量，加热回流 45 min，取出，放冷，称定重量，用甲醇补足减失的重量，摇匀，过滤，取续滤液，即得[5]。

（3）精密吸取对照品溶液和供试品溶液各 10 μl，分别注入液相色谱仪测定。

参考文献

[1] 卫生部药典委员会. 中华人民共和国卫生部药品标准 藏药（分册）[S]. 1995：340.

[2] 余定学. 刺柏叶精油的化学成分研究[J]. 云南大学学报：自然科学版, 1994, 16 (2)：145-148.

[3] 陈红英. 刺柏的化学成分研究[J]. 安徽农业科学, 2008, 36 (17)：7229-7230.

[4] 索朗. 藏药刺柏膏质量标准的研究[J]. 西藏科技, 2013 (3)：71.

[5] 崔鸿江, 等. 蒙药材刺柏叶中槲皮苷的含量测定[J]. 天然产物研究与开发, 2013, 25 (2)：221-223.

◆ 酸 模

ཤོ་མང་། (肖芒)

RADIX RUMEIS

本品为蓼科植物尼泊尔酸模（*Rumex nepalensis* Spreng）的干燥根。秋季采挖，除去须根，洗净，晒干[1]。

【化学成分】

本品含有蒽醌类成分，包括大黄素、芦荟大

黄素、大黄素甲醚、大黄酸、大黄酚、大黄苷等；多种有机酸，包括没食子酸、原儿茶酸、氯原酸、香豆酸、阿魏酸、酒石酸；还含有酸模素、鞣质类成分[2]。

【理化鉴别】

（1）取本品粉末少许，置于滤纸上。滴加氢氧化钠试液，滤纸便被染成红色，说明含有蒽醌类成分[2]。

（2）取本品粉末 0.1 g，加入 5 ml 稀盐酸，煮沸 2 min，趁热过滤。滤液放置冷却后，加入 5 ml 乙醚，振荡，乙醚即被染成黄色。分取乙醚层，加入氨水 2 ml。振荡，氨水层被染成红色，而乙醚层仍然为黄色[1]。

（3）取大黄素、大黄素甲醚、大黄酚对照品，加二氯甲烷制成 1 ml 含 1 mg 的混合溶液，即得对照品溶液。取本品粉末 5 g，加无水乙醇 30 ml，超声处理 30 min，过滤，滤液蒸干，残渣加二氯甲烷 1 ml 溶解，即得供试品溶液。量取供试品溶液、对照品溶液各 5 μl，点于同一硅胶 G 薄层板上，以石油醚（30~60 ℃）-甲酸乙酯-甲酸（17：3：1）的上层溶液为展开剂展开，取出，晾干。在紫外光灯（365 nm）下检视，供试品色谱中，在与对照品色谱相应的位置上，显相同橙黄色荧光斑点；置氨蒸气中熏后，斑点变为红色[5]。

【含量测定】

（1）酸模素的含量测定

❶ 色谱条件：C₁₈ 色谱柱；流动相采用甲醇-水-高氯酸（800：200：1）；柱温为室温；紫外检测波长 254 nm；流速 1 ml/min。

❷ 对照品溶液的制备：精密称取酸模素对照品适量，用甲醇溶解并稀释成 1 ml 含有 0.05 mg 的溶液，即为对照品溶液。

❸ 供试品溶液的制备：将本品于 50 ℃ 干燥 12 h，粉碎，过 60 目筛。精密称取 0.1 g，加入 10 ml 甲醇，超声提取 20 min，以 3000 r/min 的转速离心 5 min。取上清液，经过 0.45 μm 微孔滤膜过滤，即得到供试品溶液。

❹ 测定法：分别精密量取对照品和供试品溶液各 20 μl，注入液相色谱仪，测定，即得。

（2）大黄素的含量测定

❶ 色谱条件：C₁₈ 色谱柱（4.6 mm×150.0 mm，5 μm）；流动相为甲醇-1%冰醋酸（70：30）；流速：1.5 ml/min；柱温：40 ℃；进样量：20 μl。

❷ 对照品溶液的制备：精密称取大黄素对照品 5.0 mg，置于 10 ml 容量瓶中，加甲醇溶解并定容至刻线，摇匀，即得。

❸ 供试品溶液的制备：精密称取本品 5 g，研细，置于 100 ml 具塞锥形瓶中，加入甲醇 25 ml，称定质量，50 ℃ 超声提取 30 min，冷却，称定质量，以甲醇补足损失的质量。取 1 ml 上清液，8000 r/min 离心 15 min，取上清液 600 μl，备用。

❹ 标准曲线的绘制：取 500 μg/ml 的对照品溶液，用甲醇稀释为 500, 200, 50, 10, 5, 1 μg/ml，按上述色谱条件测定，每个浓度重复 3 次，进样量为 20 μl。以对照品峰面积积分值为纵坐标、进样浓度为横坐标绘制标准曲线，进行线性回归，得回归方程。

❺ 测定法：精密称取本品 5 g，按上述制备方法制备供试品溶液，精密量取 20 μl 进样，测定大黄素含量[3]。

（3）蒽醌类的含量测定

❶ 色谱条件：C₁₈-MS-Ⅱ 色谱柱（250 mm×4.5 mm，5μm）；流动相：甲醇-0.5%冰醋酸（85：15）；检测波长：254 nm；流速：1.0 ml/min；进样量：20μl。

❷ 对照品溶液的制备：精密称取 3 种对照品适量，加甲醇制成 1 ml 分别含大黄素 25 μg、大黄酚 20 μg、大黄素甲醚 10 μg 的溶液。

❸ 供试品溶液的制备：取本品粉末（过三号筛）约 0.5 g，精密称定，精密加入甲醇 25 ml，称定重量，超声处理 30 min，放冷，用甲醇补足减失的重量，摇匀，过滤，取续滤液 5 ml，加 10%盐酸 10 ml、二氯甲烷 10 ml，加热回流 40 min，放冷，置分液漏斗中，分取二氯甲烷层，用二氯甲烷振摇提取 3 次，每次 10 ml，合并二氯甲烷液，挥干溶剂，残渣加甲醇使溶解，转移至 10 ml 容量瓶中，加甲醇至刻线，摇匀，过滤，取续滤液，即得。

❹ 标准曲线的绘制：精密称取上述 3 种对照品，用甲醇配制成标准溶液，大黄素：0.2312 mg/ml、大黄酚：0.1092 mg/ml、大黄素甲醚：0.0598 mg/ml，分别用甲醇稀释成 6 个浓度，按上述色谱条件，进样 20μl，以进样量（Y，μg）对峰面积（X）作图，进行线性回归。

❺ 测定法：精密称定不同品种、不同产地酸模药材 13 批，按上述方法制备供试品溶液，分别测定，计算样品含量[4]。

参考文献

[1] 卫生部药典委员会. 中华人民共和国卫生部药品标准　藏药（第一册）[S]. 1995：119.

[2] 罗达尚，等. 中华藏本草[M]. 北京：民族出版社，1997：52.

[3] 黄爱芳，林崇良，蔡进章，等. 高效液相色谱法测定酸模各部位大黄素含量[J]. 温州医学院学报，2012, 42（1）：60-62.

[4] 肖凌. HPLC 测定不同品种酸模中蒽醌类成分的含量[J]. 中国现代应用药学，2011, 28（4）：353-356.

[5] 肖凌，冯海龙. 酸模药材质量标准研究[J]. 中药新药与临床药理，2010, 21（5）：524-528.

◆ 蒲 桃

ས་འབྲས། （萨哲）

FRUCTUS SYZYGII CUMINI

本品为桃金娘科植物海南蒲桃 [*Syzygium cumini* (L.) Skeels]的干燥果实。秋季采集，除去枝叶，晾干[1]。

【化学成分】

本品含麦珠子酸、urolithin A、邻苯二甲酸二正丁酯、桦木酸、熊果酸、1-（4-methoxyphenyl）-1, 2-propanediol、2, 6-dimethoxy-1, 4-benzoquinone、邻苯二甲酸二异丁酯、β-谷甾醇、3-乙酰-熊果酸、积雪草酸和阿江榄仁酸[2]。

【理化鉴别】

（1）取蒲桃品细粉 1 g，加乙醇 10 ml，超声处理 30 min，过滤，滤液浓缩至 1 ml，作为供试品溶液；另取蒲桃对照药材，同法制成对照药材溶液。按照薄层色谱法（2015 年版《中国药典》通则 0502）试验，量取上述两种溶液各 10 μl，分别点于同一以羧甲基纤维素钠为黏合剂的硅胶 G 薄层板上，以环己烷-乙酸乙酯（9.5：0.5）为展开剂展开，取出，晾干，喷以 30%硫酸乙醇溶液，置 105 ℃ 加热至斑点显色清晰。供试品色谱中，在与对照药材色谱相应的位置上，显相同颜色的斑点[3]。

（2）取 1 g 蒲桃粉末，加 15 ml 无水乙醇，超声处理 25 min，过滤，滤液浓缩至干，加 1.0 ml 无水乙醇使溶解，离心后，取上清液作为供试品溶液。另取没食子酸对照品，用无水乙醇溶解，制成 1 mg/ml 的对照品溶液。量取上述两种溶液各 10 μl，分别点于同一硅胶 G 薄层板上，以 CHCl₃-环己烷-甲酸（1∶1∶0.1）为展开剂展开，取出，晾干，喷以硫酸乙醇溶液，在 105 ℃ 烘箱中显色至斑点清晰。供试品色谱中，在与对照品色谱相应的位置上，显相同颜色的斑点[4]。

参考文献

[1] 卫生部药典委员会. 中华人民共和国卫生部药品标准　藏药（第一册）[S]. 1995：113.

[2] 林大都，等. 蒲桃茎化学成分及其体外细胞毒活性研究[J]. 中草药, 2014, 14：1993-1997.

[3] 谢平, 白央, 格桑索朗. 藏药材蒲桃的质量标准方法建立探讨[J]. 西藏科技, 2013 (6)：68-69, 77.

[4] 郑莉，等. 藏药蒲桃的鉴别和含量测定[J]. 华西药学杂志, 2011, 05：508-509.

【化学成分】

果实含挥发油约 3%，油的比重 0.900~0.930，折光率 1.4940~1.5070，比旋光度+3°~+8°；油中含孜然醛（cumiadehyde）、香旱芹醇（ciminylalcohol）、β-水芹烯（β-phellandrene）和松油萜等。经预试，果实中还含黄酮类化合物[2]。

【理化鉴别】

取香旱芹粗粉 1 g，加乙醇 5 ml，振摇后放置 30 min，过滤，以毛细管点样。薄层板用硅胶 G，以 0.5% CMC 制板、自然干燥后于 105 ℃ 活化 30 min。展开剂用苯-甲醇（4∶1），展距 10 cm。于紫外光灯（254 nm）下观察，显两个荧光点，前者为暗红色，后者为蓝紫色；以硫酸喷后显 10 余个不同斑点[2]。

参考文献

[1] 卫生部药典委员会. 中华人民共和国卫生部药品标准　藏药（第一册）[S]. 1995：72.

[2] 青海省药品检验所，等. 中国藏药（第二卷）[M]. 上海：上海科学技术出版社, 1996：228.

◆ 香旱芹

 སེ་ར་དཀར་པོ།（斯热嘎布）

FRUCTUS CYMINI

本品为伞形科植物香旱芹（*Cuminum cyminum* L.）的干燥成熟果实。夏末秋初果实成熟时采收，晒干[1]。

◆ 延胡索

ཤུ་མི་སེར་པོ།（苏米赛布）

CORYDALIS RHIZOMA

本品为罂粟科植物延胡索（*Corydalis yanhusuo* W.T.Wang）的干燥块茎。夏初茎叶枯萎时采挖，除去须根，洗净，置沸水中煮至恰无白心时，取出，晒干[1]。

【化学成分】

延胡索主要成分为生物碱，主要为叔胺、季胺类生物碱。叔胺类生物碱在原药材中约占 0.65%，季铵类生物碱（如延胡索甲素、乙素）约占 0.3%。目前为止，从延胡索中分离得到的生物碱类成分约有 30 种：延胡索乙素（tetrahydrop- almatine）、延胡索甲素（corydaline）、去氢延胡索甲素（dehydrocorydaline）、小檗碱（berberine）、氢化小檗碱（canadine）、巴马汀（palmatine）、dl-四氢黄连碱（dl-tetrahydroco-ptisine）、黄连碱（coptisine）、L-四氢非洲防己碱（L-tetrahydro- columbamine）、非洲防己碱（columbamin）、延胡索庚素（corybulbine）、异紫堇球碱（isocory- bulbine）、元胡宁（yanhunine）、L-四氢黄连碱（L-tetrahydrocoptisine）、d-海罂粟碱（glaucine）、去氢海罂粟碱（dehydroglaucine）、d-去甲海罂粟碱（norglaucine）、d-N-甲基樟苍碱（N-methyllaurote-tanine）、d-异波尔定（d-isoboldine）、去氢南天竹啡碱（dehydronantenine）、d-南天竹啡碱（d-nantenine）、d-唐松草坡芬（d-thaliporphine）、d-鹅掌楸啡碱（d-lirioferine）、普鲁托品（protopine）、α-别隐品碱（α-allocryptopine）、saulatin、二氢血根碱（dihydrosanguinarine）、比枯枯灵（bicuculline）、狮足草碱（leonticine）、元胡菲碱（coryphenan- thrine）。

除生物碱外，延胡索中还含有大量淀粉，少量黏液质、树脂、挥发油，另含无机微量元素；还含有多糖、羟链霉素（reticulin）、豆甾醇、谷甾醇、油酸、亚油酸、亚麻酸、延胡索酸、10-二十九碳醇等[2]。

【理化鉴别】

（1）薄层色谱法

❶ 取本品粉末 1 g，加甲醇 50 ml，超声处理 30 min，过滤，滤液蒸干，残渣加水 10 ml 使溶解，加浓氨试液调至碱性，用乙醚振摇提取 3 次，每次 10 ml，合并乙醚液，蒸干，残渣加甲醇 1 ml 使溶解，作为供试品溶液。另取延胡索对照药材 1 g，同法制成对照药材溶液。取延胡索乙素对照品，加甲醇制成 1 ml 含 0.5 mg 的溶液，作为对照品溶液。按照薄层色谱法（2015 年版《中国药典》通则 0502）试验，量取上述三种溶液各 2~3 μl，分别点于同一用 1% 氢氧化钠溶液制备的硅胶 G 薄层板上，以甲苯-丙酮（9∶2）为展开剂展开，取出，晾干，置碘缸中约 3 min 后取出，挥尽板上吸附的碘后，置紫外光灯（365 nm）下检视。供试品色谱中，在与对照药材色谱和对照品色谱相应的位置上，显相同颜色的荧光斑点[1]。

❷ 取本品约 1.0 g，甲醇回流提取 2 h，回收甲醇，置于 1 ml 容量瓶中，用甲醇定容至刻线，以延胡索乙素甲醇溶液（1 mg/ml）及普鲁托品甲醇溶液（1 mg/ml）为对照品溶液，在同一硅胶 G-CMC 薄层板上，点样品液及对照液各 3 μl，以正己烷-CHCl$_3$-甲醇-二乙胺（5∶3∶0.5∶1）为展开剂，展开 15 cm，取出，晾干，喷以改良碘化铋钾试液，样品色谱在与普鲁托品对照品相应的位置，显相同橘红色斑点，而乙素对照品相应的位置，无相同颜色斑点。另取一硅胶 G-CMC 薄层板，点样品液 3 μl 及去氢紫堇碱甲醇溶液（1 mg/ml）3 μl 对照，以 CHCl$_3$-甲醇（5∶1）（氨饱和下）展开 10 cm，取出，晾干，喷改良碘化铋钾试液，样品液色谱在与对照品色谱相应的位置，应显相同颜色的斑点[3]。

❸ 取本品粉末 2 g，加浓氨水数滴使润湿，密塞 15 min，加苯 20 ml 冷浸 24 min，过滤，滤液水浴上浓缩至约 2 ml 供点样。另取四氢巴

马亭适量，配成每 ml 含 1 mg 的对照品溶液，各取两种溶液 5 µl，以环己烷-$CHCl_3$-甲醇-二乙胺（5：3：0.5：1 滴）为展开剂，展距 13 cm，取出晾干后置碘蒸气中 3~5 s，取出在紫外光灯（365 nm）下观察，四氢巴马亭显亮绿黄色荧光斑点，样品液色谱中显相同荧光斑点，R_f 值约 0.45[3]。

（2）化学法

❶ 取本品粉末 2 g，加 0.25 mol/L 硫酸 20 ml，振摇片刻，过滤。取滤液 2 ml，加 1%铁氰化钾溶液 0.4 ml 与 1%三氯化铁溶液 0.3 ml 的混合液，即显深绿色，放置后底部有较多深蓝色沉淀[4, 5]（酚类反应）。

❷ 取本品粉末 2 g，加 10%乙酸 20 ml，振摇片刻，过滤。取滤液 2 ml，滴加碘化铋钾试液，立即产生橘红色沉淀[5]（生物碱反应）。

【含量测定】

（1）延胡索乙素含量测定

按照高效液相色谱法(2015 年版《中国药典》通则 0512) 测定。

❶ 色谱条件与系统适用性试验：以十八烷基硅烷键合硅胶为填充剂；以甲醇-0.1%磷酸溶液（三乙胺调 pH 值至 6.0）（55：45）为流动相；检测波长为 280 nm。理论塔板数按延胡索乙素峰计算应不低于 3000。

❷ 对照品溶液的制备：取延胡索乙素对照品适量，精密称定，加甲醇制成 1 ml 含 46 µg 的溶液，即得。

❸ 供试品溶液的制备：取本品粉末（过三号筛）约 0.5 g，精密称定，置平底烧瓶中，精密加入浓氨试液-甲醇（1：20）混合溶液 50 ml，称定重量，冷浸 1 h 后加热回流 1 h，放冷，称定重量，用浓氨试液-甲醇（1：20）混合溶液补足减失的重量，摇匀，过滤。精密量取续滤液 25 ml，蒸干，残渣加甲醇溶解，转移至 5 ml 容量瓶中，并稀释至刻线，摇匀，过滤，取续滤液，即得。

❹ 测定法：分别精密量取对照品溶液与供试品溶液各 10 µl，注入液相色谱仪，测定，即得。

本品按干燥品计算，含延胡索乙素（$C_{21}H_{25}NO_4$）不得少于 0.050%[1]。

（2）去氢紫堇碱的含量测定

❶ 色谱条件：XTerra Prep RP -18 柱（10 µm，150 mm×7.8 mm）；柱温为室温；检测波长 345 nm；流动相为 0.01 mol/L 碳酸氢铵溶液（用浓氨水调 pH 10.5）-乙腈（83：17），流速：2.0 ml/min。

❷ 供试品溶液的制备：称取延胡索粗粉约 1 g，精密称定，置 20 ml 具塞三角瓶中，加入 1%盐酸甲醇溶液 20.00 ml，称重，40 ℃ 超声提取 30 min，取出，补足减失重量，冷却，过滤，取续滤液，回收乙醇，置于 10 ml 容量瓶中，加流动相定容至刻线，过 0.45 µm 滤膜，即得。

❸ 对照品溶液的制备：精密称取去氢紫堇碱对照品 0.0153 g，置于 20 ml 容量瓶中，用流动相定容至刻线，得去氢紫堇碱储备液。从中取 1.00 ml 置于 10 ml 容量瓶中，用流动相定容至刻线，得浓度为 76.5 µg/ml 的对照品标准溶液。

❹ 测定法：分别精密量取对照品溶液与供试品溶液各 10 µl，注入液相色谱仪，测定，即得。

参考文献

[1] 国家药典委员会. 中华人民共和国药典：一部[S]. 北京：中国医药科技出版社，2015：139.

[2] 贺凯，等. 延胡索化学成分、药理作用及质量控制研究进展[J]. 中草药，2007，38（12）：

1909-1910.

[3] 卫生部药典委员会. 中华人民共和国卫生部药品标准 藏药（第一册）[S]. 1995：27.

[4] 张贵君. 常用中药鉴定大全[M]. 哈尔滨：黑龙江科学技术出版社, 1993：351.

[5] 刘训红, 等. 中药材薄层色谱鉴别[M]. 天津：天津科学技术出版社, 1990：77.

[6] 杨杰等. 延胡索中去氢紫堇碱对照品的制备及含量测定[J]. 时珍国医国药, 2009, 20（4）：1001.

◆ 白豆蔻

སུག་སྨེལ།（苏麦）

FRUCTUS AMOMI ROTUNDUS

本品为姜科植物白豆蔻（*Amomum kravanh* Pierre ex Gagnep.）或爪哇白豆蔻（*Amomum compactum* Soland ex Maton）的干燥成熟果实。按产地不同分为"原豆蔻"和"印尼白蔻"[1]。

【化学成分】

本品含桉油精、β-蒎烯、α-水芹烯、顺-β-萜品醇、1R-α-蒎烯、百里香素。在白豆蔻壳挥发油中，萜醇类和倍半萜烯类组分相对含量较高。另外还含有少量的酯类化合物、酮、酚、有机酸及饱和烷烃类化合物[2-4]。

【理化鉴别】

（1）按照薄层色谱法（2015 年版《中国药典》通则 0502）试验，量取【含量测定】桉油精项下的供试品溶液和对照品溶液各 10 μl，分别点于同一硅胶 G 薄层板上，以环己烷-二氯甲烷-乙酸乙酯（15：5：0.5）为展开剂展开，取出，晾干，喷以 5%香草醛硫酸溶液，在 105 ℃ 加热至斑点显色清晰，立即检视。供试品色谱中，在与对照品色谱相应的位置上，显相同颜色的斑点[1]。

（2）精密量取对照品、对照药材及引种地爪哇白豆蔻种子挥发油各 0.5 ml，置 2 ml 容量瓶中，加乙醚溶解并定容至刻线，摇匀，得对照品溶液及供试品溶液。分别取 2 μl，点于同一硅胶 G-CMC-Na 薄层板上，以苯-乙酸乙酯（9.5：0.5）为展开剂展开，展距 10 cm，喷以 10%香草醛硫酸溶液，105 ℃ 烘 10 min，日光下检视。供试品色谱中，在与对照药材色谱相应的位置上，显相同颜色的紫红色斑点[5]。

【含量测定】

（1）挥发油含量测定

取豆蔻仁适量，捣碎后称取 30~50 g，照挥发油测定法（2015 年版《中国药典》通则 2204）测定。

原豆蔻仁含挥发油不得少于 5.0%（ml/g），印尼白蔻仁不得少于 4.0%（ml/g）[1]。

（2）桉油精

按照气相色谱法（2015 年版《中国药典》通则 0521）测定。

❶ 色谱条件与系统适用性试验：以甲基硅橡胶（SE-54）为固定相，涂布浓度 10%；柱温 110 ℃。理论塔板数按桉油精峰计算应不低于 1000。

❷ 对照品溶液的制备：取桉油精对照品适量，精密称定，加正己烷制成 1 ml 含 25 mg 的溶液，即得。

❸ 供试品溶液的制备：取豆蔻仁粉末（过三号筛）约 5 g，精密称定，置圆底烧瓶中，加

水 200 ml，连接挥发油测定器，自测定器上端加水至刻线 3 ml，加正己烷 2~3 ml，连接回流冷凝管，加热至微沸，并保持 2 min，放冷，分取正己烷液，通过铺有无水硫酸钠约 1 g 的漏斗过滤，滤液置 5 ml 容量瓶中，挥发油测定器内壁用少量正己烷洗涤，洗液并入同一容量瓶中，用正己烷稀释至刻线，摇匀，过滤，取续滤液，即得。

❹ 测定法：分别精密量取对照品溶液与供试品溶液各 1 μl，注入气相色谱仪，测定，即得。

本品按干燥品计算，豆蔻仁含桉油精（$C_{10}H_{18}O$）不得少于 3.0%[1]。

（3）GC-MS 法

❶ 气相色谱条件：色谱柱为 ULZKA 2（50 m×0.20 mm×0.25 μm）弹性石英毛细管柱；进样口温度 220 ℃，接口温度 250 ℃，载气为氦气，流速 0.9 ml/min；分流比 60∶1；进样量 0.8 ml；升温程序：柱温 60 ℃ 保持 1 min，以 10 ℃/min 升至 100 ℃，保持 2 min，4 ℃/min，升至 200 ℃，保持 3 min，20 ℃/min，升至 320 ℃。

❷ 质谱条件：电离方式 EI，电子轰击能量 70eV，离子源温度 230 ℃，加速电压 34 6 V，分辨率 2500，扫描范围 30~350 amu。倍增器电压 1341 V，NIST 98 标准质谱图库。用毛细管气相色谱法对样品进行分析，得其总离子流图[4]。

（4）原子吸收分光光度法

❶ 供试品溶液的制备：准确称取 0.300~0.500 g 白豆蔻粉，置于干燥的聚四氟乙烯微波消解罐中，加入 5 ml 浓 HNO_3、1 ml 30%过氧化氢，于多用预处理加热仪中敞口消解 1 h 后（40~100 ℃ 逐步加热）。取出加入 1 ml 30%过氧化氢，进行消解，微波消解完成后得到无色透明溶液，转移至 50 ml 烧杯中，在通风橱内加热挥发至近干，用 0.15 mo1/L HNO_3 多次冲洗烧杯中的样液，

并将冲洗液转移至 25 ml 容量瓶中，用 0.15 mol/L HNO_3 定容至刻线，摇匀，备用。

❷ 仪器：TAS-990 原子吸收分光光度计。

❸ 火焰原子吸收光谱测定条件：硝酸镧的质量浓度为 6.23 mg/ml、乙炔流量为 2073 ml/min，燃烧器高度为 4.92 mm[6]。

参考文献

[1] 国家药典委员会. 中华人民共和国药典[S]. 北京：中国医药科技出版社,2015：167.

[2] 王少军, 等. 豆蔻壳挥发油成分的 GC-MS 分析[J]. 中成药,2005（7）：815-817.

[3] 冯佳祺, 等. 白豆蔻香气成分研究. 哈尔滨商业大学学报：自然科学版,2014（3）：338-341.

[4] 冯旭, 等. 不同产地白豆蔻挥发油成分的 GC-MS 分析[J]. 中国实验方剂学杂志,2013, 19（16）：107-110.

[5] 丁平, 等. 不同引种地爪哇白豆蔻质量研究[J]. 中国中药杂志,1998,03：17-19.

[6] 宋慧, 等. 响应曲面法优化白豆蔻中钙的测定条件[J]. 食品工业科技,2012,13：306-310.

◆ **草玉梅**

སྱབ་ཀ།（苏嘎）

FRUCTUS ANEMONIS

本品为毛茛科植物草玉梅（*Anemone rivularis* Buch.-Ham.ex DC.）及其同属植物的种子。6~8 月

开花,秋后采集成熟果实,拣净杂质,晾干即可[1]。

【化学成分】

从草玉梅根中分离得到黄酮苷、皂苷、香豆素、内酯、甾醇、甾体皂苷元及三萜化合物。有效的乙醇提取物含大量皂苷,主要由三种皂苷组成,含量较大的为虎掌草苷乙和甲。皂苷乙为齐墩果酸的 3-OH 与鼠李糖、阿拉伯糖、葡萄糖结合而成,皂苷甲为齐墩果酸的 3-OH 与鼠李糖、阿拉伯糖、木糖组成,其中糖的联结次序未定。还含草玉梅内酯、草玉梅苷 A、草玉梅苷 B[2]。

【含量测定】

按照高效液相色谱法(2015 年版《中国药典》通则 0512)测定。

❶ 色谱条件:C_{18} 色谱柱 (4.6 mm×200 mm, 5 μm);流动相:甲醇-水(90∶10);流速 1.0 ml/min;检测波长 220 nm;进样量 10 μl;柱温为室温。在上述色谱条件下,齐墩果酸与其他组分能达到基线分离,阴性对照无干扰。

❷ 对照品溶液制备:精密称取齐墩果酸对照品适量,加甲醇制成 1 ml 约含 0.12 mg 的溶液,即得。

❸ 供试品溶液制备:精密称取本品细粉约 10 g,加 7%硫酸的 45%乙醇溶液 30 ml,回流提取 60 min,过滤,残渣用 7%硫酸的 45%乙醇溶液洗涤 3 次,每次 10 ml,合并洗涤液和滤液,用石油醚(30~60 ℃)萃取 3~4 次,每次 30 ml,分取石油醚液,挥干,残渣置于 10 ml 容量瓶中,加甲醇溶解并定容至刻线,摇匀,用 0.45 μm 的微孔滤膜过滤,即得。

❹ 测定法:分别量取齐墩果酸对照品溶液 (0.1188 g/L) 与供试品溶液各 10 μl,依上述色谱条件测定[3]。

参考文献

[1] 卫生部药典委员会. 中华人民共和国卫生部药品标准 藏药(第一册)[S]. 1995 66.

[2] 廖循, 等. 草玉梅中的化学成分[J]. 高等学校化学学报, 2001, 22 (8):1338.

[3] 陈万里, 等. HPLC 测定复方草玉梅含片中齐墩果酸的含量[J]. 中国中药杂志, 2004, 29 (7):700-701.

◆ 莲座虎耳草

ཤུལ་ཏིག（松蒂）

HERBA SAXIFRAGAE PASUMENSIS

本品为虎耳草科植物伞梗虎耳草(*Saxifraga pasumensis* Marq.et shaw)、聚叶虎耳草(*Saxifraga confetifolia* Engl.)及虎耳草(*Saxifraga candelabrum* Frach.)的干燥全草。夏、秋花果期采收,洗净,阴干[1]。

【化学成分】

本品含有呫吨酮衍生物:1, 8-二羟基-3, 5-二甲氧基呫吨酮(1, 8-dihydroxy-3, 5-dimethoxy-xanthone)、1-羟基-3, 5-二甲氧基呫吨酮(1-hydroxy-3, 5-dimethoxyxanthone)、1-羟基-3, 7, 8-三甲氧基呫吨酮(1-hydroxy-3, 7, 8-trimethoxyxan-thone)、8-羟基-1, 3, 5-三甲氧基呫吨酮(8-hydroxy-1, 3, 5-trimethoxyxanthone)、1, 8-二羟基-3, 7-二甲氧基呫吨酮(1, 8-dihydroxy-3, 7-dimethoxy-xanthone)、1, 7, 8-三羟基-3-甲氧基呫吨酮(1, 7, 8-trihydroxy-3-methoxyxanthone)、1, 3, 8-三羟基

-5-甲氧基咕吨酮[1, 3, 8-trihydroxy-5- methoxy-xanthone]、1, 7-二羟基-3, 4, 8-三甲氧基咕吨酮[1, 7-dihydroxy-3, 4, 8-trimethoxyxanthone, 又名藏茵陈咕吨酮（zangyinchenin）]；还含 8-O-β-D-吡喃葡萄糖基-1, 3, 5-三羟基咕吨酮（8-O-β-D-glucopyranosyl-1, 3, 5-trihydroxyxan- thone）、8-O-[β-D-吡喃葡萄糖基-（1→6）-β-D-吡喃葡萄糖基]-1, 7-二羟基-3-甲氧基咕吨酮{8-O-[β-D-glucopyranosyl- （1→6）-β-D-glucopy- ranosyl]-1, 7-dihydroxy-3-methoxyxanthone}、7-O- β-D-吡喃木糖基-1, 8-二羟基-3-甲氧基咕吨酮（7-O-β-D-xylopyranosyl-1, 8-dihydroxy-3-methoxyxant-hone）、7-O-[α-L-吡喃鼠李糖基（1→2）-β-D-吡喃木糖基]-1, 8-二羟基-3-甲氧基咕吨酮{7-O-[α-L-rhamnopyranosyl（1→2）-β-D- xylopy- ranosyl) -1, 8-dihydroxy-3- methoxy- xanthone}、3-O-β-D-吡喃葡萄糖基-1, 8-二羟基-5-甲氧基咕吨酮（3-O-β-D-glucopyranosyl-1, 8-dihydroxy-5- methoxyxanthone）；还含有苦龙苷（amarogentin）、当药素（swertisin）、杧果苷（mangiferin）、齐墩果酸（oleanolic acid）[2]。

【理化鉴别】

取本品粉末 1.5 g，加甲醇 10 ml，超声处理 30 min，过滤，取滤液作为供试品溶液。另取莲座虎耳草对照药材 1.5 g，同法制成对照药材溶液。取齐墩果酸对照品，加甲醇制成 1 ml 含 1 mg 的溶液，作为对照品溶液。按照薄层色谱法（2015 年版《中国药典》通则 0502）试验，量取上述 3 种溶液各 5 μl，分别点于同一硅胶 G 薄层板上，以环己烷-CHCl₃-乙酸乙酯-甲酸（20∶5∶8∶0.1）为展开剂展开，取出，晾干，喷以 10%硫酸乙醇溶液，在 105 ℃加热至斑点显色清晰。供试品色谱中，分别在与对照药材和对照品色谱相应的位

置上，显相同颜色的斑点[1]。

【含量测定】

（1）齐墩果酸含量测定

按照高效液相色谱法（2015 年版《中国药典》通则 0512）测定。

❶ 色谱条件与系统适用性试验：以十八烷基硅烷键合硅胶为填充剂；以乙腈-水（用磷酸调 pH 值至 3.0）（80∶20）为流动相；检测波长为 210 nm；柱温为 50 ℃。理论塔板数按齐墩果酸峰计算应不低于 5000。

❷ 对照品溶液的制备：精密称取齐墩果酸对照品适量，加甲醇制成 1 ml 含 0.2 mg 的溶液，即得。

❸ 供试品溶液的制备：取本品粉末 0.4 g，精密称定，置具塞锥形瓶中，精密加入甲醇 20 ml，称定重量，超声处理 30 min，取出，放冷，称定重量，用甲醇补足减失的重量，摇匀，过滤，取续滤液，即得。

❹ 测定法：精密量取对照品溶液及供试品溶液各 10 μl，注入液相色谱仪，测定，即得。外标法计算齐墩果酸的含量[3]。

（2）金丝桃苷含量测定

❶ 色谱条件：C₁₈ 色谱柱（4.6 mm×250 mm，5 μm）；流动相：乙腈-0.1%磷酸水溶液（15∶85）；检测波长：360 nm；柱温：35 ℃；流速：1 ml/min；进样量：15 μl。

❷ 对照品溶液的制备：取金丝桃苷对照品 4.95 mg（实际含量 4.62 mg），精密称定，置于 25 ml 容量瓶中，加甲醇定容至刻线，精密量取 5 ml 此溶液，置于 25 ml 容量瓶中，加甲醇至刻线，摇匀，配成 1 ml 含有 0.037 mg 的对照品溶液。

❸ 供试品溶液的制备：取本品粉末（过四号筛）约 1 g，精密称定，置具塞锥形瓶中，精密加

入 50 ml 甲醇，精密称重，超声处理 60 min，放冷，称定重量，加甲醇补足减失的重量，过滤，弃去初滤液，精密量取续滤液 25 ml，置蒸发皿中蒸干，残渣置于 10 ml 容量瓶中，加甲醇定容至刻线，摇匀，即得。

❹ 标准曲线的制备：精密量取配制好的金丝桃苷对照品溶液 1，2，4，6，8，12 μl 进样，按照上述色谱条件测定峰面积，以峰面积为纵坐标、对照品的量（μg）为横坐标，绘制标准曲线，并计算回归方程。

❺ 测定法：取莲座虎耳草样品，按上述方法制成供试品溶液，由线性方程计算含量[4]。

参考文献

[1] 西藏卫生局，等. 藏药标准[S]. 西宁：青海人民出版社，1979：74.

[2] 南京中医药大学. 中药大辞典（下册）[M]. 上海：上海科学技术出版社，2006：3768.

[3] 国家药典委员会. 国家药品标准 新药转正标准（第 80 册）[S]. 北京：中国医药科技出版社，2011：201

[4] 成磊，等. HPLC 法测定篦齿虎耳草及其近缘品种中金丝桃苷的含量[J]. 中药新药与临床药理，2014，25（3）：327-330.

◆ 蔷薇花

 སེ་བ་མེ་ཏོག（色微美多）

FLOS ROSAE

本品为蔷薇科植物峨眉蔷薇（*Rosa omiensis* Rolfe）、绢毛蔷薇（*Rosa sericea* Lindl.）的干燥花瓣。夏秋季采收，阴干[1]。

【化学成分】

本品含有芳香油、维生素 C、糖类[1]、苯乙醇、香茅醇、香叶醇、丁香酚、十四烷、金合欢烯、十六醇、苯甲酸、棕榈酸、亚麻酸等[2]。

参考文献

[1] 卫生部药典委员会. 中华人民共和国卫生部药品标准 藏药（第一册）[S]. 1995：121.

[2] 青海省药品检验所，等. 中国藏药（第一卷）[M]. 上海：上海科学技术出版社，1996：497.

[3] 丁成斌. 毛叶蔷薇花精油化学成分的研究[J]. 香料香精化妆品，1991（1）：1-4.

◆ 火 硝

སེ་ཚ།（赛察）

NITROUM

本品为硝酸盐类钠钾石族矿物钾硝石。主含硝酸钾（KNO_3）[1]。

【化学成分】

本品主要成分为硝酸钾，另含有少量硝酸钠、氯化钠和水等[2]。

【理化鉴别】

本品水溶液呈钾盐及硝酸盐的鉴别反应[1]。

参考文献

[1] 卫生部药典委员会. 中华人民共和国卫生部

药品标准　藏药（第一册）[S]. 1995：20.

[2]　青海省药品检验所，等. 中国藏药（第二卷）[M]. 上海：上海科学技术出版社, 1996：229.

◆ 石榴子

ཨེ་འབྲུ།（赛朱）

SEMEN PUNICAE GRANATI

本品为安石榴科植物安石榴（*Punica granatu ml.*）的干燥种子。秋季果实成熟后除去果皮，晒干[1]。

【化学成分】

果皮含鞣质、树脂、糖类、树胶、甘露醇、没食子酸、槲皮苷等。种皮含葡萄糖、苹果酸、枸橼酸[2]。

【理化鉴别】

取本品粉末 1 g，加水 10 ml，置 60 ℃ 水浴中加热 10 min，趁热过滤。取滤液 1 ml，加 1%三氯化铁乙醇溶液 1 滴，即显墨绿色[3]。

参考文献

[1]　卫生部药典委员会. 中华人民共和国卫生部药品标准　藏药（第一册）[S]. 1995：26

[2]　罗达尚，等. 中华藏本草[M]. 北京：民族出版社, 1997：162.

[3]　周浓，马晓匡，等. 藏药石榴子的生药鉴定[J]. 中国民族医药杂志, 2005, 2：17.

◆ 木　瓜

ཤེ་ཡབ།（塞亚）

FRUCTUS CHAENOMELIS

本品为蔷薇科植物贴梗海棠[*Chaenomeles speciosa* (Sweet) Nakai]的干燥近成熟果实。夏秋两季果实黄绿时采收，置于沸水中烫至外皮灰白色，对半纵剖，晒干[1]。

【化学成分】

本品含有糖类：蔗糖、还原糖；有机酸类：齐墩果酸、苹果酸、果胶酸、抗坏血酸、柠檬酸、酒石酸；还含有鞣质、氨基酸、黄酮类和皂苷等[2]。

【理化鉴别】

取本品粉末 2 g，加入 70%乙醇 20 ml，加热回流 1 h，过滤。取 1 ml 滤液，蒸干，加入醋酸酐 1 ml 使其溶解，倒入试管中，沿管壁加入硫酸数滴，溶液上层为棕黄色。

（1）取供试品药材 1 g，加入乙醚 25 ml，加热回流 1 h，过滤。滤渣挥干乙醚，加入乙醇 15 ml，加热回流 1 h，过滤，滤液蒸干。滤渣加入甲醇 1 ml 使其溶解，即得供试品溶液。另取木瓜对照品粉末 1 g，同法制成对照品溶液。量取上述两种溶液各 3 μl，点于同一块硅胶 G-CMCNa 板上。以乙酸乙酯-甲酸-水（8：1.5：1）作为展开剂展开，取出，晾干。喷洒 5%三氯化铝的乙醇溶液，置于 365 nm 的紫外灯光下检视。供试品色谱中，在与对照药材色谱相应的位置上，显相同颜色的荧光斑点[3]。

（2）取本品粉末 1 g，加入 CHCl₃ 10 ml，超声处理 30 min，过滤。滤液蒸干，残渣加入甲醇-CHCl₃（1∶3）混合溶液 2 ml 溶解，作为供试品溶液。另取木瓜对照品粉末 1 g，同法制成对照药材溶液。另取熊果酸对照品，加入甲醇制成 1 ml 含有 0.5 mg 的溶液，作为对照品溶液。量取上述 3 种溶液各 2 ml，分别点于同一块硅胶 G 薄层板上。用环己烷-乙酸乙酯-丙酮-甲酸（6∶0.5∶1∶0.1）作为展开剂展开，取出，晾干，喷以 10%硫酸乙醇溶液。在 105 ℃ 下加热至斑点显色清晰，分别置于日光和紫外光灯（365 nm）下检测。供试品色谱中，在与对照品色谱相应的位置上，显相同颜色的紫红色斑点和橙黄色斑点[1]。

【含量测定】

（1）色谱条件和系统通用性实验：以十八烷基硅烷键和硅胶为填充剂；以甲醇-水-冰醋酸-三乙胺（265∶35∶0.1∶0.05）为流动相。检测波长 210 nm，柱温 16~18 ℃。理论塔板数按照齐墩果酸峰计算不能低于 5000。

（2）对照品溶液的制备：取齐墩果酸对照品和熊果酸对照品适量，精密称定，加入甲醇溶解，制成 1 ml 各含 0.1 mg 的混合溶液。

（3）供试品溶液的制备：取本品细粉末 0.5 g，精密称定，置于具塞锥形瓶中。加入甲醇 25 ml，称定重量，超声处理 20 min，放冷，称定重量，用甲醇补足减轻的重量，摇匀，过滤，取续滤液，即得供试品溶液。

（4）测定法：分别精密量取对照品和供试品溶液各 20 μl，注入液相色谱仪，测定，即得。

本品按照干燥品计算，齐墩果酸（C₃₀H₄₈O₃）和熊果酸（C₃₀H₄₈O₃）的总量不得少于 0.5%[1]。

参考文献

[1] 国家药典委员会. 中华人民共和国药典：一部[S]. 北京：中国医药科技出版社，2015：61.

[2] 罗达尚，等. 中华藏本草[M]，北京：民族出版社，1997：117.

[3] 仜贻军，李华荣，高逢喜，等. 木瓜的鉴别及组分含量测定研究进展[J]. 中医药导报，2009，03：94-96.

◆ 黄葵子

 སོ་མ་ར་ཛ། （索玛拉杂）

SEMEM ABELMOSCHI

本品为锦葵科植物黄蜀葵 [*Abelmoschus manihot*（L.）Medic] 或麝香黄葵 [*Abelmoschus moschatus*（L.）Medic.] 的干燥种子[1]。果实成熟时采果实，打取种子，晒干[2]。

【化学成分】

种子含麝香梨内酯、α-脑磷脂、磷脂酰丝氨酸及其缩醛磷脂和胆碱缩醛磷脂和蛋氨酸亚砜（methionine sulfoxide）[2, 3]。

【理化鉴别】

取黄葵子药材粉末 0.5 g，加甲醇 5 ml，超声 30 min，放冷，过滤，滤液作为供试品溶液。另取黄葵子对照药材 0.5 g，同法制成对照药材溶液。按照薄层色谱法（2015 年版《中国药典》通则 0502）试验，量取上述两种溶液各 10 μl，分别点于同一硅胶 G 薄层板上，以石油醚（60~90 ℃）-乙酸乙酯-甲酸（5∶2∶1）上层液为展开剂展开，取出，晾干，喷以茴香醛试液，于 105 ℃ 加热至斑点显色清晰。供试品色谱中，在与对照品色谱相应的位置上，显相同颜色的斑点[4]。

【含量测定】

黄葵子中亚油酸含量的测定。

（1）色谱条件：采用聚乙二醇毛细管柱（30 m×0.53 mm，1 μm），柱温 190 ℃，检测温度 250 ℃，进样口温度 250 ℃，分流比 25∶1，流速 4 ml/min，进样量 1 μl。理论塔板数按亚油酸峰计算应 ≥1.5×10⁴。

（2）对照品溶液的制备：取亚油酸对照品 150 mg，精密称定，置锥形瓶中，加入 10% 三氟化硼的甲醇溶液 1 ml，置 60 ℃ 水浴中加热 15 min，取出，放冷，精密加入正辛烷液 10 ml，充分振摇，加入饱和氯化钠溶液 20 ml。精密量取上述溶液 1 ml，置于 5 ml 容量瓶中，加入正辛烷定容至刻线，即得对照品溶液。

（3）供试品溶液的制备：取黄葵子药材粉末（过 4 号筛）约 30 g，精密称定，置锥形瓶中，加入石油醚（60~90 ℃）200 ml，超声处理 30 min，过滤，滤渣用石油醚（60~90 ℃）150 ml 重复处理 1 次，合并滤液，减压回收溶剂得脂肪油。取脂肪油 50 mg，精密称定，置锥形瓶中，加入 0.5 mol/L 氢氧化钾的甲醇溶液 1 ml，置 60 ℃ 水浴中加热 30 min，取出，放冷，加入 10% 三氟化硼的甲醇溶液 1 ml，置 60 ℃ 水浴中加热 15 min，取出，放冷，精密加入正辛烷液 5 ml，充分振摇，加入饱和氯化钠溶液 20 ml，过滤，取续滤液即得。

（4）测定法：分别量取亚油酸对照品和供试品溶液各 1 μl，按色谱条件测定[4]。

参考文献

[1] 卫生部药典委员会. 中华人民共和国卫生部药品标准　藏药（第一册）[S]. 1995：341.

[2] 罗达尚，等. 中华藏本草[M]. 北京：民族出版社，1997：192.

[3] 谢宗万，等. 全国中草药汇编（下册）[M]. 北京：人民卫生出版社，1978：551.

[4] 张朝阳，等. 黄葵子的鉴别及其亚油酸的测定[J]. 华西药学杂志，2014，29（5）：570-571.

◆ 荠 菜

ষོག་ཀ་པ།（索嘎哇）

HERBA CAPSELLAE BRUSA-PASTORIS

本品为十字花科植物荠菜[*Capsella brusa-pastoris* (L.) Medic.]的全草。5~7 月采挖全草，晾干[1]。

【化学成分】

果实含芥菜酸（bursic acid）、香叶木苷、胆碱、乙酰胆碱、脂肪及微量荠子油、苦杏仁酶、反丁烯二酸等。全草含有机酸：香叶木苷（diosmin）、草酸、酒石酸、苹果酸、丙酮酸、对氨基苯磺酸及延胡索酸等；氨基酸：精氨酸、天冬氨酸、脯氨酸、蛋氨酸、亮氨酸、谷氨酸、甘氨酸、丙氨酸、胱氨酸、半胱氨酸等；糖分：蔗糖、山梨糖（sorbose）、乳糖、氨基葡萄糖、山梨糖酸（sorbitol）、甘露糖醇（mannitol）、侧金盏花醇（adonitol）等。无机物：钾、钠、铁、氯、磷、锰等；黄酮类成分：芸香苷、橙皮苷、木犀草素-7-芸香糖苷、二氧非瑟素（dihydrofisetin）、槲皮素-3-甲醚、棉花皮素六甲醚、刺槐乙素（robinetin）

等；还含黑芥子苷（sinigrin）、n-二十九烷、谷甾醇和马钱子碱（brucin）、皂苷[2]、芥子碱（sinapine）、育亭宾（yohimbine）、麦角克碱（ergocristine）[1]。

【理化鉴别】

（1）取本品粉末 1 g，加乙醇 10 ml，置水浴中加热 5 min，过滤，取滤液 1 ml，置试管中，加镁粉少许与盐酸 2~3 滴，置水浴中加热数分钟，放冷，加石油醚（60~90 ℃）0.5 ml，振摇，上层显淡绿色，下层显樱红色。

（2）取本品粉末 1 g，加水 10 ml，置水浴中加热 10 min，过滤，取滤液 1~2 滴，点于滤纸上，喷以茚三酮试液，在 100 ℃ 加热数分钟，显蓝紫色[3]。

参考文献

[1] 卫生部药典委员会. 中华人民共和国卫生部药品标准 藏药（第一册）[S]. 1995：68.

[2] 全国中草药汇编编写组. 全国中草药汇编（上册）[M]. 北京：人民卫生出版社，1975：613.

[3] 湖南省中药材标准[S]. 2009.

◆ 松生等

ཤོལ་མེང་ལྗིད།（松生等）

LIGNUM RHAMNELLAE

本品为鼠李科植物西藏猫乳（*Rhamnella gilgitica* Mansf.et Melch.）的小叶鼠李（*Rhamnus parvifolia* Bunge）的干燥木材。全年均可采收，除去树皮，锯成段，劈开后晒干[1]。

【含量测定】

总黄酮含量测定。

（1）标准曲线的绘制：取 105 ℃ 减压干燥的芦丁对照品 11.7 mg，精密称定，置于 25 ml 容量瓶中，加乙醇定容至刻线，配成 0.468 mg/ml 芦丁对照品溶液。分别量取此溶液 1.0，2.0，3.0，4.0，5.0 ml，置于 25 ml 容量瓶，分别加水 6 ml 后加 5%亚硝酸钠 1 ml，振摇后放置 6 min，加入 10%硝酸铝 1 ml，摇匀后静置 6 min，最后加入 4%氢氧化钠 10 ml，加水定容至刻线，摇匀，静置 15 min，在 510 nm 波长下测吸光度（UV-1000 紫外-可见分光光度计，北京莱伯泰科仪器有限公司）。以芦丁浓度（μg/ml）为横坐标、吸光度为纵坐标绘制标准曲线，得线性回归方程为：$A=12.759C-0.0373$，$r=0.9995$，表明芦丁在 18.72~93.60 μg/ml 呈良好线性关系。

（2）供试品溶液的制备：取干燥至恒重的松生等干燥物 100 mg，精密称定，置干燥小烧杯中，加适量 70%乙醇，加热溶解。用滤膜过滤溶液，并将其置于 25 ml 容量瓶中，加超纯水定容至刻线，摇匀，即得供试品溶液。

（3）测定法：精密量取供试品溶液 1 ml，在波长 510 nm 下测定溶液吸光度。根据吸光度求出溶液总黄酮的浓度，计算总黄酮含量，即其得率（%）[2]。

参考文献

[1] 卫生部药典委员会. 中华人民共和国卫生部药品标准 藏药（第一册）[S]. 1995：55.

[2] 金岩，等. 松生等总黄酮提取工艺及镇痛抗炎作用研究[J]. 医药导报，2014，33（11）：1412.

◆ 甘肃棘豆

ཐང་དཀར། （塞嘎）

OXYTROPIS KANSUENSIS

本品为豆科植物甘肃棘豆（*Oxytropis kansuensis* Bunge）、黄花棘豆（O*xytropis ochrocephala* Bunge.）的花[1]。

【化学成分】

黄花棘豆中所含皂苷成分有 3-*O*-[α-L-鼠李砒喃糖基（1→2）-*β*-D-葡萄吡喃糖基（1→4）-*β*-D-葡萄糖醛羧基]-黄豆醇 B 和 3-*O*-[α-L-鼠李砒喃糖基（1→2）-α-L-阿拉伯吡喃糖基（1→4）-*β*-D-葡萄吡喃糖醛酸基]-黄豆醇 B[2]。

【理化鉴别】

（1）金丝桃苷的含量测定

❶ 色谱条件：C₁₈ 色谱柱（250 mm×4.60 mm，5 μm）；流动相 A 为含 0.4%磷酸水溶液，浓度从 70%~22%，流动相 B 为甲醇；流速为 0.8 ml/min，检测波长为 350 nm，柱温 25 ℃；进样量 10 μl。金丝桃苷的保留时间约为 20.9 min。

❷ 对照品溶液的制备：精密称取干燥至恒重的金丝桃苷对照品 2.80 mg，置于 50 ml 容量瓶中，加甲醇超声定容至刻线，得金丝桃苷 0.056 mg/ml 的对照品溶液。

❸ 供试品溶液的制备：将样品于 60 ℃烘干 6 h，粉碎，过 50 目筛，备用。取样品粉末约 1.0 g，精密称定，置 500 ml 圆底烧瓶中，加入 75%甲醇 30 ml，加热回流 1 h，放冷，过滤，用少量甲醇洗涤容器及滤器，合并滤液及洗液，置水浴上蒸干，残渣置于 25 ml 容量瓶中，用少量甲醇溶解并用流动相定容至刻线，摇匀，用微孔滤膜（0.45 μm）过滤，弃去初滤液，取续滤液，即得供试品溶液。

❹ 标准曲线的绘制：精密量取金丝桃苷对照品溶液 1, 3, 5, 10, 15, 20, 25, 30 μl，注入液相色谱仪，记录峰面积，以峰面积为纵坐标、进样量为横坐标绘制标准曲线。

❺ 测定法：取供试品溶液，按上述色谱条件进行测定，由线性方程计算金丝桃苷的含量[3]。

（2）苦马豆素含量测定

❶ 色谱条件：C₁₈ 色谱柱（250 mm×4.6 mm，5 μm）；流动相：pH 7.0, 20 mmol/L 磷酸二氢钾缓冲液-乙腈（99：1）；流速：1 ml/min；检测波长：205 nm；柱温：室温；进样量：20 μl。

❷ 对照品溶液的制备：精密称取苦马豆素对照品约 0.8 mg，置于 1 ml 容量瓶中，加甲醇溶解并定容至刻线，摇匀，得 0.8 mg/ml 的对照品储备液，置 4 ℃冰箱备用。

❸ 标准曲线的绘制：精密量取对照品储备液适量，用甲醇适当稀释后得到 0.730, 0.365, 0.182, 0.091, 0.045, 0.022 mg/ml 系列浓度的标准工作溶液，各取 20 μl 进样分析。以苦马豆素的峰面积(*y*)对浓度（*x*）作图，进行线性回归，得回归方程。

❹ 供试品溶液的制备：精密称取甘肃棘豆粗粉约 1 g，加入 30 ml 石油醚，于 50 ℃超声 40 min 脱脂，过滤，弃去滤液。向药渣中加入 25 ml 乙醇，50 ℃下超声提取 40 min，过滤，向药渣中继续加入 25 ml 乙醇，于同样条件下重复超声提取一次，过滤。合并两次滤液，减压浓缩至近干，加水溶解至 10 ml，得浓度为 1 ml 中含相当于原药材 0.1 g 的提取液。将提取液在预处理好的 HH-1 大孔树脂柱上样吸附，水洗除杂，70%乙醇解吸附，解吸液浓缩后置于 1 ml 容

量瓶中，加乙醇定容至刻线，即得。

❺ 测定法：取本品粉末，按上述方法制成供试品溶液，取 20 μl 进样测定，根据标准曲线计算含量[4]。

参考文献

[1] 卫生部药典委员会. 中华人民共和国卫生部药品标准　藏药（第一册）[S]. 1995：340.

[2] 罗达尚，等. 中华藏本草[M]. 北京：民族出版社，1997：138.

[3] 普珍，等. HPLC 法测定甘肃棘豆中金丝桃苷的含量[J]. 医学信息：上旬刊，2011, 24（6）：1549-1550.

[4] 段秋燕，等. 大孔吸附树脂预处理 HPLC 法测定甘肃棘豆中苦马豆素含量[J]. 分析测试技术与仪器，2010, 16（1）：6-10.

◆ **甘青瑞香**

ཤིང་ཕེན་སྲུ་མ། （森星那玛）

FRUCTUS ET CORTEX DAPHNES

本品为瑞香科植物甘青瑞香（*Daphne tangutica* Maxim.）的叶、茎皮、果、花。分别于花、果期采收，除去杂质、晒干[1]。

【化学成分】

本品含 7, 8-二羟基香豆素、三萜皂苷类成分、二萜内酯格尼狄春（glliditrin）、酚酮类化合物瑞香酮（daphneolon），还有新化合物瑞香辛（dephneticin），以及从该品中新分离得到的左旋树

脂素（$C_{20}H_{22}O_6$）、消旋丁香脂素（$C_{22}H_{26}O_8$）、左旋落叶松脂素（$C_{20}H_{24}O_6$）、左旋双氢芝麻脂素（$C_{20}H_{20}O_6$）等[2]。

参考文献

[1] 卫生部药典委员会. 中华人民共和国卫生部药品标准　藏药（第一册）[S]. 1995：24.

[2] 青海省药品检验所，等. 中国藏药（第一卷）[M]. 上海：上海科学技术出版社，1996：545.

◆ **无茎芥**

སྦོ་ལོ་དཀར་པོ། （索罗嘎保）

PEGAEOPHYTI RADIX ET RHIZOMA

本品为十字花科植物无茎芥[*Pegaeophyton scapiflorum* (Hook.f.et Thoms.) Marq. et Shaw]的干燥根和根茎。秋季采挖，除去须根和泥沙，晒干[1]。

【化学成分】

本品主要含有黄酮类成分，分离得 16 种化合物：3', 4', 5, 7-四羟基黄酮、4', 7-二羟基-3', 5'-二甲氧基-5-*O*-β-D-葡萄糖黄酮苷、4', 5-二羟基-3', 5'-二甲氧基-7-*O*-β-D-葡萄糖黄酮苷、5, 7-二羟基-4'-*O*-α-D-葡萄糖黄酮苷、5, 7-二羟基-4'-甲氧基-3'-*O*-α-D-葡萄糖黄酮苷、4', 5, 7-三羟基-3', 5'-二甲氧基黄酮、3', 4', 5-三羟基-7-*O*-β-D-（6'-乙酰基）-葡萄糖黄酮苷、4', 5, 7-三羟基-3', 5'-3-*O*-β-D-葡萄糖黄酮苷、4', 5, 7-三羟基-3', 5'-6-*O*-β-D-葡萄糖黄酮苷、二十四烷醇、二十四烷-1, 3-二醇、(5*Z*)-三十碳-5-烯酸、(9*Z*, 12*Z*)-十八碳-9, 12-二烯酸

甘油酯、（9Z）-十八碳-9-烯酸甘油酯、二十四碳酸甘油酯、2-羟基-呋喃-3-甲酸[2]。

【理化鉴别】

取本品粉末 1 g，加 CHCl₃ 10 ml，超声处理 30 min，过滤，滤液浓缩至 1 ml，作为供试品溶液。另取高山辣根菜对照药材 1 g，同法制成对照药材溶液。按照薄层色谱法（2015 年版《中国药典》通则 0502）试验，量取上述两种溶液各 10 μl，分别点于同一硅胶 G 薄层板上，以环己烷-乙醚-乙酸乙酯（20∶5.5∶2.5）为展开剂展开，取出，晾干，喷以 30%硫酸乙醇溶液，在 105 ℃ 加热至斑点显色清晰。供试品色谱中，在与对照药材色谱相应的位置上，显相同颜色的斑点[1]。

参考文献

[1] 国家药典委员会. 中华人民共和国药典[S]. 北京：中国医药科技出版社,2010：87.

[2] 李子燕, 等. 藏药无茎芥的化学成分研究[J]. 有机化学, 2003（23）：349.

◆ 红景天

 སྲོ་ལོ་དམར་པོ།（素罗玛保）

RHODIOLAE CRENULATAE RADIX ET RHIZOMA

本品为景天科植物大花红景天 [*Rhodiola crenulata*（Hook.f.et Thoms.）H.Ohba]的干燥根和根茎。秋季花茎凋枯后采挖，除去粗皮，洗净，晒干[1]。

【化学成分】

本品含红景天苷、酪醇、焦棓酸、没食子酸、β- 谷甾醇、Δ-1- 异戊烯 -3- 氧 -β-D- 葡萄糖苷（Δ-1-isopentenyl-3-*O*-β-D-glucopyranoside）、草质素-7-*O*-α-L-鼠李糖苷、草质素-7-*O*-（3″-β-D-葡萄糖基）-α-L-鼠李糖苷（rhodiosin）[2, 3]。

【理化鉴别】

按照薄层色谱法（2015 年版《中国药典》通则 0502）试验，量取【含量测定】项下的对照品溶液和供试品溶液各 10 μl，分别点于同一硅胶 G 薄层板上，以 CHCl₃-甲醇-丙酮-水（6∶3∶1∶1）的下层溶液为展开剂展开，展距 18 cm，取出，晾干，置碘蒸气中熏至斑点显色清晰。供试品色谱中，在与对照品色谱相应的位置上，显相同颜色的斑点[1]。

【含量测定】

按照高效液相色谱法(2015 年版《中国药典》通则 0512）测定。

（1）色谱条件与系统适用性试验：以十八烷基硅烷键合硅胶为填充剂；以甲醇-水（15∶85）为流动相；检测波长为 275 nm。理论塔板数按红景天苷峰计算应不低于 2000。

（2）对照品溶液的制备：取红景天苷对照品粉末适量，精密称定，加甲醇制成 1 ml 含 0.5 mg 的溶液，即得。

（3）供试品溶液的制备：取本品粉末（过三号筛）约 0.5 g，精密称定，置具塞锥形瓶中，精密加入甲醇 10 ml，密塞，称定重量，超声处理 30 min，放冷，称定重量，用甲醇补足减失的重量，摇匀，过滤，取续滤液，即得。

（4）测定法：分别精密量取对照品溶液与供试品溶液各 10 μl，注入液相色谱仪，测定，即得。

本品按干燥品计算，含红景天苷（$C_{14}H_{20}O_7$）不得少于 0.50%[1]。

参考文献

[1] 国家药典委员会. 中华人民共和国药典：一部[S]. 北京：中国医药科技出版社，2015. 154.

[2] 彭江南，马成禹，葛泳潮. 大花红景天化学成分的研究[J]. 中草药，1995，26（4）：177-179.

[3] 王曙，王锋鹏. 大花红景天化学成分的研究[J]. 药学学报，1992，27（2）：117-120.

◆ 附：圣地红景天

 སྒྲོལ་ལོ་དམར་པོ།（素罗玛保）

本品又名全瓣红景天、圣景天，为景天科景天属植物圣地红景天[*Rhodiola sacra*（Prain ex Hamet）S. H. F]的干燥根及根茎[1]。

【化学成分】

本品含红景天苷、红景天素、酪醇、二苯甲基六氢吡啶、超氧化物歧化酶（SOD）、岩白菜素、咖啡酸、伞形花内酯、没食子酸、没食子酸乙酯、山奈酚、谷甾醇、胡萝卜甾醇等[2]。

【含量测定】

按照高效液相色谱法（2015 年版《中国药典》通则 0512）测定。

（1）色谱条件与系统适用性试验：以十八烷基硅烷键合硅胶为填充剂；以乙腈-0.1 mol/L 磷酸二氢钾溶液（12：88）为流动相；检测波长为 275 nm；柱温为 30 ℃。理论塔板数按红景天苷峰计算应不低于 2000。

（2）对照品溶液的制备：取红景天苷对照品粉末适量，精密称定，加甲醇溶解，制成 1 ml 含 1 mg 的溶液，即得。

（3）供试品溶液的制备：取本品粗粉约 2 g，精密称定，置具塞锥形瓶中，加甲醇 25 ml，称定重量，超声处理 1 h，放冷，称定重量，加甲醇补足减少的重量，摇匀，过滤，取续滤液，即得。

（4）测定法：分别精密量取对照品溶液与供试品溶液各 5 μl，注入液相色谱仪，测定，即得。

本品按干燥品计算，红景天苷含量应不低于 0.3%[3]。

参考文献

[1] 徐济民. 漫话藏药诺迪康[J]. 家庭用药，2004：31.

[2] 杨卓，等. 圣地红景天研究进展[J]. 现代临床医学，2011，37（4）：243-244.

[3] 李娜，赵斌，余娅芳，等. 高效液相色谱法测定圣地红景天中红景天苷的含量[J]. 时珍国医国药，2007，18（2）：411-412.

◆ 丛 菔

སྒྲོལ་ལོ་སྐྱ་ཀ་པོ།（素罗嘎布）

RADIX SOLMS-LAUBACHIAE

本品为十字花科植物宽果丛菔[*Solms-Laubachia eurycarpa*（Maxim.）Bofsch]的干燥根

或全草。花盛期采收，洗净晾干[1]。

【化学成分】

本品含精氨酸、β-谷甾醇硬脂酸酯、正二十八烷醇、β-谷甾醇、花生醇、新蜡酸、花生酸、硬脂酸、白芥酸、亚油酸、亚麻酸[2]。

【理化鉴别】

取本品粗粉 0.5 g，置于 20 ml 容量瓶中，加稀盐酸定容至刻线，超声 30 min，取出，过滤，用少量水洗涤滤器及滤渣，滤液蒸干，残渣加稀乙醇 1 ml 使溶解，作为供试品溶液。另取精氨酸对照品，加乙醇制成 1 ml 含 1 mg 的溶液，作为对照品溶液。按照薄层色谱法（2015 年版《中国药典》通则 0502）试验，量取上述两种溶液各 10 μl，分别点于同一以羧甲基纤维素钠为黏合剂的硅胶 G 薄层板上，以正丁醇-冰醋酸-水（4∶4∶3）为展开剂展开，取出，晾干，喷以茚三酮试液，在 105 ℃ 加热至斑点显色清晰。供试品色谱中，在与对照品色谱相应的位置上，显相同颜色的斑点[3]。

【含量测定】

按照高效液相色谱法（2015 年版《中国药典》通则 0512）测定。

（1）色谱条件与系统适用性试验：以十八烷基硅烷键合硅胶为填充剂；流动相为 0.1 mol/L 醋酸钠缓冲液（pH 6）-乙腈（84∶16）；检测波长为 360 nm；柱温为 30 ℃。理论塔板数按精氨酸峰计算应不低于 1500。

（2）对照品溶液的制备：取精氨酸对照品适量，精密称定，加蒸馏水溶解并配成 0.2 mg/ml 储备液；取 1.0 ml 储备液，置于 10 ml 容量瓶中，加入 0.5 mol/L 碳酸氢钠溶液和 1% DNFB 乙腈溶液各 1 ml，避光，60 ℃ 水浴 30 min，取出，冷却，

以磷酸盐缓冲溶液定容，即得。

（3）供试品溶液的制备：取本品粗粉约 1 g，精密称定，置具塞锥形瓶中，加水 20 ml，超声处理 30 min，放冷，加水至刻线，摇匀，过滤，取续滤液 2.0 ml，置于 10 ml 容量瓶中，加入 0.5 mol/L 碳酸氢钠溶液和 1% DNFB 乙腈溶液各 1 ml，避光，60 ℃ 水浴 30 min，取出，冷却，以磷酸盐缓冲溶液定容，即得。

（4）测定法：分别精密量取对照品溶液与供试品溶液各 5 μl，注入液相色谱仪，测定，即得。

本品按干燥品计算，含精氨酸不得少于 0.68%[3]。

参考文献

[1] 卫生部药典委员会. 中华人民共和国卫生部药品标准 藏药（第一册）[S]. 1995：29.

[2] 胡幼华. 宽果丛菔的化学成分研究[J]. 哈尔滨师范大学学报：自然科学版，1995, 11(2)：71-74.

[3] 巴桑旺姆，次丹多吉，王曙，等. 丛菔的理化鉴别与含量测定[J]. 华西药学杂志，2012, 27(2)：212-214.

◆ 宽筋藤

ྑེ་ཏྲེས།（勒哲）

CAULIS TINOSPORAE

本品为防己科青牛胆属植物中华青牛胆[*Tinospora sinenisis* (Lour.) Merr.]的干燥藤茎。全年均可采，洗净，切厚片，晒干或鲜用。以茎入药[1]。

【化学成分】

茎含木兰花碱 0.07%、宽筋藤碱、呋喃二萜类的宽筋藤内酯、心叶宽筋藤内酯；鲜茎的醇提取物得苦味质宽筋藤酮、宽筋藤酸、宽筋藤目定。干茎用石油醚提取，得心叶宽筋醇及二十七烷醇；含吉洛因、吉洛因宁、吉洛甾醇 β-谷甾醇、δ-谷甾醇、葡聚糖等[1]。

【理化鉴别】

（1）薄层鉴别法

取本品粉末 1 g，置于具塞锥形瓶中，加甲醇 10 ml，超声提取 20 min，过滤。滤液浓缩成 1 ml，作为供试品溶液。另取对照药材 1 g，同法制成对照药材溶液。取盐酸巴马汀对照品，加甲醇制成 1 ml 含 0.5 mg 的溶液，作为对照品溶液。量取供试品溶液及对照药材溶液各 5 μl、对照品溶液 0.5 μl，分别点于同一以羧甲基纤维素钠为黏合剂的硅胶 G 薄层板上，以苯-乙酸乙酯-甲醇-异丙醇-浓氨（6:3:1.5:1.5:0.3）为展开剂，另槽加入等体积的浓氨试液预平衡 15 min，展开 8 cm，取出晾干，置紫外光灯（365 nm）下检视。供试品色谱中，在与对照药材色谱及对照品色谱相应的位置上，显相同颜色的荧光斑点[2]。

（2）化学法

❶ 取宽筋藤粗粉 5 g，加甲醇 30 ml，回流 1 h，过滤，取滤液 2 ml，加 7%盐酸羟胺甲醇溶液 4 滴，在水浴上微热，冷却后加稀盐酸调至 pH 3~4，加 1%三氯化铁乙醇浸液 2~3 滴，即呈橙色[1]。

❷ 取心叶青牛胆粗粉 5 g，加酸性乙醇 30 ml，回流 0.5 h，过滤，取滤液 1 ml，加 3%碳酸钠溶液 1 ml，沸水浴上加热 3 min，冰水浴冷却，加新配重氮化试剂 1~2 滴，即显红色[1]。

【含量测定】

（1）比色法测定总黄酮含量

❶ 对照品溶液的制备：称取芦丁对照品 20 mg，置于 100 ml 容量瓶中，用甲醇定容至刻线，摇匀，得 0.2 mg/ml 的标准溶液。

❷ 标准曲线的绘制：精确量取标准溶液 0.0, 0.5, 1.0, 2.0, 3.0, 4.0 ml，分别置于 25 ml 容量瓶中，加入 1 ml 5% $NaNO_2$ 溶液，摇匀，放置 6 min；加入 1 ml 10% $Al(NO_3)_3$ 溶液，摇匀，放置 6 min；加入 10 ml 5% NaOH 溶液，加水至刻线，摇匀，放置 15 min。以试剂空白作为参比溶液，用 1 cm 比色皿，在 510 nm 处测定吸光度。以吸光度为纵坐标、浓度为横坐标绘制标准线，得到回归方程 $Y=0.0805C+0.0009$, $R^2=0.9998$。结果表明，芦丁对照品在 0.004~0.032 mg/ml 内呈良好的线性关系。

❸ 测定方法：称取宽筋藤干粉 1.0 g，置于 100 ml 圆底烧瓶中，加入 30 ml 70%乙醇，加热回流 1 h，反复提取 3 次，趁热过滤，滤液置于 100 ml 容量瓶中，加 70%乙醇定容至刻线，得到黄酮提取液，待用。以试剂空白作为参比溶液，测定其吸光度，由标准曲线计算总黄酮的含量[3]。

（2）HPLC 法测定芦丁含量

❶ 色谱条件：C_{18} 色谱柱（4.6 mm×250 mm, 5 μm），流动相：甲醇-0.1%磷酸溶液。

❷ 对照品溶液的制备：称取芦丁对照品 10 mg，用甲醇微热溶解，置于 50 ml 容量瓶中，摇匀，定容，得到 0.2 mg/L 的芦丁溶液。

❸ 样品溶液的制备：取宽筋藤干粉 10 g，加入 300 ml 70%乙醇反复回流提取 1 h，重复 3 次，浓缩蒸干，置于 50 ml 容量瓶中，加入甲醇定容

至刻线。

❹ 含量测定：根据上述方法，进行测定[3]。

参考文献

[1] 卫生部药典委员会. 中华人民共和国卫生部药品标准 藏药（第一册）[S]. 1995：92.

[2] 冼艳婷. 宽筋藤的鉴别研究[J]. 中药材, 2008, 31（9）：1330-1331.

[3] 钟文, 等. 藏药宽筋藤中总黄酮和芦丁含量的测定[J]. 湖北农业科学, 2013, 52（9）：2151-2152.

◆ **金礞石**

གསེར་གྱི་བྱེ་མ།（赛吉协玛）

MICAE LAPIS AUREUS

本品为变质岩类蛭石片岩或水黑云母片岩。采挖后，除去杂石和泥沙[1]。

【化学成分】

本品含有氧化硅、三氧化二铝、三氯化铁、氯化铁、氧化锰、氧化钙等[2]。

【理化鉴别】

取本品碎片少量，置铁片上加热，即层裂或散裂，膨胀 2~5 倍，有的鳞片变成弯曲的蛭虫状；色泽变浅，重量减轻，可浮于水面[2]。

参考文献

[1] 国家药典委员会. 中华人民共和国药典：一部

[S]. 北京：中国医药科技出版社, 2015：222.

[2] 张贵君, 等. 常用中药鉴定大全[M]. 哈尔滨：黑龙江科学技术出版社, 1993：535.

◆ **波棱瓜子**

གསེར་གྱི་མེ་ཏོག།（色吉美多）

SEMEN HERPETOSPERMI

本品为葫芦科植物波棱瓜子（*Herpetospermum peduncloson* Baill.）的干燥种子。秋季采收成熟果实，晒干，取出种子[1]。

【化学成分】

本品含有生物碱、鞣质、甾醇、氨基酸、萜类、波棱素、波棱酮、去氢双松柏醇、波棱内酯Ⅰ、波棱内酯Ⅱ[2]、波棱三醇、波棱四醇等[3]。

【理化鉴别】

（1）称取本品 1 g，加入 40 ml 甲醇，超声处理 30 min，摇匀，过滤，即为供试品溶液。取波棱醇 A 对照品适量，加入甲醇溶解并制成 1 mg/ml 的波棱醇 A 对照品溶液。分别量取供试品溶液 3 μl、波棱醇 A 对照品溶液 2 μl，点于同一块硅胶 G 薄层板上。以 $CHCl_3$-乙酸乙酯-甲酸（5∶1∶0.2）为展开剂展开，取出，晾干，喷以香兰素溶液显色。在 105 ℃ 下加热 5 min，取出，在日光下观察。在供试品色谱上，与对照品色谱相应的位置上，显示相同颜色的荧光斑点[3]。

（2）按照与上述相同的方法分别制成供试品和对照品溶液。以 $CHCl_3$-丙酮-甲酸（8∶4.3∶0.7）

作为展开剂展开，取出，晾干，喷以香兰素溶液显色。在 105 ℃ 下加热 5 min，取出，在日光下观察。在供试品色谱上，与对照品色谱相应的位置上，显示相同颜色的荧光斑点[4]。

【含量测定】

用高效液相色谱法测定本品中波棱内酯 A 的含量。

（1）色谱条件：C_{18}柱色谱柱；柱温 25 ℃，检测波长 254 nm，流速 0.7 ml/min。流动相 A 采用 pH=2.61 的 50 mmol/L 磷酸二氢钾缓冲盐水溶液，流动相 B 采用甲醇，使用表 17 所示的梯度洗脱程序。

表 17　HPLC 法测定波棱瓜子中波棱内酯 A 含量梯度洗脱设置

时间/min	流动相 A 含量/%	流动相 B 含量/%
0	70	30
50	60	40
85	54	46
110	40	60
130	37	63
140	70	30
148	70	30

（2）对照品溶液的制备：精密称取波棱内酯 A 0.68 g，置于 10 ml 容量瓶中，加入甲醇定容至刻线，经过 0.22 μm 微孔滤膜过滤，配制成 0.068 mg/ml 的对照品溶液。

（3）供试品溶液的制备：精密称取本品粉末 1.000 g，精密加入 40 ml 甲醇，超声提取 40 min，依次用石油醚、乙酸乙酯萃取 5 次。收集乙酸乙酯部分，回收溶剂。残渣置于 10 ml 容量瓶中，加甲醇溶解并定容至刻线。以 10 000 r/min 的速度离心 10 min，过滤。取 1 ml 滤液，经过 0.22 μm

微孔滤膜过滤，即为供试品溶液。

（4）测定法：分别精密量取对照品和供试品溶液各 5 μl，注入液相色谱仪，测定，即得[4]。

参考文献

[1] 卫生部药典委员会. 中华人民共和国卫生部药品标准　藏药（第一册）[S]. 1995：2.

[2] 徐冰，杨盼盼，王佩龙，等. 藏药波棱瓜子化学成分研究[J]. 中药材，2012，35（7）：1080-1082.

[3] 罗达尚，等. 中华藏本草[M]. 北京：民族出版社，1997：232.

[4] 王佩龙. 波棱瓜子药材质量标准研究[D]. 重庆：西南大学，2013.

◆ 兔儿草

ཅོང་ལེན། （洪连）

HERBA LAGOTIS

本品为玄参科植物短管兔耳草（*Lagotis brevituba* Maxim.）或全缘兔耳草（*L.integra* W.Smith）的干燥全草。夏季花盛期采收，除去杂质，洗净，阴凉处干燥[1]。

【化学成分】

本品含有葫芦素 B、葫芦素 D、葫芦素 I[2]、β-谷甾醇、琥珀酸、木犀草素-葡萄糖苷、尿嘧啶、芹菜素、柯伊利素[3]，还含有黄酮、多糖、树脂等。

【理化鉴别】

取本品 4 g，加入 20 ml 乙醇，超声处理 1 h，过滤，滤液浓缩至 1 ml，作为供试品溶液。另取本品对照药材 1 g，按照相同的方法制成对照药材溶液。量取上述两种溶液各 10 μl，分别点于同一块以羧甲基纤维素钠为黏合剂的硅胶 G 板上，以 CHCl$_3$-甲醇（9：1）作为展开剂展开，取出，晾干，紫外光灯（在 365 nm）下观察。在供试品色谱上，与对照药材色谱相应的位置，显示相同颜色的荧光斑点。

【含量测定】

高效液相色谱法测定麦角甾苷、松果菊苷的含量。

（1）色谱条件：色谱柱采用 C$_{18}$；流动相：甲醇-0.1%醋酸水溶液（3：7），流速 1.0 ml/min，检测波长 330 nm，柱温 25 ℃。

（2）对照品储备液的制备：精密称取松果菊苷对照品 4.0 mg、麦角甾苷对照品 3.1 mg，置于 10 ml 容量瓶中，加入甲醇溶解并定容至刻线，摇匀。溶液中两种溶质的质量浓度分别为 400 μg/ml 和 310 μg/ml，该混合溶液即为对照品溶液。

（3）供试品溶液的制备：称取兔耳草粉末约 1.0 g，精密称定，置于锥形瓶中，准确加入甲醇 50 ml，称定质量，超声提取处理 30 min，放置并冷却至室温，称定质量，用甲醇补充减失的质量，混合均匀，上清液经过 0.45 μm 微孔滤膜过滤，即得供试品溶液。

（4）测定法：分别精密量取对照品和供试品溶液各 10 μl，注入液相色谱仪，测定，即得[4]。

参考文献

[1] 卫生部药典委员会. 中华人民共和国卫生部药品标准 藏药（第一册）[S]. 1995：63.

[2] 封士兰. 兔耳草的化学成分研究[J]. 中草药，2000, 31（7）：500-501.

[3] 郗峰，邓君，王彦涵，等. 藏药短管兔耳草的化学成分研究[J]. 中国中药杂志，2010（7）：869-871.

[4] 星玉秀，胡凤祖. 藏药短管兔耳草中松果菊苷和麦角甾苷的含量测定[J]. 药物分析杂志，2012, 32（7）：1183-1185.

◆ 沉 香

ཨ་ག་རུ།（阿嘎如）

AQUILARIAE LIGNUM RESINATUM

本品为瑞香科植物白木香[*Aquilaria sinensis* (Lour.) Gilg]含有树脂的木材。全年均可采收，割取含树脂的木材，除去不含树脂的部分，阴干[1]。

【化学成分】

本品含沉香螺旋醇（agarospirol）、沉香雅蓝醇（jinkoheremol）、白木香醇、去氢白木香醇、异白木香醇、呋喃白木香醇、白木香呋喃酸、白木香酸、白木香醛、β-沉香呋喃、木南白木香醛、二氢卡拉酮和枯树醇[2-4]。

【理化鉴别】

（1）取醇溶性浸出物，进行微量升华，得黄褐色油状物，香气浓郁；于油状物上加盐酸 1 滴与香草醛少量，滴加乙醇 1~2 滴，渐显樱红色，放置后颜色加深[1]。

（3）取本品粉末 0.5 g，加乙醚 30 ml，超声处理 60 min，过滤，滤液蒸干，残渣加 2 ml CHCl₃ 使溶解，作为供试品溶液。另取沉香对照药材 0.5 g，同法制成对照药材溶液。按照薄层色谱法（2015 年版《中国药典》通则 0502）试验，量取上述两种溶液各 10 µl，分别点于同一硅胶 G 薄层板上，以 CHCl₃-乙醚（10∶1）为展开剂展开，取出，晾干，置紫外光灯（365 nm）下检视。供试品色谱中，在与对照药材色谱相应的位置上，显相同颜色的荧光斑点[1]。

【含量测定】

按照高效液相色谱法（2015 年版《中国药典》通则 0512）测定。

（1）色谱条件与系统适用性试验：以十八烷基硅烷键合硅胶为填充剂；以乙腈为流动相 A，0.1%甲酸溶液为流动相 B，按表 18 中的规定进行梯度洗脱；检测波长为 252 nm。理论塔板数按沉香四醇峰计算应不低于 6000。

表 18　HPLC 法测定沉香中沉香四醇含量梯度洗脱设置

时间/min	流动相 A 含量/%	流动相 B 含量/%
0~10	15→20	85→80
10~19	20→23	80→77
19~21	23→33	77→67
21~25	33	67
25.1~35	95	5

（2）对照品溶液的制备：取沉香四醇对照品适量，精密称定，加乙醇制成 1 ml 含 60 µg 的溶液，即得。

（3）供试品溶液的制备：取本品粉末（过三号筛）约 0.2 g，精密称定，置具塞锥形瓶中，精密加入乙醇 10 ml，称定重量，浸泡 0.5 h，超声处理 1 h，放冷，再称定重量，用乙醇补足减失的重量，摇匀，静置，取上清液，过滤，取续滤液，即得。

（4）测定法：分别精密吸取对照品溶液与供试品溶液各 10 µl，注入液相色谱仪，测定，即得。

本品按干燥品计算，含沉香四醇（C₁₇H₁₈O₆）不得少于 0.10%[1]。

参考文献

[1] 国家药典委员会. 中华人民共和国药典：一部[S]. 中国医药科技出版社, 2015：185.

[2] 杨峻山, 陈玉武. 国产沉香化学成分的研究 Ⅰ：白木香酸和白木香醛的分离和结构鉴定[J]. 药学学报, 1983, 18（3）：191.

[3] 徐金富, 朱亮峰, 陆碧瑶, 等. 中国沉香精油化学成分研究[J]. 植物学报, 1988, 30（6）：635.

[4] 林立东, 戚树源. 国产沉香中的三萜成分[J]. 中草药, 2001, 31（2）：89.

◆ 打箭菊

ཨ་བྱུག་གཟེར་འཛོམས།（阿夏塞尔郡）

FLOS PYRETHRI TATSIENENSE

本品为菊科植物川西小黄菊 [*Pyrethrum tatsienense*（Bur.et Franch.）Ling]的干燥花序。花蕾期或花初开时采集，除去枝叶，晾干[1]。

【化学成分】

头状花序含黄酮类、氨基酸、有机酸、醛、酮甾体、酚类等成分[2]。

【理化鉴别】

（1）取本品粉末 2 g，加 2%碳酸钠溶液 25 ml，振摇，放置 30 min，过滤。滤液用稀盐酸酸化 (pH 4~6)，用乙醚 15 ml 萃取，分取乙醚液，置水浴上蒸干，残渣加无水乙醇 1 ml 使溶解，移置试管中，加甲基红指示剂 1 滴，即显红色[1]。

（2）取本品粉末约 0.5 g，加甲醇 5 ml，超声处理 15 min，放冷，过滤，滤液作为供试品溶液。另取木犀草素对照品，加甲醇制成 1 ml 含 0.1 mg 的溶液，作为对照品溶液。按照薄层色谱法，量取上述两种溶液各 3 μl，分别点于同一硅胶 G 薄层板上，以 CHCl$_3$-乙酸乙酯-甲酸 (9:5:0.5) 为展开剂展开，取出，晾干，喷以 10%硫酸乙醇溶液，在 105 ℃ 加热数分钟，置紫外光灯(365 nm)下检视。供试品色谱中，在与对照品色谱相应的位置上，显相同颜色的斑点[3]。

参考文献

[1] 卫生部药典委员会. 中华人民共和国卫生部药品标准　藏药（第一册）[S]. 1995：22.

[2] 罗达尚, 等. 中华藏本草[M]. 北京：民族出版社, 1997：258.

[3] 周礼仕, 周林, 岳清洪. 藏药打箭菊的质量标准研究[J]. 世界科学技术——中医药现代化, 2014, 16（1）：136-140.

◆ 川贝母

ཨ་སྦྲི་ཁ（啊呗夏）

BULBUS FRITILLARIAE CIRRHOSAE

本品为百合科植物川贝母 (*Fritillaria cirrhosa*

D. Don)、暗紫贝母 (*Fritillaria unibracteata* Hsiao et K.C.Hsia)、甘肃贝母 (*Fritillaria przewalskii* Maxim.)、梭砂贝母 (*Fritillaria delavayi* Franch.)、太白贝母 (*Fritillaria taipaiensis* P. Y. Li) 或瓦布贝母[*Fritillaria unibracteata* Hsiao et K. C. Hsia var. wabuensis（S. Y. Tang et S. C. Yue）Z. D. Liu, S. Wang et S. C. Chen] 的干燥鳞茎。按性状不同分别习称"松贝""青贝""炉贝"和"栽培品"。夏、秋两季或积雪融化时采挖，除去须根、粗皮及泥沙，晒干或低温干燥[1]。

【化学成分】

（1）川贝母含有青贝碱 (chinpeimine)、松贝碱 (sonpeimine)、川贝碱 (fritimine)、西贝素 (sipemine) 和贝母辛 (peimisine) 等；此外还含有钾、镁、钙、铁、铜、锌、锰等金属元素。

（2）暗紫贝母含有蔗糖、β-谷甾醇 (β-sitosterol)、硬脂酸、软脂酸、棕榈酸，还含有松贝辛 (songbeisine)、松贝甲素 (songbeinine)、西贝素、贝母辛等。

（3）甘肃贝母含有岷贝碱甲 (minpeimine)、岷贝碱乙 (minpeiminine) 等 C-去甲-D-O-高甾类甾体生物碱；还含有西贝素、贝母辛。

（4）梭砂贝母含有白炉贝碱 (beilupeimine)、炉贝碱 (fritiminine)、棱砂贝母碱 (delavinone)、川贝酮碱 (chuanbeinone)、棱砂贝母芬碱 (delafrine) 等；还含有西贝素、贝母辛[2, 3]。

【理化鉴别】

取本品粉末 10 g，加入浓氨试液 10 ml，密封浸泡 1 h。加入二氯甲烷 40 ml，超声处理 1 h，过滤。滤液蒸干，残渣加入 0.5 ml 甲醇溶解，作为供试品溶液。另取贝母辛、贝母素乙对照品少许，加入甲醇制成浓度各为 1 mg/ml 的溶液，作为对照品溶液。量取对照品溶液 2 μl，供试品溶液 1~6 μl，分别点于同一块硅胶 G 薄层板上，以乙酸乙酯-甲醇-浓氨试液-水（18∶2∶1∶0.1）作为展开剂展开，取出，晾干，喷以稀碘化铋钾试液、亚硝酸钠的乙醇溶液。在供试品色谱中，与对照品色谱相应的位置上，显示相同颜色的斑点[1]。

【含量测定】

（1）对照品溶液的制备：取西贝母碱对照品适量，精密称定，加入 $CHCl_3$ 溶解并制成浓度为 1 ml 含有 0.2mg 的对照品溶液。

（2）标准曲线的绘制：精密量取对照品溶液 0.1、0.2、0.4、0.6、1.0 ml，置于 25 ml 试管中，补加 $CHCl_3$ 至 10 ml，精密加入水 5 ml、0.05%溴甲酚绿缓冲液（取溴甲酚绿 0.05 g，加入 6 ml 0.2 mol/L 氢氧化钠溶液使之溶解，加入 1 g 磷酸二氢钾，加水稀释至 100 ml）2 ml。密封，剧烈振摇。转移至分液漏斗中，放置分层，取 $CHCl_3$ 液，过滤，取续滤液。以相应的试剂为空白，按照紫外-可见分光光度法测定 415 nm 波长处的吸光度。以吸光度为纵坐标、浓度为横坐标，绘制标准曲线。

（3）测定法：取本品粉末（过 3 号筛）约 2 g，精密称定，置于具塞锥形瓶中，加入浓氨试液 3 ml，浸泡 1 h。加入 $CHCl_3$-甲醇（4∶1）混合溶液 40 ml，置于 80 ℃ 水浴加热回流 2 h。放置冷却，过滤，滤液置于 50 ml 容量瓶中。加入 $CHCl_3$-甲醇（4∶1）混合溶液定容至刻线，摇匀。精密量取 2~5 ml，水浴上蒸干。加入 10 ml $CHCl_3$ 溶解。按照上述标准曲线绘制项下的方法，从"精密加入水 5 ml"开始测定吸光度，用标准曲线计算西贝母碱的含量。

本品按照干燥品计算，西贝母碱（$C_{27}H_{43}NO_3$）的含量不得少于 0.050%[1]。

参考文献

[1] 国家药典委员会. 中华人民共和国药典：一部[S]. 北京：中国医药科技出版社，2015：36.

[2] 张良. 川贝母有效成分提取工艺及质量标准的研究[D]. 南充：西华大学，2008.

[3] 王晓静. 川贝母生物碱成分与品质研究[D]. 成都：四川大学，2004.

◆ 芒果核

ཨ་འབྲས། （阿哲桑孜那保）

SEMEN MANGIFERAE INDICAE

本品为漆树科植物芒果（*Mangifera indica* L.）的干燥种子。夏秋果熟时采摘，收集果核，干燥即得[1]。

【化学成分】

本品含有氨基酸、多肽、蛋白质、多糖、有机酸、黄酮、皂苷、酚类、鞣质、蒽醌、生物碱、香豆素及其内酯、三萜及甾体、挥发油及油脂等多种化学成分[2]。

参考文献

[1] 卫生部药典委员会. 中华人民共和国卫生部药品标准 藏药（第一册）[S]. 1995：32.

[2] 董小娟，邓家刚，袁叶飞. 芒果核壳化学成分定性鉴别的试验研究[J]. 泸州医学院学报，2012，35（5）：469-471.

◆ 诃 子

ཨ་རུ་ར།（阿如热）

CHEBULAE FRUCTUS

本品为使君子科植物诃子（*Terminalia chebula* Retz.）或绒毛诃子（*Terminalia chebula* Retz.var.*tomentella* Kurt.）的干燥成熟果实。秋、冬两季果实成熟时采收，除去杂质，晒干[1]。

【化学成分】

诃子的果实含鞣质 23.60%~37.36%，内含：诃子酸（chebulinic acid）、诃黎勒酸（chebulgaic acid）、鞣料云实精（corilagin）、诃子鞣质（terchebulin）、2, 3-*O*-连二没食子酰石榴皮鞣质（punicalagin）、榄仁黄素（terflavin）A、原诃子酸（terchebin）、葡萄糖没食子鞣苷（glucogallin）、1, 3, 6-三没食子酰葡萄糖（1, 2, 3, 4, 6-pentagalloyl-*β*-glucose）、没食子酸（gallic acid）、并没食子酸（ellagic acid）等；三萜类成分：榄仁萜酸（terminoic acid）、诃王醇（chebupentol）；还含莽草酸（shikimic acid）、去氢莽草酸（dehydroshikimic acid）、奎宁酸（quinic acid）、三十碳酸（triacontanoic acid）、棕榈酸（palmitic acid）、没食子酸己酯（ethylgallate）、诃子次酸三己酯（triethyl chebulate）、胡萝卜苷（darcos-terol）、*β*-谷甾醇（*β*-sitosterol）、阿拉伯糖（arabinose）、果糖（fruc-tose）葡萄糖（dextrose）、蔗糖（sucrose）、鼠李糖（rhamnose）、氨基酸（aminoacids）、番泻苷（sennoside）A、诃子素（chebulin）、鞣酸酶（tannase）、多酚氧化酶（polyhenoloxidase）、过氧化物酶（peroxydase）、抗坏血酸氧化酶（ascorbic acid oxidase）等[2]。

挥发性成分：苯甲酸、十五烷、2, 6-二叔丁基对甲酚、十六烷、顺-A-檀香醇、十七烷、十九烷、2, 6-二甲基十七烷、十六酸、二十酸、亚油酸、十八碳二烯酸等[3]。

【理化鉴别】

（1）薄层色谱法

取本品(去核)粉末 0.5 g，加无水乙醇 30 ml，加热回流 30 min，过滤，滤液蒸干，残渣用甲醇 5 ml 溶解，通过中性氧化铝柱（100~200 目，5 g，内径为 2 cm），用稀乙醇 50 ml 洗脱，收集洗脱液，蒸干，残渣用水 5 ml 溶解后通过 C₁₈（300 mg）固相萃取小柱，用 30%甲醇 10 ml 洗脱。弃去 30%甲醇液，用甲醇 10 ml 洗脱，收集洗脱液，蒸干，残渣加甲醇 1 ml 使溶解，作为供试品溶液。另取诃子对照药材（去核）0.5 g，同法制成对照药材溶液。按照薄层色谱法（2015 年版《中国药典》通则 0502）试验，量取上述两种溶液各 4 μl，分别点于同一硅胶 G 薄层板上，以甲苯-冰醋酸-水（12∶10∶0.4）为展开剂展开，取出，晾干，喷以 10%硫酸乙醇溶液，在 105 ℃ 加热至斑点显色清晰，置紫外光灯（365 nm）下检视。供试品色谱中，在与对照药材色谱相应的位置上，显相同颜色的荧光斑点[1]。

（2）化学法

取本品粉末 3 g，加水 30 ml，浸泡 3 h，过滤。取滤液 2 ml，加三氯化镁试液 1 滴，生成深蓝色沉淀。另取滤液 2 ml，加氯化钠明胶试液 1 滴，生成白色沉淀[2]。

【含量测定】

（1）诃子中多糖的含量测定

❶ 对照品溶液的制备：精密称取干燥至恒

重的葡萄糖对照品 2.0 g，置 100 ml 容量瓶中，用蒸馏水稀释至刻线。精密量取上述葡萄糖溶液 2 ml，置 250 ml 容量瓶中，用蒸馏水稀释至刻线，摇匀，即得 1 ml 含有 0.16 mg 的葡萄糖对照品溶液。

❷ 供试品溶液的制备：精密称取诃子粉末 4 g，置于圆底烧瓶中，加石油醚（60~90 ℃）50 ml，浸泡 2 h，回流 1 h，过滤，药渣干燥至无石油醚味，然后置于索氏提取器中，以 100 ml 水回流提取 4 h，减压浓缩至 30 ml，加入 0.1%活性炭脱色，过滤，滤液加入 95%乙醇使溶液含醇 80%，静置过夜，离心 15 min，沉淀用乙醚、无水乙醇反复洗涤，置于 100 ml 容量瓶中，用蒸馏水定容至刻线。精密量取上述溶液 1.0 ml，置 50 ml 容量瓶中，加水稀释至刻线，摇匀，即得。

❸ 测定法：取供试品溶液 1.0 ml，置于具塞比色管中，用蒸馏水定容至刻线，加入 5%苯酚溶液 0.5 ml，滴加浓硫酸至 10 ml，于沸水浴中反应 20 min，冷却至室温，在 486 nm 处测定吸光度，计算多糖含量[4]。

（2）鞣质的含量测定

❶ 对照品溶液制备：精密称取干燥至恒重的没食子酸对照品 14.70 mg，置 25 ml 容量瓶中，加纯净水使完全溶解，定容至刻线，得没食子酸对照品储备液。精密量取该溶液 8 ml，置 100 ml 容量瓶中，加纯净水稀释至刻线，制得浓度为 0.047 04 mg/ml 的对照品溶液，备用。

❷ 供试品溶液制备：取样品粉末（过 40 目筛）约 0.2 g，精密称定，置 50 ml 具塞锥形瓶中，加 50%丙酮 25 ml，超声处理 30 min，取出，放凉，过滤，滤液定量转移至 50 ml 棕色容量瓶中，以水洗涤残渣 3 次，洗涤液一并转入容量瓶中，以水定

容至刻线，作为储备液，备用。测定诃子全果和果肉时，将储备液稀释 50 倍，测定果核时，将储备液稀释 12.5 倍，得相应的供试品溶液。

❸ 总多酚的含量测定：精密量取供试品溶液 2 ml，置于 25 ml 棕色容量瓶中，加入磷钼钨酸试液 2 ml、水 10 ml，以 29%碳酸钠溶液定容至刻线。在显色后 0.5~3 h 内，于 768 nm 波长处测定各吸光度值，根据标准曲线计算以没食子酸计的供试品中总多酚含量。

❹ 不被吸附多酚的含量：精密量取供试品储备液 5 ml，加入已称得干酪素 0.6 g 的具塞锥形瓶中，加水 5 ml，摇匀，于 30 ℃ 水浴保持 1 h，时时振摇。取出，放冷，过滤，精密量取续滤液 2 ml，按总多酚含量测定方法，以相应试剂为空白，测定吸光度，根据标准曲线计算以没食子酸计的供试品中不被吸附多酚含量。

❺ 鞣质含量的计算：

鞣质含量=总多酚的含量-不被吸附多酚的含量[5]

参考文献

[1] 国家药典委员会. 中华人民共和国药典：一部[S]. 北京：中国医药科技出版社，2015：187.

[2] 卫生部药典委员会. 中华人民共和国卫生部药品标准 藏药（第一册）[S]. 1995：177.

[3] 连红，等. 中药诃子的化学成分与生物活性研究进展[J]. 亚太传统医药，2008，4（6）：46.

[4] 于姝燕，等. 蒙药诃子中多糖的提取及含量测定[J]. 内蒙古医科大学学报，2014，36（4）：340.

[5] 王巍，等. 不同产地诃子全果、果肉及果核中鞣质的含量测定[J]. 广州化工，2014，42（22）：132.

◆ 喜马拉雅紫茉莉

ཨ་ཤ་གཞི། （巴朱）

RADLX MIRABILIS HIMALAICAE

本品为紫茉莉科植物喜马拉雅紫茉莉 [*Mirabilis himalaica* (Edegw.) Heim.]的干燥根。秋季采挖，刮去外皮，切片，晒干[1]。

【化学成分】

本品含蛋白成分、氨基酸、有机酸、豆甾醇、β-谷甾醇、葫芦巴碱、半乳糖、淀粉、树脂等和挥发油成分[2-4]。

【含量测定】

❶ 色谱条件：ODS 色谱柱（250 mm×4.6 mm，5 μm）；流动相：乙腈-0.03%乙酸（5∶95），柱温 40 ℃；体积流量 0.8 ml/min；检测波长 265 nm。

❷ 供试品溶液的制备：取本品粉末约 1 g，精密称定，置 10 ml 容量瓶中，加甲醇 8 ml，20 ℃ 超声处理 40 min，静置至室温，加甲醇稀释至刻线，摇匀，精密量取 1 ml，置 10 ml 容量瓶中，加甲醇稀释至刻线，摇匀，过滤，取续滤液，即得。

❸ 对照品溶液的制备：精密称取葫芦巴碱对照品适量，加甲醇制成 1 ml 含 13.75 μg 的溶液，即得[5]。

❹ 测定法：分别精密吸取对照品溶液与供试品溶液各 10 μl，注入液相色谱仪，测定，即得。

参考文献

[1] 卫生部药典委员会. 中华人民共和国卫生部药品标准 藏药（第一册）[S]. 1995：104.

[2] 李光喜，杨培全. 紫茉莉属药用植物研究进展[J]. 广东医药学院学报，1994, 10（4）：251-253.

[3] AHMAD M S, RANF A, MUSTAFA J, et al. An 8-hyydroxy octadeca-CIS-11, 14-dienoic from Mirabilis jalapa seed oil[J]. Phyto Chem, 1984, 23：2247-2249.

[4] 危英，等. 紫茉莉根的化学成分[J]. 中国中药杂志，2003, 28（12）：1151-1152.

[5] 刘青，达瓦潘多，央美. HPLC 法测定西藏野生和人工种植喜马拉雅紫茉莉中葫芦巴碱[J]. 中成药，2012, 34（7）：1401-1402.

◆ 香 樟

ཨར་དམར། （阿玛）

LIGNUM CINNAMOMI CAMPHORAE

本品为樟科植物樟[*Cinnamomum camphora* (L.) Presl.]、云南樟[*Cinnamomum glanduliforum* (Well.) Nees]的心材[1]。

【化学成分】

本品含有挥发油，包括黄樟醚、α-蒎烯、水芹烯、丁香酚、桂皮醛、芳樟醇、樟脑、桉叶素、莰烯、樟脑酮等；另外含有新木姜子碱、牛心果碱、正烷烃、烷醇、β-谷甾醇等[2]。

【含量测定】

（1）标准曲线的绘制：取葡萄糖，105 ℃ 下干燥至恒重。精密称取 100.5 mg，置于 1000 ml

容量瓶中，加水溶解后定容至刻线。分别量取 0.1、0.2、0.4、0.6、0.8、1.0 ml，加水补至 2 ml，加入 6% 苯酚溶液 1.0 ml，滴加浓硫酸 5.0 ml，摇匀，置于沸水浴中加热 15 min。取出，用冷水迅速冷却，用分光光度法测定波长 490 nm 处的吸光度，绘制标准曲线。

（2）测定法：精密称取本品 2.0 g，加入蒸馏水，水浴回流一定时间。取出，冷却，静置，过滤。滤液在 3 000 r/min 下离心 10 min，量取一定滤液体积。精密量取提取液，按照"标准曲线的绘制"中相同的方法，从"加入 6% 苯酚"开始，测定 490 nm 处的吸光度。根据标准曲线计算糖类的含量[3]。

参考文献

[1] 卫生部药典委员会. 中华人民共和国卫生部药品标准 藏药（第一册）[S]. 1995：340.

[2] 广西壮族自治区卫生厅. 广西中药材标准（第二册）[S]. 南宁：广西科学技术出版，1990：183.

[3] 孙崇鲁. 香樟叶中多糖的提取及含量测定[J]. 应用化工，2011，40（8）：1434-1436.

◆ 角 蒿

ལྗག་ཚོས་དམར་པོ།（乌曲玛保）

HERBA INCARVILLAE

角蒿为紫葳科植物密花角蒿（*Incarvilla compacta* Maxim.）的干燥全草。盛花期采集，洗净泥土，晾干[1]。

【化学成分】

本品含 β-谷甾醇、胡萝卜苷、乌苏酸、rengyolone、芹菜素、木犀草素、槲皮素、calceolarioside A、2′-乙酰基毛蕊花糖苷、木犀草素-7-*O*-β-D-吡喃葡萄糖醛酸苷甲酯、管花苷 B、芹菜素-7-*O*-β-D-吡喃葡萄糖醛酸苷甲酯、毛蕊花糖苷、2-（4-羟基-3-甲氧基苯基）乙基-*O*-β-D-吡喃葡萄糖苷、红景天苷、rengyoside B、异毛蕊花糖苷；其挥发油的主要成分为十六酸（31.66%）、二十三烷（15.76%）、9-己基十七烷（8.37%）、十四酸（7.96%）、2，15-十六烷二酮（7.20%）等[2]。

【理化鉴别】

取本品粗粉 2 g，加入 95% 乙醇 20 ml，水浴回流 10 min，过滤，供下述实验：取滤液 1 ml，加入 1% 三氯化铁乙醇液数滴，产生绿色；取滤液 1 ml，加入浓盐酸 4~5 滴，加少量镁粉，在水浴上加热，产生红色[3]。

【含量测定】

（1）角蒿挥发油的测定

❶ 挥发油的提取：取干燥的藏角蒿，粉碎，称取 60 g，加蒸馏水 600 ml 浸泡 12 h，按挥发油测定法（2015 年版《中国药典》通则 2204），水蒸气蒸馏法提取 5 h，脱水后得到具有特殊香气的淡黄色蜡状固体。

❷ 色谱条件：色谱柱为 HP-1 石英毛细管柱（30 m×0.25 mm×0.25 μm），程序升温：从 50 °C 开始，以 10 °C/min 升到 270 °C，载气为 He，柱流量：1.2 ml/min，进样量：0.5 μl，分流比：50 : 1。

❸ 质谱条件：EI 源；电离电压：70 eV；离子源温度：260 ℃，扫描范围：20~450 amu。

❹ 测定法：供试品经 GC-MS 联用分析，得到总离子流图，所得各组分的质谱数据用 NIST08 等数据库进行检索，并结合相关文献进行图谱分析，确定挥发油成分；用峰面积归一化法测定各化学成分在挥发油中的相对含量[4]。

（2）生物碱的含量测定

❶ 色谱条件：C18 色谱柱 RS（5 μm，4.6 mm×250 mm）；流动相：乙腈-40 mmol/L 磷酸二氢钾溶液（22：78）；流速：1.0 ml/min；检测波长：234 nm；柱温：35 ℃。

❷ 供试品溶液的制备：称取本品粉末 50 g，进行渗滤提取，即将药材按编号加 2.5 倍量（125 ml）稀 HCl 湿润，2 h 后装渗漉筒（内径 5.0 cm），并加 2.5 倍量（125 ml）稀 HCl 浸泡，12 h 后开始渗漉，收集渗漉液，减压浓缩，置于 1000 ml 容量瓶中，并用去离子水定容至刻线。精密量取 5 ml，通过 Oasis MCX cartridge（30 μm，60 mg/3 ml，Waters Cororation；用甲醇 1 ml 和水 2 ml 预洗），依次用甲醇 2 ml、水 2 ml、0.5 mol/L 氨水 3 ml、甲醇-浓氨水（95：5）溶液 4 ml 洗脱，收集甲醇-浓氨水洗脱液，减压浓缩至干，残渣用适量流动相溶解，转移至 5 ml 容量瓶中，并用流动相稀释至刻线，摇匀，用微孔滤膜（0.45 μm）过滤，取滤液，作为供试品溶液。

❸ 对照品溶液的制备：精密称取减压干燥至恒重的角蒿酯碱对照品约 20 mg，置 20 ml 容量瓶中，用甲醇溶解并稀释至刻线，即得（1 ml 中含角蒿酯碱 1.0 mg）。

❹ 测定法：精密量取对照品溶液（0.1 mg/ml）和供试品溶液各 10 μl，注入液相色谱仪，测定对照品溶液和供试品溶液中角蒿酯碱的峰面积，并由此计算样品中角蒿酯碱的含量[5]。

参考文献

[1] 卫生部药典委员会. 中华人民共和国卫生部药品标准 藏药（第一册）[S]. 1995：47.

[2] 吴娟. 藏角蒿花的化学成分研究[D]. 成都：西南交通大学, 2012.

[3] 青海省药品检验所, 等. 中国藏药（第一卷）[M]. 上海：上海科学技术出版社, 1996：595.

[4] 阿萍, 等. 藏角蒿花挥发油的 GC-MS 分析[J]. 安徽农业科学, 2010（22）：11785-11786.

[5] 迟玉明, 等. 角蒿总生物碱提取工艺的研究[J]. 天然产物研究与开发, 2005, 17（4）：475-477.

◆ **绿绒蒿**

ཡུ་ཐུག་སྟོན་པོ།（吾白恩布）

HERBA MECONOPSIS

本品为罂粟科绿绒蒿属植物全缘绿绒蒿[Meconopsis integrifplia（Maxim.）Franch.]、五脉绿绒蒿（Meconopsis quintuplinervia Regal）、长叶绿绒蒿[Meconopsis lancifolia（Franch.）Franch.]的干燥全草[1]。

【化学成分】

本品含黄酮类：槲皮素、木犀草素、芹菜素、大风子素；生物碱：原荷包牡丹碱、原鸦片碱；亚麻酸甲酯、亚油酸甲酯、苯乙酸甲酯[2-4]。

【理化鉴别】

取本品粗粉 0.5 g，加 2.5 mol/L 盐酸 80%甲醇溶液 10 ml，加热回流 30 min，放冷，过滤，滤液浓缩至约 2 ml，加水 5 ml，用乙酸乙酯提取 2 次，每次 5 ml，合并乙酸乙酯液，蒸干，残渣加甲醇 2 ml 使溶解，作为供试品溶液。另取槲皮素对照品，加甲醇制成 1 ml 含 0.5 mg 的溶液，作为对照品溶液。按照薄层色谱法（2015 年版《中国药典》通则 0502）试验，量取上述 2 种溶液各 5 µl，分别点于同一用 3%醋酸钠溶液制备的硅胶 G 薄层板上，以甲苯-乙酸乙酯-甲酸（5∶2∶1）上层溶液为展开剂展开，取出，晾干，喷以三氯化铝试液，置紫外光灯（365 nm）下检视。供试品色谱中，在与对照品色谱相应的位置上，显相同颜色的荧光斑点[5]。

【含量测定】

（1）高效液相色谱法

❶ 色谱条件：C_{18} 色谱柱（416 mm×150 mm，5 µm），流动相：甲醇-0.4%磷酸溶液（50∶50），检测波长：360 nm，流速：1.0 ml/min，柱温：35 ℃。

❷ 供试品溶液的制备：取本品粉末（过三号筛）约 0.8 g，精密称定，置 50 ml 容量瓶中，加入 2.5 mol/L 盐酸 80%甲醇溶液约 40 ml，超声处理 30 min，放冷，用 2.5 mol/L 盐酸 80%甲醇溶液稀释至刻线，摇匀，过滤。精密量取续滤液 25 ml，置 50 ml 圆底烧瓶中，水浴回流水解 0.5 h，冷却，转入 50 ml 容量瓶中，用少量 80%甲醇分次洗涤容器，洗液转入同一容量瓶中，用 40%氢氧化钠溶液调节 pH 值至近中性，加 80%甲醇至刻线，摇匀，经微孔滤膜（0.45 µm）过滤，取续滤液作为供试品溶液[5]。

❸ 测定法：分别精密吸取对照品溶液与供试品溶液各 10 µl，注入液相色谱仪，测定，即得。

（2）GC-MS 法

❶ 色谱条件：色谱柱为 HP-5MS（0125 mm×30m，0.25 µm）；程序升温：柱温为 60 ℃，以 15 ℃/min 的速率升至 120 ℃ 并保持 3 min，以 5 ℃/min 的速率升温到 230 ℃，保留 3 min，以 15 ℃/min 的速率升至 280 ℃，保留 5 min；载气氦气，流速 0.9 ml/min，进样量为 0.8 µl；分流比为 9∶1。

❷ 质谱条件：EI 源，电离电压 70 eV；离子源温度 250 ℃；四极杆温度 160 ℃；扫描范围 40~400 amu。

❸ 挥发油的提取：取全缘绿绒蒿的花朵 38 g，于水蒸气蒸馏装置中加热蒸馏 9 h，馏出液以乙醚萃取后，经无水硫酸钠干燥过夜，蒸除乙醚后得挥发油 0.25 g，该油呈淡黄色，有微香气味[6]。

参考文献

[1] 卫生部药典委员会. 中华人民共和国卫生部药品标准 藏药（第一册）[S]. 1995：98.

[2] 马明芳，等. 多刺绿绒蒿的化学成分研究[J]. 华西药学杂志. 2009, 24（3）：227-229.

[3] 马应龙. 多刺绿绒蒿化学成分的研究[D]. 西宁：青海师范大学, 2008.

[4] 吴海峰，潘莉，邹多生，等. 3 种绿绒蒿挥发油化学成分的 GC-MS 分析[J]. 中国药学杂志, 2006, 41（17）：1298-1300.

[5] 陈燕，德吉，黄志芳，等. 藏药全缘绿绒蒿的薄层色谱鉴别与含量测定[J]. 中药材, 2009, 32（8）：1218-1220.

[6] 官艳丽，等. 全缘叶绿绒蒿花精油的 GC-MS 分析[J]. 中国药学杂志, 2007, 42（7）：539-554.

附 录

汉语拼音检索